800种中草药

彩色图鉴（精选版）

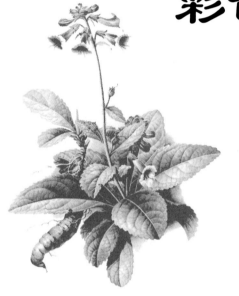

主　编：陈虎彪　　杨　全

副主编：张春荣　　赵中振　　潘超美

编　委：郑希龙　　晁　志　　刘　靖

　　　　朱雪梅　　李书渊　　姬生国

　　　　程轩轩　　马鸿雁　　唐晓敏

　　　　杨永平

摄　影：陈虎彪　　邬家林　　潘超美

　　　　赵中振　　陈正彪　　徐克学

　　　　吴光第　　严仲铠　　张　浩

　　　　御影雅幸　　屠鹏飞　　彭　勇

海峡出版发行集团　福建科学技术出版社
THE STRAITS PUBLISHING & DISTRIBUTING GROUP | FUJIAN SCIENCE & TECHNOLOGY PUBLISHING HOUSE

图书在版编目（CIP）数据

800 种中草药彩色图鉴：精选版 / 陈虎彪，杨全主编 . —福州：福建科学技术出版社，2020. 1（2024. 6 重印）
ISBN 978-7-5335-5933-5

Ⅰ . ① 8… Ⅱ . ①陈… ②杨… Ⅲ . ①中草药—图谱 Ⅳ . ① R282-64

中国版本图书馆 CIP 数据核字（2019）第 142080 号

书 名	800 种中草药彩色图鉴（精选版）
主 编	陈虎彪　杨全
出版发行	福建科学技术出版社
社 址	福州市东水路 76 号（邮编 350001）
网 址	www.fjstp.com
经 销	福建新华发行（集团）有限责任公司
印 刷	恒美印务（广州）有限公司
开 本	700 毫米 ×1000 毫米　1 / 16
印 张	32
图 文	512 码
版 次	2020 年 1 月第 1 版
印 次	2024 年 6 月第 7 次印刷
书 号	ISBN 978-7-5335-5933-5
定 价	98.00 元

书中如有印装质量问题，可直接向本社调换

前 言

FOREWORD

　　中医药文化作为中华优秀传统文化的一部分，早已融入人们的日常生活，无病养生、有病治病是中医药在生活中常见的应用场景。我国地域辽阔，自然环境复杂多样，中草药资源十分丰富，如何正确地识别中草药，并正确、安全、有效地运用中草药，是许多人面临的一个难题。

　　笔者在香港浸会大学从事中药专业教学多年，除课堂的教学外，还常带着学生们到林中、山间识花认药。作为一名摄影爱好者，笔者乐于用影像捕捉生活，在山野考察过程中累积了大量的原植物高清图片。

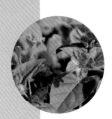

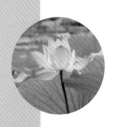

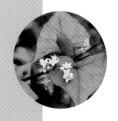

　　2015 年，笔者应约在福建科学技术出版社出版了《中草药野外识别图谱》。该书从真实展现中草药野外形态的角度编写，收录了 1200 多种中草药并辅以千余张精美原植物图，详细讲解各个中草药如何识别，受到了广大读者的认可和支持。同时，也有不少读者提出《中草药野外识别图谱》侧重植物识别，希望笔者能从 1200 多个品种中精选出常见、常用品种，从实用角度编写一部中草药使用图鉴。于是，《800种中草药彩色图鉴》（精选版）的构想应运而生。

本书精选出800余种常见、常用中草药，编写上除兼顾中草药识别外，更注重读者的日常应用，将识别方法与使用内容细分版块列述。书中的"功效主治""实用验方"部分落脚于实用，"功效主治"介绍了药物的性味、功效以及宜忌，尤其是对于多部位入药的植物，进行了拆分讲解，详述各个部位的功效主治；"实用验方"则以常用方、常见病、操作简单为原则对方剂择优选录。"形态特征""生境""分布"部分着力于识别，详细介绍各药的形态特征，辅以"生境"与"分布"供读者综合判断。图片方面，书中每一品种都附有高清原植物图，并尽可能搭配花、果图以全面展示植物的真实面貌。

最后，衷心希望本书的出版能更好地满足更多读者的需求，为读者朋友们的生活与工作提供便利。书中如有错漏、不妥之处，谨请指正。

陈虎彪

2019 年 7 月 15 日

目 录
CONTENTS

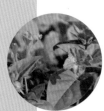

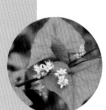

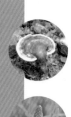
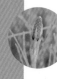

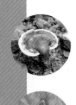

木耳

别名：黑木耳

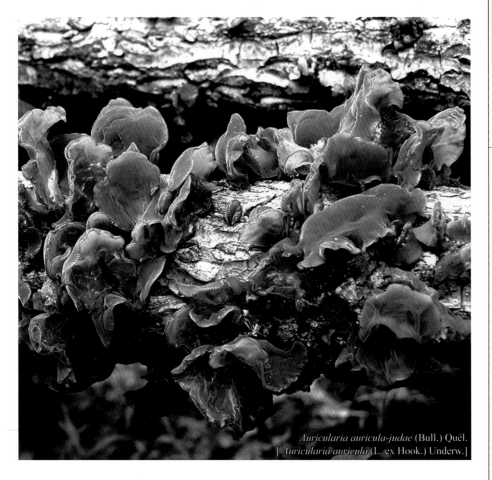

Auricularia auricula-judae (Bull.) Quél.
[*Auricularia auricula* (L. ex Hook.) Underw.]

■ **形态特征**　子实体丛生，耳状、叶状或近杯状，边缘波状，直径3~12厘米，胶质，半透明，背面棕褐色至暗青灰色，疏生短绒毛。腹面凹入，红棕色至褐色，平滑或稍有脉状皱纹。干后收缩，呈黑褐色，角质而硬脆。

■ **功效主治**　子实体：甘，平；补气养血，润肺止咳，凉血止血。

【生境】生于栎、榆、杨、槐等阔叶树腐木上，有栽培。

【分布】全国各地均有野生或栽培。

实用验方

（1）产后虚弱：本品、红糖各15克，蜂蜜30克，蒸熟分3次服用。

（2）高血压：本品3~6克，冰糖5克，慢火炖汤，睡前顿服。

（3）大便干燥，痔疮出血：本品5克，柿饼30克，同煮烂，随意吃。

银耳

别名：白木耳

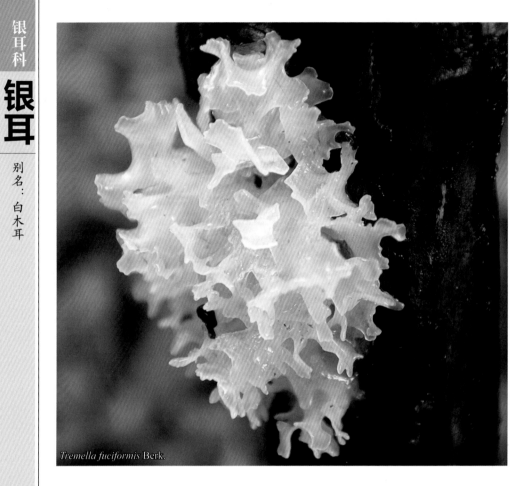

Tremella fuciformis Berk.

■ **形态特征**　子实体纯白色，胶质，半透明，柔软有弹性，由数片至10余片薄而皱褶的瓣片组成，呈菊花状或鸡冠状，直径3~15厘米。干后收缩，角质，硬而脆，白色或米黄色。

■ **功效主治**　子实体：甘、淡、平；滋补生津，润肺养胃。

【生境】生于栎及其他阔叶树的腐木上，有栽培。

【分布】广泛分布于我国南方地区。现多栽培。

实用验方

（1）虚劳咳嗽，痰少，口渴：本品6克，水浸泡，与冰糖15克加适量水共蒸，所得羹汤分2次服，日1剂。

（2）癌症放疗、化疗后体虚，气短乏力：本品12克，绞股蓝45克，党参、黄芪各30克，共煎，取本品，去药渣，加薏苡仁、大米各30克煮粥食用，每日1剂。

赤芝

别名：丹芝、灵芝

（1）冠心病：本品6克，加水煎煮2小时，每日2次。

（2）神经衰弱，失眠，心悸头晕，夜寐不宁：本品1.5~3克，煎服，每日2次。

【生境】生于向阳的壳斗科和松科松属植物等根际或枯树桩上，有栽培。

【分布】分布于除宁夏、新疆、青海、内蒙古外的各省区，以长江以南为多。

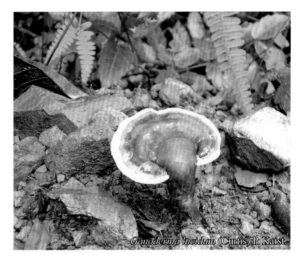

Ganoderma lucidum (Curtis) P. Karst.

■ **形态特征** 全株由半圆形或肾形的菌盖和侧生的菌柄组成，木栓质。菌盖上表面褐黄色或红褐色，盖边渐趋淡黄，呈漆样光泽，具同心环状棱纹和辐射状皱纹，下表面淡黄至浅褐色，有许多细孔，断面可见菌肉白色至淡褐色。菌柄较粗壮，红褐色而有光泽，亦有中生或无菌柄。孢子顶端平截，内壁具小刺。一般秋季成熟。

■ **功效主治** 子实体（灵芝）：甘，平；补气安神，止咳平喘。

紫芝

别名：木芝

（1）冠心病：本品6克，加水煎煮2小时，每日2次。

（2）神经衰弱，失眠，心悸头晕，夜寐不宁：本品1.5~3克，煎服，每日2次。

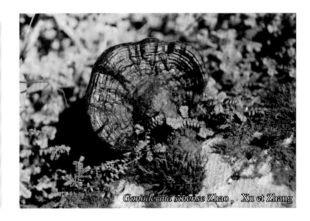

Ganoderma sinense Zhao，Xu et Zhang

【生境】生于阔叶树或松科松属的树桩上，有栽培。

【分布】我国特有，分布于长江以南高温多雨地带。

■ **形态特征** 菌盖多呈紫黑色至近褐黑色，菌肉呈均匀的褐色、深褐色至栗褐色。孢子顶端脐突形，内壁小刺较多而明显。

■ **功效主治** 子实体（灵芝）：甘，平；补气安神，止咳平喘。

猪苓

别名：猪屎苓

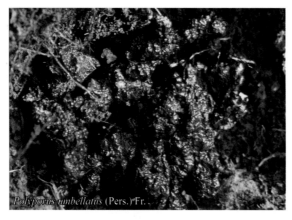

Polyporus umbellatus (Pers.) Fr.

| 实用验方 |

（1）尿血，尿路结石伴发热，小便不利：本品（去皮）、茯苓、泽泻、阿胶、滑石（碎）各30克，阿胶烊化服，每日3次。
（2）从脚至腹部水肿，小便不利：本品研末，每次用温水冲服3克，每日3次。

【生境】生于林中树根旁地上或腐木桩旁，有栽培。

【分布】分布于黑龙江、吉林、辽宁、河北、山西、陕西、甘肃、河南、湖北、四川、贵州、云南等地。

■ **形态特征** 菌核长块状或扁块状，有的有分枝。表面白色、灰色或黑色，皱缩或有瘤状突起，内面白色。菌柄基部相连，上部多分枝。菌盖肉质，伞形，干后坚硬而脆。担孢子卵圆形。

■ **功效主治** 菌核（猪苓）：甘、淡、平；利水渗湿。湿证而肾虚者忌服。

茯苓

别名：云苓、松苓

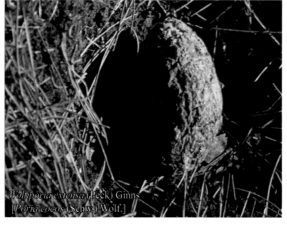

Wolfiporia extensa (Peck) Ginns
[*Poria cocos* (Schw.) Wolf.]

| 实用验方 |

水肿：茯苓12克，白术（净）8克，郁李仁6克，加生姜汁煎服。

【生境】寄生于松科植物赤松或马尾松等树根上，深入地下20~30厘米，有栽培。

【分布】分布于吉林、安徽、浙江、福建、台湾、河南、湖北、广西、四川、贵州、云南等地。

■ **形态特征** 菌核球形或不规则块状，表面有皱纹及瘤状突起，灰棕色或黑褐色，内部白色或淡棕色，粉粒状。子实体平伏，蜂窝状，幼时白色，后变浅褐色，孔管单层，管口多角形或不规则形。担孢子长椭圆形至圆柱形，平滑无色。

■ **功效主治** 菌核（茯苓）、外皮（茯苓皮）、菌核中间抱有松根的白色部分（茯神）、带松根的菌核（茯神木）：甘、淡、平；利水渗湿，健脾宁心。阴虚无湿热、虚寒、气虚者慎服茯苓。肾虚小便不利者慎服茯神。

■ **形态特征** 多年生草本。茎直立或斜生。叶螺旋状排列，疏生，披针形，边缘平直，有粗大不整齐的尖齿，两面光滑有光泽，中脉突出。孢子叶与不育叶同形，叶腋生黄白色肾形的孢子囊。孢子期6~10月。

■ **功效主治** 全草（千层塔）：苦、辛、微甘、平、小毒；散瘀止血，消肿止痛，除湿，清热解毒。孕妇禁服；用量5~15克。

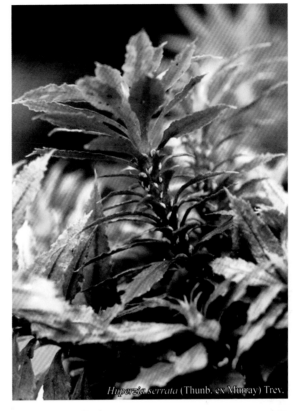
Huperzia serrata (Thunb. ex Murray) Trev.

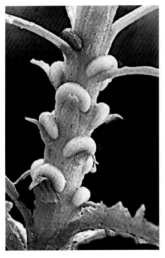

【生境】生于林下湿地或沟谷石上。
【分布】全国除西北部分省区、华北地区外均有分布。

| 实用验方 |

（1）**跌打损伤，瘀血肿痛**：本品、菊三七各等量，共研末，每日6克，睡前温开水送服，另用本品鲜品捣烂敷患处。
（2）**劳伤咯血，胸闷**：本品鲜全草30克，煎服。

石松

别名：伸筋草

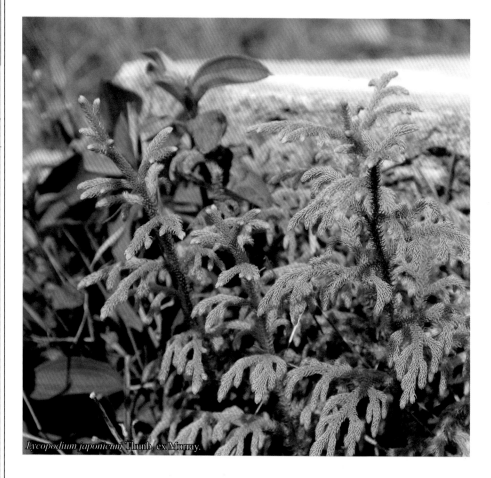

Lycopodium japonicum Thunb. ex Murray.

■ **形态特征** 多年生草本。具稀疏的多回二叉分枝。主茎匍匐，侧枝直立，压扁状（幼枝圆柱状）。叶线状披针形，全缘，中脉不明显。孢子囊穗圆柱形，直立，3~8 个生于总柄顶部，小柄不等长，孢子叶三角状卵形。

■ **功效主治** 全草（伸筋草）：微苦、辛，温；祛风除湿，舒筋活络。孢子（石松子）：苦，温；收湿，敛疮，止咳；孕妇及出血过多者慎服。

【生境】生于山坡草地、灌丛或林下。
【分布】分布于全国除东北、华北外的各省区。

实用验方

（1）关节酸痛：本品、大血藤各 9 克，虎杖根 15 克，煎服。
（2）肝炎，黄疸，痢疾：本品 50 克，水煎，1 日分 2 次服。
（3）小儿夏季汗疹，皮肤湿烂：石松子粉、滑石粉各等量，混合研匀撒布。

卷柏

别名：还魂草

实用验方

（1）尿血：本品9克，白茅根30克，小蓟12克，灯心草3克，煎服。

（2）肺癌：本品60克，白花蛇舌草30克，煎服。

（3）小儿惊风：本品6克，煎服。

【生境】生于向阳山坡及岩石缝内，有栽种。

【分布】分布于东北、华北、华东、中南，以及陕西、四川等地。主产于湖南、福建、四川、陕西、江西、浙江等地。

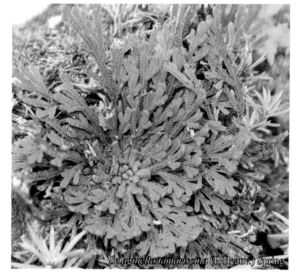

Selaginella tamariscina (P. Beauv.) Spring

■ **形态特征** 多年生常绿草本，莲座状。主茎直立，粗壮，顶部丛生小枝，小枝二至三回扇形分叉，干时拳卷。叶小，二型，交互排列，叶缘具细齿。孢子叶卵状三角形，排列紧密，孢子叶穗四棱形，单生枝顶。

■ **功效主治** 全草（卷柏）：辛，平；活血通经。卷柏炭：化瘀止血；孕妇慎用。

翠云草

别名：绿绒草、蓝地柏

实用验方

（1）黄疸：本品鲜草30~60克，煎服，每日2次。

（2）肠炎，痢疾：本品、马齿苋各30克，煎服。

（3）烫火伤：本品炙存性，研细末，柏子油调敷伤处。

【生境】生于山谷林下或溪边阴湿处以及岩洞石缝内。

【分布】分布于华东、中南、西南各地。

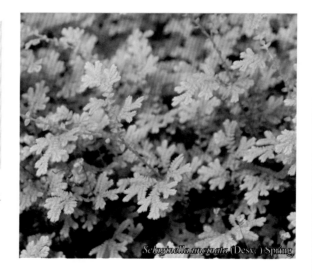

Selaginella uncinata (Desv.) Spring

■ **形态特征** 多年生草本，伏地蔓生，干后不拳卷。茎二回羽状分枝。叶二型，草质，上面碧蓝色，边缘全缘，具白边，主茎叶较大，2列疏生，小枝不育叶背腹各2列。孢子叶穗四棱柱形。孢子期8~10月。

■ **功效主治** 全草：淡、微苦，凉；清热利湿，解毒，止血。

问荆

别名：接续草

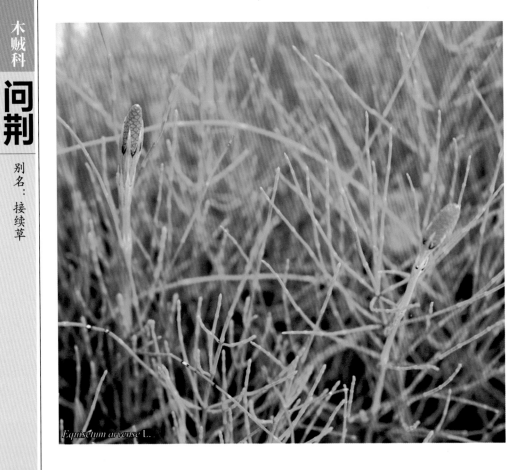

Equisetum arvense L.

■ **形态特征**　中小型植物。根茎黑棕色，节和根无毛或密生黄棕色长毛。地上枝当年枯萎，能育枝先萌发，无轮生分枝，不育枝具轮生分枝，侧枝柔软纤细，有3~4条脊，脊背有横纹。孢子囊穗圆柱形，顶端钝，成熟时柄伸长。

■ **功效主治**　全草（问荆）：甘、苦，平；止血，利尿，明目。

【生境】生于潮湿的草地、沟渠旁、沙土地、耕地、山坡及草甸等处。

【分布】分布于东北、华北，以及陕西、新疆、山东、江苏、安徽、江西、湖北、湖南、四川、贵州、西藏等地。

实用验方

（1）鼻出血：本品、旱莲草各30克，煎服。

（2）目赤，生翳：本品、菊花各15克，蝉衣6克，煎服。

（3）目赤肿痛：本品、谷精草、野菊花、车前草各12克，煎服。

（4）腰痛：本品60克，与豆腐同煮，吃豆腐喝汤。

实用验方

（1）血痢：本品（去节，炒）36克，薜荔（炒）、枳壳（制）、槐角（炒）、茯苓、荆芥各15克，上为末，每次服6克，浓煎枣汤调下。

（2）小肠、膀胱胀气：本品细锉，微炒，捣为末，取6克，饭前冲服。

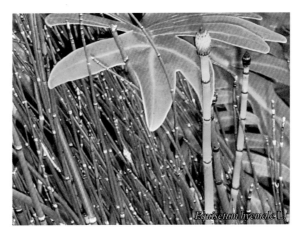

Equisetum hyemale L.

【生境】生于山坡林下阴湿处、河岸湿地、溪边，有时也生于杂草地。

【分布】分布于东北、华北、西北、华中、西南等地。

■ **形态特征**　大型植物。根茎黑棕色，节和根有黄棕色长毛。地上枝多年生，不分枝或基部有少数侧枝，脊16~22条，背部弧形或近方形，鞘筒至顶部为黑棕色，鞘齿上部早落，基部的背面有3~4条纵棱。孢子囊穗卵状，顶端有小尖突，无柄。

■ **功效主治**　地上部分（木贼）：甘、苦，平；疏散风热，明目退翳。

实用验方

（1）风热感冒，目赤肿痛：本品、连翘、桑叶各9克，薄荷（后下）、菊花各6克，煎服。

（2）急性结膜炎：本品9克，菊花6克，煎服。

（3）疟疾：本品30克，煎服，或捣敷大椎穴。

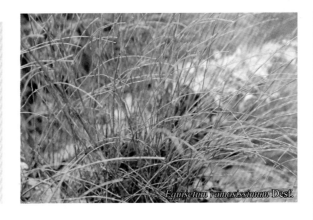

Equisetum ramosissimum Desf.

【生境】生于路边、山坡草丛、溪旁、池沼边等地。

【分布】广布于全国各地。

■ **形态特征**　中小型植物。根茎黑棕色，节和根无毛或疏生黄棕色长毛。地上枝多年生，主枝多在下部分枝，有脊5~14条，脊背弧形，有一行小瘤或有浅色小横纹，鞘筒上部灰棕色。孢子囊穗短棒状或椭圆形，顶端有小尖突，无柄。

■ **功效主治**　全草（笔筒草）：甘、苦，微寒；清热，明目，止血，利尿。

松叶蕨

别名：石刷把、松叶兰

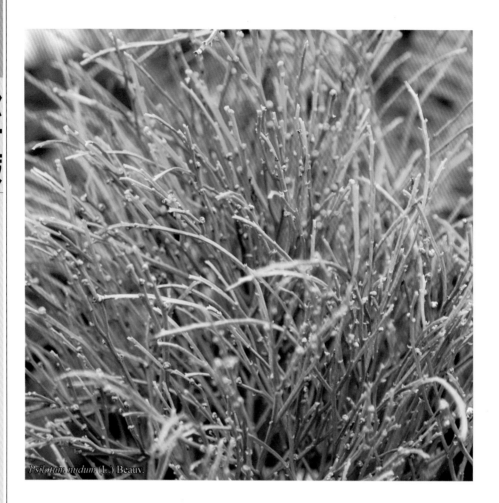

Psilotum nudum (L.) Beauv.

■ **形态特征**　小型附生蕨类。根茎横行，仅具假根，二叉分枝。地上茎直立，上部多回二叉分枝。小型叶散生，不育叶鳞片状三角形，无脉，孢子叶二叉形。孢子囊单生叶腋，球形，2瓣纵裂，常3个融合为聚囊，孢子肾形。

■ **功效主治**　全草（石刷把）：辛，温；祛风除湿，活血止血。

【生境】生于山上岩石裂隙处或附生于树干上。
【分布】分布于西南、华南，以及陕西、江苏、安徽、浙江、福建、台湾、湖南等地。

实用验方

（1）风湿关节痛，坐骨神经痛：本品9~15克，水煎或浸酒服。
（2）闭经：本品为末，调酒服，每次3克。
（3）风疹瘙痒：本品、红活麻各适量，煎水洗。

紫萁

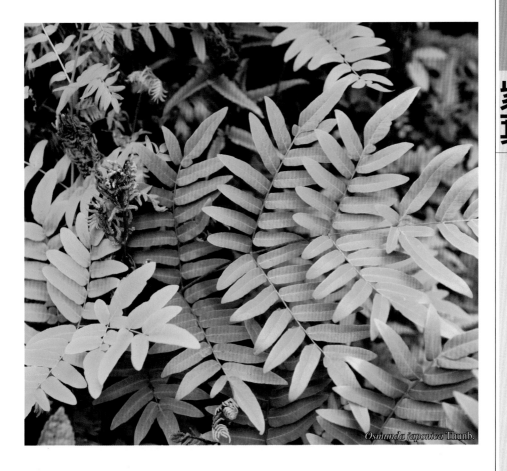

Osmunda japonica Thunb.

■ **形态特征** 多年生草本，幼时具黏质腺状绒毛，不久后消失。根茎粗短。叶二型，二回羽状，小羽片基部不与羽轴合生，边缘有匀密的细锯齿，能育叶强度收缩，小羽片沿主脉两侧密生穗状孢子囊。

■ **功效主治** 根茎及叶柄残基（紫萁贯众）：苦，微寒，有小毒；清热解毒，止血，杀虫；用量5~9克。嫩苗或幼叶柄上的绵毛（紫萁苗）：苦，微寒；止血。

【生境】生于林下、山脚或溪边，为酸性土指示植物。

【分布】分布于甘肃、山东、江苏、安徽、浙江、江西、福建、河南、湖北、湖南、广东、广西、四川、贵州、云南等地。

实用验方

（1）防治脑炎：本品根茎15~30克，大青叶15克，煎服。

（2）麻疹、水痘出不透彻：本品根茎、升麻各3克，赤芍6克，芦根9克，煎服。

（3）驱绦虫、钩虫、蛲虫：本品根茎9克，乌梅6克，大黄3克，煎服。

海金沙

别名：铁线藤、蛤蟆藤

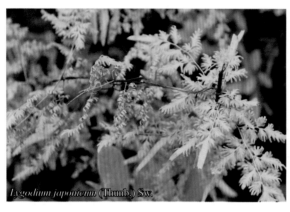

Lygodium japonicum (Thunb.) Sw.

实用验方

（1）尿路结石：本品、金钱草、车前草全草鲜品各30克，煎服。
（2）肝炎：本品全草15克，阴行草30克，车前草5克，煎服。

【生境】生于阴湿山坡灌丛中或路边林缘，有栽培。
【分布】分布于陕西、四川、云南、贵州、广东、广西、湖南、福建、台湾、江苏、浙江、安徽等地。

■ **形态特征**　多年生草质藤本。叶轴铜褐色，细长，多向左缠绕。羽片对生于叶轴短距两侧，二回羽状，不育羽片末回小羽片纸质，掌状3裂，裂片短而阔，边缘有不规则圆齿，能育羽片末回小羽片羽状深裂，边缘生有流苏状孢子囊穗。孢子四面型，表面有小疣。

■ **功效主治**　成熟孢子（海金沙）：甘、咸，寒；清利湿热，通淋止痛。全草：甘，寒；清热解毒，利水通淋，活血通络。

小叶海金沙

别名：石韦藤、海金沙、金沙草

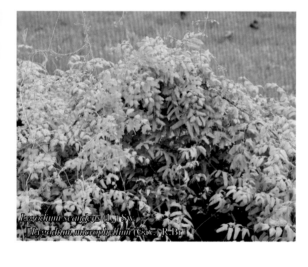

Lygodium scandens (L.) Sw.
[*Lygodium microphyllum* (Cav.) R. Br.]

实用验方

（1）尿路感染：本品全草、金钱草各15克，蛇含12克，煎服。
（2）肾炎：本品孢子9克，石韦15克，益母草30克，煎服。
（3）肝炎：本品全草、蒲公英各30克，煎服。

【生境】生于山坡灌丛中。
【分布】分布于福建、台湾、广东、海南、广西、贵州、云南等地。

■ **形态特征**　多年生草质缠绕藤本。叶轴纤细如铜丝。不育羽片奇数羽状，小羽片卵状三角形，薄草质，具短柄，柄端有关节，能育羽片形状和不育羽片近似，小羽片边缘排列流苏状的线形孢子囊穗。

■ **功效主治**　全草及孢子（金沙草）：甘、微苦，寒；清热利湿，舒筋活络，止血。

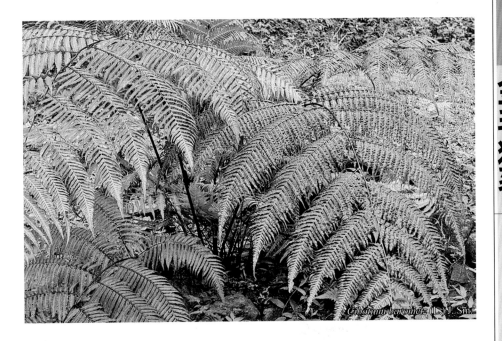

Cibotium barometz (L.) J. Sm.

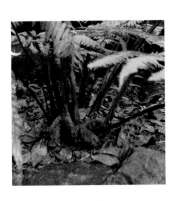

■ **形态特征**　根茎平卧，短而粗壮，密被金黄色长柔毛，形如狗头。叶丛生，大形，叶柄粗壮，叶片三回羽状深裂，厚纸质，下面灰白色，末回裂片狭披针形，边缘有钝齿。孢子囊群生于裂片下部小脉顶端，囊群盖成熟时二瓣开裂如蚌壳。

■ **功效主治**　根茎（狗脊）：甘、苦，温；祛风湿，补肝肾，强腰膝。根茎上覆盖的金黄色长毛可止血，用时敷伤口。

【生境】生于山脚沟边及林下阴湿处。

【分布】分布于华南、西南，以及浙江、江西、福建、台湾、湖南等地。

实用验方

（1）风湿骨痛，腰膝无力：本品18克，樟树根、马鞭草各12克，杜仲、续断各15克，威灵仙9克，红牛膝（苋科牛膝）6克，泡酒服。

（2）腰腿疼痛，手足麻木，筋脉不舒：本品、蘑菇各120克，酒500克，浸15日至1个月，每服9~15克，每日3次。

乌蕨

别名：乌韭、金花草

Stenoloma chusanum Ching
[*Sphenomeris chinensis* (L.) Maxon]

■ **形态特征** 根状茎短而横走，密被赤褐色钻状鳞片。叶四回羽状分裂，除叶柄基部外通体光滑，叶柄禾秆色，有光泽，叶片坚草质，末回小羽片倒披针形，裂片先端平截。孢子囊群着生于末回小羽片边缘。囊群盖革质，杯形，宿存。

■ **功效主治** 全草或根茎：微苦，寒；清热解毒，利湿，止血。

【生境】生于林下、灌丛下阴湿地或路边。

【分布】分布于西南，以及江苏、安徽、浙江、江西、福建、台湾、湖北、湖南、广东、广西等地。

实用验方

（1）**肠炎**：本品 15~30 克，煎服。

（2）**中暑发痧**：本品鲜叶 120 克，捣烂绞汁服。

（3）**流行性感冒，咳嗽，肠炎，痢疾**：鲜品 90~150 克或干品 60~90 克，煎服，或水煎浓缩成棕色固体，研粉内服。

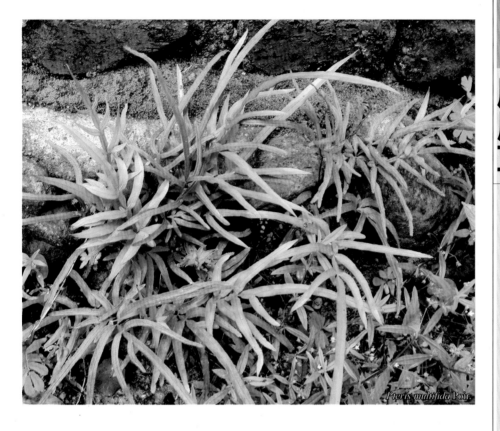

Pteris multifida Poir.

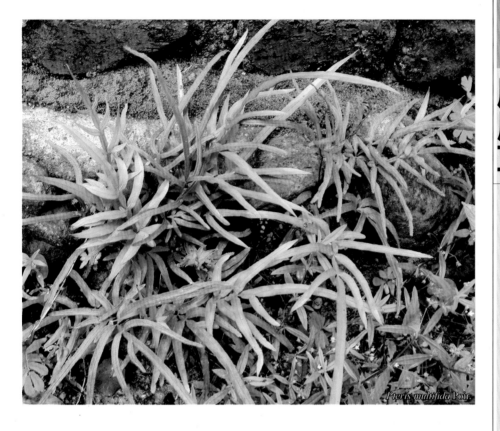

凤尾草

别名：井边凤尾蕨、井栏边草

■ **形态特征**　陆生。根茎直立。叶二型，不育叶一回羽状，边缘具小尖齿和软骨质的边，下部1~2对常分叉，叶轴两侧具翅。能育叶较大，仅不育部分具小尖齿，余全缘。孢子囊群线形，生于羽片边缘的边脉上。

■ **功效主治**　全草或根茎：淡、微苦，寒；清热利湿，凉血止血，消肿解毒。

【生境】生于石灰岩缝内或墙缝、井边。

【分布】分布于华东、中南、西南，以及山西、陕西等地。

┃ **实用验方** ┃

（1）痢疾：本品30克，地锦草15克，水煎，加糖适量服用。

（2）尿路结石：本品、白花蛇舌草各15克，车前草、金钱草各30克，煎服。

（3）蛇虫蜈蚣咬伤：本品60克，酢浆草嫩叶30克，共捣烂，敷伤处。

铁线蕨

别名：猪鬃草、铁丝草

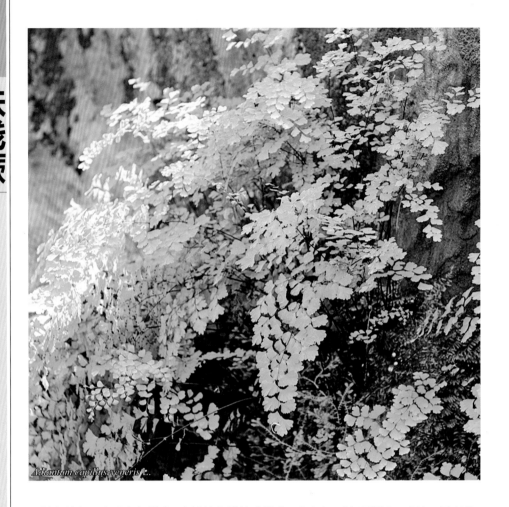

Adiantum capillus-veneris L.

■ **形态特征** 根茎细长横走，密被棕色披针形鳞片。叶疏生，叶柄栗黑色，叶片二回羽状，中部以上一回奇数羽状，小羽片斜扇形或斜方形，叶脉扇形，多回二叉分枝，两面均明显。孢子囊群生于小羽片上缘，囊群盖圆肾形至长圆形，全缘。

■ **功效主治** 全草：苦，凉；清热解毒，利水通淋。

【生境】生于溪边岩缝或屋旁、墙基。钙质土指示植物。
【分布】分布于华东、中南、西南，以及河北、山西、陕西、甘肃等地。

实用验方

（1）流行性感冒发热：本品60克，鸭舌草、生石膏各30克，黄芩15克，水煎，分3次服。
（2）肺热咳嗽、咯血：本品、苧茎、鱼腥草、白茅根各30克，煎服。

贯众

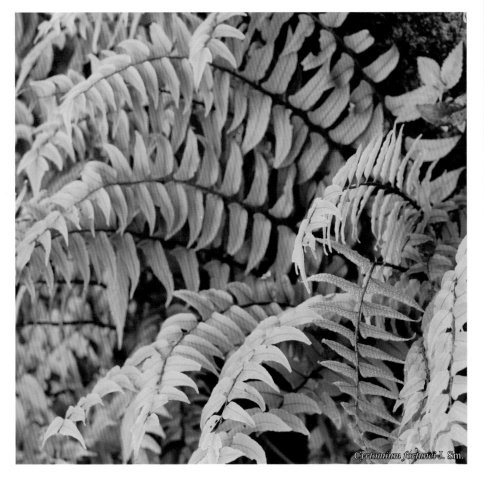

Cyrtomium fortunei J. Sm.

■ **形态特征**　根茎短而斜升，连同叶柄基部密被大鳞片。叶簇生，奇数一回羽状，羽片镰状披针形，有短柄，边缘有细锯齿，叶脉网状。孢子囊群生于内藏小脉先端，囊群盖圆盾形。

■ **功效主治**　根茎（贯众）：苦、涩，寒；清热解毒，凉血祛瘀，驱虫。叶：苦，微寒；凉血止血，清热利湿。

【生境】生于海拔100~2300米的林缘、山谷、田埂、路旁。

【分布】分布于华东、中南、西南，以及河北、山西、陕西、甘肃等地。

实用验方

（1）预防流行性感冒：贯众、大青叶各15克，野菊花9克，煎服。

（2）血痢：贯众24克，槐花、地榆各12克，煎服。

（3）刀伤出血：本品叶捣绒，敷患处。

肾蕨

别名::圆羊齿、石黄皮

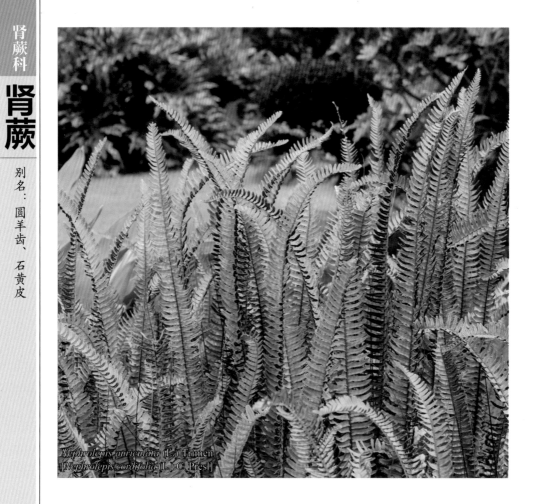

Nephrolepis auriculata (L.) Trimen
[*Nephrolepis cordifolia* (L.) C. Presl]

■**形态特征** 根茎近直立，具匍匐茎和块茎。叶簇生，革质，无毛，一回羽状，羽片互生，覆瓦状排列，以关节着生于叶轴，边缘有浅齿，叶脉羽状分叉。孢子囊群生于每组侧脉的上侧小脉先端，囊群盖肾形。

■**功效主治** 根茎、叶或全草：甘、淡、微涩，凉；清热利湿，通淋止咳，消肿解毒。

【生境】土生或附生于海拔300米左右的林下、溪边、树干或石缝中。

【分布】分布于华南、西南，以及浙江、江西、福建、台湾、湖南等地。

实用验方

（1）发热，肺热咳嗽，小儿积热：本品块茎9~15克，煎服。

（2）湿热腹泻：鲜品根茎60克，捣烂冲开水，去渣服。

（3）湿热黄疸：本品全草15~30克，煎服。

瓦韦

别名：剑丹

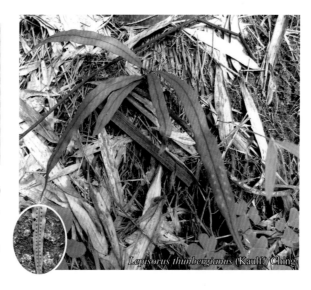

实用验方

（1）小儿高热：本品、鸭跖草各30克，煎服。

（2）咽喉肿痛：鲜品适量，捣烂取汁，加醋调匀，含咽。

（3）小便赤涩作痛：本品30克，车前草15克，煎服。

【生境】附生于海拔250~1400米的林中树干、石上或瓦缝中。

【分布】分布于华东、西南，以及陕西、台湾、广东、广西等地。

Lepisorus thunbergianus (Kaulf.) Ching

■ **形态特征** 多年生草本。根茎横走，密被披针形鳞片，鳞片仅叶边1~2行网眼透明。单叶，线状披针形或狭披针形，全缘，主脉两面隆起，叶柄禾秆色。孢子囊群圆形或椭圆形，在主脉两侧各排成1行。

■ **功效主治** 全草（瓦韦）：苦，寒；清热解毒，利尿通淋，止血。

贴生石韦

别名：抱树石韦、石头蛇

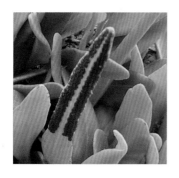

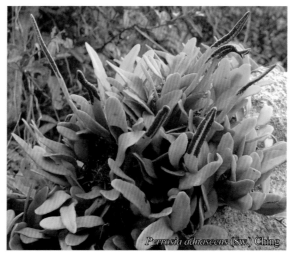

【生境】附生于海拔100~1300米的树干或岩石上。

【分布】分布于云南、广西、广东、海南、福建、台湾等地。

Pyrrosia adnascens (Sw.) Ching

■ **形态特征** 多年生草本。根状茎细长，密被披针形鳞片，鳞片边缘具睫毛。单叶远生，二型，肉质，不育叶倒卵状椭圆形，上面疏被星状毛，下面密被星状毛，能育叶条形至狭披针形。孢子囊群生于内藏小脉顶端。

■ **功效主治** 全草（贴生石韦）：利尿。

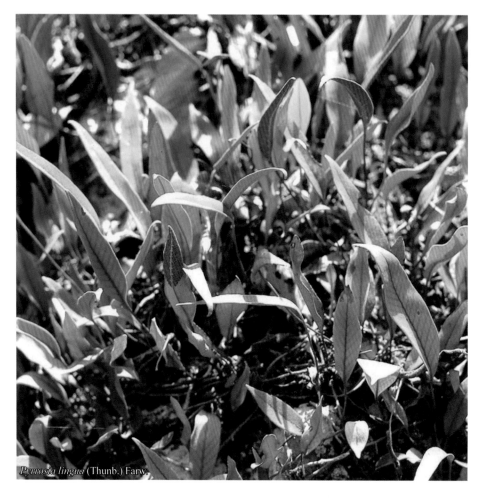

Pyrrosia lingua (Thunb.) Farw.

■**形态特征** 多年生草本。根茎细长横走，密被披针形鳞片，鳞片边缘有睫毛。单叶远生，近二型，全缘，上面无毛，下面被星状毛，能育叶比不育叶长而狭窄。孢子囊群椭圆形，散生于叶下面全部或上部。

■**功效主治** 叶（石韦）：甘、苦，微寒；利尿通淋，清肺止咳，凉血止血。

【生境】附生于海拔 100~1800 米的林下树干或溪边石上。
【分布】分布于华东、中南、西南地区。

实用验方

（1）放疗和化疗引起的白细胞下降：本品 30 克，红枣 15 克，甘草 3 克，煎服。
（2）血热，血崩：本品、侧柏叶、栀子、丹参各 9 克，益母草 12 克，金樱子、鸡冠花各 6 克，荷叶蒂 3 个，煎服。

实用验方

（1）肾虚腰痛，风湿性腰腿痛：本品、桑寄生各15克，秦艽、豨莶草各9克，煎服。

（2）肾虚久泄：本品、山药各15克，补骨脂9克，五味子6克，煎服。

【生境】附生于海拔100~1800米的树干或岩石上。

【分布】分布于长江以南地区。

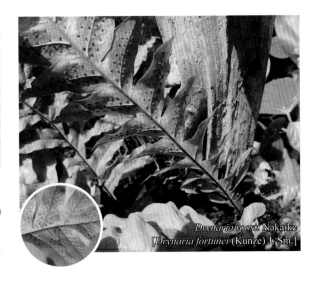

Drynaria roosii Nakaike
[*Drynaria fortunei* (Kunze) J. Sm.]

■ **形态特征**　附生草本。根状茎密被鳞片，鳞片盾状着生，具齿。叶二型，不育叶基生，厚干膜质，圆形，浅裂，黄绿色或枯棕色，能育叶深羽裂，裂片披针形，叶柄具狭翅。孢子囊群圆形或椭圆形，分布于叶下面。

■ **功效主治**　根茎（骨碎补）：苦，温；疗伤止痛，补肾强骨；外用消风祛斑。

实用验方

（1）肾虚腰痛，风湿性腰腿痛：本品、桑寄生各15克，秦艽、豨莶草各9克，煎服。

（2）肾虚久泄：本品、山药各15克，补骨脂9克，五味子6克，煎服。

【生境】附生于海拔1000~1900米的林中或岩石上。

【分布】分布于华南、西南，以及福建、台湾等地。

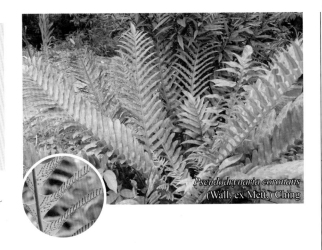

Pseudodrynaria coronans
(Wall. ex Mett.) Ching

■ **形态特征**　附生。叶一型，簇生，无柄，中部以上深羽裂，向下渐狭成翅，至基部又扩大成圆心形，叶脉网状，网眼内有单一或分叉的小脉。孢子囊群着生于小脉交叉处，每对侧脉之间有1行，断线形。

■ **功效主治**　根茎：苦，温；疗伤止痛，补肾强骨；外用消风祛斑。

苏铁

别名： 铁树

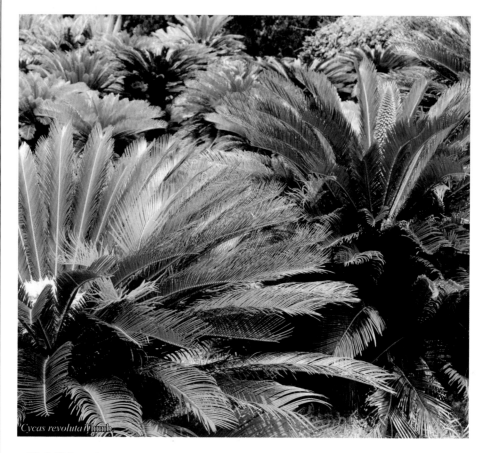

Cycas revoluta Thunb.

■ **形态特征** 常绿木本。树干通直。羽状复叶顶生，羽片条形，厚革质，边缘下卷，先端硬而刺手，中脉于背面显著隆起。雌雄异株，雄球花长圆柱形，小孢子叶楔形，雌球花扁球形，大孢子叶密被灰黄色绒毛，柄部两侧着生胚珠数枚，上部顶片羽裂，裂片条状钻形。种子较大，红色。花期5~7月，种子9~10月成熟。

■ **功效主治** 根：甘、淡、平，小毒；祛风通络，活血止血；用量10~15克。花：甘，平；理气祛湿，活血止血，益肾固精。种子：苦、涩、平，有毒；平肝降压，镇咳祛痰，收敛固涩；用量9~15克。

【生境】生于山坡疏林或灌丛中。

【分布】分布于福建、台湾、广东等地。天然苏铁林在我国已几乎绝迹，现广泛栽培于大部分省区。

| 实用验方 |

（1）**跌打损伤**：本品根6克，研粉，水酒兑服。

（2）**慢性肝炎，高血压引起的头胀痛，遗精，白带异常**：本品种子9~15克，煎服。

（3）**胃痛**：本品花30克，猪心1个，炖服。

银杏

别名：白果

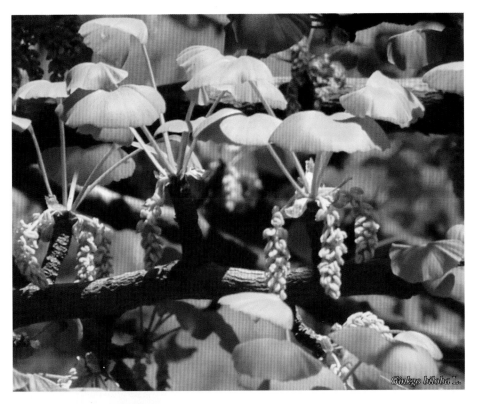

Ginkgo biloba L.

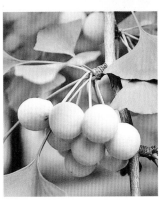

■ **形态特征** 落叶乔木。叶扇形，有长柄，在一年生长枝上螺旋状散生，常2裂，在短枝上簇生，常具波状缺刻。雌雄异株，雄球花柔荑花序状，雌球花具长梗，梗端有2个杯状心皮。种子核果状。花期3~4月，种子9~10月成熟。

■ **功效主治** 种子（白果）：甘、苦、涩、平，有毒；敛肺定喘，止带缩尿；有实邪者禁服，生食有毒，用量5~10克。叶（银杏叶）：甘、苦、涩、平；活血化瘀，通络止痛，敛肺平喘，化浊降脂；有实邪者忌用。

【生境】生于海拔500~1000米的酸性黄壤、排水良好的天然林中，广泛栽培，仅浙江天目山有野生。

【分布】分布于全国大部分地区。

实用验方

（1）下部疳疮：白果数枚，杵，涂之。

（2）冠心病，心绞痛：银杏叶、瓜蒌、丹参各15克，薤白12克，郁金9克，生甘草5克，煎服。

马尾松

别名：青松、山松、枞松

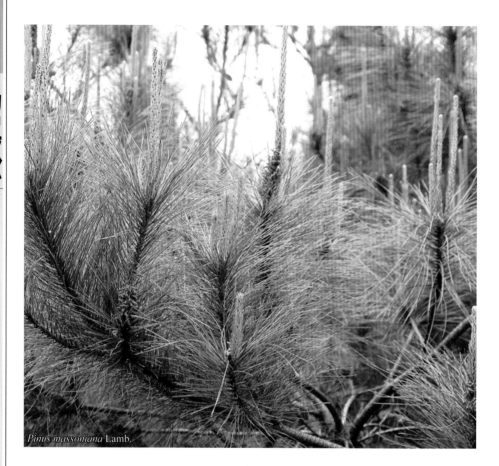

Pinus massoniana Lamb.

■ **形态特征** 常绿乔木。小枝轮生。针叶多2针一束，长而细柔，叶鞘宿存。雄球花聚生于新枝下部，雌球花1~4个生于新枝顶端。球果卵圆形，种鳞鳞盾平，菱形，鳞脐微凹，无刺。种翅基部具关节，易与种子分离。花期4~5月，果熟期翌年10~12月。

■ **功效主治** 花粉（松花粉）：甘，温；收敛止血，燥湿敛疮。瘤状节或分枝节（油松节）：苦、辛，温；祛风除湿，通络止痛；阴虚血燥者慎用。蒸馏出挥发油后所余固体（松香）：苦，温；祛风，杀虫。

【生境】生于海拔1500米以下山地，为耐干旱、瘠薄的阳生树种。
【分布】分布于长江流域及以南各省区，北可至秦岭一带。多作为荒山造林树种栽培。

实用验方

（1）外伤出血，黄水疮，小儿夏季汗疹等：松花粉适量，撒敷患处，并保持局部干燥。
（2）风湿性关节炎：松节18克，桑枝30克，木瓜9克，煎服。
（3）扭伤，跌打损伤：松节适量，劈成细块，白酒浸半个月，外擦患处。

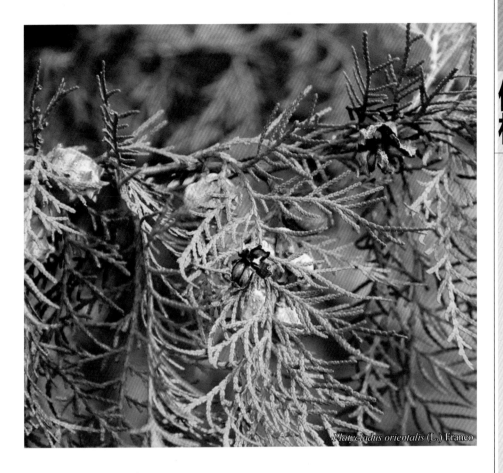

Platycladus orientalis (L.) Franco

■ **形态特征**　常绿乔木。树皮纵裂成条片，生鳞叶的小枝直展或斜展。叶鳞形，长1~3毫米，先端微钝。球果近卵圆形，成熟后木质，开裂，种鳞4对，厚，鳞背有一尖头，种子无翅或翅极窄。花期3~4月，球果10月成熟。

■ **功效主治**　成熟种仁（柏子仁）：甘，平；养心安神，润肠通便，止汗；便溏及痰多者慎服。枝梢及叶（侧柏叶）：苦、涩，寒；凉血止血，化痰止咳，生发乌发；用量6~12克；多服、久服易致胃脘不适及食欲减退。

【生境】生于湿润肥沃地，石灰岩山地也有生长，有栽种。
【分布】分布于全国大部分地区。

实用验方

（1）血虚脱发：柏子仁、当归等量制丸，每次9克，每日3次。
（2）尿血：侧柏叶、黄连（焙研）各9克，酒服。

罗汉松

别名：罗汉杉、土杉

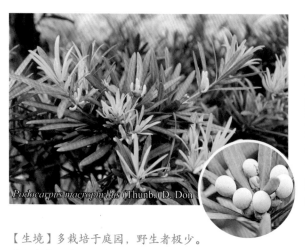

Podocarpus macrophyllus (Thunb.) D. Don

【生境】多栽培于庭园，野生者极少。

【分布】分布于西南及江苏、安徽、浙江、江西、福建、湖南、广东、广西等地。

■ **形态特征**　常绿乔木。叶螺旋状散生，条状披针形，中脉明显。雌雄异株，雄球花穗状，常3~5个簇生，雌球花单生叶腋。种子核果状，全部包于肉质假种皮，生于肉质种托上。花期4~5月，种子8~9月成熟。

■ **功效主治**　根皮：甘、微苦，微温；活血祛瘀，祛风除湿，杀虫止痒。种子及花托：甘，微温；行气止痛，温中补血。枝叶：淡，平；止血。

竹柏

别名：罗汉柴、船家树

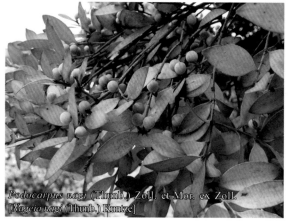

Podocarpus nagi (Thunb.) Zoll. et Mor. ex Zoll.
[*Nageia nagi* (Thunb.) Kuntze]

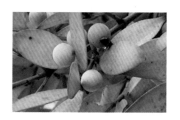

【生境】散生于低海拔常绿阔叶林中。

【分布】分布于浙江、江西、福建、台湾、湖南、广东、广西、四川等地。

■ **形态特征**　常绿乔木。叶对生，革质，长卵形或椭圆状披针形，无中脉而有多数并列细脉。雌雄异株，雄球花穗状，常分枝。种子球形，成熟时假种皮暗紫色，有白粉。花期3~4月，种子10月成熟。

■ **功效主治**　根或树皮：淡、涩，平；祛风除湿。叶：止血，接骨。

三尖杉

（1）产后腹胀：三尖杉、四面风、盐附子、山楂各9克，槟榔4.5克，当归、木通、血泡木各6克，煎服。

（2）食积：血榧7枚，研粉用开水吞服，每日1次，连服7日。

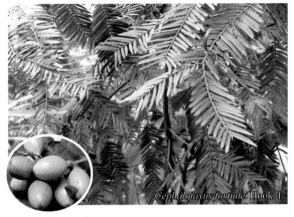

Cephalotaxus fortunei Hook. f.

【生境】为我国特有树种，生于针、阔叶树混交林中。

【分布】分布于中南，以及陕西、甘肃、安徽、浙江、四川、贵州、云南等地。

■ **形态特征**　常绿乔木。树皮褐色或红褐色，裂成片状脱落。叶2列，披针状条形，微弯，先端渐尖成长尖头，下面气孔带白色。雄球花总花梗较粗。种子假种皮紫色或红紫色，具小尖头。花期4月，种子8~10月成熟。

■ **功效主治**　枝叶（三尖杉）：苦、涩，寒，有毒；抗癌；一般提取其生物碱，制成注射剂使用。根（三尖杉根）：苦、涩，平；抗癌，活血，止痛。种子（血榧）：甘、涩，平；驱虫消积，润肺止咳；便溏者慎服；用量6~15克。

粗榧

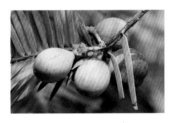

【生境】生于海拔2000米以下的山地，喜温暖湿润气候及黄壤、黄棕壤、棕色森林土壤。

【分布】分布于长江流域以南至广东、广西，西至甘肃、陕西、河南、四川、云南、贵州等地。

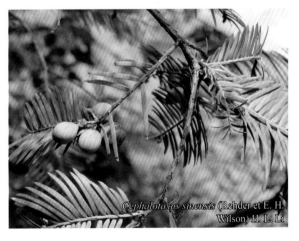

Cephalotaxus sinensis (Rehder et E. H. Wilson) H. L. Li

■ **形态特征**　常绿灌木或小乔木。树皮灰色或灰褐色，裂成薄片状脱落。叶条形，2列，先端渐尖或微凸尖，基部近圆形，上面中脉明显，下面有2条白色气孔带。雄球花总梗粗短。种子顶端具一小尖头。花期3~4月，种子8~10月成熟。

■ **功效主治**　枝叶（粗榧枝叶）：苦、涩，寒；抗癌；一般提取生物碱制成注射剂使用。根或根皮（粗榧根）：淡、涩，平；祛风除湿。

红豆杉

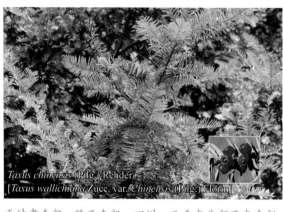

Taxus chinensis (Pilg.) Rehder
[*Taxus wallichiana* Zucc. var. *Chinensis* (Pilg.) Florin]

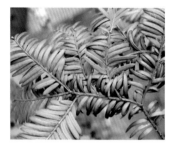

【生境】生于海拔 1000~1200 米以上的高山上部。

【分布】为我国特有树种，产于甘肃南部、陕西南部、四川、云南东北部及东南部、贵州西部及东南部、湖北西部、湖南东北部、广西北部、安徽南部（黄山）、江西庐山等地。

■ **形态特征**　常绿乔木。树皮裂成条片脱落。叶 2 列，条形，微弯或较直，上部微渐窄，先端常微急尖，下面中脉带上密生均匀而微小的圆形角质乳头状突起点，常与气孔带同色。种子生于红色杯状肉质假种皮中，常呈卵圆形。

■ **功效主治**　种子（红豆杉）：微苦，平；驱虫，消积。

榧树

别名：香榧、小果榧树

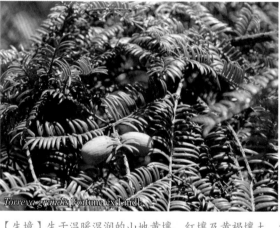

Torreya grandis Fortune ex Lindl.

实用验方

（1）十二指肠钩虫、蛔虫：榧子、使君子仁、大蒜瓣各 30 克，切碎，水煎去渣，每日 3 次，饭前空腹时服用。
（2）绦虫：每日食榧子 7 颗，连服 7 日。

【生境】生于温暖湿润的山地黄壤、红壤及黄褐壤土，混生于森林中。

【分布】分布于江苏南部、浙江、福建北部、安徽南部、江西北部，西至湖南西南部及贵州等地。

■ **形态特征**　常绿乔木。小枝近对生或轮生。叶条形，先端凸尖，基部圆，上面中脉不明显。雌雄异株，雄球花单生叶腋，雌球花成对生于叶腋。种子全部包于肉质假种皮中，胚乳微皱。花期 4 月，种子翌年 10 月成熟。

■ **功效主治**　种子（榧子）：甘，平；杀虫消积，润肺止咳，润燥通便。根皮、枝叶：甘，温；祛风除湿。花：苦，平；利水，杀虫。

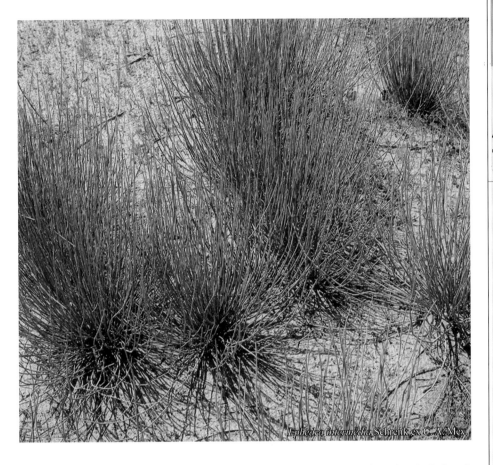

Ephedra intermedia Schrenk ex C. A. Mey.

■ **形态特征** 灌木。小枝灰绿色，纵槽纹较细浅。叶3裂与2裂并存。球花的苞片2片对生或3片轮生，雌球花成熟时肉质红色，椭圆形、卵圆形或矩圆状卵圆形。种子包于肉质红色苞片，3粒或2粒。花期5~6月，种子7~8月成熟。

■ **功效主治** 草质茎（麻黄）：辛、微苦，温；发汗散寒，宣肺平喘，利水消肿；体虚自汗、盗汗、虚喘及阴虚阳亢者禁服。根及根茎（麻黄根）：甘、涩、平；固表止汗；有表邪者禁服。

【生境】生于海拔数百米至2000米的干旱荒漠、沙漠、戈壁、干旱山坡或草地上，有栽种。
【分布】分布于华北、西北，以及辽宁、山东等地。

实用验方

（1）头痛发热，身疼腰痛，骨节疼痛，恶风无汗而喘者：麻黄（去节）90克，桂枝（去皮）60克，甘草（炙）30克，杏仁（去皮、尖）70个，煎服。
（2）虚劳盗汗不止：麻黄根、牡蛎、黄芪等量，煎服。

木贼麻黄

别名：木麻黄、山麻黄

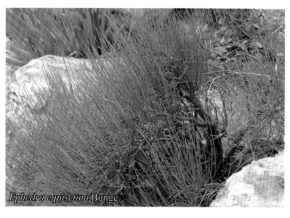

Ephedra equisetina Bunge

实用验方

（1）头痛发热，身疼腰痛，骨节疼痛，恶风无汗而喘者：麻黄（去节）90克，桂枝（去皮）60克，甘草（炙）30克，杏仁（去皮、尖）70个，煎服。

（2）虚劳盗汗不止：麻黄根、牡蛎、黄芪等量，煎服。

【生境】生于干旱荒漠、多沙石的山脊、山顶或草地，有栽种。

【分布】分布于华北，以及陕西、甘肃、新疆等地。

■**形态特征** 直立小灌木。木质茎粗长，直立，小枝细，节间短，纵槽纹细浅不明显。叶2裂，褐色，大部合生。雄球花有苞片3~4对，雌球花成熟时肉质红色，长卵圆形或卵圆形。种子常1粒。花期6~7月，种子8~9月成熟。

■**功效主治** 草质茎：辛、微苦，温；发汗散寒，宣肺平喘，利水消肿；体虚自汗、盗汗、虚喘及阴虚阳亢者禁服。

草麻黄

别名：华麻黄

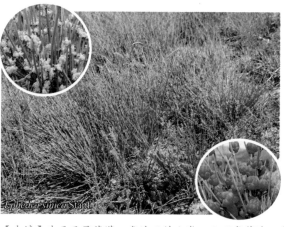

Ephedra sinica Stapf

实用验方

（1）头痛发热，身疼腰痛，骨节疼痛，恶风无汗而喘者：麻黄（去节）90克，桂枝（去皮）60克，甘草（炙）30克，杏仁（去皮、尖）70个，煎服。

（2）虚劳盗汗不止：麻黄根、牡蛎、黄芪等量，煎服。

【生境】生于干旱荒漠、多沙石的山脊、山顶或草地，常成片丛生，有栽种。

【分布】分布于华北，以及吉林、辽宁、陕西、新疆、河南等地。

■**形态特征** 草本状灌木。木质茎短或匍匐状，小枝细纵槽纹常不明显，节间较长。叶2裂，裂片先端急尖。球花苞片全为2片对生，雌球花成熟时肉质红色，矩圆状卵圆形或近圆球形。种子2，包于苞片内。花期5~6月，种子8~9月成熟。

■**功效主治** 草质茎：辛、微苦，温；发汗散寒，宣肺平喘，利水消肿；体虚自汗、盗汗、虚喘及阴虚阳亢者禁服。根及根茎：甘、涩，平；固表止汗；有表邪者禁服。

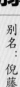

买麻藤

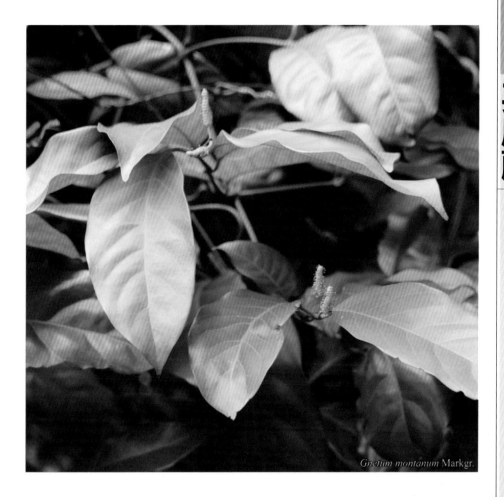

Gnetum montanum Markgr.

■ **形态特征**　常绿木质大藤本。茎节膨大呈关节状。单叶对生，革质或半革质，常矩圆形，侧脉 8~13 对。雄球花穗具 13~17 轮环状总苞，每轮总苞内有雄花 25~45。种子具短柄，包于红色肉质假种皮。花期 6~7 月，种子 8~9 月成熟。

■ **功效主治**　茎叶（买麻藤）：苦，微温；祛风除湿，散瘀止血，化痰止咳。

【生境】生于海拔 1600~2000 米地带的森林中，缠绕于树上。

【分布】分布于福建、江西、广东、海南、广西等地。

实用验方

（1）风湿关节痛：本品、三桠苦各 15 克，两面针 9 克，煎服。

（2）腰痛：本品、葫芦茶各 60 克，煎服。

（3）筋骨酸软：本品、五加皮各 9 克，千斤拔 30 克，煎服。

鱼腥草

别名：蕺菜、狗贴耳、侧耳根

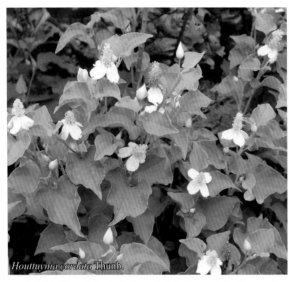

Houttuynia cordata Thunb.

【生境】生于背阴山坡、村边田埂、河畔溪边及湿地草丛中。

【分布】分布于我国南方各省区，西北、华北部分地区也有分布。

■ **形态特征** 多年生草本，有鱼腥气。叶有腺点，背面尤甚，卵形或阔卵形，基部心形。穗状花序，总苞片4，花瓣状，白色，花小，无花被，雄蕊3。蒴果具宿存花柱。花期5~6月，果期10~11月。

■ **功效主治** 新鲜全草或干燥地上部分（鱼腥草）：辛，微寒；清热解毒，消痈排脓，利尿通淋。

三白草

别名：塘边藕、白花照水莲

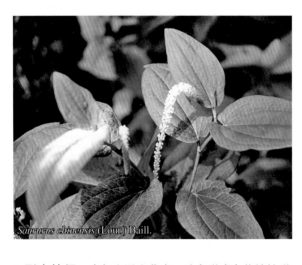

Saururus chinensis (Lour.) Baill.

实用验方

（1）疔疮炎肿：本品鲜叶适量，捣烂，敷患处，每日换2次。

（2）阴囊湿疹：本品捣汁，洗患部。

【生境】生于潮湿田边、坑沟、池边、沼泽地。

【分布】分布于我国长江以南各省区。

■ **形态特征** 多年生湿生草本。叶卵形或卵状披针形，基部心形或斜心形，茎顶端2~3片叶在花期时为白色。总状花序，花小，无花被，雄蕊6。蒴果球形，表面多疣状凸起。花期5~8月，果期6~9月。

■ **功效主治** 地上部分（三白草）：甘、辛，寒；清热解毒，利尿消肿。

荜茇

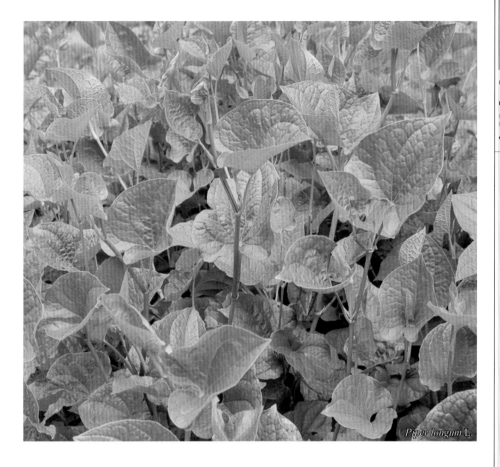

Piper longum L.

■ **形态特征** 攀援藤本。幼枝和叶两面沿脉上被粉状细柔毛。叶基心形，基出脉 7。雌雄异株，穗状花序与叶对生，花序轴无毛，苞片圆形，盾状，雄蕊 2，柱头 3。浆果下部与花序轴合生，直径约 2 毫米。花期 7~10 月。

■ **功效主治** 干燥近成熟或成熟果穗（荜茇）：辛，热；温中散寒，下气止痛。

【生境】生于海拔 600 米疏林中。

【分布】分布于云南东南至西南部地区，福建、广东、广西有栽培。

实用验方

（1）心腹冷气刺痛，腹胀，不能下食：本品、胡椒、桂心各 4 克，研成末，米 60 克，煮作粥，加入混合粉末，搅匀，空腹食用。

（2）遇冷牙痛：本品、胡椒等量粉末，塞蛀孔中。

（3）鼻流清涕：本品研末吹鼻内。

胡椒

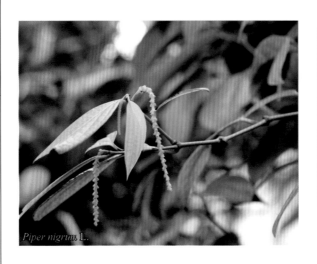

Piper nigrum L.

实用验方

（1）胃寒呕吐：本品粉末12克，生姜片30克，煎取200毫升，分3次温服。

（2）蜈蚣咬伤：本品嚼烂敷。

（3）冻疮：本品浸泡于9倍量白酒中7日，涂冻伤处，每日多次。

【生境】生于热带地区。

【分布】福建、台湾、广东、海南、广西、云南等地有栽培。

■ **形态特征** 攀援藤本。茎、叶、花序轴无毛。叶基圆，稍偏斜，叶脉5~7，最上1对离基，余基出。花杂性，苞片匙状长圆形，腹面贴生于花序轴，边缘和顶端分离，呈浅杯状，雄蕊2，柱头3~4。浆果无柄。花期6~10月。

■ **功效主治** 干燥近成熟或成熟果实（胡椒）：辛，热；温中散寒，下气，消痰。

假蒟

别名：蛤蒌、假蒌

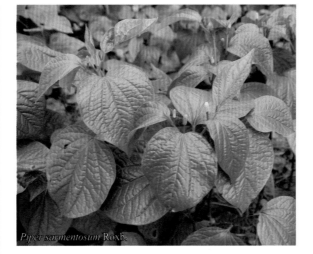

Piper sarmentosum Roxb.

实用验方

（1）哮喘：本品鲜品30克，柠檬叶6克，煎服。

（2）风湿痹痛：本品9~15克，煎服，或倍量浸酒内服外搽。

（3）气滞腹痛：本品叶15克，煎服。

【生境】生于山谷密林中或村旁湿润处。

【分布】分布于福建、广东、海南、广西、贵州及西藏南部等地。

■ **形态特征** 多年生匍匐草本，揉之有香气。茎节膨大。单叶互生，叶脉7条，最内1对离基由中脉发出。雌雄异株，无花被，穗状花序与叶对生。子房和浆果无毛，基部嵌生于花序轴并与其合生。花期4~11月。

■ **功效主治** 茎叶或全草：苦，温；祛风散寒，行气止痛，活络，消肿。

及己

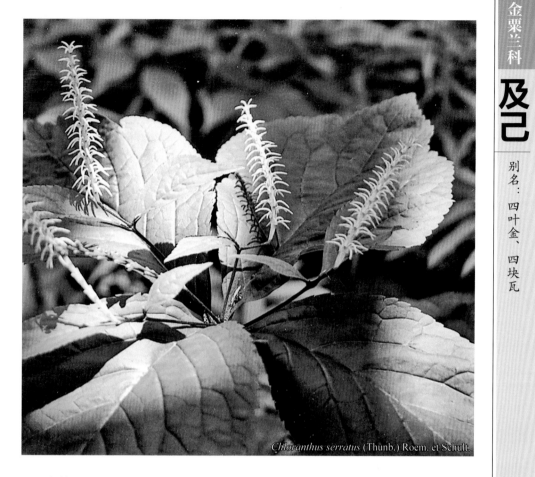

Chloranthus serratus (Thunb.) Roem. et Schult.

■**形态特征** 多年生草本。叶对生，4~6片生于茎上部，叶缘具锐而密的锯齿，两面无毛。穗状花序，花白色，雄蕊3，药隔下部合生，3药隔相抱，中央药隔向内弯。核果近球形。花期4~5月，果期6~8月。

■**功效主治** 根（及己）：苦、平，有毒；活血散瘀，祛风止痛，解毒杀虫；内服宜慎，用量1.5~3克；孕妇禁服。茎叶（及己叶）：辛，平，有毒；祛风活血，解毒止痒；用量3~6克。

【生境】生于山地林下阴湿处和山谷溪边草丛中。

【分布】分布于江苏、安徽、浙江、江西、福建、湖北、湖南、广东、广西、四川等地。

| 实用验方 |

（1）风湿，跌打损伤：及己叶30克，泡酒250克，每服15~30克，并可外搽。

（2）月经不调：及己3克，益母草、红花、月季花各15克，煎服。

（3）痈肿：及己叶3~6克，煎服，并用鲜根捣烂敷患处。

金粟兰

别名：珠兰、鱼子兰、珍珠兰

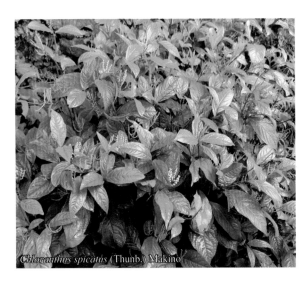

Chloranthus spicatus (Thunb.) Makino

实用验方

（1）风湿疼痛，跌打损伤，癫痫：本品30~60克，水煎或泡酒服。

（2）皮炎顽癣：本品鲜叶捣烂，外敷患处。

【生境】生于山坡、沟谷森林下，海拔150~990米，但野生者较少见，现各地多为栽培。

【分布】分布于云南、四川、贵州、福建、广东等地。

■ **形态特征** 多枝亚灌木。叶多数，散生，对生，顶端急尖或钝，边缘具圆齿，叶柄基部合生。穗状花序排成圆锥花序，雄蕊3，药隔全部合生，上部不整齐3裂。核果倒卵形。花期4~7月，果期8~9月。

■ **功效主治** 全草（金粟兰）：辛、甘，温；祛风湿，活血止痛，杀虫；孕妇忌服。

草珊瑚

别名：肿节风、九节茶

Sarcandra glabra (Thunb.) Nakai

实用验方

（1）风湿关节痛：本品根、钩藤根、野鸦椿根各30克，煎汤取汁，加入黄酒酌量，同猪脚1只炖服。

（2）痛经：本品10~20克，五味子根10克，艾蒿5克，煎服，每日2次。

（3）伤口溃烂：本品茎叶适量，煎水外洗。

【生境】生于山沟、溪谷林阴湿地。

【分布】分布于江西、浙江、广西、广东等地。

■ **形态特征** 常绿亚灌木，无毛。茎节膨大。单叶对生，革质，边缘具粗锐锯齿，齿尖有1腺体，叶柄基部合生。穗状花序，单性同株，雄蕊1，棒状至圆柱状，花药2室。核果球形。花期6月，果期8~9月。

■ **功效主治** 全草（肿节风）：苦、辛，平；清热凉血，活血消斑，祛风通络。

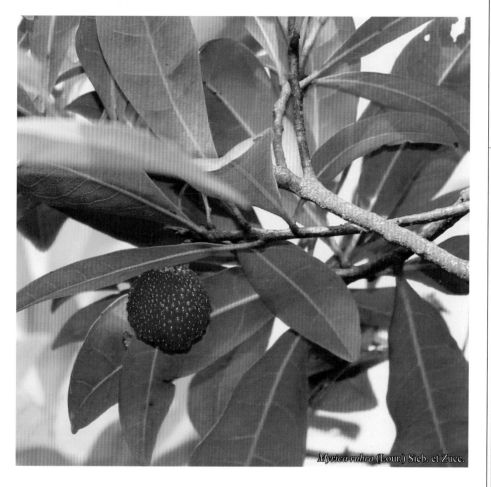

杨梅

别名：树梅、朱红、山杨梅

Myrica rubra (Lour.) Sieb. et Zucc.

■ **形态特征** 常绿乔木，嫩枝、芽、叶无毛。单叶互生，革质，下面有稀疏的金黄色腺体。雌雄异株，穗状花序。核果球形，外果皮肉质，具乳头状突起。花期3~4月，果期5~7月。

■ **功效主治** 果实（杨梅）：酸、甘，温；生津除烦，和中清食，解酒，涩肠，止血。树皮、根皮或根：苦、辛、微涩，温；行气活血，止痛，止血，解毒消肿。叶：苦、微辛，温；燥湿祛风，止痒。

【生境】生于低山丘陵向阳山坡或山谷中。

【分布】分布于江苏、浙江、江西、福建、台湾、湖南、广东、广西、四川、贵州、云南等地。

┃ 实用验方 ┃

（1）痢疾：杨梅15克，煎服。

（2）肠胃气滞疼痛：本品根皮 6~9 克，煎服。

（3）疥癣：本品树皮适量，煎水洗。

胡桃楸

别名：核桃楸、山核桃

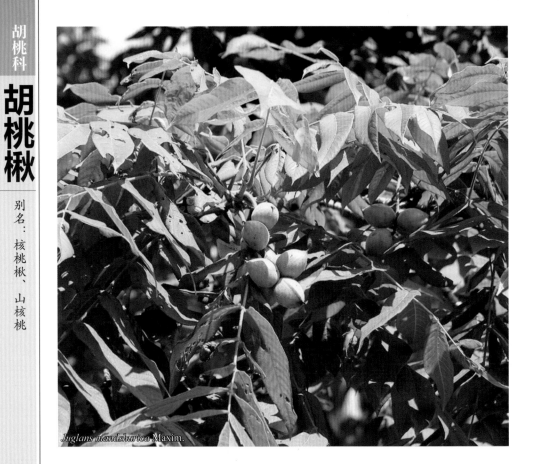

Juglans mandshurica Maxim.

■**形态特征** 落叶乔木。树皮灰色，具浅纵裂。奇数羽状复叶，小叶9~23枚，边缘具细锯齿，下面被毛。雄性柔荑花序，花药被毛，雌性穗状花序具4~10雌花。果序俯垂，常具5~7核果，果实密被毛。花期5月，果期8~9月。

■**功效主治** 树皮（核桃楸皮）：苦、辛，微寒；清热燥湿，泻肝明目。未成熟果实或者果皮（核桃楸果）：辛，平，有毒；行气止痛，杀虫止痒。种仁（核桃楸果仁）：甘，温；敛肺平喘，温补肾阳，润肠通便。

【生境】生于杂木林中或沟谷两旁。
【分布】分布于东北及河北、山西等地。

| 实用验方 |

（1）湿热白带：核桃楸皮、苍术各15克，煎服。
（2）急性结膜炎：核桃楸皮、竹叶各15克，黄连5克，煎服，或用核桃楸皮25克，煎汤洗眼。

别名：核桃

（1）肾囊风：本品树皮、麻柳叶各 250 克，煎水，加食盐少许外洗。

（2）白带过多：本品树叶 10 片，加鸡蛋 2 个，煎服。

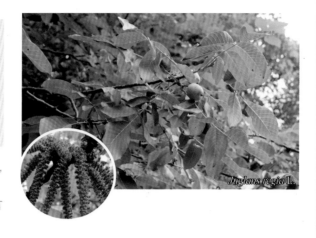

Juglans regia L.

【生境】生于山地及丘陵地带，喜肥沃湿润的沙质壤土。

【分布】我国南北各地均有栽培。

■ **形态特征** 落叶乔木。奇数羽状复叶，小叶常 5~9 枚，椭圆状卵形至长椭圆形，全缘，除下面侧脉腋内具簇毛外其余近无毛。雄性柔荑花序下垂，花药无毛，雌性穗状花序具 1~4 雌花。果序具 1~3 核果，无毛。花期 5 月，果期 10 月。

■ **功效主治** 根：辛、甘、温；止泻，止痛，乌须发。叶：苦、涩、平；收敛止带，杀虫消肿。枝：苦、涩、平；杀虫止痒，解毒散结。内果皮：苦、涩、平；止血，止痢，散结消痈，杀虫止痒。种子（核桃仁）：甘、温；补肾，温肺，润肠。

别名：麻柳、蜈蚣柳

（1）天疱疮：本品嫩枝叶及果实 500 克，煎水洗。

（2）牙痛：本品叶捣成绒状，塞患处或含嚼。

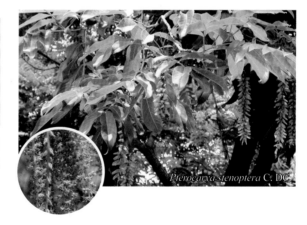

Pterocarya stenoptera C. DC.

【生境】生于海拔 1500 米以下平原溪涧河滩、阴湿山地或杂木林。

【分布】分布于华东、中南、西南，以及陕西、台湾等地。

■ **形态特征** 落叶乔木。茎髓薄片状。多为偶数羽状复叶，叶轴具狭翅。雌雄同株，柔荑花序下垂，雄花序单生于去年生的枝腋内，雌花序单生新枝顶端。小坚果具 2 展开的翅。花期 4~5 月，果期 8~9 月。

■ **功效主治** 树皮和枝叶（枫杨）：辛、苦、温，有毒；祛风止痛，杀虫止痒，解毒敛疮；用量 6~15 克。果实：苦，温；温肺止咳，解毒敛疮。根或根皮：微苦、辛，热，有毒；功效类似树皮；用量 3~6 克。

朴树

别名：黄果朴、紫荆朴

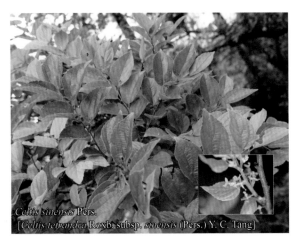

Celtis sinensis Pers.
[Celtis tetrandra Roxb. subsp. sinensis (Pers.) Y. C. Tang]

【生境】生于山坡、山沟、丘陵等处。

【分布】分布于华东、中南，以及陕西、台湾、四川、贵州等地。

■ **形态特征** 落叶乔木。树皮灰白色，不开裂。叶卵形或卵状椭圆形，基部圆而偏斜，先端短渐尖，边缘在中部以上具锯齿，基出脉 3。雌花生于新枝上部叶腋。核果近球形，果柄与叶柄等长或稍长。花期 3~4 月，果期 9~10 月。

■ **功效主治** 树皮（朴树皮）：辛、苦，平；祛风透疹，消食化滞。叶：微苦，凉；清热凉血，解毒。果实：苦、涩，平；清热利咽；孕妇忌服。根皮：苦、辛，平；祛风透疹，消食止泻。

榆树

别名：榆、家榆、长叶家榆

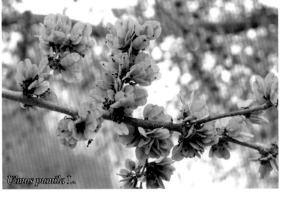

Ulmus pumila L.

【生境】生于河堤、田埂和路边，山麓、沙地上亦有生长。

【分布】分布于东北、华北、西北、华东、中南、西南，以及西藏等地，长江以南多系栽培。

■ **形态特征** 落叶乔木。叶基部偏斜或近对称，两面平滑无毛，或叶背脉腋处有簇生毛，边缘具重锯齿或单锯齿。花先叶开放，在去年生枝的叶腋成簇生状。翅果近圆形，无毛，果核位于中部，与果翅同色。花、果期 3~6 月。

■ **功效主治** 树皮、根皮（榆白皮）：甘，微寒；利水通淋，祛痰，消肿解毒。果实和种子（榆荚仁）：甘、微辛；平；健脾安神，清热利水，消肿杀虫。

波罗蜜

实用验方

产后乳少或乳汁不通：本品果仁 60~120 克，炖肉服，或煎服，并食果仁。

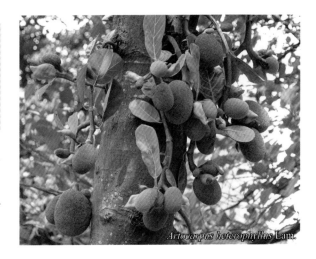

Artocarpus heterophyllus Lam.

【生境】生于热带地区，有栽培。

【分布】原分布于印度西高止山。我国广东、海南、广西、云南南部常有栽培。

■ **形态特征** 常绿乔木，具乳汁。叶革质，全缘或有时3裂。雌雄同株，雄花序顶生或腋生，雌花序生于树干上或主枝上。聚花果表面有六角形瘤状突起，内有很多黄色肉质花被。花期春季和夏季，果期夏季和秋季。

■ **功效主治** 果实（波罗蜜）：甘、微酸，平；生津除烦，解酒醒脾。种仁：甘、微酸，平；益气，通乳。

构树

实用验方

（1）水肿：楮实子6克，大腹皮9克，煎服。

（2）鱼骨鲠咽：本品嫩皮捣烂为丸，用水冲服20~30丸。

（3）蜂螫：本品鲜皮取汁，涂敷螫处。

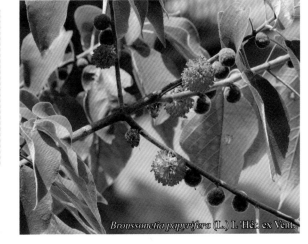

Broussonetia papyrifera (L.) L'Hér. ex Vent.

【生境】生于村旁旷地或水旁，有栽培。

【分布】分布于我国南北各地。

■ **形态特征** 落叶乔木，具乳汁。叶阔卵形至椭圆状卵形，不分裂或3~5裂，边缘有粗齿。雌雄异株，雄花成柔荑花序，雌花成头状花序。聚花果球形，果不包于宿萼。花期4~7月，果期7~9月。

■ **功效主治** 果实（楮实子）：甘，寒；补肾清肝，明目，利尿。树皮（楮白皮）：甘、平；利尿消肿，祛风湿。

大麻

别名：胡麻、火麻

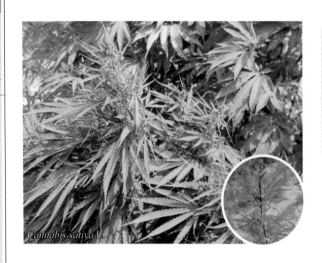

Cannabis sativa L.

【生境】生于村旁旷地或路边。
【分布】全国均有野生或栽培。

■ **形态特征**　一年生直立草本，小枝、叶柄、幼叶背面密生灰白色贴伏毛。叶互生或下部为对生，掌状全裂，裂片披针形或线状披针形，边缘有粗锯齿。花单性，雌雄异株，雄花序呈疏生的圆锥花序，顶生或腋生，雄花花被片 5，黄绿色；雌花丛生于叶腋，绿色，具卵形苞片 1 枚，花被膜质，紧包子房。瘦果扁圆形。花期 5~7 月，果期 6~9 月。

■ **功效主治**　种仁（火麻仁）：甘，平；润肠通便。

构棘

别名：穿破石、葜芝、饭团勒

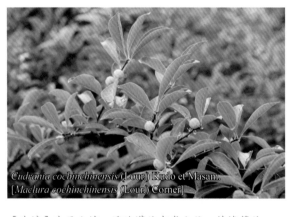

Cudrania cochinchinensis (Lour.) Kudo et Masam.
[*Maclura cochinchinensis* (Lour.) Corner]

【生境】生于山坡、溪边灌丛中或山谷、林缘等处。
【分布】分布于我国东南部至西南部的亚热带地区。

| 实用验方 |

（1）风湿痛：本品 15 克，牯岭勾儿茶、青棉花藤各 9 克，煎服。
（2）腰痛：本品鲜品根皮 120 克，白酒 500 克，浸泡 7 日，每服 15~30 克，早、晚各 1 次。
（3）跌打损伤，疔，脓肿：本品 15~30 克，煎服，另取根皮捣烂，外敷患处。

■ **形态特征**　直立或攀援具刺灌木，有乳汁。枝、叶无毛。叶互生，革质，倒卵状披针形或长圆形，全缘，侧脉纤细。雌雄异株，雌雄花序均为球形头状花序。聚花果肉质，直径达 5 厘米。花期 4~5 月，果期 6~7 月。

■ **功效主治**　根（穿破石）：淡、微苦，凉；祛风通络，清热除湿，解毒消肿。根皮作用类似。

实用验方

（1）咽痛：本品7个，金银花15克，煎服。

（2）干咳，久咳：本品9克，葡萄干15克，甘草6克，煎服。

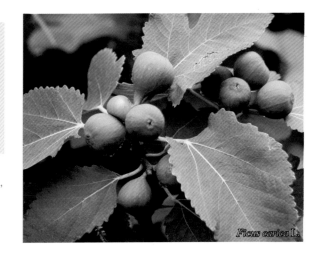

Ficus carica L.

【生境】生于温暖向阳的山坡，有栽培。

【分布】我国南北均有栽培，新疆南部尤多。

■ **形态特征**　落叶灌木或小乔木，具乳汁。叶厚纸质，阔卵形或近圆形，3~5裂，边缘有不规则钝齿，基部浅心形，掌状脉序。雌雄异株，隐头花序有总花梗，单生于叶腋，大而梨形。花、果期8~11月。

■ **功效主治**　近成熟的肉质花序托（无花果）：甘，凉；健胃清肠，消肿解毒。果实作用类似。

实用验方

（1）肝硬化腹水：本品30克，半边莲、田基黄、海金沙、虎杖等适量，煎服。

（2）痢疾：本品15克，煎服。

（3）小儿发热咳嗽：本品全株60克，煎服。

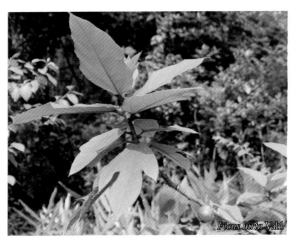

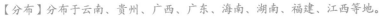

Ficus hirta Vahl

【生境】生于山坡、沟谷、路旁的灌木丛中，有栽培。

【分布】分布于云南、贵州、广西、广东、海南、湖南、福建、江西等地。

■ **形态特征**　灌木或小乔木，嫩枝中空，全株被灰色绒毛。叶纸质，常3~5裂或不规则裂，两面粗糙，边缘具锯齿。隐头花序无总花梗，成对腋生或生于已落叶枝的叶腋，球形，被毛。花、果期3~11月。

■ **功效主治**　根或枝条（五爪龙）：甘、微苦，平；祛风除湿，祛痰消肿。

榕树

别名：细叶榕、小叶榕

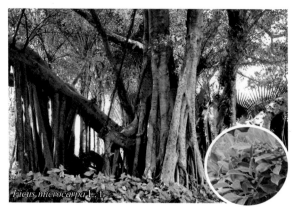

Ficus microcarpa L. f.

实用验方

（1）慢性支气管炎：本品鲜叶72克，陈皮18克，水煎浓缩，加糖制成90毫升糖浆，每次30毫升口服，每日3次，10日为1疗程。
（2）风火牙痛：本品干叶磨末，塞患牙。

【生境】生于海拔400~800米的山林或旷野，有栽培。

【分布】分布于台湾、浙江南部、福建、广东、广西、湖北（武汉至十堰）、贵州、云南等地。

■ **形态特征**　常绿大乔木，各部无毛。老枝有气生根。叶革质，椭圆形、卵状椭圆形或倒卵形，全缘，基出脉3条，侧脉纤细。隐头花序无总花梗，单个或成对腋生，倒卵球形。花期5~6月，果期9~10月。

■ **功效主治**　气生根（榕树）：苦，平；祛风清热，活血解毒。叶（榕树叶）：淡，凉；活血散瘀，解热利湿。

菩提树

别名：思维树、印度菩提树

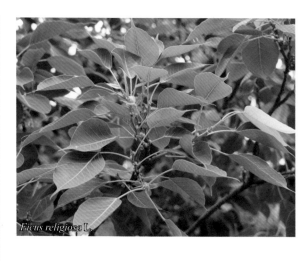

Ficus religiosa L.

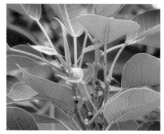

【生境】我国各地多栽培。

【分布】分布于新疆、四川北部（南坪）等地，我国各地多有栽培。

■ **形态特征**　多年生缠绕草本。茎、枝、叶柄密生绒毛和倒钩刺。单叶对生，卵形或宽卵形，3~5裂或不裂，先端急尖。果穗球果状，直径3~4厘米，宿存苞片干膜质，内包瘦果1~2个。花期5~6月，果期6~9月。

■ **功效主治**　雌花序（啤酒花）：苦，微凉；健胃消食，利尿安神。

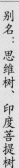

实用验方

麻疹不透：本品茎藤 15~18 克，水煎，早、晚各服1次，忌食葱、蒜、韭菜。

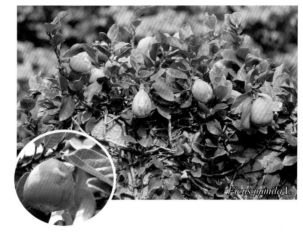

Ficus pumila L.

【生境】生于旷野树上或村边残垣破壁上或石灰岩山坡上，有栽培。

【分布】分布于福建、江西、浙江、安徽、江苏、台湾、湖南、广东、广西、贵州、云南东南部、四川、陕西等地。

■ **形态特征**　常绿攀援藤本。营养枝生不定根，叶小，纸质，心状卵形，繁殖枝无不定根，叶大，革质，椭圆形，网脉在背面突起。隐头花序大，单个腋生，梨形或倒卵形，总花梗粗大。花期5~6月，果期9~10月。

■ **功效主治**　茎、叶（薜荔）：酸，凉；祛风除湿，活血通络，解毒消肿。果实（木馒头、广东王不留行）：甘，平；补肾固精，清热利湿，活血通经，催乳，解毒消肿。根：苦，寒；祛风除湿，舒筋通络。

实用验方

（1）消化不良，腹胀：本品、神曲各9克，上木香6克，煎服。

（2）肺结核，膀胱炎：本品6克，牛蒡根、车前草、板蓝根各9克，黄芩15克，煎服。

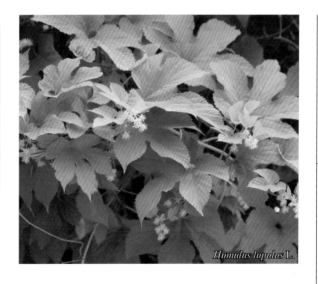

Humulus lupulus L.

【生境】多栽培。

【分布】广东、广西、云南（北至景东）等地多有栽培。

■ **形态特征**　常绿大乔木，全株无毛。单叶互生，叶柄纤细，叶片革质，心形或卵圆形，先端急尖并延长成长尾状。隐头花序直径约1厘米，基生苞片3，无总花梗，雄花生于近口部。花、果期全年。

■ **功效主治**　树皮：止痛，固齿；外用适量，捣汁漱口。

葎草

别名：勒草、拉拉秧

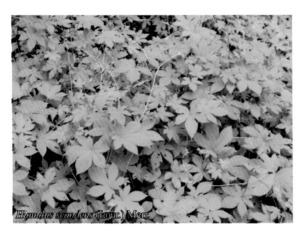

Humulus scandens (Lour.) Merr.

实用验方

（1）肺结核：本品、夏枯草、百部各12克，煎服。

（2）痔疮脱肛：鲜品90克，煎水熏洗。

（3）颈淋巴结结核：本品鲜叶30克，黄酒60克，红糖120克，水煎，分3次饭后服。

【生境】生于沟边、路旁、荒地，有栽培。

【分布】我国除新疆、青海外，南北各省区均有分布。

■**形态特征** 多年生草质藤本，无乳汁。茎、枝和叶柄有倒钩刺。单叶对生，掌状5~7深裂，稀3裂，两面具糙毛，下面有黄色腺点。果穗长0.5~1.5厘米；瘦果成熟时露出苞片外。花期6~10月，果期8~11月。

■**功效主治** 全草（葎草）：甘、苦，寒；清热解毒，利尿通淋。

桑

别名：白桑、黄桑、桑树

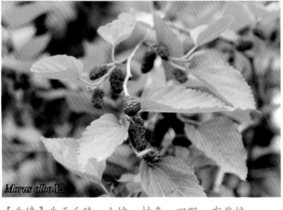

Morus alba L.

实用验方

（1）风热感冒初期：桑叶25克，菊花10克，连翘15克，苦杏仁（去油）、桔梗各20克，薄荷、甘草各8克，研粉混匀，用20克芦根煎汁泛丸，干燥，每次6克，每日2次。

（2）蜈蚣、蜘蛛毒：桑白皮捣汁外敷。

【生境】生于丘陵、山坡、村旁、田野，有栽培。

【分布】分布于我国中部和北部，由东北至西南各省区，西北直至新疆均有栽培。

■**形态特征** 落叶灌木或小乔木。叶大，卵形至广卵形，边缘粗锯齿，有时不规则分裂。雌雄异株，雄花成柔荑花序，雌花成穗状花序，无花柱。聚合瘦果腋生。花期4~5月，果期6~7月。

■**功效主治** 叶（桑叶）：苦、甘，寒；疏散风热，清肺润燥，清肝明目。根皮（桑白皮）：甘，寒；泻肺平喘，利水消肿。嫩枝（桑枝）：微苦，平；祛风湿，利关节。果穗（桑椹）：酸、甘，寒；补血滋阴，生津润燥。

苎麻

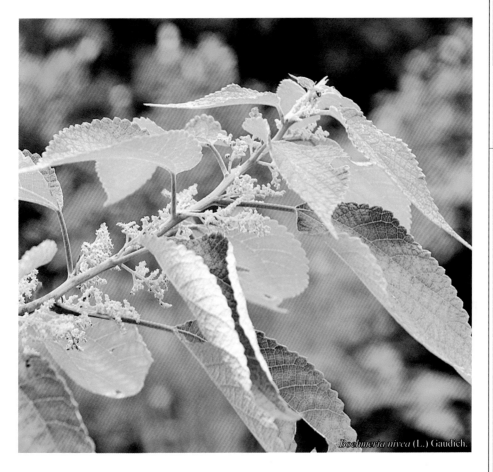

Bochmeria nivea (L.) Gaudich.

■**形态特征** 多年生亚灌木或灌木，小枝被长硬毛和短糙毛。叶互生，下面密生白色绵毛，叶缘具牙齿。花单性同株，团伞花序圆锥状，雄花4基数，雌花花被合生成管状，宿存。花期9月，果期10月。

■**功效主治** 根和根茎（苎麻根）：甘，寒；凉血止血，清热安胎，利尿，解毒。茎皮：甘，寒；清热凉血，散瘀止血，解毒利尿，安胎回乳。茎或带叶嫩茎：甘，寒；散瘀，解毒。叶：甘，微苦，寒；凉血止血，散瘀消肿，解毒。花：甘，寒；清心除烦，凉血透疹。

【生境】生于山谷林边和草坡。

【分布】分布于浙江、江苏、安徽、山东、陕西、福建、广东、云南、四川、湖南、湖北等地。

| 实用验方 |

（1）咯血：苎麻根、白茅根各30克，煎服。

（2）麻疹未透：本品花30克，煎服。

（3）痈疽发背，急性化脓性乳腺炎，无名肿毒：本品嫩茎、叶，捣烂敷患处，干则更换。

糯米团

别名：糯米藤、蚌巢草

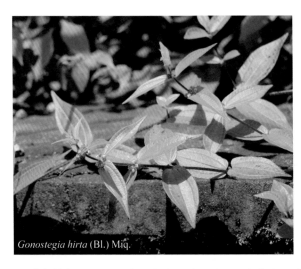

Gonostegia hirta (Bl.) Miq.

实用验方

（1）急性黄疸性肝炎：本品鲜品、糯稻根各60克，煎服。

（2）湿热带下：本品鲜品30~60克，煎服。

【生境】生于溪谷林下阴湿处，山麓水沟边。

【分布】自西藏东南部、云南、华南至陕西南部及河南南部广有分布。

■ **形态特征**　多年生蔓生草本。单叶对生，全缘，基出脉3，侧出的1对不分枝。团伞花序腋生，雄花5基数，花蕾陀螺形，雌花花被合生成管状，宿存，柱头丝状。瘦果卵形。花期5~9月，果期9~10月。

■ **功效主治**　带根全草（糯米团）：甘、微苦，凉；清热解毒，健脾消积，利湿消肿，散瘀止血。

狭叶荨麻

别名：螫麻子

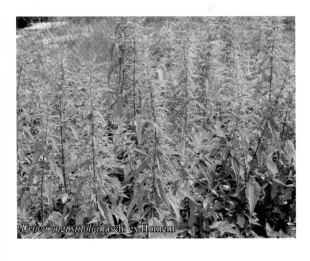

Urtica angustifolia Fisch. ex Hornem

实用验方

（1）阴疽：本品鲜根、生半夏、橘叶加酒糟捣烂敷。

（2）高血压，手足发麻：荨麻根30克，煎服。

【生境】生于山地林边或沟边。

【分布】分布于东北、华北等地。

■ **形态特征**　多年生草本。茎四棱形，疏生刺毛和细糙毛。叶披针形至条形，基部圆形，边缘具齿，上面粗糙，基出3脉，托叶每节4，离生。雌雄异株，圆锥花序。瘦果卵形或宽卵形。花期6~8月，果期8~9月。

■ **功效主治**　全草（荨麻）：苦、辛，温，有毒；祛风通络，平肝定惊，消积通便，解毒；用量5~10克。根（荨麻根）：苦、辛，温，有小毒；祛风，活血，止痛；用量15~30克。

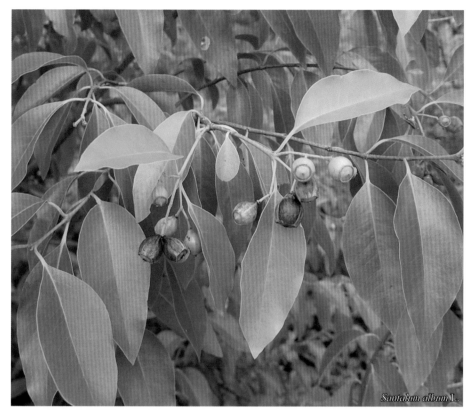

Santalum album L.

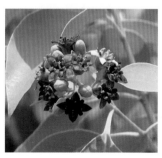

■**形态特征** 常绿小乔木。小枝节间稍肿大。单叶对生，椭圆状卵形，边缘波状，背面有白粉。三歧聚伞式圆锥花序，花被内面初时绿黄色，后呈深棕红色，花盘裂片离生。核果，宿存花柱基多少隆起。花期5~6月，果期7~9月。

■**功效主治** 心材（檀香）：辛，温；行气温中，开胃止痛。

【生境】有栽培。

【分布】野生或栽培。我国台湾、广东、海南、云南等地有引种。

实用验方

（1）心腹冷痛：本品12克，干姜20克，沸水冲泡。

（2）肺热咳嗽：本品20克，石膏、红花、甘草、丁香、北沙参、拳参、白葡萄干各10克，混合粉碎，口服。

（3）噎膈，饮食不下：本品4.5克，茯苓、橘红各6克，研成极细粉末，人参汤调下。

桑寄生

别名：桑上寄生、广寄生

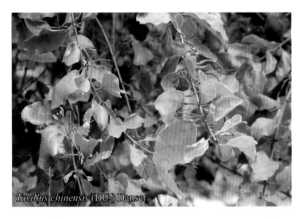

Taxillus chinensis (DC.) Danser

产后乳汁不下： 本品 24~36克，细锉碎，捣筛，每服1.5~1.8 克，水 200 毫升，煎至 140 毫升，去滓，随时温服。

【生境】生于平原或低山常绿阔叶林中，寄生于桑树、桃树、李树、龙眼、荔枝、杨桃、油茶、油桐、橡胶树、榕树、木棉、马尾松、水松等多种植物上。

【分布】分布于福建、广东、广西等地。

■ **形态特征**　灌木，嫩枝、叶、花序、花密被锈色星状毛，后脱落变无毛。叶对生或近对生，厚纸质。伞形花序，花常 2 朵，花蕾顶端卵球形，裂片匙形。浆果密生小瘤体。花、果期 4 月至次年 1 月。

■ **功效主治**　带叶茎枝（桑寄生）：苦、甘，平；祛风湿，补肝肾，强筋骨，安胎元。

槲寄生

别名：北寄生、台湾槲寄生

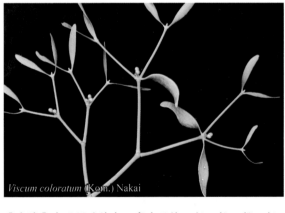

Viscum coloratum (Kom.) Nakai

慢性支气管炎： 本品 3 克，陈皮 1.5 克，放入茶杯或碗中，用开水 200 毫升冲泡，加盖放 10 分钟后服用，第1 次服一半，第 2 次服时加等量开水再服一半，依此日服 3 次，每剂连冲 3 日，饭前饭后服均可。

【生境】生于阔叶林中，寄生于榆、杨、柳、桦、栎、梨、李、苹果、枫杨、赤杨、椴属植物上。

【分布】主要分布于东北、华北、华东等地，湖南、湖北、河南、青海等地亦产。

■ **形态特征**　灌木。茎、枝圆柱状，节稍膨大。叶多对生，厚革质或革质，长椭圆形至椭圆状披针形。雌雄异株，雄花序聚伞状，雌花序聚伞式穗状。浆果球形，淡黄色或橙红色。花期 4~5 月，果期 9~11 月。

■ **功效主治**　带叶茎枝（槲寄生）：苦，平；祛风湿，补肝肾，强筋骨，安胎元。

北马兜铃

乳腺炎：本品鲜品地上部分适量，揉烂外敷，每日换药1次。

【生境】生于山林边缘、溪流两岸、路旁及山坡灌丛中，有栽培。

【分布】分布于吉林、黑龙江、辽宁、河北、河南、内蒙古、山西、陕西、甘肃、山东等地。

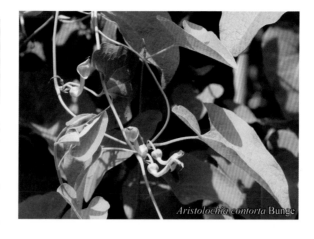

Aristolochia contorta Bunge

■ **形态特征** 草质藤本。茎、叶、花序、果实无毛。叶卵状心形或三角状心形。花单生或为总状花序，花被基部膨大呈球形，檐部一侧扩大成舌片，舌片顶端延伸成线形而弯扭的尾尖。蒴果6瓣裂。种子具膜翅。花期5~7月，果期8~10月。

■ **功效主治** 果实（马兜铃）：苦，微寒；清肺降气，止咳平喘，清肠消痔；用量3~9克；儿童及老年人慎用；孕妇、婴幼儿及肾功能不全者禁用。地上部分（天仙藤）：苦，温；行气活血，通络止痛；用量3~6克。

马兜铃

乳腺炎：本品鲜品地上部分适量，揉烂外敷，每日换药1次。

【生境】生于山谷、沟边阴湿处及山坡灌丛中，有栽培。

【分布】分布于河南、山东、安徽、江苏、浙江、广西、江西、湖南、湖北、四川、贵州等地。

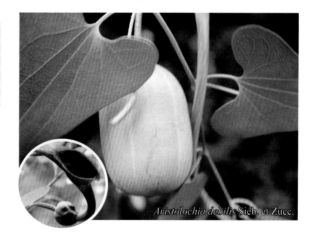

Aristolochia debilis Sieb. et Zucc.

■ **形态特征** 草质藤本。茎、叶和花序无毛。茎暗紫色或绿色，有腐肉味。叶卵状三角形、长圆状卵形或戟形。花1~2腋生，花被基部膨大呈球形，舌片向上渐狭，顶端钝。蒴果6瓣裂。种子具膜翅。花期7~8月，果期9~10月。

■ **功效主治** 果实：苦，微寒；清肺降气，止咳平喘，清肠消痔；用量3~9克；儿童及老年人慎用；孕妇、婴幼儿及肾功能不全者禁用。地上部分：苦，温；行气活血，通络止痛；用量3~6克。

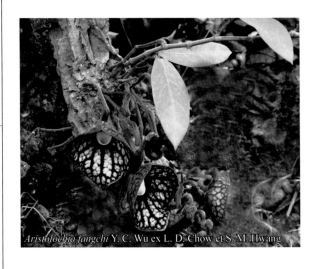

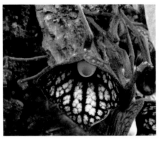

广防己

别名：防己马兜铃

Aristolochia fangchi Y. C. Wu ex L. D. Chow et S. M. Hwang

【生境】生于山坡密林或灌丛中。

【分布】分布于广东、广西、云南等地。

■ **形态特征** 木质藤本。块根长圆柱形。叶长圆形或卵状长圆形，顶端短尖或钝，基部圆形，全缘，基出脉3。花单生或排成总状花序，花被管中部急遽弯曲，檐部盘状，边缘浅3裂。蒴果圆柱形。花期3~5月，果期7~9月。

■ **功效主治** 根（广防己）：苦、辛，寒；祛风止痛，清热利水；因含马兜铃酸，现已禁用。

绵毛马兜铃

别名：寻骨风

Aristolochia mollissima Hance

【生境】生于低山草丛、山坡灌丛及路旁。

【分布】分布于山西、陕西、山东、江苏、浙江、江西、河南、湖南、贵州等地。

■ **形态特征** 木质藤本。嫩枝、叶下面、花被外面密被灰白色或白色长绵毛。叶卵形或卵状心形，全缘，基出脉5~7。花单生叶腋，花被管中部急遽弯曲，檐部盘状，边缘浅3裂。蒴果具6棱或翅。花期4~6月，果期8~10月。

■ **功效主治** 全草（寻骨风）：辛、苦，平；祛风除湿，活血通络，止痛；用量10~20克；儿童及老年人慎用；孕妇、婴幼儿及阴虚内热者、肾功能不全者禁用。

实用验方

（1）饮食不下：本品15克，丁香7.5克，为末，每服3克，柿蒂汤下。

（2）风入腹，腹痛胀闷：本品、吴茱萸、干姜各15克，当归、防风各30克，芍药60克，碾为末，混匀，每次取15克，水煎，分3次喝下。

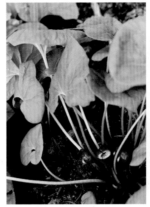
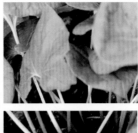
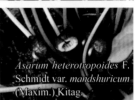

Asarum heterotropoides F. Schmidt var. *mandshuricum* (Maxim.) Kitag.

别名：北细辛、烟袋锅花、细辛

【生境】生于林下坡地或山沟阴湿而肥沃的地上，有栽培。

【分布】分布东北，以及山东、山西、河南等地。

■ **形态特征** 多年生草本。叶卵状心形或近肾形，先端急尖或钝，叶面仅脉上有毛，叶背密被短毛。花单生，紫棕色，花被裂片开花时反折下贴，雄蕊生于子房中部，花柱顶端2裂。蒴果浆果状，半球形。花期5月。

■ **功效主治** 根和根茎（细辛）：辛，温；解表散寒，祛风止痛，通窍，温肺化饮；散剂每次服0.5~1克，外用适量；阴虚、血虚、气虚多汗及火生炎上者禁服；忌与藜芦同用。

实用验方

（1）饮食不下：本品15克，丁香7.5克，为末，每服3克，柿蒂汤下。

（2）风入腹，腹痛胀闷：本品、吴茱萸、干姜各15克，当归、防风各30克，芍药60克，碾为末，混匀，每次取15克，水煎，分3次喝下。

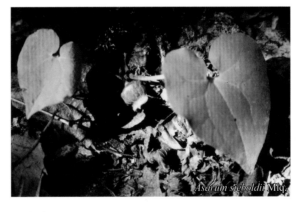

Asarum sieboldii Miq.

别名：华细辛、盆草细辛

【生境】生于林下阴湿腐殖质土中，有栽培。

【分布】分布于陕西、山东、浙江、安徽、江西、湖北、四川、甘肃等地。

■ **形态特征** 多年生草本。叶2枚，心形或卵状心形，先端渐尖或急尖，叶面疏生短毛，叶背仅脉上被毛，叶柄无毛。花紫黑色，花被裂片直立或近平展，雄蕊生子房中部，花柱顶端2裂。蒴果浆果状，近球形。花期4~5月。

■ **功效主治** 根和根茎：辛，温；解表散寒，祛风止痛，通窍，温肺化饮；散剂每次服0.5~1克，外用适量；阴虚、血虚、气虚多汗及火生炎上者禁服；忌与藜芦同用。

马兜铃科

金线草

别名：白马鞭、蓼子七、毛蓼

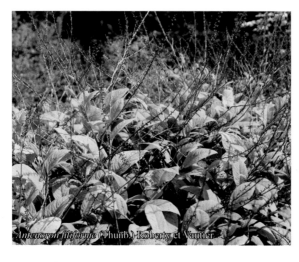

Antenoron filiforme (Thunb.) Roberty et Vautier

实用验方

（1）咯血：本品30克，煎服。

（2）痢疾，腹泻：本品及龙芽草各30克，煎服。

【生境】生于山地林缘、路旁阴湿处。

【分布】分布于山东、河南、山西、陕西、湖北、四川、贵州、云南、广西、广东、江西、浙江、江苏等地。

■ **形态特征** 多年生草本。根茎粗壮，横走。茎直立，节膨大。单叶互生，托叶鞘筒状，叶片椭圆形，顶端短渐尖或急尖，基部楔形，全缘，两面被长糙伏毛。穗状花序细长，稀疏着生小花，花被4深裂，红色，宿存，雄蕊5，花柱2，果时硬化，顶端钩状。花、果期7~10月。

■ **功效主治** 全草或根茎：辛、苦、凉；凉血止血，清热利湿，散瘀止痛。

金荞麦

别名：金锁银开、野荞麦、荞麦三七

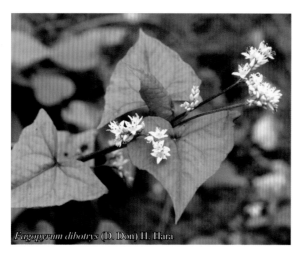

Fagopyrum dibotrys (D. Don) H. Hara

实用验方

（1）咽喉肿痛：本品12克，煎服。

（2）肺痈，咳吐脓痰：本品、鱼腥草各30克，甘草60克，煎服。

【生境】生于山谷湿地、山坡灌丛。

【分布】分布华东、华中、西南，以及陕西、甘肃等地。

■ **形态特征** 多年生草本。根茎结节状，横走。茎多光滑，微带红色。单叶互生，叶片戟状三角形，全缘，托叶鞘顶端截平。伞房状聚伞花序，花梗中部具关节，花被片白色，雄蕊8，花柱3，柱头头状。瘦果宽卵形，具3棱。花期7~9月，果期8~10月。

■ **功效主治** 根茎（金荞麦）：微辛、涩，凉；清热解毒，排脓祛瘀。茎叶：苦、辛，凉；清热解毒，健脾利湿，祛风通络。

┃ 实用验方 ┃

（1）慢性泻痢，白带异常：本品种子炒后研末，冲服，每服6克，每日2次。

（2）高血压病，眼底出血，紫癜：本品鲜叶30~60克，藕节3~4个，煎服。

【生境】生于路旁、荒地或溪流边。

【分布】全国各地均有栽培，有时为野生。

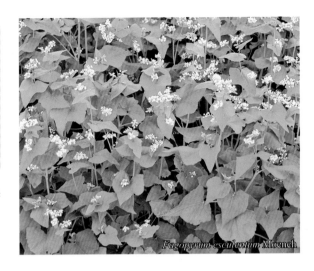

Fagopyrum esculentum Moench

■ **形态特征** 一年生草本。叶互生，叶片心状三角形成三角状箭形，有的近五角形，托叶鞘短筒状，顶端斜而平截，早落。花序总状或伞房状，顶生或腋生，花梗无关节，花被片5，淡红色或白色。瘦果三角状卵形或三角形，棱角锐利。花期5~9月，果期6~10月。

■ **功效主治** 种子：甘、微酸，寒；开胃宽肠，下气消积，解毒敛疮。茎叶：酸，寒；下气消积，清热解毒，止血，降压；不宜久服；脾胃虚寒者禁服。

┃ 实用验方 ┃

（1）尿路结石：本品、海金沙藤、车前草各30克，煎服。

（2）湿疮疥癣，外阴瘙痒：本品适量，煎水外洗。

【生境】生于山坡、田野、路旁等处。

【分布】分布于我国各地。

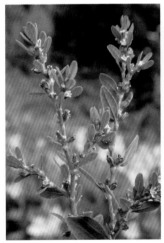
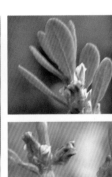
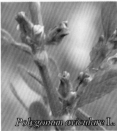

Polygonum aviculare L.

■ **形态特征** 一年生草本。基部多分枝，平卧或斜上，植物体具白色粉霜。叶两面无毛，托叶鞘膜质，撕裂，生于茎下部的褐色，上部的白色。花1~5朵簇生叶腋，花梗顶端具关节。瘦果卵状三棱形，具细线纹，无光泽。花期4~8月，果期6~9月。

■ **功效主治** 地上部分（萹蓄）：苦，微寒；利尿通淋，杀虫，止痒。

拳参

别名：拳蓼、紫参

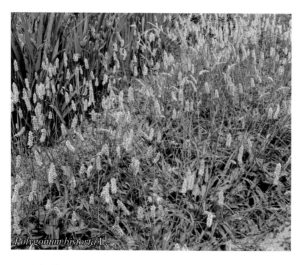

Polygonum bistorta L.

实用验方

（1）慢性支气管炎：本品、陈皮各9克，甘草6克，煎服。

（2）急性扁桃体炎：本品9克，蒲公英15克，煎服。

【生境】生于海拔800~3000米山顶草甸、山坡草地。

【分布】分布于东北、华北、西北等地，向南至长江中下游地区。

■ **形态特征**　多年生草本。根茎肥厚扭曲，外皮紫红色。茎不分枝。基生叶具长柄，叶片纸质，基部圆钝或截形，沿叶柄下延成翅状，边缘外卷，茎生叶柄渐短至抱茎，托叶鞘筒长而明显，下部绿色，上部褐色，偏斜。穗状花序顶生，花被片淡红色或白色。瘦果三棱形。花期6~7月，果期8~9月。

■ **功效主治**　根茎（拳参）：苦、涩，微寒；清热解毒，消肿，止血。

火炭母

别名：火炭毛

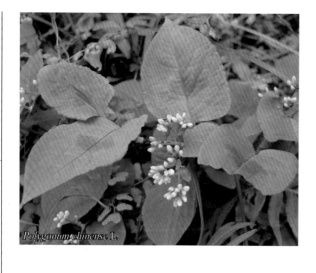

Polygonum chinense L.

实用验方

（1）湿疹：本品鲜品25~50克，煎服；另取鲜全草，水煎洗。

（2）湿热黄疸：本品、鸡骨草各25克，煎服。

【生境】生于山谷湿地或水边。

【分布】分布于长江以南各省区，以及陕甘南部等地。

■ **形态特征**　多年生草本。叶片卵形或长卵形，上面常有紫黑色"V"形斑纹，托叶鞘膜质，斜截形。头状花序排成圆锥状，花序轴被腺毛，花被5深裂，白色或淡红色。瘦果卵状三棱形，包于肉质蓝黑色宿存花被内。花期7~9月，果期8~10月。

■ **功效主治**　全草：辛、苦，凉；清热利湿，凉血解毒，平肝明目，活血舒筋。

头花蓼

别名：石莽草、草石椒

实用验方

（1）肾盂肾炎，膀胱炎，尿路结石，跌打损伤：本品15~30克，煎服。

（2）痢疾：本品60克，水煎，日分2次服。

（3）风湿痛：本品煎水熏洗。

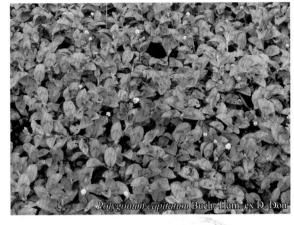

Polygonum capitatum Buch.-Ham. ex D. Don

【生境】生于山坡、沟边、田间阴湿处、岩石缝中。

【分布】分布于江西、湖南、湖北、四川、贵州、广东、广西、云南、西藏等地。

■ **形态特征** 多年生草本。茎匍匐，分枝紫红色。单叶互生，叶片卵形或椭圆形，上面有时具黑褐色新月形斑点，边缘具腺毛，叶柄基部具小叶耳，托叶鞘具腺毛，顶端截形，具缘毛。头状花序，总花梗具腺毛，花被5深裂，淡红色，雄蕊8。瘦果具3棱。花期6~9月，果期8~10月。

■ **功效主治** 全草：苦、辛、凉；清热利湿，活血止痛。

虎杖

别名：酸筒杆、散血草、蛇总管

实用验方

（1）产后瘀血作痛，坠扑昏闷：虎杖研末，酒服。

（2）湿热黄疸：本品、金钱草、板蓝根各30克，煎服。

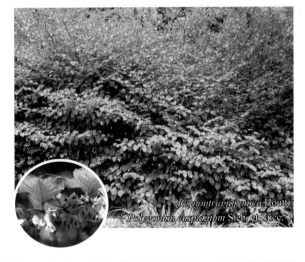

Reynoutria japonica Houtt.
（ *Polygonum cuspidatum* Sieb. et Zucc. ）

【生境】生于山谷、溪边或岸边，有栽培。

【分布】分布于华东、中南、西南，以及河北、陕西、甘肃等地。

■ **形态特征** 多年生亚灌木状草本。茎中空，无毛，散生紫红色斑点。叶阔卵形至近圆形，托叶鞘膜质，早落。雌雄异株，圆锥花序，柱头流苏状。瘦果卵状三棱形，包于宿存具翅花被中。花期8~9月，果期9~10月。

■ **功效主治** 根茎和根（虎杖）：微苦、微寒；利湿退黄，清热解毒，散瘀止痛，止咳化痰；孕妇慎用。

何首乌

别名：夜交藤

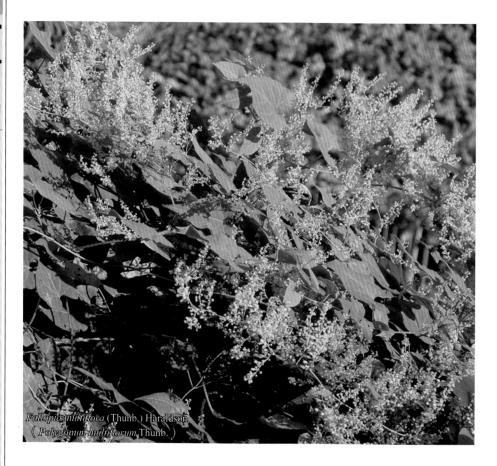

Fallopia multiflora (Thunb.) Haraldson
(*Polygonum multiflorum* Thunb.)

■**形态特征**　多年生缠绕藤本。块根肥厚。茎中空。叶片卵形或三角状卵形，基部心形，全缘，无毛，托叶鞘膜质，偏斜。大型圆锥花序，花被5深裂，绿白色，外3片较大而具翅。瘦果卵状三棱形，黑褐色，光亮，外包具翅宿存花被。花期8~9月，果期9~10月。

■**功效主治**　块根（何首乌）：苦、甘、涩、微温；解毒，消痈，截疟，润肠通便。制何首乌：苦、甘、涩、微温；补肝肾，益精血，乌须发，强筋骨，化浊降脂。藤茎（首乌藤）：甘，平；养血安神，祛风通络。

【生境】生于草坡、路边、山坡石隙及灌木丛中。有栽培。
【分布】分布于华东、中南，以及河北、山西、陕西、甘肃、台湾、四川、贵州、云南等地。

实用验方

（1）疥疮：制首乌、艾各等量，研末，煎煮为浓汤，洗患处；用量随症加减。
（2）失眠多梦：首乌藤30克，煎服。

实用验方

（1）痢疾肠炎：本品鲜品全草或根60克，煎服，连服3日。
（2）脚气水肿：本品果实适量煮水，泡脚。

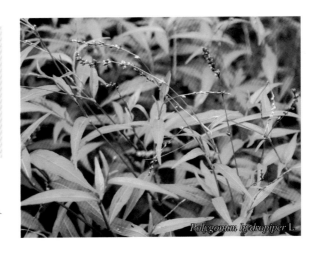
Polygonum hydropiper L.

【生境】生于湿地、水边。
【分布】分布于全国大部分地区。

■ **形态特征** 一年生草本。直立或披散状，茎、叶片、花被具腺点。叶披针形，叶缘具缘毛，具辛辣味，托叶鞘筒状，先端具睫毛。总状花序呈穗状。瘦果卵形，侧扁平或具3棱，密被小点，全包于宿存花被内。花期6~10月，果期6~10月。

■ **功效主治** 地上部分：辛、苦，平；化湿行滞，祛风消肿。果实：辛，温；化湿利水，破瘀散结。根：辛，温；活血调经，解毒消肿。

实用验方

（1）风湿性关节炎，跌打损伤：本品根9~15克，煎服，并用全草适量，水煎熏洗。
（2）慢性肝炎，肝硬化腹水：水红花子15克，大腹皮12克，牵牛子9克，煎服。

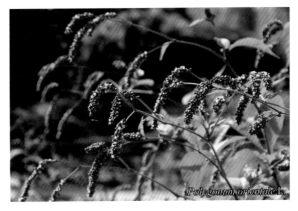
Polygonum orientale L.

【生境】生于沟边湿地、村边路旁。
【分布】除西藏外，分布于全国各地。

■ **形态特征** 一年生草本，全株被长柔毛。茎粗壮，中空。叶互生，阔卵形或卵状披针形，基部圆形或近心形，托叶鞘顶端展开成环状翅。总状花序呈穗状，花序轴无腺毛，花被淡红色或白色，雄蕊7。瘦果扁平，两面内凹，黑色有光泽。花期6~9月，果期8~10月。

■ **功效主治** 果实（水红花子）：咸，微寒；散血消癥，消积止痛，利水消肿。全草：辛，平；祛风除湿，清热解毒，活血截疟。根：辛，凉，有毒；清热解毒，除湿通络，生肌敛疮；用量9~15克。

草血竭

别名：伴蛇莲、草血蓼

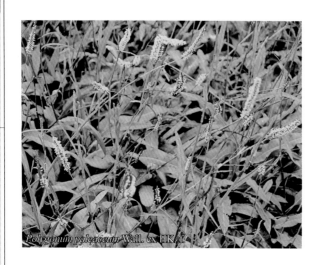

Polygonum paleaceum Wall. ex HK.f.

实用验方

（1）跌打损伤肿痛：本品15克，接骨草18克，水煎，加酒少许兑服。

（2）外伤出血，疮肿及蛇伤：本品研粉，外涂伤口。

【生境】生于高山山坡、草地、林缘，阴坡为多。

【分布】分布于四川、云南、贵州等地。

■ **形态特征**　多年生草本。根茎肥厚弯曲，横生，黑褐色，内部粉红色。茎直立，不分枝，具细棱。基生叶革质，狭长圆形或披针形，全缘，叶基楔形，稍不对称，网脉明显，茎生叶披针形，较小，最上部的叶为线形。穗状花序，花被5裂，淡红色或白色，雄蕊5。瘦果卵形，具3锐棱，有光泽，包于宿存花被内。花期7~8月，果期9~10月。

■ **功效主治**　根茎：苦、辛，寒；散瘀止血，下气消积，解毒利湿。

杠板归

别名：贯叶蓼、刺犁头

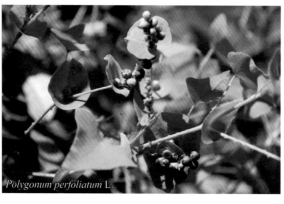

Polygonum perfoliatum L.

实用验方

（1）痈肿：本品鲜品60~90克，水煎，调黄酒服。

（2）慢性湿疹：本品鲜品120克，水煎外洗，每日1次。

（3）带状疱疹：本品鲜叶捣烂绞汁，调雄黄末适量，涂患处，每日数次。

【生境】生于荒芜的沟岸、河边、村边路旁。

【分布】分布于全国各地。

■ **形态特征**　攀援草本，全体无毛。茎、叶柄、叶下面脉上、总花梗具倒生皮刺。叶片三角形，叶柄于近基部盾状着生，托叶鞘叶状，草质，贯茎。花序短穗状，花被裂片5，白色，果时增大，变为肉质，深蓝色。瘦果球形，黑色，有光泽，包于宿存花被内。花期6~8月，果期7~10月。

■ **功效主治**　地上部分（杠板归）：酸，微寒；清热解毒，利水消肿，止咳。

别名：长尾叶蓼、簇蓼

实用验方

（1）湿疹，脚癣：本品60~90克，煎水浸或洗。

（2）毒蛇咬伤：本品60~90克，东风菜根30克，煎服，并以渣捣烂敷（留伤口不敷）。

【生境】生于路旁、溪边阴湿处。

【分布】西北、华北以外的其他各省区均有分布。

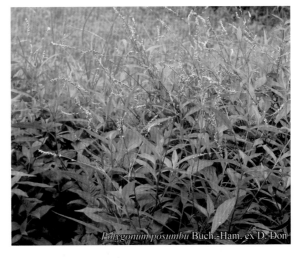

Polygonum posumbu Buch.-Ham. ex D. Don

■ **形态特征**　一年生草本。茎细弱，无毛，具纵棱，下部多分枝，外倾。叶片卵状披针形或卵形，纸质，两面疏生硬伏毛或近无毛，具缘毛，托叶鞘缘毛粗。花粉红色或白色，排成较稀疏而稍间断的顶生或腋生穗状花序。瘦果黑色有光泽，具3棱。花期6~9月，果期7~10月。

■ **功效主治**　全草：辛，平；清热燥湿，健脾消疳，活血调经，解毒消肿。

实用验方

（1）流行性腮腺炎：蓼大青叶30克，煎服，每日2次。

（2）肺炎高热喘咳：本品鲜叶30~60克，捣烂绞汁，调蜜少许，炖热，温服，每日2次。

【生境】生于旷野水沟边，半野生或栽培。

【分布】广泛栽培于我国南北各省区。

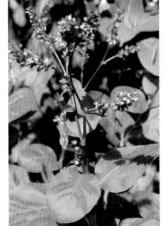
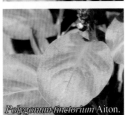

Polygonum tinctorium Aiton.

蓼蓝

别名：大青、靛蓝

■ **形态特征**　一年生草本。茎节明显。单叶互生，叶片椭圆形或卵圆形，干后两面均蓝绿色，托叶鞘顶端平截，边缘具长睫毛。穗状花序顶生或腋生，花小，红色。瘦果宽卵形，具3棱，褐色，有光泽。花期7~9月，果期8~10月。

■ **功效主治**　叶（蓼大青叶）：苦，寒；清热解毒，凉血消斑。果实：甘、苦，寒；功效类似叶。

珠芽蓼

别名：红三七、蝎子七、草河车

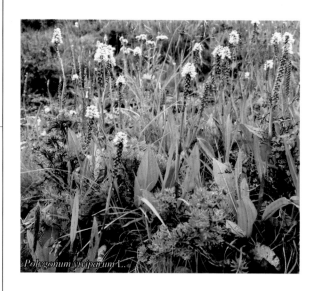

Polygonum viviparum L.

实用验方

（1）崩漏，便血，外伤出血：本品9克，煎服。
（2）痢疾：本品6~12克，煎服，加红、白糖适量。
（3）跌打损伤：本品鲜品，捣烂敷患处。

【生境】生于海拔1800~2700米的山坡草丛中或林荫下。
【分布】分布于东北、内蒙古、陕西、甘肃、青海、四川、新疆、西藏等地。

■ **形态特征** 多年生草本。根茎肥厚，肉质，紫褐色。基生叶与茎下部叶长圆形或卵状披针形，具长柄，长可达15厘米，茎上部叶较小，无柄，披针形，托叶鞘长圆筒状，先端斜形。总状花序成穗状，顶生，下部生珠芽。瘦果三棱状卵形。花期5~6月，果期7~8月。

■ **功效主治** 根茎：苦、涩、凉；清热解毒，止血，活血，止泻。

药用大黄

别名：大黄、将军

Rheum officinale Baill.

实用验方

（1）实热便秘，脘腹痞满：本品、枳实各12克，厚朴24克，芒硝6克，煎服。
（2）血热吐衄：本品10克，黄连、黄芩各5克，煎服。
（3）烫火伤：本品鲜品研成细粉，蜜调，涂敷患处。

【生境】生于山地林缘或草坡。
【分布】分布于陕西、河南、湖北、四川、云南、贵州等地。

■ **形态特征** 多年生高大草本。茎粗壮中空。基生叶近圆形，有长柄，叶片掌状浅裂，裂片齿状三角形，茎生叶较小，柄亦短，托叶鞘筒状，膜质。大型圆锥花序，分枝开展，花4~10朵成簇互生，淡黄绿色。瘦果长圆状椭圆形，有翅。花期5~6月，果期8~9月。

■ **功效主治** 根及根茎（大黄）：苦，寒；泻下攻积，清热泻火，凉血解毒，逐瘀通经，利湿退黄；孕期、月经期、哺乳期慎用。

掌叶大黄

别名：大黄、将军

实用验方

（1）实热便秘，脘腹痞满：本品、枳实各12克，厚朴24克，芒硝6克，煎服。
（2）血热吐衄：本品10克，黄连、黄芩各5克，煎服。

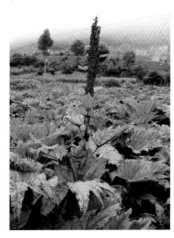
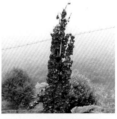
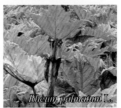

Rheum palmatum L.

【生境】生于山地林缘或草坡，野生或栽培。

【分布】分布于陕西、四川、甘肃、青海、西藏、云南等地。

■ **形态特征** 多年生高大草本。根茎粗壮，内部黄色。茎中空。基生叶宽心形或近圆形，3~7掌状深裂，茎生叶较小，有短柄，互生，托叶鞘大，筒状。大型圆锥花序顶生，分枝聚拢，花小，呈紫红色。瘦果三角形，有翅。花期6~7月，果期7~8月。

■ **功效主治** 根及根茎入药（大黄）：苦，寒；泻下攻积，清热泻火，凉血解毒，逐瘀通经，利湿退黄；孕期、月经期、哺乳期慎用。

唐古特大黄

别名：鸡爪大黄、大黄

实用验方

（1）血热吐衄：本品10克，黄连、黄芩各5克，煎服。
（2）烫火伤：本品鲜品研成细粉，蜜调，涂敷患处。

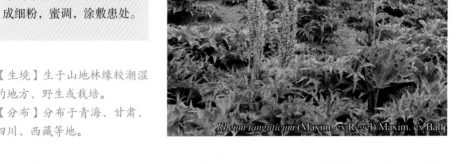

Rheum tanguticum (Maxim. ex Regel) Maxim. ex Balf.

【生境】生于山地林缘较潮湿的地方，野生或栽培。

【分布】分布于青海、甘肃、四川、西藏等地。

■ **形态特征** 多年生高大草本。茎粗壮中空。基生叶大，略呈圆形或宽心形，3~7掌状深裂，中裂片又羽状深裂，裂片窄长。大形圆锥花序，分枝聚拢，花小，多呈紫红色，稀淡红色。瘦果三角形，有翅。花期6~7月，果期7~9月。

■ **功效主治** 根及根茎入药（大黄）：苦，寒；泻下攻积，清热泻火，凉血解毒，逐瘀通经，利湿退黄；孕期、月经期、哺乳期慎用。

羊蹄

别名：牛大黄、牛舌大黄

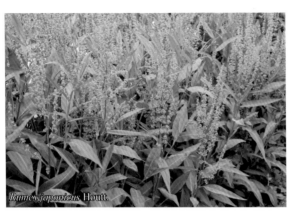

Rumex japonicus Houtt.

实用验方

（1）湿热黄疸：本品根、五加皮各 15 克，煎服。

（2）功能失调性子宫出血：本品 3 克，研粉，开水冲服，每日 3~4 次。

（3）跌打损伤：本品鲜根适量，捣烂，用酒炒热，敷患处。

【生境】生于山野、路旁或湿地。

【分布】分布于东北、华北、华东、华中、华南等地。

■ **形态特征** 多年生草本。根粗大，黄色。基生叶具长柄，叶片长椭圆形，颇大，基部心形，边缘波状，茎生叶较小，狭长圆形，托叶鞘膜质，易破裂。总状花序顶生，花淡绿色，两性，内轮花被片果时增大，具瘤状突起和明显网纹，边缘具不整齐的微齿。瘦果宽卵形，两端尖，有 3 锐棱，暗褐色，光亮。花期 4~6 月，果期 6~7 月。

■ **功效主治** 根：苦，寒；清热通便，凉血止血，杀虫止痒。

巴天酸模

别名：牛耳酸模、菠菜酸模

Rumex patientia L.

实用验方

（1）内出血，大便秘结：本品 9~15 克，煎服。

（2）胃出血，内痔出血，崩漏，赤白带下：本品 24 克，地榆 12 克，藕节 15 克，煎服。

【生境】生于沟边湿地、水边。

【分布】分布于东北、华北、西北，以及四川、西藏、湖南、湖北、山东、河南等地。

■ **形态特征** 多年生草本。茎直立，粗壮，上部分枝。基生叶叶片长圆形或长圆状披针形，颇大，顶端尖，基部圆形。花序圆锥状，大型，花两性，内轮花被片果时增大，基部深心形，边缘近全缘，全部或一部具小瘤。瘦果卵形，具 3 锐棱。花期 5~6 月，果期 6~7 月。

■ **功效主治** 根（牛西西）：苦，酸，寒；清热解毒，止血消肿，通便，杀虫；忌过量食用，以免引起腹泻、呕吐等；用量 10~30 克。叶：苦，寒；祛风止痒，敛疮，清热解热；用量及禁忌同本品根。

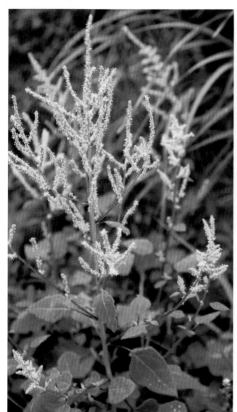
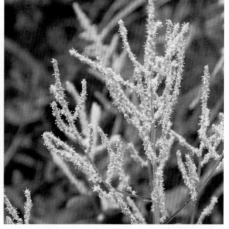
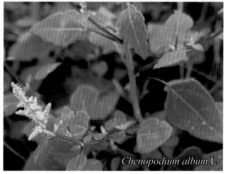

Chenopodium album L.

藜

别名：灰藜、灰菜、灰苋菜

■ **形态特征**　一年生粗壮草本，稍被粉末状小泡状物。单叶互生，菱状卵形至宽披针形，边缘常有不整齐锯齿。花两性，穗状圆锥状花序挺直，无小苞片，花被裂片5，柱头2。胞果。种子横生，具浅沟纹。花、果期5~10月。

■ **功效主治**　幼嫩全草（藜）：甘，平，小毒；清热祛湿，解毒消肿，杀虫止痒；用量15~30克。果实或种子（藜实）：苦、微甘，寒，小毒；清热祛湿，杀虫止痒；用量10~15克。

【生境】生于荒地、路旁及山坡。
【分布】全国各地均有分布。

实用验方

（1）肺热咳嗽：鲜藜、白马骨各18~21克，水煎，每日早晚饭前冲蜜服。
（2）盗汗：藜15克，夜关门9克，乌梅荪子5个，煎服，每日服3次。
（3）皮肤湿毒，周身发痒：藜、野菊花等量，煎汤熏洗。
（4）小便不利：藜实3~9克，煎服。

土荆芥

别名：鹅脚草、杀虫芥

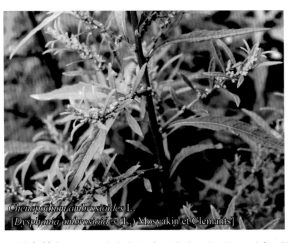

Chenopodium ambrosioides L.
[*Dysphania ambrosioides* (L.) Mosyakin et Clemants]

实用验方

（1）钩虫病，蛔虫病：本品嫩枝叶适量，榨汁服。

（2）风湿关节痛：本品鲜根15克，水炖服。

（3）湿疹：本品鲜品适量，水煎，洗患处。

【生境】生于村旁、路边、河岸等。

【分布】分布于华东、中南、西南等地。

■ **形态特征**　一年或多年生直立草本。叶下面、子房、果实顶部有黄色腺点，有强烈香味。单叶互生，具短柄。花小，绿色，杂性。胞果完全包于花被内。种胚环状。花期8~9月，果期9~10月。

■ **功效主治**　带果穗的全草：辛、苦，微温，大毒；祛风除湿，杀虫止痒，活血消肿；用量3~9克，鲜品15~24克；忌多服、久服、空腹服；孕妇，以及有肾、心、肝功能不良或消化道溃疡者禁服。

地肤

别名：白地草、地菜子

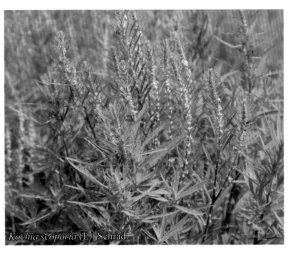

Kochia scoparia (L.) Schrad.

实用验方

（1）肾炎水肿：地肤子、桑白皮各10克，浮萍8克，木贼草6克，水煎，每日3次，分服。

（2）丹毒：地肤子、金银花、菊花各30克，荆芥、防风各15克，煎服。

【生境】生于荒野、田边、路旁，栽培于庭园。

【分布】分布于全国各地。

■ **形态特征**　一年生直立草本，常被短柔毛。叶互生，无柄，披针形或条状披针形，全缘。穗状花序，花小，黄绿色，杂性，花被片基部合生，果期背部生翅状附属物。花期6~9月，果期8~10月。

■ **功效主治**　果实（地肤子）：辛、苦，寒；清热利湿，祛风止痒。嫩茎叶：苦，寒；清热解毒，利尿通淋。

土牛膝

实用验方

（1）血滞经闭：本品鲜品30~60克，或加鲜品全草30克，水煎，兑酒服。

（2）扭伤，骨折：本品鲜品捣烂敷。

（3）高血压：本品15克，夏枯草9克，煎服。

【生境】生于山坡、荒地。

【分布】分布于湖南、江西、福建、台湾、广东、广西、四川、云南、贵州等地。

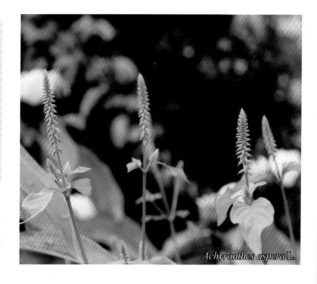
Achyranthes aspera L.

■ **形态特征** 多年生草本。根细长，土黄色。茎四棱形。单叶对生，两面被毛。穗状花序直立，花期后反折，小苞片刺状，基部有2薄膜质翅，退化雄蕊顶端撕裂为流苏状长缘毛。花期6~8月，果期10月。

■ **功效主治** 根：苦、酸，微寒；活血化瘀，利尿通淋，清热解表；孕妇禁服。

牛膝

实用验方

（1）冷痹脚膝疼痛无力：肉桂（去粗皮）18克，本品（酒浸、切焙）、山茱萸各36克，捣罗为散，每次服9克，每日2次。

（2）麻疹合并喉炎：本品20克，甘草10克，加水150毫升，煎至60毫升，口服，每次4~6毫升，20~40分钟1次。

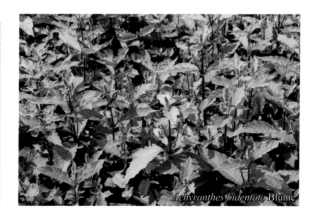
Achyranthes bidentata Blume

【生境】生于屋旁、林缘、山坡草丛中。

【分布】分布于除东北以外的全国大部分地区。

■ **形态特征** 多年生草本。茎有棱角或四方形，被白色柔毛或近无毛。叶椭圆形或椭圆披针形，顶端尾尖。穗状花序，花期后反折，小苞片刺状，基部具2卵形膜质小裂片，退化雄蕊顶端平圆。胞果矩圆形。花期7~9月，果期9~10月。

■ **功效主治** 根（牛膝）：苦、甘、酸，平；逐瘀通经，补肝肾，强筋骨，利尿通淋，引血下行；孕妇慎用。

空心莲子草

别名：喜旱莲子草、空心苋

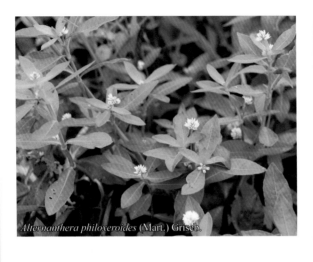

Alternanthera philoxeroides (Mart.) Griseb.

实用验方

（1）肺结核咯血：本品鲜品120克，冰糖15克，水炖服。

（2）尿血，尿路感染：本品、大蓟根、紫珠草各30克，煎服。

【生境】生于水沟、池塘、田野荒地等。

【分布】分布于河北、江苏、安徽、浙江、江西、福建、湖南、广西等地。原产于巴西。

■**形态特征** 多年生草本。茎基部匍匐，上部直立，中空。单叶对生。头状花序单个腋生，具长总花梗，花两性，萼片长圆形，白色，近等大，雄蕊5，花药1室，具不育雄蕊。花期5~10月。

■**功效主治** 全草：苦、甘、寒；清热凉血，解毒，利尿。

苋

别名：雁来红

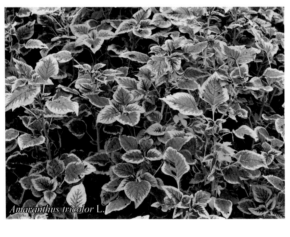

Amaranthus tricolor L.

实用验方

（1）产前后赤白痢：本品叶（细切）1握，粳米150克，上以水，先煎苋菜取汁，去滓，加大米煮粥，空腹吃。

（2）小儿紧唇：本品捣制汁洗唇。

【生境】栽培，有时逸为半野生。

【分布】全国各地均有栽培。

■**形态特征** 一年生草本。茎粗壮。叶片卵形、菱状卵形或披针形，全缘或波状缘，无毛。花簇球形，排成穗状花序，雄花和雌花混生，花被片3，雄蕊3。胞果环状横裂，包裹在宿存花被片内。花期5~8月，果期7~9月。

■**功效主治** 根（苋根）：辛、微寒；清解热毒，散瘀止痛；捣敷外用，煅存性研末干撒或调敷，再煎汤熏洗。茎叶（苋）：甘、微寒；清热解毒，通利二便。种子（苋实）：甘、寒；清肝明目，通利二便。

实用验方

（1）视物不清：本品6克，夜明砂60克，蒸鸡肝或猪肝服。

（2）高血压：本品、决明子、野菊花各10克，夏枯草、大蓟各15克，煎服。

（3）鼻血不止：本品鲜全草捣汁灌鼻中。

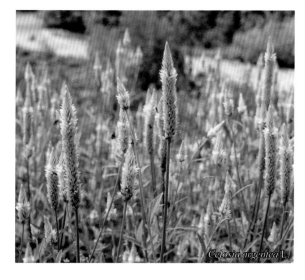

Celosia argentea L.

【生境】生于荒野、路边、山沟、河滩、沙丘等疏松土壤上。

【分布】分布于全国各地。

■ **形态特征** 一年生直立草本，全株光滑无毛。叶互生，披针形或卵形，全缘。穗状花序圆柱形，不分枝，花被片白色或淡红色，宿存，雄蕊5，花丝基部合生成杯状。胞果盖裂，种子多数。花期5~7月，果期8~9月。

■ **功效主治** 种子（青葙子）：苦，微寒；清肝泻火，明目退翳；青光眼患者禁用。

实用验方

（1）月经过多，崩漏：本品晒干研粉，空腹黄酒或米酒冲服6克，忌腥膻。

（2）赤白带下：本品、椿根皮各15克，煎服。

（3）遗精：本品30克，金丝草、金樱子各15克，煎服。

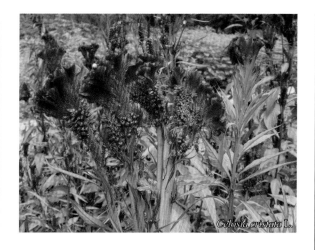

Celosia cristata L.

【生境】生于炎热且干燥土壤。

【分布】我国南北各地均有栽培，广布于温暖地区。

■ **形态特征** 一年生直立草本，无毛。叶互生，卵状长圆形，全缘。穗状花序顶生，扁平鸡冠状、卷冠状或羽毛状，或分枝呈圆锥状，花被片有紫、红、橙、黄或杂色。胞果盖裂，种子多数。花、果期7~12月。

■ **功效主治** 花序（鸡冠花）：甘、涩、凉；收敛止血，止带，止痢。

川牛膝

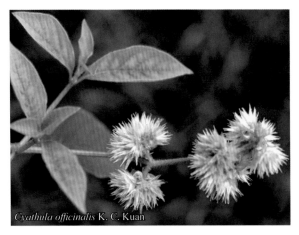

Cyathula officinalis K. C. Kuan

实用验方

（1）痛经，瘀滞闭经：本品10克，当归2克，红花6克，香附10克，益母草30克，煎服。

（2）大骨节病：本品、制草乌、制川乌各250克，红花500克，混合制成散剂，每次服1克，40日为一疗程。

【生境】生于林缘、草丛中或栽培。

【分布】分布于四川、云南、贵州等地。

■ **形态特征** 多年生草本。根圆柱状，扭曲。茎直立，疏生长糙毛。叶片椭圆形或窄椭圆形，少数倒卵形，全缘，两面贴生长糙毛。花丛为3~6次二歧聚伞花序，密集成花球团。胞果椭圆形或倒卵形。花期6~7月，果期8~9月。

■ **功效主治** 根（川牛膝）：甘、微苦，平；逐瘀通经，通利关节，利尿通淋；孕妇慎用。

千日红

别名：百日红、千年红

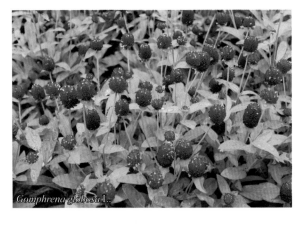

Gomphrena globosa L.

实用验方

（1）气喘：本品花序10个，煎水，冲少量黄酒服，连服3次。

（2）咯血：本品花序10个，仙鹤草9克，煎水，加冰糖适量服。

【生境】栽培。

【分布】全国大部分地区均有栽培。

■ **形态特征** 一年生草本，密被白色粗毛。叶对生，纸质，长圆形至椭圆形。头状花序球形或长圆形，顶生，紫红色，有时淡紫色或白色；花两性；花药1室，无不育雄蕊；柱头2裂。花、果期6~9月。

■ **功效主治** 花序或全草：甘、微咸，平；止咳平喘，清肝明目，解毒。

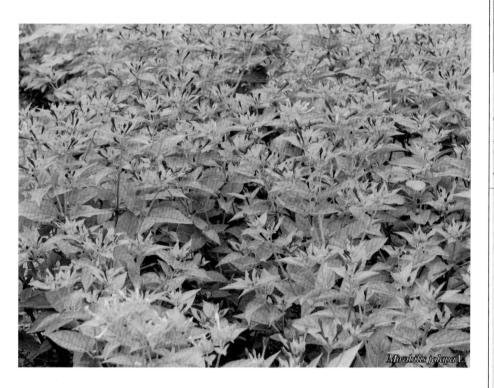
Mirabilis jalapa L.

紫茉莉

别名：苦丁香、胭脂花

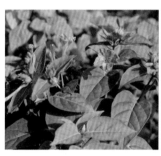

■ **形态特征** 一年或多年生直立草本，多分枝。单叶对生，全缘，无毛。花1至数朵簇生，总苞5裂，花单被，高脚碟状。瘦果球形，有细棱，无黏腺，为宿存总苞所包。花期7~9月，果期9~10月。

■ **功效主治** 根：甘、淡，微寒；清热利湿，解毒活血。叶：甘、淡，微寒；清热解毒，祛风渗湿，活血。花：微甘，凉；润肺，凉血。

【生境】生于水沟边、房前屋后墙脚下、庭园中，常栽培。
【分布】分布于全国各地。

┃ 实用验方 ┃

（1）关节肿痛：本品根24克，木瓜15克，煎服。
（2）白浊，热淋：本品根、海金沙藤各30克，三白草根、木槿花各15克，煎服。
（3）疮疖，跌打损伤：本品鲜叶适量，捣烂敷患处，每日1次。

商陆

别名：章柳

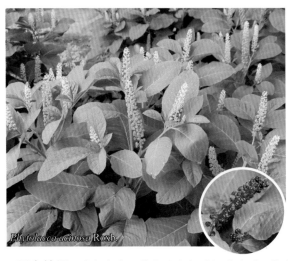

Phytolacca acinosa Roxb.

（1）淋巴结结核：本品9克，红糖为引，煎服。

（2）肾炎水肿：本品鲜根、重楼根30g，胭脂粉根鲜品20g，木通10g，煎服，加生猪油、食盐适量。

【生境】生于疏林下、林缘、路旁、山沟等湿润处。

【分布】分布于我国大部分地区。

■**形态特征** 多年生直立草本，无毛。根、茎肉质。单叶互生，两面散生细小白色针晶体。总状花序直立，花被片5，白绿色，花后反折，雄蕊8~10，心皮常为8，分离。果序直立，浆果黑色。花期5~8月，果期6~10月。

■**功效主治** 根（商陆）：苦，寒，有毒；逐水消肿，通利二便；外用解毒散结；用量3~9克；孕妇禁用。

垂序商陆

别名：美洲商陆、洋商陆、美国商陆

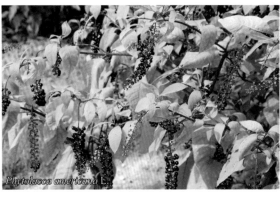

Phytolacca americana L.

实用验方

（1）淋巴结结核：本品9克，红糖为引，煎服。

（2）肾炎水肿：本品鲜根、重楼根30g，胭脂粉根鲜品20g，木通10g，煎服，加生猪油、食盐适量。

【生境】生于疏林下、路旁和荒地。

【分布】分布于河北、北京、天津、陕西、山西、山东、江苏、安徽、浙江、上海、江西、福建、台湾、河南、湖北、湖南、广东、广西、四川、重庆、云南、贵州等地。

■**形态特征** 多年生直立草本。根、茎肉质。单叶互生，椭圆状卵形或卵状披针形。总状花序纤细，花白色，微带红晕，花被片5，雄蕊、心皮及花柱常均为10，心皮合生。果序下垂，浆果紫黑色。花期6~8月，果期8~10月。

■**功效主治** 根（商陆）：苦，寒，有毒；逐水消肿，通利二便；外用解毒散结；用量3~9克；孕妇禁用。

马齿苋

别名：马苋、马齿菜

实用验方

（1）血痢：马齿苋适量，切碎和米煮粥，不放盐醋，空腹淡食。

（2）黄疸：马齿苋30克，绞汁，温水冲服，每日2次。

【生境】生于田野路边、庭园废墟等向阳处。

【分布】分布于全国各地。

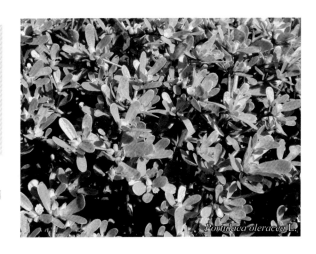

Portulaca oleracea L.

■ **形态特征**　一年生肉质草本。茎多分枝，匍匐或铺散。叶互生或近对生，扁平，全缘。花黄色，常3~5朵簇生于枝端，子房半下位。蒴果盖裂。种子黑色，小而多。花期5~8月，果期7~10月。

■ **功效主治**　地上部分（马齿苋）：酸，寒；清热解毒，凉血止血，止痢。种子：甘，寒；清肝，化湿，明目。

土人参

别名：栌兰、假人参

实用验方

（1）劳倦乏力：本品15~30克，或加墨鱼1只，酒水炖服。

（2）脾虚泄泻：本品15~30克，大枣15克，煎服。

【生境】生于田野、路边、墙脚石旁、山坡沟边等阴湿处。

【分布】分布于江苏、安徽、浙江、福建、河南、广东、广西、四川、贵州、云南等地。

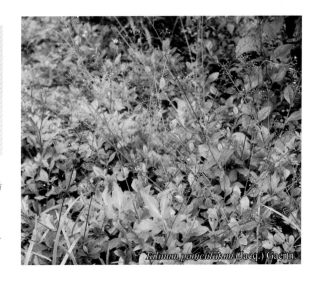

Talinum paniculatum (Jacq.) Gaertn.

■ **形态特征**　一年生直立亚灌木状草本，肉质，无毛。主根粗壮圆锥形。叶互生或近对生，倒卵形或倒卵状长圆形。圆锥花序顶生，花小，淡紫红色，子房上位。蒴果球形，3瓣裂。花期6~7月，果期9~10月。

■ **功效主治**　根：甘、淡，平；补气润肺，止咳，调经。

落葵薯

别名：藤三七、藤七

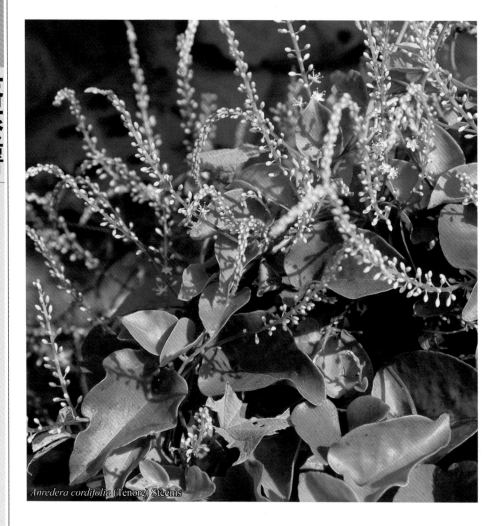

Anredera cordifolia (Tenore) Steenis

【生境】多栽培。

【分布】分布于江苏、浙江、福建、四川、贵州、云南等地。

■ **形态特征** 多年生缠绕藤本，光滑无毛。单叶互生，肉质，卵形至近圆形，腋生小块茎（珠芽）。总状花序，上面1对小苞片扁平，圆形至宽椭圆形，花被片薄，花期开展，白色，渐变黑，通常不孕。花期6~10月。

■ **功效主治** 珠芽：苦，温；补肾强腰，散瘀消肿。

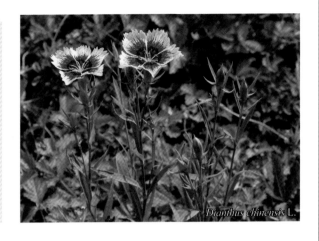

（1）血淋：本品鲜品 30 克，仙鹤草 15 克，炒栀子 9 克，甘草 6 克，煎服。

（2）石淋，小便涩痛难忍：本品、葳蕤各 36 克，车前子、滑石各 48 克，捣粗罗为散，每次取 15 克加水 300 毫升，煮沸去渣，饭前温服。

Dianthus chinensis L.

【生境】生于草原和山坡草地。

【分布】原分布于我国北方，现在南北普遍生长。

■ **形态特征**　多年生直立草本，无毛，带粉绿色。茎疏丛生。叶线状披针形。花单生或集成聚伞花序，苞片 4，长达花萼 1/2 以上，花瓣顶缘不整齐齿裂，喉部有斑纹，疏生髯毛。蒴果圆筒形。花期 5~6 月，果期 7~9 月。

■ **功效主治**　地上部分（瞿麦）：苦，寒；利尿通淋，活血通经；孕妇慎用。

经血不通：本品、木通、大黄各 72 克，捣为细末，加酒 200 毫升煎至 140 毫升，饭前温服。

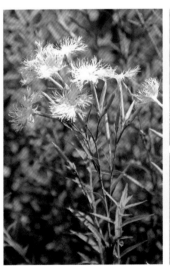
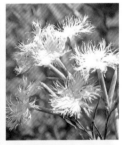
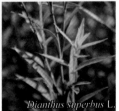

Dianthus superbus L.

【生境】生于海拔 400~3700 米丘陵山地疏林下、林缘、草甸、沟谷溪边。

【分布】分布于东北、华北、西北，以及山东、江苏、浙江、江西、河南、湖北、四川、贵州、新疆等地。

■ **形态特征**　多年生直立草本。茎丛生，无毛。叶线状披针形。花 1 或 2 朵顶生或顶下腋生，苞片 2~3 对，倒卵形，长为花萼的 1/4，花瓣边缘缝裂，喉部具丝毛状鳞片。蒴果与宿存萼等长或微长。花期 6~9 月，果期 8~10 月。

■ **功效主治**　地上部分：苦，寒；利尿通淋，活血通经；孕妇慎用。

鹅肠菜

别名：鹅肠草、牛繁缕

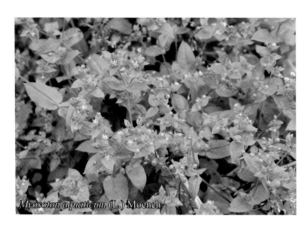

Myosoton aquaticum (L.) Moench

实用验方

（1）痢疾：本品鲜品30克，煎加糖服。

（2）痈疽：本品鲜品90克，捣烂，加甜酒适量，煎服，或加甜酒糟同捣，敷患处。

（3）痔疮肿痛：本品鲜品120克，水煎浓汁，加盐少许，溶化后熏洗。

【生境】生于海拔3000米以下的山野阴湿处或路旁田间草地。

【分布】全国各地均有分布。

■ **形态特征** 二年或多年生草本，具须根。茎上升，上部被腺毛。叶对生，卵形或宽卵形。二歧聚伞花序顶生，苞片叶状，萼片5，离生，花瓣白色，2深裂至基部，雄蕊10。蒴果卵圆形。种子具小疣。花期5~8月，果期6~9月。

■ **功效主治** 全草（鹅肠草）：甘、酸，平；清热解毒，散瘀消肿。

孩儿参

别名：异叶假繁缕、太子参

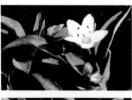
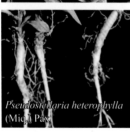
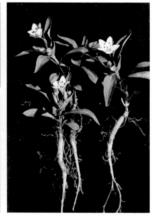

Pseudostellaria heterophylla (Miq.) Pax

实用验方

（1）肺虚咳嗽：本品15克，麦冬12克，甘草6克，煎服。

（2）病后气血亏虚：本品15克，黄芪12克，五味子3克，嫩白扁豆9克，大枣4枚，煎水代茶饮。

（3）病后虚弱，伤津口干：本品、生地、白芍、生玉竹各9克，煎服。

【生境】生于海拔800~2700米的山谷林下阴湿处。

【分布】分布于辽宁、内蒙古、河北、陕西、山东、江苏、安徽、浙江、江西、河南、湖北、湖南、四川等地。

■ **形态特征** 多年生直立草本。块根长纺锤形。茎下部叶倒披针形，上部叶宽卵形或菱状卵形。茎顶端为开花受精花，萼片5，离生，花瓣白色，顶端2浅裂，雄蕊10，茎基部为闭花受精花。蒴果不裂或3瓣裂。花期4~7月，果期7~8月。

■ **功效主治** 块根（太子参）：甘、微苦，平；益气健脾，生津润肺。

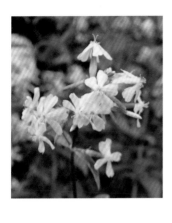
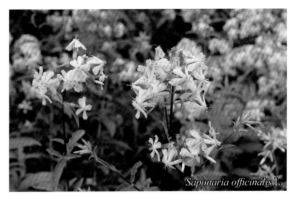

Saponaria officinalis L.

【生境】生于路旁、海滨荒山等地，为引进种逸为野生者。

【分布】分布于东北、华北等地。

■ **形态特征** 多年生草本。主根肥厚。茎、叶无毛。叶椭圆形或椭圆状披针形，基出 3 或 5 脉。聚伞圆锥花序，花萼筒状，纵脉 20 条，花瓣具爪，副花冠片线形，具雌雄蕊柄。蒴果长圆状卵形。种子圆肾形。花期 6~9 月。

■ **功效主治** 根（肥皂草）：有毒；祛痰，利尿。

| **实用验方** |

（1）肺结核发热：本品、甘草各 6 克，秦艽 4.5 克，鳖甲 12 克，地骨皮、青蒿、知母各 9 克，煎服。

（2）虚劳发热或咳或不咳：本品、沙参各 8 克，煎服。

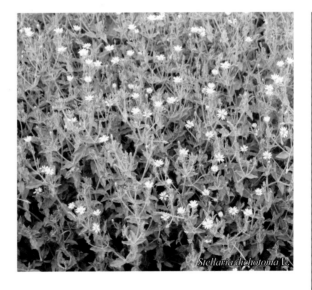

Stellaria dichotoma L.

【生境】生于海拔 1250~3100 米的石质山坡或石质草原。

【分布】分布于内蒙古、辽宁、陕西、甘肃、宁夏等地。

■ **形态特征** 多年生草本，扁球形，被腺毛。叶卵形或卵状披针形，基部微抱茎。聚伞花序顶生，萼片 5，披针形，顶端渐尖，边缘膜质，花瓣 5，白色，2 深裂，雄蕊 10，花柱 3。蒴果 6 齿裂。花期 5~6 月，果期 7~8 月。

■ **功效主治** 根（银柴胡）或全草：甘，微寒；清热凉血，退虚热。

麦蓝菜

别名：王不留行

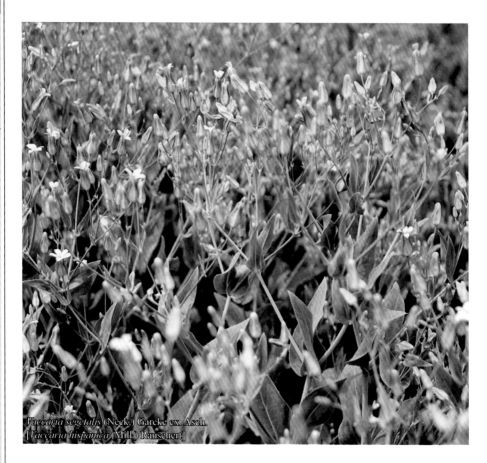

Vaccaria segetalis (Neck.) Garcke ex. Asch.
[*Vaccaria hispanica* (Mill.) Rauschert]

■ **形态特征**　一年或二年生直立草本，无毛，微被白粉，灰绿色。主根系。叶卵状披针形或披针形，基出3脉。二歧聚伞花序稀疏，花萼合生，雌雄蕊柄极短，花瓣淡红色，具爪。蒴果宽卵形或近球形。花期5~7月，果期6~8月。

■ **功效主治**　成熟种子（王不留行）：苦，平；活血通经，下乳消肿，利尿通淋；孕妇慎用。

【生境】生于草坡、麦田、撂荒地，为麦田常见杂草。

【分布】分布于内蒙古、河北、山东、江苏、安徽、江西、湖南、湖北、河南、山西、陕西、甘肃、宁夏、青海、新疆、西藏、云南、贵州等地。

┃ 实用验方 ┃

（1）血闭不行：本品30克，当归梢、红花、延胡索、牡丹皮、生地黄、川芎、乌药各9克，共为末，每早服9克。

（2）乳汁不通：本品15克，穿山甲（醋炙）5克，炖猪蹄筋膜服。

（3）急性化脓性乳腺炎初起：本品30克，蒲公英、瓜蒌仁各15克，当归梢9克，酒煎服。

芡

▌ 实用验方 ▐

（1）白带异常，脾肾虚弱，白浊：本品果实 250 克，炖鸡服。

（2）无名肿毒：本品根捣烂，敷患处。

【生境】生于水田或池塘中。

【分布】分布于我国中部、南部各地。

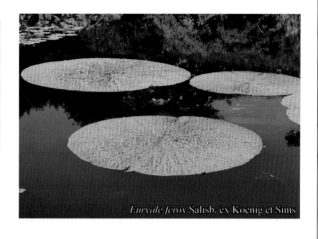

Euryale ferox Salisb. ex Koenig et Sims

■ **形态特征**　一年生大型水生草本，叶柄、叶脉、果实具刺。根茎短。叶盾状，上面多皱褶。花单生，萼片 4，花瓣紫红色，数轮，花丝条形，子房下位，心皮 8。坚果呈浆果状。花期 7~8 月，果期 8~9 月。

■ **功效主治**　种仁（芡实）：甘、涩，平；益肾固精，补脾止泻，除湿止带；大小便不利者禁服；食滞不化者慎服。根：咸、甘，平；散结止痛，止带。叶：苦、甘，平；行气和血，祛瘀止血。花茎：咸、甘，平；清虚热，生津液。

莲

▌ 实用验方 ▐

（1）清心火：莲子心 2 克，菊花 3~4 朵，代茶饮。

（2）血崩不止：莲房、荆芥穗等量，各烧存性，混合研末，用米汤冲服 8 克。

（3）吐血，咯血：荷叶焙干，研末，用米汤冲服 3~4 克，或藕节捣汁服。

【生境】生于水田或池塘中。

【分布】分布于我国南北各地。

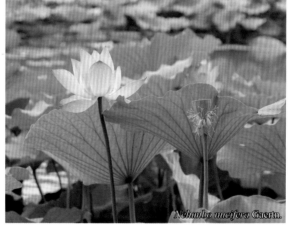

Nelumbo nucifera Gaertn.

■ **形态特征**　多年生水生草本。根茎横生，肥厚。叶片盾状圆形。花大，单生叶腋，花瓣白色，后变红色，心皮多数，嵌生于倒锥形海绵质花托内。花期 6~8 月，果期 8~10 月。

■ **功效主治**　根茎节部（藕节）：甘、涩，平；收敛止血，化瘀。叶（荷叶）：苦，平；清暑化湿，升发清阳，凉血止血。花托（莲房）：苦、涩，温；化瘀止血。雄蕊（莲须）：甘、涩，平；固肾涩精。幼叶及胚根（莲子心）：苦，寒；清心安神，交通心肾，涩精止血。种子（莲子）：甘、涩，平；补脾止泻，止带，益肾涩精，养心安神。

乌头

别名：川乌

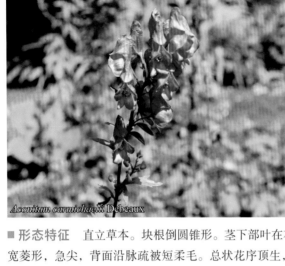

Aconitum carmichaelii Debeaux

（1）年久头痛：本品、天南星等量，研末，葱汁调涂太阳穴。

（2）中风厥冷：附子3克，木香1.5克，锉细，每次用1.5克，加生姜2片，煎服。

【生境】生于山地草坡或灌丛中。

【分布】分布于长江中下游和华北、西南等地。

■ **形态特征**　直立草本。块根倒圆锥形。茎下部叶在花期枯萎。叶片三全裂，中央裂片宽菱形，急尖，背面沿脉疏被短柔毛。总状花序顶生，花梗被短柔毛；萼片蓝紫色，上萼片高盔形。蓇葖果、种子三棱形，只在二面密生横膜翅。花、果期7~10月。

■ **功效主治**　母根（川乌）：辛、苦，热，有大毒；祛风除湿，温经止痛，一般炮制后用；孕妇禁用；忌与半夏、瓜蒌、贝母、白蔹、白及同用。子根（附子）：辛、甘，大热，有毒；回阳救逆，补火助阳，散寒止痛；用量3~15g，先煎，久煎；禁忌同川乌。

北乌头

别名：草乌

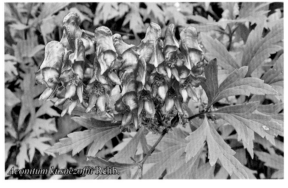

Aconitum kusnezoffii Rchb.

（1）腰腿痛，关节炎：草乌4.5克，威灵仙、地龙各9克，牛膝12克，煎服。

（2）偏正头风：炒白芷75克，川芎、生甘草、制草乌各30克，共研为粉，取3克，薄荷汤送服，1次即可。

【生境】生于山地草坡或疏林中。

【分布】分布于东北、华北等地。

■ **形态特征**　直立草本。块根瘦长倒圆锥形或胡萝卜形。花序上花较密集，通常与其下的腋生花序形成圆锥花序，轴和花梗无毛，小苞片线形或钻形，花梗较长，萼片紫蓝色，外面有疏曲柔毛或几无毛，上萼片盔形或高盔形，有喙，花瓣瓣片顶部前面鼓起。蓇葖果光滑，种子扁椭圆球形，沿棱具狭翅，只在一面生横膜翅。花期7~9月。

■ **功效主治**　块根（草乌）：功效及用法、禁忌同川乌。叶（草乌叶）：辛、涩，平，有小毒；清热，解毒，止痛；用量1~1.2克，多入丸散用；孕妇慎用。

别名：铁牛七、雪上一支蒿、三转半

（1）创伤，无名肿毒：本品块根研末，冲服0.1克。

（2）跌打损伤：本品叶揉碎，敷患处。

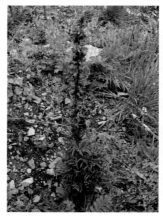
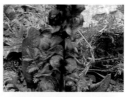
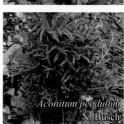

Aconitum pendulum
N. Busch

【生境】生于海拔2800~4500米山地草坡或林边。

【分布】分布于西藏、云南西北部、四川西部、青海、甘肃南部、陕西南部、河南西部等地。

■ **形态特征** 直立草本。块根2个。茎只在上部疏被短柔毛。茎下部叶在开花时枯萎，中部以上密生叶，叶片最终小裂片线形。总状花序顶生，较长而花较密集，轴和花梗密被伸展的黄色短柔毛，小苞片线形，花萼片淡黄色或蓝紫色，上萼片船状镰刀形或镰刀形。蓇葖果，种子倒卵状三棱形，沿棱具不明显的狭翅。花期7~9月，果期9~10月。

■ **功效主治** 块根：苦、辛，温，大毒；活血祛瘀，祛风除湿，消肿止痛；用量1.5~3克。茎叶：苦、辛，温，有毒；解毒，消肿止痛；外用适量。

兴安升麻

（1）头痛发热，肢体烦疼，疮疹已发或未发：本品、白芍、炙甘草各30克，葛根45克，共研为末，取9克，水煎温服，每日2~3次，至体温正常。

（2）口疮：本品、黄柏、大青等量，水煎煮后趁热含漱。

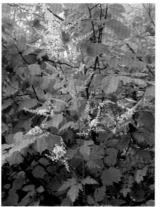
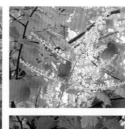
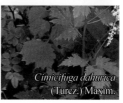

Cimicifuga dahurica
(Turcz.) Maxim.

【生境】生于山地林缘灌丛以及山坡疏林或草地中。

【分布】分布于山西、河北、内蒙古、辽宁、吉林、黑龙江等地。

■ **形态特征** 高大直立草本，雌雄异株。叶为二回或三回三出复叶，顶生小叶宽菱形，三深裂。复总状花序，雄株花序大，分枝较多，雌株花序稍小，分枝也少，花较稀疏，萼片白色，退化雄蕊叉状二深裂，先端有二个乳白色的空花药。蓇葖果顶端近截形，被贴伏的白色柔毛。种子3~4粒。花期7~8月，果期8~9月。

■ **功效主治** 根茎（升麻）：辛、微甘，微寒；发表透疹，清热解毒，升举阳气。

升麻

别名：绿升麻

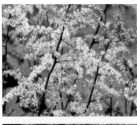
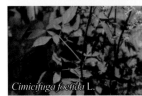
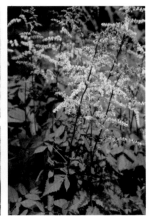

Cimicifuga foetida L.

【生境】生于山地林缘、林中或路旁草丛中。

【分布】分布于西藏、云南、四川、青海、甘肃、陕西、河南、山西等地。

■ **形态特征**　高大直立草本。根状茎粗壮，坚实，表面黑色。叶为二至三回三出羽状复叶，茎下部叶宽大，具较长叶柄，顶生小叶菱形，常三浅裂。复总状花序，宽大，具多数分枝，较开展，轴密被灰色或锈色的腺毛及短毛，苞片钻形，花小，密生，两性，辐射对称，萼片4~5枚，白色或绿白色，无花瓣，雄蕊多数，具顶端浅裂的退化雄蕊。蓇葖果长圆形，密被贴伏的柔毛。花期7~9月，果期8~10月。

■ **功效主治**　根茎（升麻）：辛、微甘、微寒；发表透疹，清热解毒，升举阳气。

大三叶升麻

别名：窟窿牙根、龙眼根

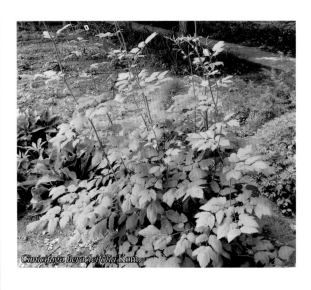

Cimicifuga heracleifolia Kom.

实用验方

头痛发热，肢体烦疼，疮疹已发或未发：本品、白芍、炙甘草各30克，葛根45克，共研为末，取9克，水煎温服，每日2~3次，至体温正常。

【生境】生于山坡草丛或灌木丛中。

【分布】分布于辽宁、吉林、黑龙江等地。

■ **形态特征**　高大直立草本。茎下部叶为二回三出复叶，上部叶通常为一回，叶片稍带革质，近无毛，顶生小叶倒卵形，顶端三浅裂。花序分枝较少，不甚开展，萼片黄白色，退化雄蕊顶部通常全缘。蓇葖果光滑，种子通常2粒。花期8~9月，果期9~10月。

■ **功效主治**　根茎（升麻）：辛、微甘、微寒；发表透疹，清热解毒，升举阳气。

实用验方

（1）尿路感染：本品、车前子、生蒲黄、萹蓄各9克，煎服。

（2）喉痹失音：本品、石菖蒲、僵蚕各12克，煎服。

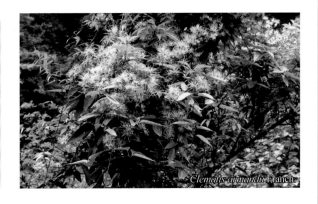
Clematis armandii Franch.

【生境】生于山坡、山谷、路边灌丛中、林边、水沟旁。

【分布】分布于西藏、云南、贵州、四川、甘肃、陕西、湖北、湖南、广东、广西、福建等地。

■ **形态特征** 木质藤本。茎较粗，圆柱形，有纵条纹，小枝有棱，幼时被白色短柔毛。三出复叶，小叶片革质，卵状披针形，全缘，两面无毛。聚伞花序圆锥状，腋生或顶生，腋生者基部有多数宿存芽鳞，花序下部苞片常3浅裂，花多数，萼片常4枚，开展，白色，偶带淡红色。瘦果，有白色长柔毛。花期3~4月，果期4~7月。

■ **功效主治** 藤茎（川木通）：苦，寒；利尿通淋，清心除烦，通经下乳。

实用验方

小便不利，水肿：本品15克，车前草、萹蓄各9克，玉米须适量，煎服。

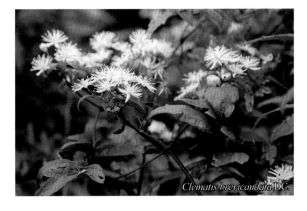
Clematis brevicaudata DC.

【生境】生于山地灌丛或疏林中。

【分布】分布于东北，以及西藏、云南、四川、甘肃、青海、宁夏、陕西、河南、湖南、浙江、江苏、山西、河北、内蒙古等地。

■ **形态特征** 藤本。枝有棱，褐紫色。一至二回羽状复叶或二回三出复叶。圆锥状聚伞花序腋生或顶生，常比叶短，花萼片4枚，白色。瘦果卵形，密生柔毛。花期7~9月，果期9~10月。

■ **功效主治** 藤茎或根：苦，凉；清热利水，祛风湿，通经下乳。

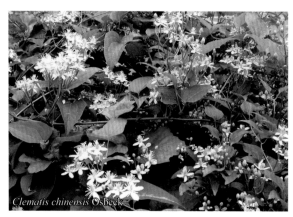

Clematis chinensis Osbeck

威灵仙

别名：铁脚威灵仙、黑须公、白钱草

实用验方

（1）慢性腰腿痛：本品150克，研成细粉，每餐前温酒冲服3克，以至微汗。

（2）肾结石：本品60~90克，金钱草50~60克，每日1剂，煎服。

【生境】生于山坡、山谷或灌丛中。

【分布】分布于河南、湖南、湖北、陕西南部、江苏南部、安徽淮河以南、浙江、江西、福建、台湾、广东、广西、四川、贵州、云南南部等地。

■ **形态特征**　木质藤本，干后变黑。一回羽状复叶对生，小叶5，有时3或7。圆锥状聚伞花序，多花，萼片白色，无花瓣。瘦果扁平，宿存花柱白色羽毛状。花期6~9月，果期8~11月。

■ **功效主治**　根及根茎（威灵仙）：辛、咸，温；祛风湿，通经络。

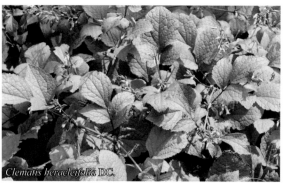

Clematis heracleifolia DC.

大叶铁线莲

别名：木通花、草牡丹、草本女萎

实用验方

（1）腹泻，痢疾：本品15克，煎服。

（2）风湿性关节肿痛：本品、五加皮各9克，牛膝、威灵仙各12克，煎服。

（3）结核性溃疡，瘘管：本品适量，水煎洗患处。

【生境】生于山坡沟谷、林边及路旁的灌丛中。

【分布】分布于湖南、湖北、陕西、河南、安徽、浙江、江苏、山东、河北、山西、辽宁、吉林等地。

■ **形态特征**　直立草本或半灌木。茎粗壮，有明显的纵条纹，密生白色糙绒毛。三出复叶，小叶片宽大，厚纸质，卵圆形至近圆形。聚伞花序，花较大，杂性，雄花与两性花异株，萼片4枚，蓝紫色，下半部呈管状，顶端常反卷且增宽，外面有白色厚绢状短柔毛。瘦果卵圆形，两面凸起，红棕色。花期8~9月，果期10月。

■ **功效主治**　全草：辛、甘、苦，微温；祛风除湿，止泻痢，消痈肿。

实用验方

（1）慢性腰腿痛：本品150克，研成细粉，每餐前温酒冲服3克，以至微汗。

（2）肾结石：本品60~90克，金钱草50~60克，每日1剂，煎服。

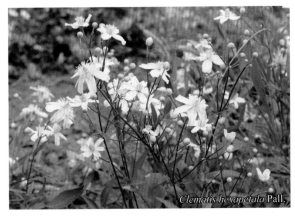

Clematis hexapetala Pall.

【生境】生于固定沙丘、干山坡、山坡草地。

【分布】分布于甘肃东部、陕西、山西、河北、内蒙古、辽宁、吉林、黑龙江等地，尤以东北及内蒙古草原地区较为普遍。

■ **形态特征**　直立草本。叶片近革质，干后常变黑色，常一至二回羽状深裂，裂片线状披针形，全缘，网脉突出。聚伞花序，多顶生，常具3花，花大，萼片通常6枚，白色，外面密生棉毛，花蕾像棉花球。瘦果倒卵形，扁平，密生柔毛。花期6~8月，果期7~10月。

■ **功效主治**　根及根茎（威灵仙）：辛、咸，温；祛风湿，通经络。

实用验方

（1）赤白痢：本品、黄柏及栀子仁共60克，切碎后用水1.8升煮至600毫升，分3次服用。

（2）湿热证呕恶不止：本品0.9~1.2克，苏叶0.6~0.9克，将2味药煎汤，服后即可止呕。

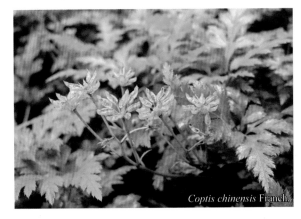

Coptis chinensis Franch.

【生境】生于山地林中或山谷阴处，野生或栽培。

【分布】分布于四川、贵州、湖南、湖北及陕西南部等地。

■ **形态特征**　多年生草本。根状茎黄色，常分枝，密生多数须根。叶全部基生，有长柄，叶片稍带革质，卵状三角形，掌状三全裂。聚伞花序有3~8朵花，总苞片常3枚，羽状深裂，花小，两性，辐射对称，5基数，萼片黄绿色，雄蕊多数，外轮雄蕊与花瓣近等长。蓇葖果。花期2~3月，果期4~6月。

■ **功效主治**　根茎（黄连）：苦，寒；清热燥湿，泻火解毒。

芍药

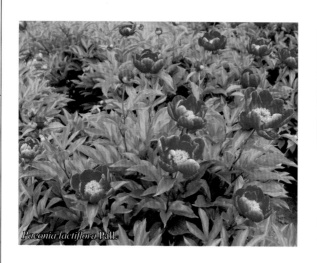

Paeonia lactiflora Pall.

实用验方

月经量多，伴腹痛：炒白芍30克，侧柏叶炭180克，共研粉末，黄酒冲服适量。

【生境】生于山坡草地或林下。
【分布】分布于东北、华北、陕西及甘肃南部、四川、安徽、山东、浙江等地。

■ **形态特征** 多年生草本。下部茎生叶为二回三出复叶，上部茎生叶为三出复叶。花数朵，生茎顶和叶腋，大而美丽，萼片4，单瓣或重瓣，白色、红色，有时基部具深紫色斑块，雄蕊花丝黄色。蓇葖果粗壮，果皮革质，光滑，顶端具喙。花期5~6月，果期8月。

■ **功效主治** 沸水煮后去皮的根（白芍）：苦、酸，微寒；养血调经，敛阴止汗，柔肝止痛，平抑肝阳。直接晒干的根（赤芍）：苦，微寒；清热凉血，散瘀止痛。均忌与藜芦同用。

牡丹

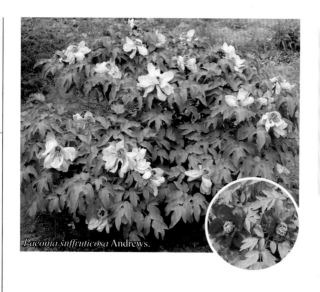

Paeonia suffruticosa Andrews.

实用验方

（1）痛经：本品6~9克，仙鹤草、六月雪、槐花各9~12克，水煎，冲黄酒红糖，经行时早晚空腹服。
（2）缓解过敏性鼻炎症状：本品9克，煎服，10日为一疗程。

【生境】多栽培。
【分布】全国栽培甚广。

■ **形态特征** 落叶灌木。叶通常为二回三出复叶，叶轴和叶柄均无毛，顶生小叶3裂至中部。花单生枝顶，萼片5，花瓣5，或为重瓣，雄蕊多数，离心发育，花丝紫红色、粉红色，上部白色。蓇葖果，密生黄褐色硬毛，果皮革质。花期5月，果期6月。

■ **功效主治** 根皮（牡丹皮）：苦、辛，微寒；清热凉血，活血化瘀；孕妇慎用。

别名：羊胡子花、大碗花、毛姑朵花

实用验方

（1）热痢下重：本品60克，黄连、黄柏、秦皮各90克，水煎，分2次服。

（2）小儿秃疮：本品鲜全草1000克，煎水浓缩成膏，外涂，每日2次。

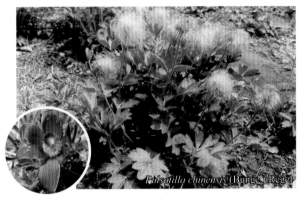

Pulsatilla chinensis (Bunge) Regel

【生境】生于平原和低山山坡草丛中、林边、干旱多石的坡地。

【分布】分布于四川、湖北北部、江苏、安徽、河南、甘肃南部、陕西、山西、山东、河北、内蒙古、辽宁、吉林、黑龙江等地。

■ **形态特征** 多年生草本。叶基生，通常在开花时生出，叶柄长，叶片掌状三全裂。花单朵直立生于顶端，花梗下端苞片基部合生成筒，三深裂成线形，花萼片蓝紫色，6枚，排成2轮，无花瓣，雄、雌蕊多数，最外面的雄蕊变为退化雄蕊。聚合果大而膨松，其中每枚瘦果纺锤形，扁小，顶端有伸长的羽毛状宿存花柱。花期4~5月，果期6~7月。

■ **功效主治** 根（白头翁）：苦，寒；清热解毒，凉血止痢。

别名：小虎掌草、野脚板

实用验方

（1）夜盲：本品果实晒干研末，配羊肝煮食。

（2）疟疾：本品鲜果捏扁，发疟疾前2小时外敷手腕脉门处。

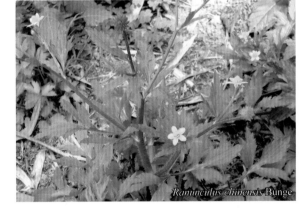

Ranunculus chinensis Bunge

【生境】生于海拔700~2500米的平原与丘陵、溪边、田旁的水湿草地。

【分布】分布于全国各地。

■ **形态特征** 一年生直立草本。茎中空，茎、叶、花梗贴生糙毛。基生叶与下部叶为3出复叶，小叶2~3深裂，上部叶3全裂。花瓣5，花托在果期伸长。聚合果长圆形，瘦果扁平，具棱，喙极短。花、果期5~9月。

■ **功效主治** 全草：辛、苦，温，有毒；解毒退黄，截疟，定喘，镇痛。果实：苦，微温；明目，截疟。均可外用。

毛茛

别名：老虎脚迹、五虎草

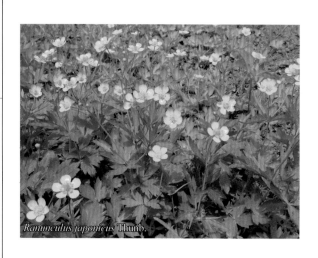

Ranunculus japonicus Thunb.

实用验方

黄疸：本品鲜品捣烂，团成黄豆大小丸状，缚臂上，待起疱后用针刺破放出黄水即可。

【生境】生于田沟旁和林缘路边的湿草地上。

【分布】除西藏外的各省区均有分布。

■ **形态特征**　多年生草本，全株被柔毛。茎中空，有槽。基生叶多数，叶柄长，叶片轮廓圆形，通常掌状 3 深裂。聚伞花序有多数花，疏散，花梗长，花较大，两性，5 基数，辐射对称，萼片生白柔毛，花瓣黄色，光滑，雄、雌蕊多数。聚合果小球形。花、果期 4~9 月。

■ **功效主治**　全草：辛，温，有毒；退黄，定喘，截疟，镇痛，消翳；禁内服；外用适量。

石龙芮

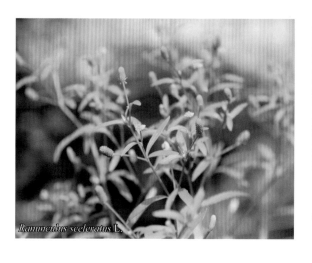

Ranunculus sceleratus L.

实用验方

（1）风寒湿痹，关节肿痛：本品 60 克，石南藤、八角枫根各 30 克，煎水熏洗。
（2）肾虚：本品果实 6 克，枸杞子 15 克，覆盆子 30 克，水煎，每日服 2 次。

【生境】生于河沟边及平原湿地。

【分布】全国各地均有分布。

■ **形态特征**　一年或二年生草本，全株近无毛。茎上部多分枝。花小，花瓣蜜槽呈棱状袋穴，花托在果期伸长增大呈圆柱形，密生短柔毛。聚合果长圆形，瘦果小而极多数，紧密排列。花、果期 5~8 月。

■ **功效主治**　全草：苦、辛，寒，有毒；清热解毒，消肿散结，止痛，截疟；用量 3~9 克；内服宜慎。果实：苦，平；和胃，益肾，明目，祛风湿。

实用验方

（1）毒蛇咬伤：本品全草嚼烂，敷伤处，药干再换。

（2）癌肿，乳腺癌：本品1.5克，浙贝6~9克，煅牡蛎9~12克，甘草3克，同煎服数次。

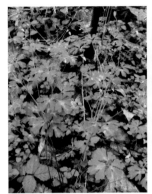
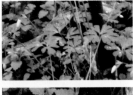
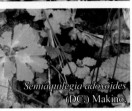

Semiaquilegia adoxoides
(DC.) Makino.

【生境】生于疏林下、路旁、山谷地的较阴处。

【分布】分布于四川、贵州、湖北、湖南、广西、江西、福建、浙江、江苏、安徽、陕西南部等地。

■ **形态特征** 多年生草本。叶基生和茎生，为掌状三出复叶，小叶扇状菱形，三深裂。单歧或蝎尾状聚伞花序，花两性，辐射对称，萼片5，白色，花瓣状，狭椭圆形，花瓣5，雄蕊8~14枚。蓇葖果。花期3~4月，果期4~5月。

■ **功效主治** 块根（天葵子）：甘、苦、寒；清热解毒，消肿散结。

实用验方

（1）急性中耳炎，鼓膜炎，结膜炎，淋巴管炎：本品、菊花各9克，生甘草3克，煎服。

（2）急慢性扁桃体炎：本品6克，蒲公英15克，开水泡服，并可含漱。

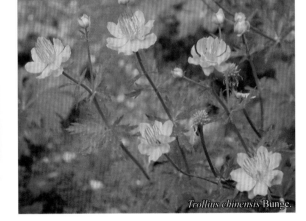

Trollius chinensis Bunge.

【生境】生于海拔1000~2200米山地草坡或疏林下。

【分布】分布于山西、河南北部、河北、内蒙古东部、辽宁、吉林西部等地。

■ **形态特征** 多年生草本，全体无毛。单叶，基生及在茎上互生，叶片掌状三全裂。花较大，单独顶生或2~3朵组成稀疏的聚伞花序，花瓣近20个，线形，具短爪，近基部有蜜槽，雄蕊多数。蓇葖果。花期6~7月，果期8~9月。

■ **功效主治** 花：苦，微寒；清热解毒，消肿，明目。

木通

别名：五叶木通、山通草、野木瓜、预知子、八月札

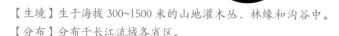

Akebia quinata (Houtt.) Decne.

【生境】生于海拔300~1500米的山地灌木丛、林缘和沟谷中。

【分布】分布于长江流域各省区。

■ **形态特征** 落叶木质缠绕藤本。掌状复叶，小叶通常5，纸质，下面青白色。雌雄同株同序，总状花序伞房状腋生，萼片通常3，雄花萼片兜状阔卵形，雌花萼片阔椭圆形至近圆形。肉质蓇葖果紫色。花期4~5月，果期6~8月。

■ **功效主治** 根（木通根）：苦，平；祛风除湿，活血行气，利尿，解毒。藤茎（木通）：苦，寒，利尿通淋，清心除烦，通经下乳。近成熟果实（预知子）：苦，寒；疏肝理气，活血止痛，散结，利尿。

三叶木通

别名：八月瓜藤、三叶拿藤、八月札、木通

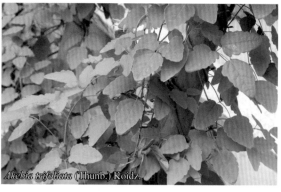

Akebia trifoliata (Thunb.) Koidz.

【生境】生于海拔250~2000米的山地沟谷边疏林或丘陵灌丛中。

【分布】分布于河北、山西、山东、河南、陕西南部、甘肃东南部至长江流域各省区。

■ **形态特征** 落叶木质攀援藤本。掌状复叶，小叶3，纸质或薄革质，下面浅绿色，边缘具波状齿或浅裂。总状花序腋生，萼片3，雄花萼片阔椭圆形或椭圆形，雌花萼片近圆形。肉质蓇葖果灰白略带淡紫色。花期4~5月，果期7~8月。

■ **功效主治** 根（木通根）：苦，平；祛风除湿，活血行气，利尿，解毒。藤茎（木通）：苦，寒，利尿通淋，清心除烦，通经下乳。近成熟果实（预知子）：苦，寒；疏肝理气，活血止痛，散结，利尿。

实用验方

（1）小儿心热（小肠有火，便赤淋痛，面赤狂躁，口糜舌疮口渴）：木通、生地黄、生甘草等量研末，取12克，加竹叶同煎，饭后温服。

（2）中寒腹痛，疝痛：预知子30克，小茴香12克，煎服。

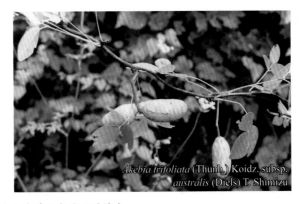

Akebia trifoliata (Thunb.) Koidz. subsp. *australis* (Diels) T. Shimizu

【生境】生于海拔300~2100米的山坡灌丛或沟谷疏林中。

【分布】分布于长江流域各省区，向北分布至河南、山西、陕西等地。

■ **形态特征**　落叶木质攀援藤本。掌状复叶，小叶3，革质，卵状长圆形或卵形，近全缘。雌雄同株同序，总状花序腋生，萼片3，雄花萼片阔椭圆形或椭圆形，雌花萼片近圆形。肉质蓇葖果黄褐色。花期4~5月，果期6~9月。

■ **功效主治**　根（木通根）：苦，平；祛风除湿，活血行气，利尿，解毒。藤茎（木通）：苦，寒；利尿通淋，清心除烦，通经下乳。近成熟果实（预知子）：苦，寒；疏肝理气，活血止痛，散结，利尿。

实用验方

（1）痛经：本品、益母草、龙芽草各9~15克，煎服。

（2）跌打损伤：本品、骨碎补各适量，共捣烂，敷伤处。

【生境】生于山坡灌丛、疏林、林缘等，海拔常为数百米。

【分布】分布于陕西、四川、贵州、湖北、湖南、云南、广西、广东、海南、江西、浙江、安徽等地。

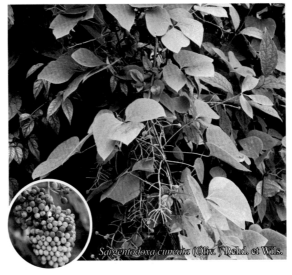

Sargentodoxa cuneata (Oliv.) Rehd. et Wils.

■ **形态特征**　落叶木质攀援藤本，无毛。三出复叶或单叶，小叶革质，全缘，侧生小叶斜卵形。雌雄同株同序或异序，总状花序下垂，花瓣6，蜜腺性，心皮多数。聚合浆果，小浆果具柄。种子单生。花期4~5月，果期6~9月。

■ **功效主治**　藤茎（大血藤）：苦，平；清热解毒，活血，祛风止痛。

黄芦木

别名：小檗、大叶小檗

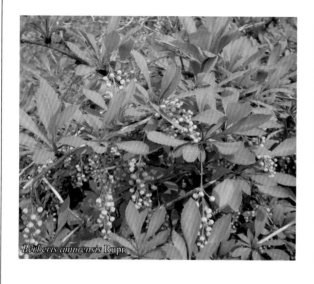

Berberis amurensis Rupr.

（1）急性化脓性乳腺炎：本品鲜根 15~30 克，瘦猪肉适量，水、酒煎服。

（2）急性胃肠炎，口腔和咽喉炎，结膜炎：本品 15~30 克，煎服。

【生境】生于海拔 1200~2500 米的山地林缘、溪边、灌丛中。

【分布】分布于华北、东北、山东、陕西等地。

■ **形态特征** 落叶灌木。老枝淡黄色或灰色，茎刺三分叉。叶纸质，倒卵状椭圆形、椭圆形或卵形，上面暗绿色，背面淡绿色，叶缘具细刺齿。总状花序具总梗，花黄色，萼片 2 轮。浆果不具宿存花柱。花期 4~5 月，果期 8~9 月。

■ **功效主治** 根和茎、枝（黄芦木）：苦，寒；清热燥湿，解毒。

细叶小檗

别名：三颗针

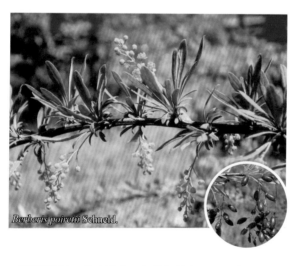

Berberis poiretii Schneid.

痈肿，蜂窝织炎：本品、穿心莲各 15 克，金银花、野菊花各 9 克，七叶一枝花 6 克，煎服。

【生境】生于向阳的砂质丘陵、山坡、路旁。

【分布】分布东北、华北，以及山东、陕西、河南等地。

■ **形态特征** 落叶灌木。老枝灰黄色，幼枝紫褐色，具茎刺。叶倒披针形至狭倒披针形，无毛，全缘。穗状总状花序，花黄色；苞片条形，小苞片 2，披针形，萼片 2 轮，花瓣先端锐裂。浆果红色，无宿存花柱。花期 5~6 月，果期 7~9 月。

■ **功效主治** 根（三颗针）：苦，寒，有毒；清热燥湿，泻火解毒；用量 9~15 克；脾胃虚寒者慎用。

┃ 实用验方 ┃

（1）肿毒初起：本品鲜品加红糖或酒糟适量，共捣烂敷贴，日换2次。

（2）疗疮：本品6克，蒸酒服，须根捣烂敷患处。

（3）带状疱疹：本品根研末，醋调涂患处。

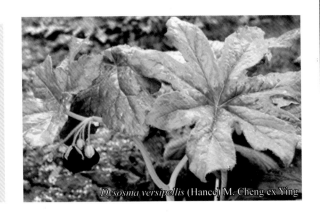

Dysosma versipellis (Hance) M. Cheng ex Ying

【生境】生于山谷林下湿润处。

【分布】分布于安徽、浙江、福建、江西、湖北、湖南、广西、云南、贵州、四川、陕西、河南等地。

■ **形态特征** 多年生草本。根茎横生。茎单一，多汁，无毛。茎生叶1~2，互生，盾状，圆形，4~9掌状浅裂。花深红色，5~8朵簇生于近叶基处，花瓣6，勺状倒卵形。浆果椭圆形或卵形。花期3~6月，果期5~9月。

■ **功效主治** 根及根茎：苦、辛、凉，有毒；化痰散结，祛瘀止痛，清热解毒。

┃ 实用验方 ┃

（1）不育，精子少：本品10克，枸杞15~30克，乳鸽（带头）1只，煎煮，吃肉喝汤，服用时冲服鹿茸0.1克（手脚冰凉者可增至0.3克），每日1次，连服60日。

（2）阳痿：本品9克，土丁桂24克，鲜黄花远志30克，鲜金樱子60克，煎服。

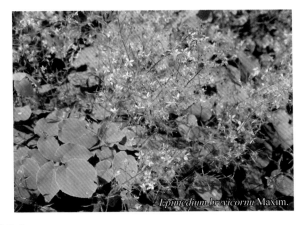

Epimedium brevicornu Maxim.

【生境】生于多荫蔽的树林及灌丛中。

【分布】分布于黑龙江、吉林、辽宁、山东、江苏、江西、湖南、广西、四川、贵州、陕西、甘肃等地。

■ **形态特征** 多年生草本。二回三出复叶基生和茎生，小叶9，基部深心形，背面苍白色，基出7脉，叶缘具刺齿。圆锥花序，花白色或淡黄色，萼片2轮，花瓣具距。蒴果，宿存花柱喙状。花期5~6月，果期6~8月。

■ **功效主治** 叶（淫羊藿）：辛、甘，温；补肾阳，强筋骨，祛风湿。

柔毛淫羊藿

别名：淫羊藿、仙灵脾

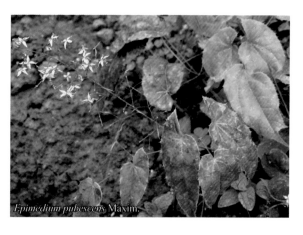

Epimedium pubescens Maxim.

【生境】生于山坡或路旁。

【分布】分布于四川、贵州、湖北、湖南、陕西等地。

■ **形态特征** 多年生草本。一回三出复叶基生或茎生，小叶革质，上面深绿色，有光泽，背面密被毛，边缘具细密刺齿。圆锥花序，序轴及花梗被腺毛，萼片2轮，花瓣囊状，淡黄色。蒴果，宿存花柱长喙状。花期4~5月，果期5~7月。

■ **功效主治** 叶（淫羊藿）：辛、甘，温；补肾阳，强筋骨，祛风湿。

箭叶淫羊藿

别名：三枝九叶草、仙灵脾

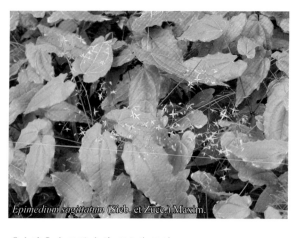

Epimedium sagittatum (Sieb. et Zucc.) Maxim.

【生境】生于溪旁林下和潮湿地。

【分布】分布于浙江、安徽、江西、湖北、四川、台湾、福建、广东、广西等地。

■ **形态特征** 多年生常绿草本。根茎粗短，节结状。一回三出复叶基生和茎生，小叶革质，卵形至卵状披针形，基部心形。圆锥花序常无毛，花瓣囊状，淡棕黄色。蒴果背裂，花柱宿存。花期4~5月，果期5~7月。

■ **功效主治** 叶（淫羊藿）：辛、甘，温；补肾阳，强筋骨，祛风湿。

别名：土黄连

实用验方

（1）黄疸，小儿肝热，肺热，疮疡肿毒：本品鲜根60克，冰糖15~30克，开水冲顿服。

（2）咽喉肿痛：本品根、牛膝根各6克，煎服。

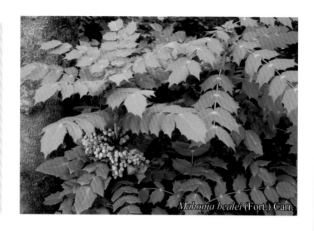

Mahonia bealei (Fort.) Carr.

【生境】生于山谷、林下阴湿处。

【分布】分布于甘肃、河南、浙江、安徽等地。

■ **形态特征** 常绿灌木。奇数羽状复叶互生，小叶7~15，厚革质，卵形至长圆形，每边有2~7枚大刺齿。总状花序3~10个簇生，花瓣先端2浅裂，基部腺体明显。浆果卵形，蓝黑色，被白粉。花期7~10月，果期3~4月。

■ **功效主治** 茎（功劳木）：苦，寒；清热燥湿，泻火解毒。

别名：十大功劳

实用验方

（1）黄疸，小儿肝热，肺热，疮疡肿毒：本品鲜根60克，冰糖15~30克，开水冲顿服。

（2）咽喉肿痛：本品根、牛膝根各6克，煎服。

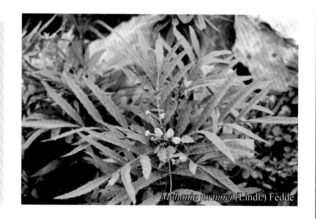

Mahonia fortunei (Lindl.) Fedde

【生境】生于山谷、林下湿地。

【分布】分布于江苏、湖南、湖北、四川、浙江、广东、广西等地。

■ **形态特征** 常绿灌木。奇数羽状复叶互生，小叶3~9，革质，披针形，无柄，边缘有6~13刺齿锐齿。总状花序4~10个簇生，花瓣先端2浅裂，基部腺体明显。浆果球形，紫黑色，被白粉。花期7~9月，果期9~11月。

■ **功效主治** 茎入药（功劳木）：苦，寒；清热燥湿，泻火解毒。

小檗科

南天竹

别名：土黄连、蓝田竹

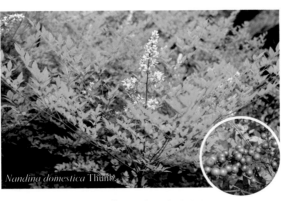

Nandina domestica Thunb.

实用验方

（1）肺热咳嗽：本品根、鲜枇杷叶（去毛）各30克，水煎，日分3次服。

（2）小儿睡觉磨牙：本品茎叶适量，煎服。

（3）百日咳：本品果实9~15克，酌加冰糖、开水，炖1小时，饭后服，日服2次。

【生境】生于疏林及灌木丛中，多栽培。

【分布】分布于江苏、浙江、安徽、江西、四川、陕西等地。

■ **形态特征**　常绿灌木，茎丛生，少分枝。三回羽状复叶，小叶革质，椭圆状披针形，全缘，无毛，深绿色，冬季变红色。圆锥花序直立，花小，白色，芳香。浆果球形。花期5~7月，果期8~10月。

■ **功效主治**　根：苦，寒，小毒；清热解毒，止咳，除湿；用量9~15克，鲜品30~60克；孕妇禁服。茎枝：苦，寒；清湿热，降逆气。叶：苦，寒；清热利湿，泻火，解毒。果实：酸、甘、平，有毒；敛肺止咳，平喘；用量6~15克；外感咳嗽初期慎服。

桃儿七

别名：鬼白

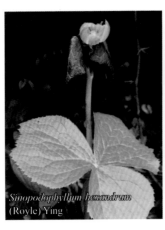

Sinopodophyllum hexandrum (Royle) Ying

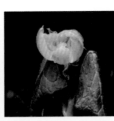

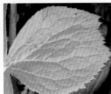

实用验方

（1）慢性支气管炎：桃儿七常口含，或取3克，煎服。

（2）瘰病：桃儿七6克，煎服。

（3）月经不调，经闭腹痛：小叶莲7个，研末，分2次开水冲服。

【生境】生于林下或灌丛下。

【分布】分布于甘肃、陕西、云南、四川等地。

■ **形态特征**　多年生直立草本。根状茎粗短。单叶2枚，基部心形，3~5深裂几达中部，上面无毛，背面被柔毛，边缘具粗锯齿。花单生，先叶开放，粉红色，萼片早萎，雄蕊6。浆果。花期5~6月，果期7~9月。

■ **功效主治**　根及根茎（桃儿七）：苦、辛，温，小毒；祛风除湿，活血止痛，祛痰止咳；用量1.5~6克。果实（小叶莲）：甘，平，小毒；调经活血；用量3~9克；孕妇禁服。

木防己

实用验方

（1）产后风湿关节痛：本品30克，福建胡颓子根15克，加水、酒煎服。

（2）风湿痛，肋间神经痛：本品、牛膝各15克，煎服。

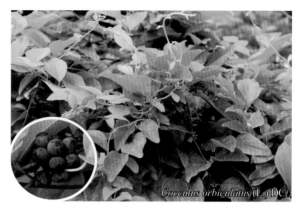

Cocculus orbiculatus (L.) DC.

【生境】生于山坡、灌丛、林缘、路边、疏林中。

【分布】分布于华东、中南、西南，以及河北、辽宁、陕西等地，尤以长江流域及其以南各地常见。

■ **形态特征**　木质藤本。叶形状变异极大，两面被毛或近无毛，掌状脉3条。聚伞花序，花单性，萼片6，2轮，花瓣6，下部边缘内折，抱着花丝，顶端2裂，雄蕊6，心皮6。核果，果核骨质，背部有小横肋状雕纹。

■ **功效主治**　根（木防己）：苦、辛，寒；祛风除湿，通经活络，解毒消肿。

蝙蝠葛

实用验方

（1）慢性扁桃体炎：本品9克，金莲花3克，生甘草6克，煎服。

（2）肺热咳嗽：本品、前胡、牛蒡子、枇杷叶各9克，煎服。

（3）痢疾，肠炎：本品、徐长卿各9克，煎服。

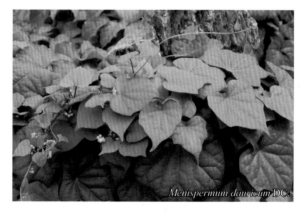

Menispermum dauricum DC.

【生境】生于路边、灌丛及疏林中。

【分布】分布于黑龙江、吉林、辽宁、内蒙古、河北、山东、江苏、浙江、安徽、江西、湖北、湖南、贵州、甘肃、宁夏、陕西、山西及河南等地。

■ **形态特征**　草质落叶藤本。根状茎垂直生。叶心状扁圆形，边缘有3~9角或3~9裂，无毛，下面有白粉。圆锥花序单生或双生，总梗细长，花单性，花瓣肉质，兜状，有短爪，雄蕊常12。核果紫黑色。花期6~7月，果期8~9月。

■ **功效主治**　根茎（北豆根）：苦，寒，有小毒；清热解毒，祛风止痛；用量3~9克。

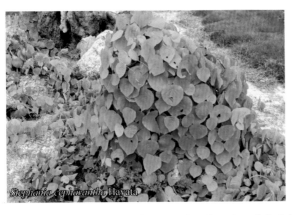

Stephania cepharantha Hayata

（1）风湿性关节炎：本品30克，蜈蚣兰、活血丹各15克，黄酒500克，浸泡3日，每日服2次，每次1调羹，饭后服。

（2）喉中热盛肿痛：本品、朴硝，上为末，以小管吹入喉。

【生境】生于肥沃湿润的草丛、山坡路旁阴处、灌木丛中，亦生于石灰质石山上。

【分布】分布于江苏、安徽、浙江、江西、福建、台湾、湖南、广东、广西、贵州等地。

■ **形态特征**　草质落叶藤本，无毛。块根皮孔突起。小枝紫红色，纤细。叶三角状扁圆形至近圆形。雌雄花序均为头状花序，具盘状总苞，雄花萼片6，聚药雄蕊短，雌花萼片1。核果，果核背部具小横肋状雕纹。花期4~5月，果期6~7月。

■ **功效主治**　块根（白药子）：苦、辛，凉，小毒；清热解毒，祛风止痛，凉血止血；用量9~15克。

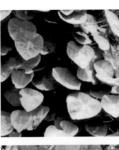

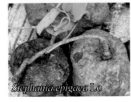

Stephania epigaea Lo

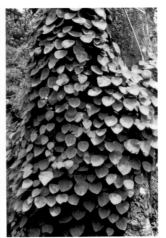

（1）疟疾，食积胃痛：本品研末，开水送服或煎服。

（2）痈疮肿毒：本品研末，蜂蜜或醋调匀外敷。

【生境】生于山地灌木丛中、林缘或岩石缝等处。

【分布】分布于四川南部、云南和贵州等地。

■ **形态特征**　草质落叶藤本，无毛；块根扁球状。嫩枝紫红色，有白霜。叶盾状，扁圆形，下面稍粉白。单伞形聚伞花序常紫红色而有白粉，雄花萼片6，花瓣3，聚药雄蕊，雌花萼片1，花瓣2或1。核果，果核背部具小横肋。花期春季，果期夏季。

■ **功效主治**　块根（地不容）：苦，寒，有毒；涌吐痰食，截疟，解疮毒；用量1.5~3克。

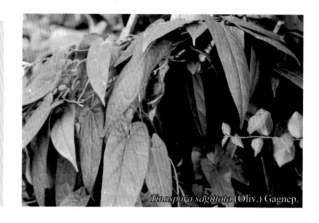

Tinospora sagittata (Oliv.) Gagnep.

实用验方

（1）急性扁桃体炎：本品鲜用6克，连翘、牛蒡子各9克，煎服。另取本品研极细末，吹喉，每日2次。或者取本品9克，百两金根15克，每日1剂，煎服。

（2）小儿喘息型支气管炎：本品9克，水煎分2~3次服。

【生境】生于疏林下、林缘、竹林中及草地。

【分布】分布于湖北、湖南、广东、广西、贵州等地。

■ **形态特征**　草质藤本。块根连珠状。枝纤细，被毛。叶披针状箭形或披针状戟形，通常仅脉上被短硬毛，掌状5脉。聚伞花序或圆锥状花序，花单性，萼片、花瓣、雄蕊均6，心皮3。核果红色。花期4月，果期秋季。

■ **功效主治**　块根（金果榄）：苦，寒；清热解毒，利咽，止痛。

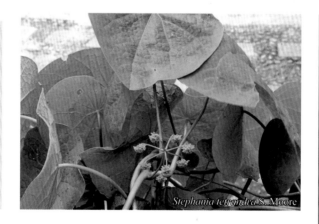

Stephania tetrandra S. Moore

实用验方

（1）慢性肾小球肾炎，汗出恶风，身重，小便不利：本品12克，黄芪15克，炒甘草6克，白术9克，煎服。

（2）肺痿喘嗽：本品研末，每次取9克，加浆水约350毫升，煮沸一会儿，连药渣服。

【生境】生于村边、旷野、路边灌丛中。

【分布】分布于浙江、安徽、福建、江西、湖北、湖南、广东、海南、广西等地。

■ **形态特征**　草质藤本。主根肉质，柱状。叶阔三角形，两面或仅下面被贴伏短柔毛。头状花序，花单性，萼片常为4，花瓣5，肉质，边缘内折，聚药雄蕊。核果，果核背部鸡冠状隆起，两侧具小横肋状雕纹。花期夏季，果期秋季。

■ **功效主治**　根（防己）：苦，寒；利水消肿，祛风止痛。

八角茴香

别名：八角

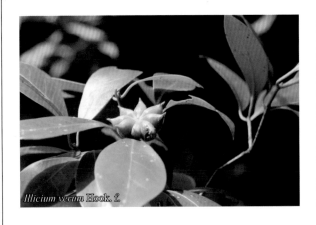

Illicium verum Hook. f.

（1）小肠气痛难忍：本品、杏仁各30克，葱白（和根捣，焙干）15克，共研末，每服9克，空腹温酒冲服。

（2）膀胱偏坠疝气：本品、白牵牛（炒）等量研细末，空腹以酒冲服。

【生境】生于海拔60~2100米的山地湿润常绿阔叶林中。

【分布】分布于安徽、浙江、福建、江西、湖南、广东、海南、广西、贵州等地。

■ **形态特征**　常绿乔木，无毛，芳香。叶互生或3~6簇生枝顶，无托叶。花单生，花蕾球形，花被片7~12，雄蕊11~20，心皮常8。聚合蓇葖果平展。花期3~5月及8~10月，果期9~10月及次年3~4月。

■ **功效主治**　成熟果实（八角茴香）：辛，温；温阳散寒，理气止痛。

鹅掌楸

别名：马褂木

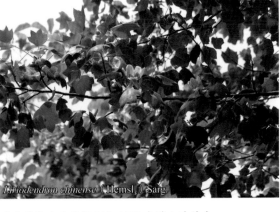

Liriodendron chinense（Hemsl.）Sarg.

（1）水湿风寒所致咳嗽、气急、口渴、四肢微肿：本品树皮30克，加芫荽、山油麻（阴行草）各15~18克，老姜3片，甘草9克，水煎，冲红糖，早、晚饭前各服1次。

（2）风湿关节痛：本品根及刺桐各30克，煎服。

【生境】生于海拔900~1000米的山地林中。

【分布】分布于江苏、安徽、浙江、江西、福建、台湾、湖南、湖北、广西、四川、贵州、云南等地。南部一些城市常栽培供观赏。

■ **形态特征**　落叶乔木。小枝灰色或灰褐色。单叶互生，马褂形，近基部具1对侧裂片，下面苍白色。花单生，花被片绿色，具黄色纵条纹。聚合果，小坚果具翅，顶端钝或钝尖。花期5月，果期9~10月。

■ **功效主治**　树皮：辛，温；祛风除湿，散寒止咳。根：辛，温；祛风湿，强筋骨。

实用验方

（1）慢性鼻炎：本品20克，苍耳子10克，香白芷40克，薄荷叶2.5克，晒干，制为粗末，每次服10克，用葱、茶清食后调服。

（2）顽固性鼻炎：用本品研末，入麝香少许，葱白蘸入（鼻）数次。

【生境】生于海拔600~2100米山地林中。

【分布】分布于陕西、甘肃、河南、湖北、湖南及四川等地。

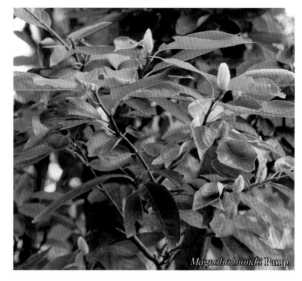

Magnolia biondii Pamp.

■ **形态特征**　落叶乔木。叶椭圆状披针形、卵状披针形，狭倒卵或卵形，侧脉每边10~15条，托叶痕为叶柄长的1/5至1/3。花先叶开放，花被9，外轮紫红色，中内两轮白色。聚合果扭曲，蓇葖具凸起瘤点。花期3月，果期9月。

■ **功效主治**　花蕾（辛夷）：辛，温；散风寒，通鼻窍。

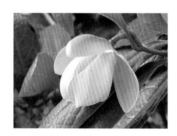

【生境】生于海拔600~900米的湿润肥沃土壤林下，常栽培。

【分布】分布于广东、广西、福建、浙江、云南、台湾等地。华南各地多有栽培。

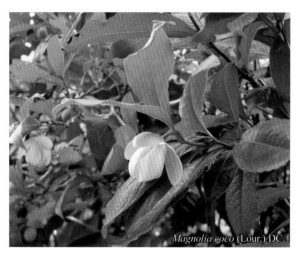

Magnolia coco (Lour.) DC.

■ **形态特征**　常绿灌木或小乔木，各部无毛。叶革质，边全缘，稍反卷，叶面稍起皱波，托叶痕达叶柄顶端。单花顶生，下垂，白色，夜间极香，花被3轮，每轮3。聚合蓇葖果近木质。花期夏季，果期秋季。

■ **功效主治**　花：辛，温；行气祛瘀，止咳止带。

玉兰

别名：辛夷

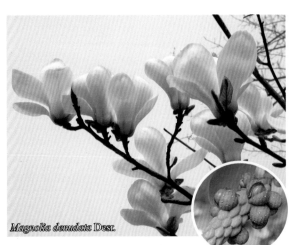

Magnolia denudata Desr.

实用验方

（1）慢性鼻炎：本品20克，苍耳子10克，香白芷40克，薄荷叶2.5克，晒干，制为粗末，每次服10克，用葱、茶清食后调服。

（2）顽固性鼻炎：用本品研末，入麝香少许，葱白蘸入（鼻）数次。

【生境】生于海拔500~1000米林中。

【分布】分布于河南、陕西、安徽、浙江、江西、湖北、湖南、广东、贵州、四川等地。

■ **形态特征**　落叶乔木。叶倒卵形、宽倒卵形或倒卵状椭圆形，托叶痕为叶柄长的1/4~1/3。花蕾卵圆形，花先叶开放，直立，花被片9，白色，基部常带粉红色，长圆状倒卵形。聚合蓇葖果，厚木质。花期2~3月及7~9月，果期8~9月。

■ **功效主治**　花蕾（辛夷）：辛，温；散风寒，通鼻窍。

荷花玉兰

别名：广玉兰、洋玉兰

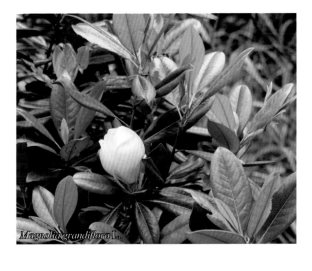

Magnolia grandiflora L.

实用验方

（1）高血压：本品花6~9克。煎服。

（2）风寒感冒，头痛鼻塞：本品花、白芷各10克，共研细末，每次6克，每日3次，开水冲服。

【生境】喜生于潮湿温暖地区，多栽培。

【分布】原产北美洲东南部。现在我国长江流域以南各地广为栽培。

■ **形态特征**　常绿大乔木。小枝、芽、叶背、叶柄均密被褐色短绒毛。叶厚革质，全缘，叶柄无托叶痕。单花顶生，白色，芳香，直径15~20厘米，花被片9~12，花丝紫色。聚合蓇葖果背裂，具长喙。花期5~6月，果期9~10月。

■ **功效主治**　花、树皮：辛，温；祛风散寒，行气止痛。

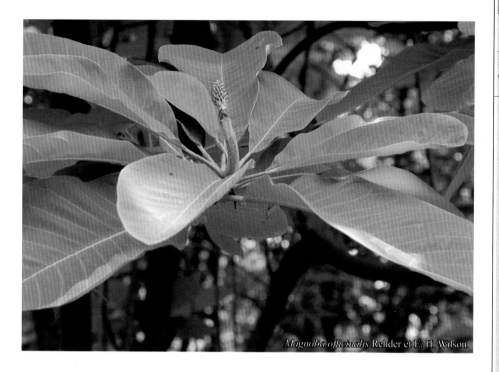

Magnolia officinalis Rehder et E. H. Wilson.

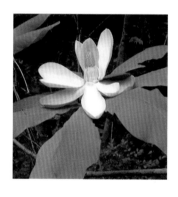

■ **形态特征** 落叶乔木。顶芽无毛。叶近革质，聚生于枝端，长圆状倒卵形，先端具短急尖或圆钝，基部楔形，托叶痕长为叶柄的2/3。花被片9~12（17），盛开时外轮外卷，内两轮直立。聚合蓇葖果基部圆。花期5~6月，果期8~10月。

■ **功效主治** 干皮、根皮及枝皮（厚朴）：苦、辛，温；燥湿消痰，下气除满。花蕾（厚朴花）：苦，微温；芳香化湿，理气宽中。

【生境】生于海拔300~1500米山地林中。

【分布】分布于陕西南部、甘肃东南部、河南东南、湖北、湖南西部、广西、贵州、四川等地。

─┃─ **实用验方** ─┃─

（1）幼儿胃寒腹痛：厚朴150克，丁香100克，山柰、干姜、炙甘草各50克，每次1.5~2克，每日3次。

（2）心脾不调，肾气弱或小便白浊：姜厚朴16克，白茯苓4克，水、酒等量煎服，每日2次。

紫玉兰

别名：辛夷、木笔

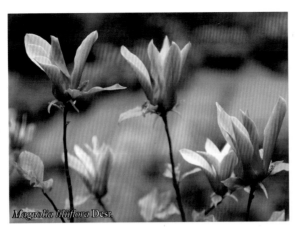

Magnolia liliflora Desr.

【生境】生于海拔300~1600米的山坡林缘。

【分布】分布于福建、湖北、四川、云南西北部等地。

■ **形态特征**　落叶灌木。叶椭圆状倒卵形或倒卵形，基部下延，托叶痕约为叶柄长之半。花叶同时开放，花被片9~12，外轮萼片状，紫绿色，内两轮花瓣状，紫色或紫红色，内面带白色。聚合蓇葖果，具短喙。花期3~4月，果期8~9月。

■ **功效主治**　花蕾（辛夷）：辛，温；散风寒，通鼻窍。

凹叶厚朴

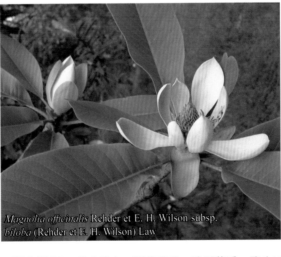

Magnolia officinalis Rehder et E. H. Wilson subsp. *biloba* (Rehder et E. H. Wilson) Law

【生境】生于海拔300~1400米林中。

【分布】分布于安徽、浙江西部、江西、福建、湖南南部、广东北部、广西北部及东北部等地。

■ **形态特征**　落叶乔木。顶芽无毛。叶近革质，聚生于枝端，长圆状倒卵形，先端凹缺，基部楔形，托叶痕长为叶柄的2/3。花被片9~12（17），盛开时外轮外卷，内两轮直立。聚合蓇葖果基部较窄。花期4~5月，果期10月。

■ **功效主治**　干皮、根皮及枝皮（厚朴）：苦、辛，温；燥湿消痰，下气除满。花蕾（厚朴花）：苦，微温；芳香化湿，理气宽中。

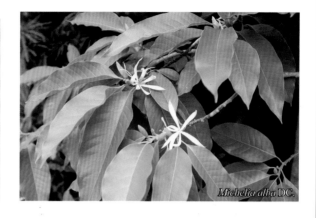
Michelia alba DC.

实用验方

（1）中暑头晕胸闷：本品5~7朵，茶叶少许，开水泡服。

（2）咳嗽：本品5~7朵，水煎调蜂蜜适量服，每日1剂。

白兰

别名：白兰花、白玉兰

【生境】生于路旁或庭园中。

【分布】分布于福建、云南、四川、江苏、浙江、安徽、江西、广东、广西等地。

■ **形态特征**　常绿乔木。单叶，薄革质，长椭圆形或披针状椭圆形，叶柄长1.5~2厘米，托叶痕几达叶柄中部。单花腋生，花被10多片，披针形，白色，清香，雄蕊群具柄。花期4~9月，少见结实。

■ **功效主治**　花：苦、辛，微温；行气化湿，止咳。

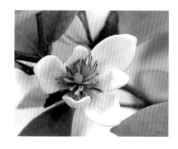

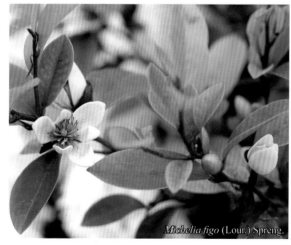
Michelia figo (Lour.) Spreng.

含笑

别名：含笑花、茶莲木

【生境】生长于向阳山坡，或栽培。

【分布】分布于华南至长江流域各地。

■ **形态特征**　常绿灌木，芽、嫩枝、叶柄、花梗密被黄褐色绒毛。叶革质，全缘，托叶痕达叶柄顶端。花腋生，花被片6，肉质，浅黄色，边缘带紫红色，雌蕊群无毛，具柄，心皮分离。花期3~5月，果期7~8月。

■ **功效主治**　花蕾、叶：辛、苦，平；芳香化湿，行气通窍。

木兰科 一

105

五味子

别名：北五味子

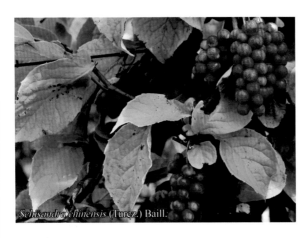

Schisandra chinensis (Turcz.) Baill.

实用验方

（1）肺虚寒：本品红熟时采摘，蒸烂，研磨过滤，去核，熬成稀膏，加入蜜，再上小火熬煮至沸，冷却后保存于瓷器中，随时加水冲泡服用。
（2）痰嗽并喘：本品、白矾等量，制为末。每次取12克，与生猪肺煮熟，本品药末配热汤喝掉。

【生境】生于海拔1500米以下的向阳山坡杂林中、林缘及溪旁灌木中。

【分布】分布于东北、华北，以及河南等地。

■ **形态特征**　落叶木质藤本，除幼叶背面被柔毛及芽鳞具缘毛外余无毛。老枝皮片状剥落。叶膜质。花单性，雄蕊5（6）枚，互相靠贴，直立排列于柱状花托顶端。聚合浆果红色，果皮具不明显腺点。种子淡褐色，种脐凹入成"U"字形。花期5~7月，果期7~10月。

■ **功效主治**　成熟果实（五味子）：酸、甘，温；收敛固涩，益气生津，补肾宁心。

华中五味子

别名：南五味子

Schisandra sphenanthera Rehder et E. H. Wilson

实用验方

（1）肺虚寒：本品红熟时采摘，蒸烂，研磨过滤，去核，熬成稀膏，加入蜜，再上小火熬煮至沸，冷却后保存于瓷器中，随时加水冲泡服用。
（2）痰嗽并喘：本品、白矾等量，制为末。每次取12克，与生猪肺煮熟，本品药末配热汤喝掉。

【生境】生于海拔600~3000米湿润山坡或灌丛中。

【分布】分布于河南、山西、陕西、甘肃、江苏、安徽、浙江、福建、江西、湖北、湖南、云南、贵州、四川等地。

■ **形态特征**　落叶木质藤本，全株无毛。短枝皮孔密而凸起。叶纸质，下面有白点。花被片5~9，橙黄色，椭圆形或长圆状倒卵形，花单性，雄蕊11~19（23），雌蕊30~60。聚合浆果红色。种皮褐色，种脐斜"V"字形。花期4~7月，果期7~9月。

■ **功效主治**　成熟果实（南五味子）：酸、甘，温；收敛固涩，益气生津，补肾宁心。

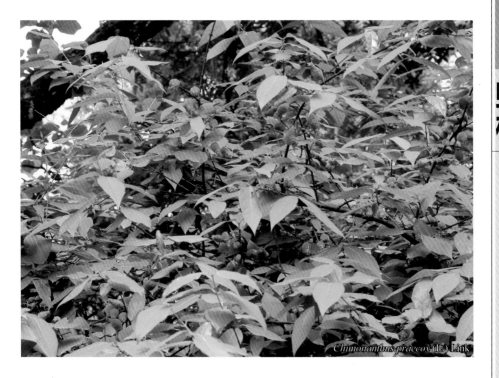

Chimonanthus praecox (L.) Link

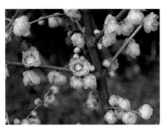

■**形态特征**　落叶灌木。幼枝方形，鳞芽裸露。单叶对生，椭圆形至宽椭圆形或卵圆形，仅叶背脉上被微毛。先叶开花，花腋生，花被片无毛，内部花被片基部有爪，花丝比花药长或等长。瘦果。花期11月至次年3月，果期4~11月。

■**功效主治**　花蕾（蜡梅花）：辛、甘、微苦，凉，小毒；解暑清热，理气开郁；用量3~9克。根（铁筷子）：辛，温，有毒；祛风止痛，理气活血，止咳平喘；用量6~9克；孕妇均禁服。

【生境】生于山坡灌丛或水沟边。
【分布】分布于华东，以及湖北、湖南、四川、贵州、云南等地。

| 实用验方 |

（1）暑热心烦头昏：本品花6克，扁豆花、鲜荷叶各9克，煎服。
（2）风湿痛：铁筷子、石楠藤、兔耳风各9克，泡酒120克，每次服30克。

番荔枝

别名：佛头果

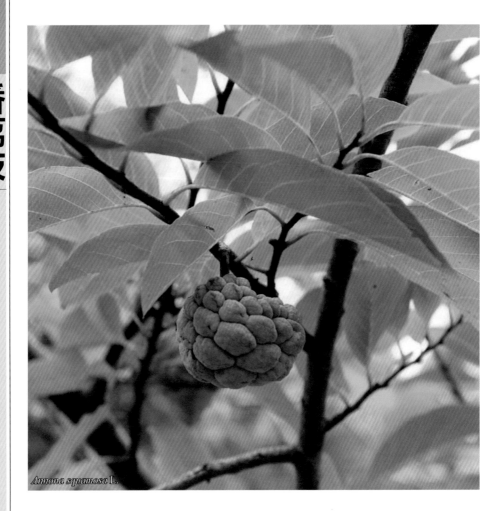

Annona squamosa L.

■ **形态特征**　落叶小乔木。叶互生，排成两列，椭圆状披针形或长圆形，下面苍白绿色。花1~4朵顶生或与叶对生，青黄色，下垂，花蕾披针形，内轮花瓣鳞片状。聚合浆果，心皮易于分开。花期5~6月，果期6~11月。

■ **功效主治**　果实：甘，寒；补脾胃，清热解毒，杀虫；孕妇禁服种子。叶：苦、涩，微寒；收敛涩肠，清热解毒。根：苦，寒；清热，解毒。

【生境】全球的热带地区均有栽培。
【分布】我国浙江、福建、台湾、广东、广西、云南等地有栽培。

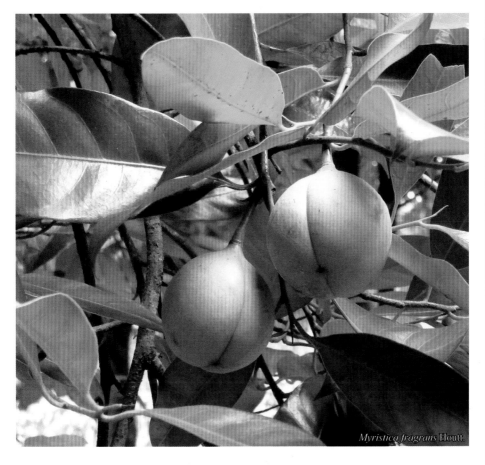

Myristica fragrans Houtt.

■ **形态特征**　常绿小乔木。幼枝细长。单叶互生，近革质，全缘，无毛，侧脉8~11对。雌雄异株，聚伞花序腋生，小苞片生于花被基部，花被3裂，花丝合生成柱状，花柱极短，柱头先端2裂。核果梨形，假种皮红色撕裂状。

■ **功效主治**　种仁（肉豆蔻）：辛，温；温中行气，涩肠止泻。假种皮（肉豆蔻衣）：辛，温；芳香健胃和中。

【生境】热带地区广泛栽培。
【分布】分布于台湾、广东、云南等地。

┃ 实用验方 ┃

（1）一切血痢腹痛：人参1克，本品、乌贼骨各30克。研细，每次4克，饭前温米汤冲服。

（2）温中焦，治腹泻宿食不化：本品4个，炙甘草25克，胡椒200粒，盐8克（炒），研末，每次4克，开水冲服。

无根藤

别名：无爷藤、罗网藤

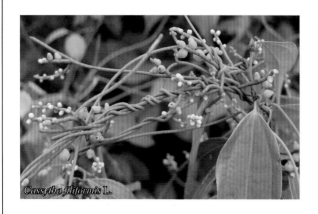

Cassytha filiformis L.

（1）痢疾：本品、叶下珠各15克，樟木9克，煎服。

（2）习惯性鼻出血：本品（煅黑）、白茅根各30克，煎服。

【生境】生于山间疏林或灌木丛中阳光充足处。

【分布】分布于浙江、江西、福建、台湾、湖南、广东、广西、贵州、云南等地。

■ 形态特征　寄生缠绕草本，具盘状吸根。茎绿色，叶退化为微小鳞片。穗状花序，花被裂片6，外轮3枚较小，能育雄蕊9，花药2室。浆果球形，包藏于花后增大的肉质果托内，花被宿存。花、果期5~12月。

■ 功效主治　全草：微苦、甘，凉，小毒；清热利湿，凉血解毒；用量10~15克，鲜品15~30克；孕妇慎服。

阴香

别名：山肉桂、假樟树

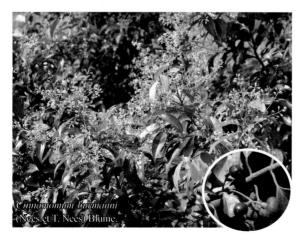

Cinnamomum burmanni
(Nees et T. Nees) Blume.

实用验方

（1）寒性胃痛：本品树皮9克，煎服。

（2）水泻，胃痛：本品根皮3~9克，煎服。

（3）创伤出血：本品叶研末，敷患处。

【生境】生于疏林、密林、灌木丛中或溪边路旁。

【分布】分布于福建、广东、海南、广西、云南等地。

■ 形态特征　常绿乔木，枝、叶两面无毛。叶互生或近对生，全缘，离基三出脉，脉腋无腺窝。圆锥花序短小，无总苞。果实卵形，部分包于果托，果托先端6齿裂。花期8~11月，果期11月至次年2月。

■ 功效主治　树皮：辛、微甘，温；温中止痛，祛风散寒，解毒消肿，止血。根：辛、微甘，温；温中行气止痛。叶：辛、微甘，温；祛风化湿，止泻，止血。

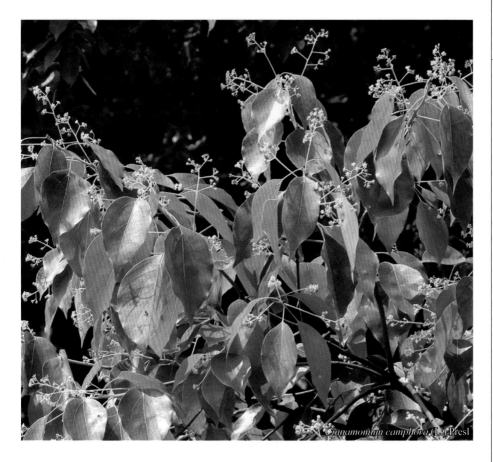

Cinnamomum camphora (L.) Presl

■ **形态特征**　常绿大乔木，有樟脑味。叶互生，卵状椭圆形，离基三出脉，侧脉及支脉脉腋具腺点。圆锥花序无总苞，花药 4 室，花被筒发育成果托，部分包被果实，果时花被裂片脱落。花期 4~5 月，果期 8~11 月。

■ **功效主治**　木材：辛，温；祛风散寒，温中理气，活血通络。根：辛，温；温中止痛，辟秽和中，祛风除湿。树皮、树叶：辛、苦，温；祛风除湿，暖胃和中，杀虫疗疮。果实：辛，温；祛风散寒，温胃和中，理气止痛。

【生境】生于山坡或沟谷，常栽培于低山平原。
【分布】分布于长江中下游及其以南地区，尤以台湾为最多。

实用验方

（1）**胃寒胀痛：**本品木材 15 克，煎水 2 碗服。
（2）**风湿疼痛：**本品根煎水外洗。

肉桂

别名：桂、玉桂

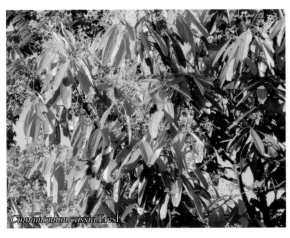

Cinnamomum cassia Presl

实用验方

治肾气虚乏，下脐腹冷痛：可服用肾气丸成药（处方含肉桂、附子、牡丹皮、白茯苓、泽泻、熟地、山茱萸、山药）。

【生境】栽培于砂土及斜坡山地。

【分布】分布于广东、广西等地。

■ **形态特征**　常绿乔木，芳香。幼枝略四棱形。叶互生或近对生，革质，长椭圆形至近披针形，离基三出脉。圆锥花序腋生，无总苞，花药4室，上下叠置。核果无毛，果托浅杯状。花期6~8月，果期10~12月。

■ **功效主治**　树皮（肉桂）：辛、甘，大热；补火助阳，引火归元，散寒止痛，温通经脉；有出血倾向者及孕妇慎用；忌与赤石脂同用。嫩枝（桂枝）：辛、甘，温；发汗解肌，温通经脉，助阳化气，平冲降气；孕妇慎用。

天竺桂

别名：山肉桂、土桂、桂皮

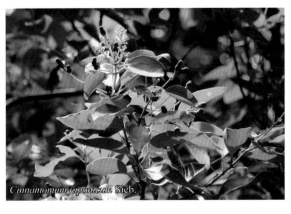

Cinnamomum japonicum Sieb.

实用验方

（1）**胃痛，腹痛**：肉桂15~21克，煎服。

（2）**胃寒恶心呕吐**：肉桂、草豆蔻、藿香等量，共研为末，每次4.5克，每日2次，开水送服。

（3）**跌打损伤**：肉桂研末，调水或酒敷患处。

【生境】生于常绿阔叶林中。

【分布】分布于江苏、安徽、浙江、江西、福建、台湾等地。

■ **形态特征**　常绿乔木，有香气。全株除花被内面、花丝、子房被柔毛外，余无毛。叶革质，近对生或枝条上部者互生，卵圆状长圆形至长圆状披针形，离基3出脉。圆锥花序腋生。核果长圆形。花期4~5月，果期7~9月。

■ **功效主治**　干树皮（肉桂）：辛、甘，温；温脾胃，暖肝肾，祛寒止痛，散瘀消肿。果实：辛、甘，温；温中，和胃。

实用验方

（1）寒凝气滞冷痛：乌药、小茴香、青皮、高良姜等量，均炒制，研末，温酒冲服。

（2）跌打损伤（背部伤尤宜）：乌药30克，威灵仙15克，煎服，或乌药叶捣烂酒炒敷患处。

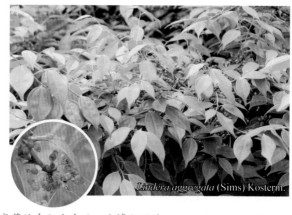

Lindera aggregata (Sims) Kosterm.

【生境】生于荒山灌木林中，或高草丛中阳光充足、土壤肥沃处。

【分布】分布于陕西、安徽、浙江、江西、福建、台湾、湖北、湖南、广东、广西、四川等地。

■ **形态特征**　常绿灌木或小乔木。根有纺锤状或结节状膨胀。幼枝密被金黄色绢毛。叶椭圆形或卵形，先端长渐尖或尾尖，下面苍白色，三出脉。雌雄异株，伞形花序无总梗。核果卵形或近球形。花期3~4月，果期5~11月。

■ **功效主治**　块根、叶、果实均味辛，性温。块根（乌药）：行气止痛，温肾散寒。叶：温中理气，消肿止痛。果实：散寒回阳，温中和胃。

实用验方

（1）胃寒腹痛，呕吐：荜澄茄、干姜、高良姜各9克，煎服。

（2）牙痛：荜澄茄研末，塞患处。

（3）风寒感冒：豆豉姜15~30克，水煎，加红糖服。

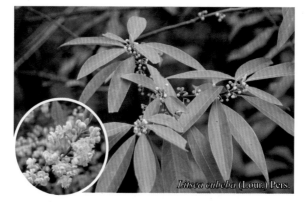

Litsea cubeba (Lour.) Pers.

【生境】生于灌丛、疏林、林中路旁、水边。

【分布】分布于西南华南，以及安徽、江苏、浙江、江西、福建、台湾等地。

■ **形态特征**　落叶灌木或小乔木，枝、叶无毛，芳香。叶互生，披针形或长圆形，先端渐尖，羽状脉。伞形花序有花4~6朵，花被裂片6。果近球形，无毛，果托小浅盘状。花期11月至次年4月，果期5~9月。

■ **功效主治**　果实（荜澄茄）：辛，温；温中散寒，行气止痛。根（豆豉姜）：辛、苦，温；祛风散寒除湿，温中理气止痛。叶：辛、微苦，温；理气散结，解毒消肿，止血。

蓟罂粟

别名：刺罂粟

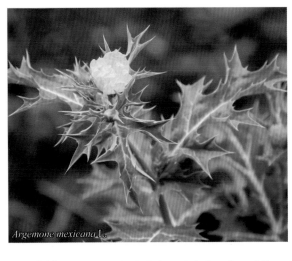

Argemone mexicana L.

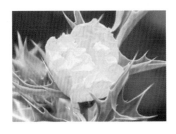

【生境】生于海拔850~1200米的田坝中或江边。

【分布】福建、台湾、广东、海南、云南等地有庭院栽培，或为野生。北京、河南等地偶见栽培。

■ **形态特征** 一年生粗壮草本，汁液苦。茎、叶脉、叶缘、果实散生刺。基生叶密生，茎生叶互生，羽状深裂，无毛。花单生，萼片舟状，距尖成刺，花瓣6，先端圆，黄色或橙黄色。蒴果4~6瓣自顶端微裂。花、果期3~10月。

■ **功效主治** 全草（蓟罂粟）：辛、苦，凉；发汗利水，清热解毒，止痛止痒。根（蓟罂粟根）：利小便，杀虫。种子（蓟罂粟子）：缓泻，催吐，解毒，止痛。

白屈菜

别名：土黄连、水黄连

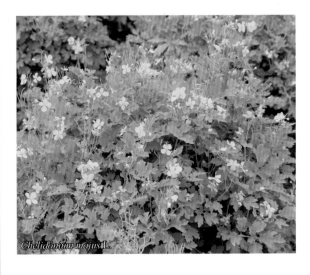

Chelidonium majus L.

实用验方

（1）顽癣：鲜品用50%的酒精浸泡，擦患处。
（2）疮肿：鲜品捣烂敷患处。

【生境】生于山谷湿润地、绿林草地、水沟边、草丛中。

【分布】分布于东北、华北、西北，以及江苏、江西、四川等地。

■ **形态特征** 多年生草本。茎聚伞状多分枝。叶基生和互生，羽状全裂，表面绿色，无毛，背面具白粉。伞形花序，萼片2，早落，花瓣4，黄色，心皮2。蒴果近念珠状。种子具鸡冠状种阜。花、果期4~9月。

■ **功效主治** 全草（白屈菜）：苦，凉，有毒；解痉止痛，止咳平喘；用量9~18克。

实用验方

（1）麻疹热毒：本品、菊花各9克，连翘12克，煎服。

（2）水痘：本品6克，甘草3克，煎服。

（3）急性黄疸性肝炎：本品、茵陈各15克，煎服。

【生境】生于山沟、溪流、平原、丘陵草地、疏林下。

【分布】分布于甘肃、陕西、山西、山东、河北、辽宁、吉林、黑龙江、四川等地。

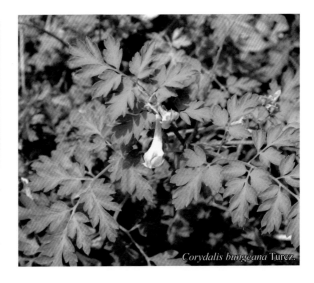

Corydalis bungeana Turcz.

■ **形态特征**　二年生灰绿色铺散草本，具主根。叶基生和茎生，下面苍白色，二至三回羽状全裂。总状花序多花，苞片叶状，萼片早落，花粉红色至淡紫色，花瓣不同形。蒴果椭圆形。种子具鳞片状种阜。花期4~5月，果期5~6月。

■ **功效主治**　全草（苦地丁）：苦，寒；清热解毒，散结消肿。

实用验方

（1）疮毒：本品根适量，煎水洗患处。

（2）秃疮，蛇咬伤：本品鲜根，捣烂外敷。

（3）顽癣，牛皮癣：本品根磨酒或醋外涂。

【生境】生于丘陵林缘，宅畔墙基。

【分布】分布于华东，以及河北、山西、陕西、甘肃、河南、湖北、四川、贵州等地。

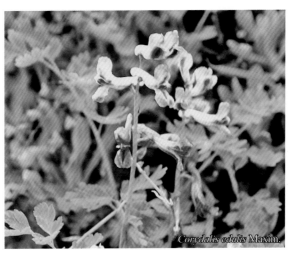

Corydalis edulis Maxim.

■ **形态特征**　一年生灰绿色草本，具主根。花枝对叶生。叶1~2回羽状全裂，下面苍白色。总状花序，苞片全缘，花粉红色至紫红色，外花瓣顶端微凹，距短于瓣片，柱头横向纺锤形，具乳突和沟槽。蒴果线形。花期4~5月，果期5~7月。

■ **功效主治**　全草（紫堇）：苦、涩，凉，有毒；清热解毒，杀虫止痒；用量4~10克，不可过量。

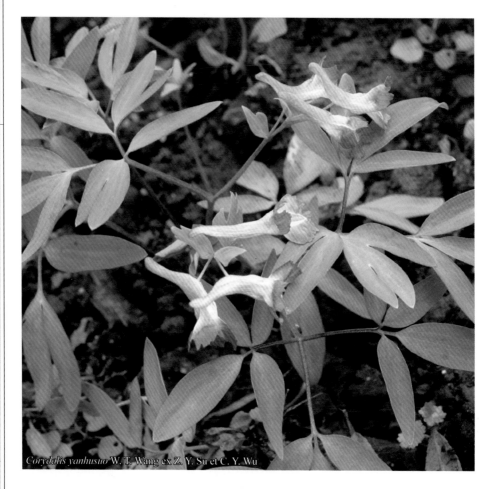

Corydalis yanhusuo W. T. Wang ex Z. Y. Su et C. Y. Wu

■ **形态特征** 多年生草本。块茎圆球形。低出鳞叶和下部茎生叶常具腋生块茎。叶二回三出或近三回三出，小叶三裂，裂片披针形。总状花序，苞片全缘，花紫红色，外花瓣宽展，具齿，柱头圆形，具8乳突。蒴果线形。花期3~4月，果期4~5月。

■ **功效主治** 块茎（延胡索）：辛、苦，温；活血，行气，止痛。

【生境】生于山地林下，或为栽培。
【分布】分布于河北、山东、江苏、浙江等地。

| 实用验方 |

（1）尿血：本品12克，水煎，加入芒硝9克，口服。
（2）咳嗽：本品15克，枯矾9克，研末，每次取7克（小儿减半），加蜜含化。
（3）疮无头，肿痛烦闷：本品2个，研末，热酒调服。

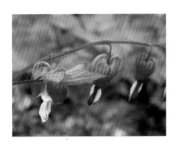

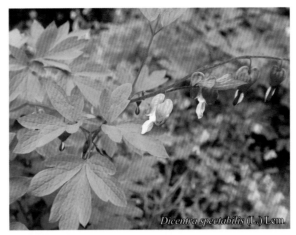

Dicentra spectabilis (L.) Lem.

【生境】生于温润和排水良好的肥沃沙壤土。

【分布】分布于我国北部。

■ **形态特征** 直立草本。茎带紫红色。叶二回三出全裂，小裂片常全缘，背面具白粉。总状花序于花序轴一侧下垂，花优美，萼片玫瑰色，外花瓣紫红色至粉红色，下部囊状，雄蕊 6，二体。果未见。花期 4~6 月。

■ **功效主治** 根茎（荷包牡丹根）：辛、苦，温；祛风，活血，镇痛。

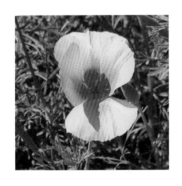

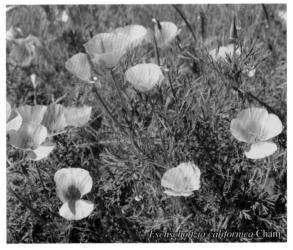

Eschscholtzia californica Cham.

【生境】栽培于庭院花坛。

【分布】原产于北美。全国各地均有栽培。

■ **形态特征** 多年生蓝灰色直立草本，无毛。茎生叶和基生叶同形，多回三出羽状细裂。花单个顶生，花瓣 4，三角状扇形，黄色，基部具橙黄色斑点，雄蕊多数，柱头 4。蒴果 2 瓣自基部向上开裂。花期 4~8 月，果期 6~9 月。

■ **功效主治** 全草（花菱草）：镇痛，安眠。

虞美人

别名：丽春花

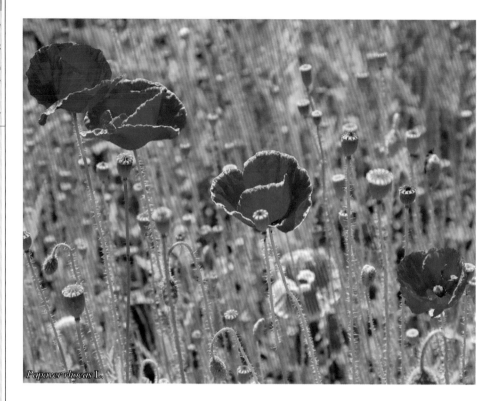

Papaver rhoeas L.

■ **形态特征** 一年生直立草本，全体被刚毛，具白色液汁。叶互生，羽状分裂。花单生于茎和分枝顶端，花瓣4，紫红色，基部具深紫色斑点，雄蕊多数，花丝深紫红色，花柱无，柱头辐射状连合。蒴果无毛。花、果期3~8月。

■ **功效主治** 全草或花（丽春花）、果实及种子：苦、涩，微寒，有毒；镇痛，镇咳，止泻；用量3~6克。

【生境】生于温暖湿润、阳光充足的环境。

【分布】我国广泛栽培。

| 实用验方 |

（1）**肠炎，痢疾**：本品花6克，刺黄柏9克，土木香3克，煎服。

（2）**水泻不止**：本品花、柴参、列当各9克，煎服。

（3）**久咳自汗**：本品花、乌梅各9克，土木香、贝母各6克，煎服。

白花菜

别名：羊角菜、白花草、臭花菜

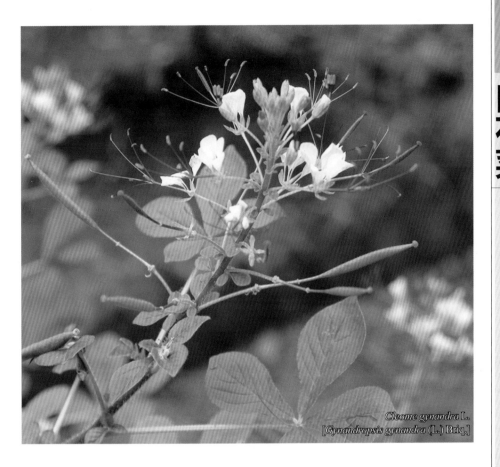

Cleome gynandra L.
[*Gynandropsis gynandra* (L.) Briq.]

■ **形态特征** 一年生直立草本，多分枝，常被黏性腺毛，有恶臭。掌状复叶，小叶3~7。总状花序顶生，花瓣多白色，雄蕊6，伸出花冠外，具雌蕊柄。蒴果长角状。花、果期7~10月。

■ **功效主治** 全草：辛、甘，平；祛风除湿，清热解毒。根：苦、辛，平；祛风止痛，利湿通淋。种子：苦、辛，温，小毒；祛风散寒，活血止痛；用量9~15克。

【生境】生于低海拔地区田野、荒地。
【分布】分布于我国华北及其以南至台湾、广东、海南等地。

▎实用验方 ▎

（1）风湿性关节炎：本品鲜叶捣烂，外敷；或用种子研细，煎水熏洗患处。
（2）痔疮：本品全草，水煎熏洗。
（3）淋浊：本品根，以水、酒等量煎服。

荠

别名：荠菜、菱角菜

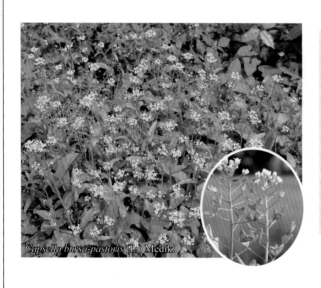

Capsella bursa-pastoris (L.) Medik.

【生境】生于山坡、田边、路旁。

【分布】分布于全国各地。

■ **形态特征**　一年或二年生草本。基生叶丛生，莲座状，大头羽状分裂，茎生叶狭披针形，基部箭形抱茎。总状花序顶生和腋生，萼片长圆形，花瓣白色，卵形，有短爪。短角果倒三角形或倒心状三角形。花、果期4~6月。

■ **功效主治**　全草（荠菜）：甘、淡、凉；清肝凉血，平肝明目，清热利湿。

播娘蒿

别名：华东葶苈子、麦里蒿

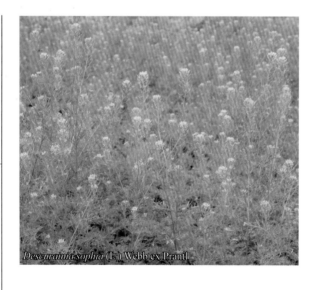

Descurainia sophia (L.) Webb ex Prantl

实用验方

（1）各种心力衰竭：本品30~50克，丹参、枳实各10~15克，煎服，每日1剂，分2次服。

（2）小儿白秃：本品研末，患处洗净去痂，涂敷。

【生境】生于山坡、田野、农田。

【分布】分布于东北、华北、西北、华东、西南等地。

■ **形态特征**　一年生草本。茎直立，多分枝，具纵棱槽。叶三回羽状深裂，两面被短柔毛。花序平底状，花瓣黄色，长圆状倒卵形。长角果圆筒状。种子有细网纹。花、果期为4~7月。

■ **功效主治**　种子（葶苈子、南葶苈子）：辛、苦，大寒；泻肺平喘，行水消肿；包煎。

实用验方

（1）流行性脑脊髓膜炎：板蓝根125克，煎服，每2小时1次。

（2）流行性乙型脑炎，流行性感冒，发热，腮腺炎：大青叶18~36克，海金沙根16克，煎服，每日2剂。

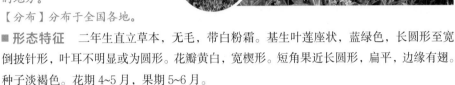
Isatis indigotica Fortune (*Isatis tinctoria* L.)

【生境】生于山地林缘较潮湿的地方。

【分布】分布于全国各地。

■ **形态特征**　二年生直立草本，无毛，带白粉霜。基生叶莲座状，蓝绿色，长圆形至宽倒披针形，叶耳不明显或为圆形。花瓣黄白，宽楔形。短角果近长圆形，扁平，边缘有翅。种子淡褐色。花期4~5月，果期5~6月。

■ **功效主治**　根（板蓝根）：苦，寒；清热解毒，凉血利咽。叶（大青叶）：苦，寒；清热解毒，凉血消斑。叶或茎叶经加工制得的干燥粉末、团块、颗粒（青黛）：咸，寒；清热解毒，凉血消斑，泻火定惊。

实用验方

（1）腹水：本品36克，杏仁20枚，并熬黄色，捣，分10次服，小便则病愈。

（2）牙龈糜烂，龋齿：本品、雄黄等量，为末，与猪油相和，以棉签涂抹。

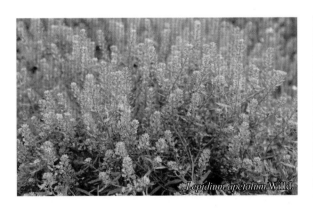
Lepidium apetalum Willd.

别名：腺独行菜、腺茎独行菜

【生境】生于海拔400~2000米的山坡、沟旁、路旁、村庄附近。

【分布】分布于东北、华北、西北、华东、西南等地。

■ **形态特征**　一年或二年生直立草本。基生叶窄匙形，一回羽裂，茎上部叶线形，有疏齿或全缘。总状花序，萼片外面有柔毛，早落，花瓣无或成丝状，雄蕊2或4。短角果近圆形或宽椭圆形，扁平，有短翅。种子棕红色。花、果期5~7月。

■ **功效主治**　种子（葶苈子、北葶苈子）：辛，苦，大寒；泻肺平喘，行水消肿；包煎。

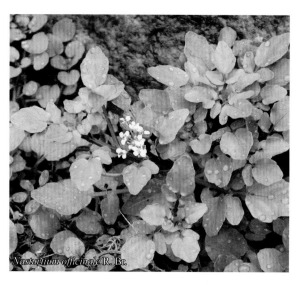

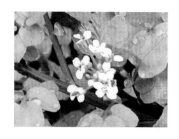

豆瓣菜

别名：西洋菜、水田芥、水蔊菜

Nasturtium officinale R. Br.

【生境】栽培或野生于水中、水沟边、山涧河边、沼泽地、水田中。

【分布】分布于黑龙江、河北、山西、陕西、山东、江苏、安徽、河南、广东、广西、四川、贵州、云南、西藏等地。

■ **形态特征** 多年生水生草本，全体光滑无毛。单数羽状复叶，小叶3~7（9）枚。总状花序顶生，萼片基部略呈囊状；花瓣白色。长角果圆柱形而扁。种子每室2行，卵形，红褐色，表面具网纹。花期4~5月，果期6~7月。

■ **功效主治** 全草（西洋菜干）：甘、淡，凉；清肺，凉血，利尿，解毒。

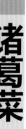

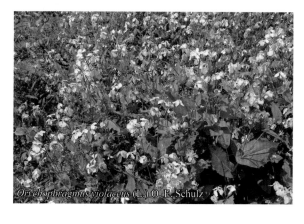

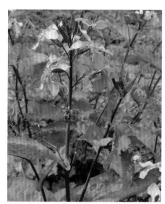

诸葛菜

别名：二月蓝

Orychophragmus violaceus (L.) O. E. Schulz

【生境】生于山坡、林下、平原。

【分布】分布于辽宁、河北、河南、山东、江苏、湖北等地。

■ **形态特征** 一年或二年生直立草本，无毛。基生叶及下部茎生叶大头羽状全裂，顶裂片近圆形或短卵形，有钝齿，上部叶抱茎。花紫色、浅红色或白色。长角果线形，具4棱。种子黑棕色，有纵条纹。花期4~5月，果期5~6月。

■ **功效主治** 新鲜全草（诸葛菜）：辛，温；消肿。

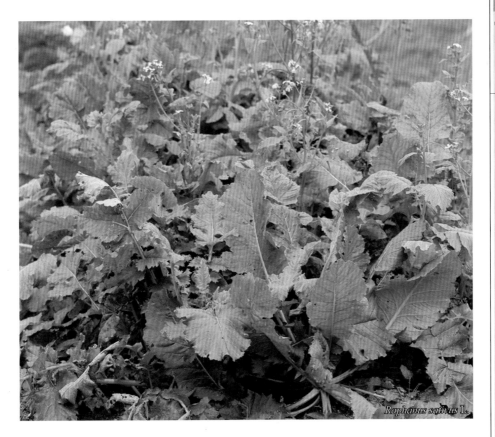

Raphanus sativus L.

■ **形态特征** 一年或二年生草本。直根肉质肥大。茎无毛，稍具粉霜。上部叶长圆形，基生叶和下部茎生叶大头羽状半裂。总状花序。长角果，不开裂，种子间缢缩成串珠状，横隔海绵质。花期4~5月，果期5~6月。

■ **功效主治** 成熟种子（莱菔子）：辛、甘、平；消食除胀，降气化痰。鲜根（莱菔）：辛、甘、凉；熟者甘、平；消食下气，化痰止血，解渴利尿。花果后的老根（地骷髅）：甘、辛、平；行气消积，化痰，解渴，利水消肿。

【生境】栽培。
【分布】分布于全国各地。

--- **实用验方** ---

（1）咳嗽痰喘：莱菔子、白果、杏仁各9克，熟地18克，陈皮6克，煎服。
（2）急慢性支气管炎咳嗽：莱菔切成薄片，加砂糖2~3匙，搁置一夜，饮用渗出的萝卜糖水。
（3）中暑发痧，肚痛腹泻（急性肠胃炎）：鲜品叶捣汁服；或干品100~125克，煎浓汤服。

蔊菜

别名：印度蔊菜、塘葛菜

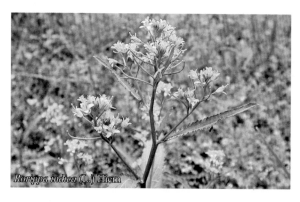

Rorippa indica (L.) Hiern

实用验方

（1）感冒发热：本品、菊花各15克，桑叶9克，煎服。

（2）小便不利：本品15克，茶叶6克，水冲代茶饮。

（3）鼻窦炎：本品鲜品适量，和雄黄少许捣烂，塞鼻腔内。

【生境】生于路旁、田边、园圃、沟河边、林缘、屋边墙角下、山坡路旁潮湿处，海拔230~1450米间均有生长。

【分布】分布于陕西、甘肃、山东、江苏、浙江、江西、福建、台湾、河南、湖南、广东、四川、云南等地。

■ **形态特征** 一年或二年生直立草本。基生叶和茎下部叶大头羽状分裂，上部叶宽披针形或匙形。总状花序，花黄色，无苞片。长角果线状圆柱形。花期4~6月，花后果实渐次成熟。

■ **功效主治** 全草（蔊菜）：辛、苦，微温；祛痰止咳，解表散寒，活血解毒，利湿退黄。

菥蓂

别名：遏蓝菜

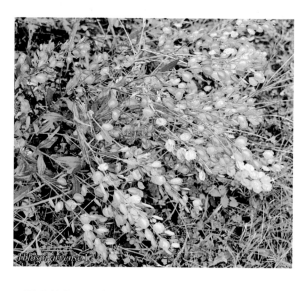

Thlaspi arvense L.

实用验方

（1）肾炎：本品鲜品30~60克，煎服。

（2）产后子宫内膜炎：本品15克，水煎，调红糖服。

（3）眼有胬肉，热痛流泪：鲜品捣汁，点眼。

【生境】生于平地路旁、沟边或村落附近。

【分布】主产于江苏、浙江、湖北、安徽等地。

■ **形态特征** 一年生草本，全体光滑无毛。茎直立，具棱。茎生叶长圆状披针形或倒披针形，基部箭形，边缘具疏齿。总状花序顶生。短角果全部具宽翅。种子有同心环纹。花期3~4月，果期5~6月。

■ **功效主治** 地上部分（菥蓂）：辛，微寒；清肝明目，和中利湿，解毒消肿。

落地生根

别名：土三七、番鬼牡丹、天灯笼

实用验方

（1）跌打损伤，吐血：本品鲜叶7片，捣烂绞汁，加黄酒、红砂糖适量，炖温服。

（2）疔疮痈疽、无名肿毒：本品鲜叶30~60克，捣烂绞汁，调蜜饮服，渣敷患处。

（3）中耳炎：本品鲜品绞汁滴耳。

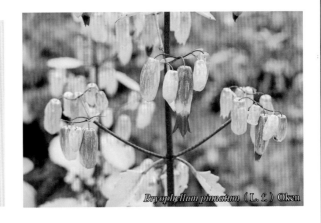

Bryophyllum pinnatum（L. f.）Oken

【生境】生于山坡、沟谷、路旁湿润的草地上，各地温室和庭园常栽培。

【分布】分布于福建、台湾、广东、广西、云南等地。

■ **形态特征**　多年生肉质草本。羽状复叶，小叶长圆形至椭圆形，边缘有圆齿，齿底易生芽。圆锥花序顶生，花下垂，4基数，花萼钟形，花冠管状，雄蕊着生花冠基部。蓇葖果。花期11月至次年3月。

■ **功效主治**　根及全草：苦、酸、寒；凉血止血，清热解毒。

瓦松

别名：流苏瓦松、瓦花、瓦塔

实用验方

（1）鼻出血：鲜品1000克，洗净，阴干，捣烂，用纱布绞取汁，加砂糖15克拌匀，倾入瓷盘中，晒干成块，每次服1.5~3克，每日2次，温开水送服，忌辛辣刺激食物和热开水。

（2）肺热咯血：本品花30克，仙鹤草、藕节各12克，煎服。

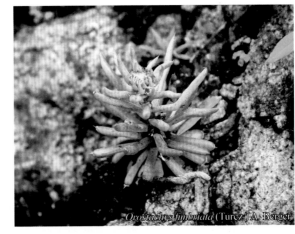

Orostachys fimbriata（Turcz.）A. Berger

【生境】生于山坡石上或屋瓦上。

【分布】分布于东北、华北、西北、华东地区，以及湖北等地。

■ **形态特征**　二年生草本。莲座叶线形，先端白色软骨质增大，有齿，茎生叶互生，疏生，有刺，线形至披针形。总状花序紧密，苞片线状渐尖，花瓣5，红色，基部合生，雄蕊10。蓇葖5，具细喙。花期8~9月，果期9~10月。

■ **功效主治**　地上部分（瓦松）：酸、苦、凉；凉血止血，解毒，敛疮；用量3~9克。

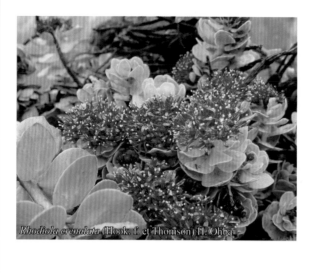

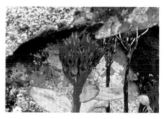

大花红景天

别名：宽瓣红景天、宽叶景天、圆景天

Rhodiola crenulata (Hook. f. et Thomson) H. Ohba

【生境】生于海拔 2800~5600 米的山坡草地、灌丛中、石缝中。

【分布】分布于西藏、云南西北部、四川西部等地。

■ **形态特征**　多年生草本。地上根颈短，残存少数黑色花枝茎。花茎多，叶全缘或波状或有圆齿。伞房花序，雌雄异株，雄花红色，雄蕊 10，对瓣雄蕊着生花瓣基部。蓇葖 5，直立。种子两端有翅。花期 6~7 月，果期 7~8 月。

■ **功效主治**　根及根茎（红景天）：甘、苦，平；益气活血，通脉平喘。

景天三七

别名：土三七、费菜、还阳草

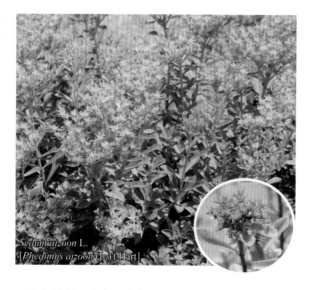

Sedum aizoon L.
[*Phedimus aizoon* (L.) 't Hart]

实用验方

（1）吐血，咯血，鼻出血，牙龈出血，内伤出血：本品鲜品 60~90 克，水煎或捣汁服，连服数日。

（2）尿血：本品 15 克，加红糖少量，煎服。

【生境】生于温暖向阳的山坡岩石上或草地。

【分布】分布于黑龙江、吉林、内蒙古、山西、陕西、宁夏、甘肃、青海、山东、江苏、安徽、浙江、江西、湖北、四川等地。

■ **形态特征**　多年生草本。根状茎短，茎 1~3 条，直立，无毛，不分枝。叶互生，近革质，边缘有不整齐锯齿。聚伞花序平展，花两性，黄色，雄蕊 10，心皮 5，基部合生。蓇葖星芒状排列。花期 6~7 月，果期 8~9 月。

■ **功效主治**　根或全草（景天三七）：甘、微酸，平；散瘀，止血，宁心安神，解毒。

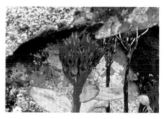

别名：佛指甲

（1）咽喉肿痛：本品鲜品60克，捣烂绞汁，加米醋少许，冲开水一大杯漱喉，每日数次。

（2）扁平疣：本品鲜品20克，白矾5克，磨成糊状，先用汁后用渣，每日外搽3~5次，皮疹消失后应继续用药3~5日。

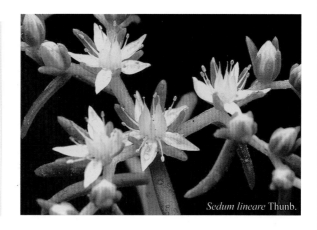

Sedum lineare Thunb.

【生境】生于低山阴湿处或山坡、山谷岩石缝中。

【分布】分布于中南，以及陕西、甘肃、江苏、安徽、浙江、江西、福建、台湾、四川、贵州、云南等地。

■ **形态特征** 多年生草本，无毛。叶轮生，线形，无柄，有短距。聚伞花序顶生，花两性，萼片5，不等长，花瓣5，黄色，雄蕊10，鳞片5，蓇葖果略叉开。花期4~5月，果期6~7月。

■ **功效主治** 茎叶：甘、淡，寒；清热解毒，利湿，止血。

垂盆草

实用验方

（1）急性黄疸性肝炎：本品、茵陈蒿各30克，板蓝根15克，煎服。

（2）肠炎，痢疾：本品、马齿苋各30克，煎服，每日1剂。

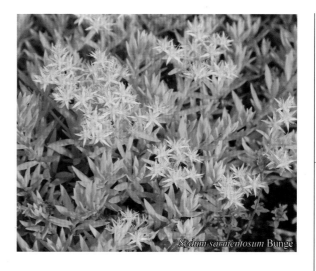

Sedum sarmentosum Bunge

【生境】生于山坡阳处或石上。

【分布】分布于吉林、辽宁、河北、山西、陕西、甘肃、山东、江苏、安徽、浙江、江西、福建、河南、湖北、湖南、四川、贵州等地。

■ **形态特征** 多年生草本，全株无毛。不育枝匍匐。3叶轮生，叶倒披针形至长圆形，有距。聚伞花序，花无梗，5基数，萼片不等长，基部无距，雄蕊10，2轮。蓇葖果。种子卵形。花期5~7月，果期8月。

■ **功效主治** 干燥全草（垂盆草）：甘、淡，凉；利湿退黄，清热解毒。

落新妇

别名：红升麻、小升麻、术活、马尾参

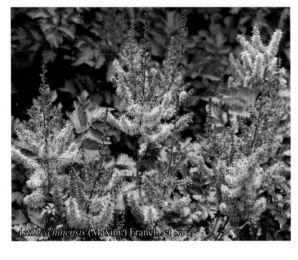

Astilbe chinensis (Maxim.) Franch. et Sav.

（1）风热感冒：红升麻15克，煨水服。

（2）胃痛，肠炎：红升麻15克，青木香9克，煎服。

【生境】生于山坡、路边草丛中、灌木林下阴湿地。

【分布】分布于广东、广西、贵州、四川、云南、湖南、湖北、福建、江西、浙江、安徽、山东等地。

■ **形态特征**　多年生草本。茎无毛。基生叶为二至三回三出羽状复叶，叶缘具重锯齿。圆锥花序密被褐色卷曲长柔毛，苞片卵形，萼片5，花瓣5，淡紫色至紫红色，线形，雄蕊10，心皮2。蒴果。花、果期6~9月。

■ **功效主治**　全草（落新妇）：苦，凉；祛风，清热，止咳。根茎（红升麻）：辛、苦，温；活血祛瘀，止痛，祛风湿，强筋健骨，解毒。

岩白菜

别名：滇岩白菜、岩菖蒲

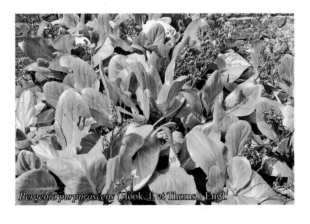

Bergenia purpurascens (Hook. f. et Thoms.) Engl.

（1）跌打损伤，风湿疼痛：岩白菜6克，泡酒内服。

（2）虚痨咳嗽：鲜岩白菜60克，四块瓦10克，八角枫0.6克，煮鸡蛋3个服用。

【生境】生于海拔2700~4800米的杂木林内阴湿处或有岩石的草坡上或阴湿石缝中。

【分布】分布于云南、四川、西藏等地。

■ **形态特征**　多年生草本。根状茎粗壮，被鳞片。单叶基生，革质，无毛，托叶鞘边缘无毛。聚伞花序圆锥状，花序分枝、花梗、托杯和萼片均密被具长柄腺毛，萼片5，花瓣5，紫红色，雄蕊10，心皮2。蒴果。花、果期5~10月。

■ **功效主治**　根茎（岩白菜）：苦、涩，平；收敛止泻，止血止咳，活血舒络。

实用验方

（1）一切寒热疟疾：本品、茯苓、甘草、肉桂各30克，人参15克，研粉，每次服用12克，发作当日用酒送服。

（2）胸中多痰，头疼无食欲：本品120克，甘草15克，水煎至600毫升，喝药汤催吐。首次服用200毫升，若不吐，再分2次服用剩余药液。

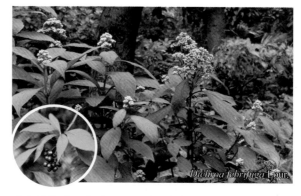

Dichroa febrifuga Lour.

【生境】生于林荫湿润山地，或栽培于林下。

【分布】分布于甘肃、江西、湖北、湖南、安徽、江苏、陕西、四川、贵州、云南、广东、广西、福建等地。

■ **形态特征**　落叶灌木。茎枝圆形，幼时被棕黄色短毛。叶对生，边缘有锯齿。伞房状圆锥花序，花蕾倒卵形，雄蕊10~20枚，花丝线形，扁平，子房下位，花柱5，柱头椭圆形。浆果蓝色。花期2~4月，果期5~8月。

■ **功效主治**　根（常山）：苦、辛、寒；有毒；涌吐痰涎，截疟；用量5~9克；有催吐副作用，用量不宜过大；孕妇慎用。

实用验方

耳内肿痛流脓：本品榨汁，经常灌入耳中，稍微加些枯矾效果更好；或鲜品、鲜爵床、冰糖各30克，煎服。

【生境】生于溪旁、阴湿处、树荫下、岩石上或山间小溪旁。

【分布】分布于山东、江苏、河南、安徽、浙江、江西、湖南、湖北、四川、云南、福建、贵州、广西等地。

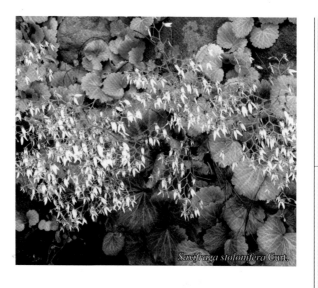

Saxifraga stolonifera Curt.

■ **形态特征**　多年生草本，全株被毛，匍匐茎细长。叶基生，肉质，肾形或圆形，边缘浅裂，有钝齿。圆锥花序，花两侧对称，花瓣5，具羽状脉，雄蕊10，子房2室。蒴果具2喙。花期5~8月，果期7~11月。

■ **功效主治**　全草：辛、苦、寒，小毒；疏风，清热，解毒，凉血；用量10~15克。

海桐

别名：海桐花、垂青树

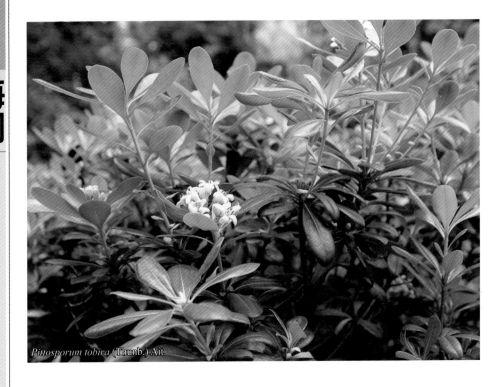

Pittosporum tobira (Thunb.) Ait.

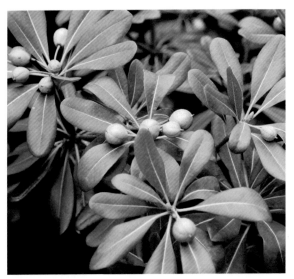

【生境】多栽培于庭园。

【分布】分布于江苏、浙江、福建、台湾、广东、云南等长江以南各地，长江以北的公园亦时常可见。

■**形态特征**　常绿灌木或小乔木，嫩枝、嫩叶、花序、果实被毛。叶聚生于枝顶，革质，倒卵形或倒卵状披针形，先端圆或钝，全缘。伞形花序顶生。蒴果球形，果片3，木质。花期4~5月，果期8月。

■**功效主治**　枝、叶：解毒杀虫。

枫香树

实用验方

（1）外伤断筋：枫香脂末适量外敷。

（2）过敏性鼻炎：路路通12克，苍耳子、防风各9克，辛夷、白芷各6克，煎服。

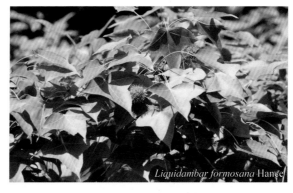

Liquidambar formosana Hance

【生境】生于向阳平地、村落、山地常绿阔叶林中。

【分布】分布于陕西、河南、江西、湖北、湖南、安徽、江苏、浙江、福建、台湾、广东、广西、四川、贵州、云南、青海、西藏等地。

■ **形态特征** 落叶大乔木。叶掌状3~5裂，基部心形，托叶线形，早落。花单性同株，无花瓣，5基数，雌花多数，成头状花序。头状果序球形，木质，蒴果有宿存萼齿和花柱。种子多数。花期3~4月，果期9~10月。

■ **功效主治** 果序（路路通）：苦，平；祛风活络，利水，通经。树脂（枫香脂）：辛、微苦，平；活血止痛，解毒生肌，凉血止血。

檵木

实用验方

（1）鼻出血：本品花12克，紫珠草15克，煎服；或用鲜花揉团塞鼻中。

（2）咯血：本品根120克，煎服。

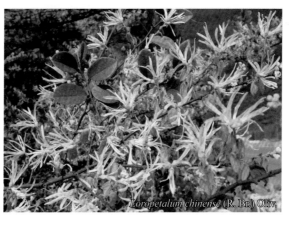

Loropetalum chinense (R. Br.) Oliv.

【生境】生于向阳山坡、矮林间、路边。

【分布】分布于山东、安徽、浙江、江苏、河南、湖南、湖北、四川、江西、贵州、云南、广西、广东、福建等地。

■ **形态特征** 落叶灌木或小乔木。嫩枝、新叶、花序、萼背、果实均被星状短柔毛。叶革质，卵形，全缘，羽状脉。花4基数，3~8朵簇生枝端，花瓣白色，带状，子房下位。蒴果与宿存萼筒连生。种子1。花期3~5月，果期10月。

■ **功效主治** 叶：苦、涩，凉；收敛止血，清热解毒。花：甘、涩，平；清热止咳，收敛止血。根：苦、涩，微温；止血，活血，收敛固涩。

杜仲

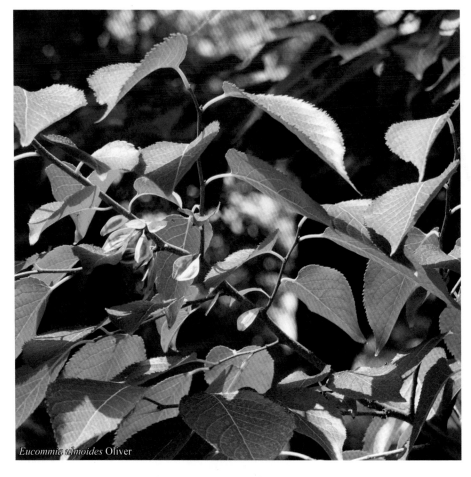

Eucommia ulmoides Oliver

■ **形态特征** 落叶乔木。树皮折断拉开有多数胶丝。单叶互生，薄革质，椭圆形、卵形或矩圆形，边缘有锯齿。花雌雄异株，无花被，雄花簇生，雄蕊 5~10，雌花单生，子房 1 室。翅果扁平，先端 2 裂。早春开花，秋后果熟。

■ **功效主治** 树皮（杜仲）：甘，温；补肝肾，强筋骨，安胎。叶（杜仲叶）：微辛，温；补肝肾，强筋骨。

【生境】生于海拔 300~500 米的低山、谷地、疏林中。

【分布】分布于陕西、甘肃、浙江、河南、湖北、四川、贵州、云南等地，现广泛栽种。

实用验方

（1）高血压：杜仲 12 克，桑寄生 15 克，生牡蛎 18 克，白菊花、枸杞子各 9 克，煎服。

（2）肾炎：杜仲、盐肤木根二层皮各 30 克，加猪肉酌量炖服。

龙芽草

别名：仙鹤草

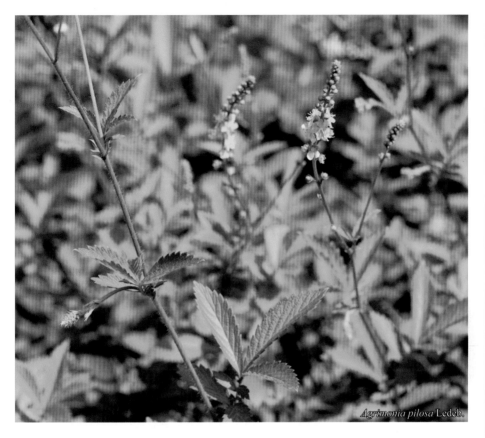

Agrimonia pilosa Ledeb.

■ **形态特征**　多年生草本。根状茎基部具地下芽。茎直立，被柔毛，稀下部被长硬毛。奇数羽状复叶，大、小两种小叶相间生于叶轴上，小叶上面和下面脉上伏生疏柔毛，托叶镰形，边缘有尖锐锯齿。总状花序穗状，顶生。花小，萼筒陀螺状，顶端有数层钩刺，花瓣黄色，雌蕊常 2 枚。瘦果，钩刺向内靠合。花、果期 5~12 月。

■ **功效主治**　地上部分（仙鹤草）：苦、涩，平；收敛止血，截疟，止痢，解毒，补虚。地下根茎芽（鹤草芽）：苦、涩，凉，小毒；驱虫，解毒消肿；用量 10~30 克。根：辛、涩，温，无毒；功用与主治类似根茎芽。

【生境】生于溪边、路旁、草地、灌丛、林缘、疏林下。
【分布】除海南、香港外，其他省区均有分布。

| 实用验方 |

（1）虚损，唾血，咯血：本品 18 克，红枣 5 枚，煎服。
（2）咯血，吐血：本品、侧柏叶各 30 克，藕节 12 克，煎服。
（3）绦虫病：本品芽晒干研末，取 30 克，早晨空腹冲服。

山楂

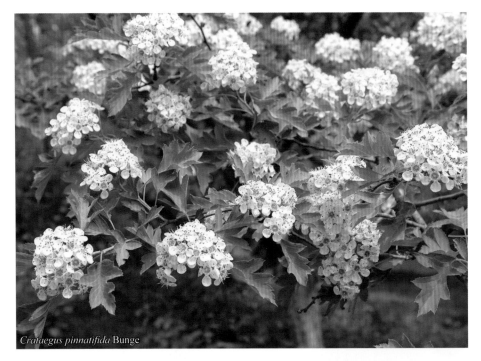

Crataegus pinnatifida Bunge

■ **形态特征** 落叶乔木，具刺。单叶互生，三角状卵形至菱状卵形，基部截形至宽楔形，两侧各 3~5 羽状深裂，裂缘具不规则重锯齿。伞房花序，花白色，花药粉红色。梨果直径 1~1.5 厘米，深红色，有浅色斑点。花期 5~6 月，果期 9~10 月。

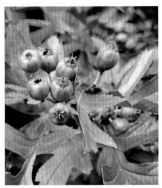

■ **功效主治** 成熟果实（山楂）：酸、甘，微温；消食健胃，行气散瘀，化浊降脂。叶（山楂叶）：酸，平；活血化瘀，理气通脉，化浊降脂。

【生境】生于海拔 100~1500 米溪边、山谷、林缘、灌木丛中，平原村庄附近亦有栽培。
【分布】分布于东北，以及内蒙古、河北、陕西、山西、山东、江苏、浙江、河南等地。

实用验方

（1）产后恶露不尽，腹中疼痛，或后枕作痛：本品百十个，打碎煎汤，入砂糖少许，空腹温服。
（2）食肉不消：山楂 60 克，水煮食，并饮用其汤。
（3）癫痫：本品 6 克，橄榄 3 克，煎服。

实用验方

（1）风湿麻木：本品泡酒服，每次1小盅，日2次。
（2）脚气湿热：本品、薏苡仁各15克，白术、茯苓各9克，黄柏6克，煎服。

【生境】生于山坡、林边、路旁。
【分布】分布于华东、华中、西南等地，有栽培。

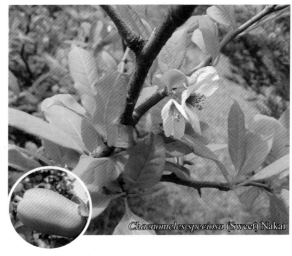

Chaenomeles speciosa (Sweet) Nakai

■ **形态特征**　落叶灌木，枝条有刺，小枝光滑。叶革质，短枝上叶通常4~7片簇生，卵形至椭圆状披针形，具尖锐锯齿，幼时下面也无毛或仅有短柔毛。花先叶开放，数朵簇生，花瓣圆形，绯红色，也有白色或粉红色。梨果卵形或球形，如拳大，黄色或黄绿色，芳香。花期3~5月，果期9~10月。

■ **功效主治**　近成熟果实（木瓜）：酸，温；舒筋活络，和胃化湿。

实用验方

（1）感冒发热咳嗽：本品鲜品30~60克，煎服。
（2）痢疾，肠炎，黄疸：本品15~30克，煎服。

【生境】生于草地上。
【分布】除新疆、青海、内蒙古、黑龙江、吉林以外的各省区均有分布。

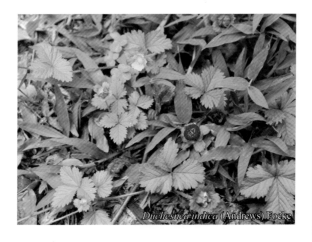

Duchesnea indica (Andrews) Focke

■ **形态特征**　多年生草本，全株有白色柔毛，匍匐茎多数。三出复叶互生，小叶片倒卵形至菱状长圆形，边缘钝锯齿，托叶贴生叶柄，宿存。花单生于叶腋，具长梗，5基数，具副萼片，较萼片大，花瓣黄色，雄蕊及雌蕊多数，着生于扁平花托上，花柱侧生或近顶生。聚合果成熟时花托膨大，海绵质，红色，有光泽。瘦果小，红色，光滑。花期6~8月，果期8~10月。

■ **功效主治**　全草：甘、苦，寒；清热解毒，凉血止血，散瘀消肿。

枇杷

别名：枇杷叶

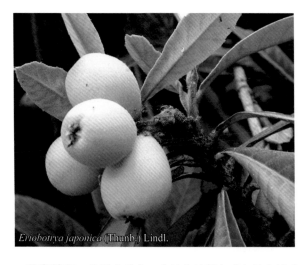

Eriobotrya japonica (Thunb.) Lindl.

┃ **实用验方** ┃

（1）声音嘶哑：本品鲜叶
（刷去毛）30克，淡竹叶
15克，煎服。
（2）肺热咳嗽：鲜品肉60
克，冰糖30克，煎服。

【生境】生于村边、平地或
坡地。
【分布】长江中下游地区至华
南、西南，以及陕西、甘肃南
部等地，多为栽培。

■ **形态特征** 常绿小乔木。小枝密被锈色或灰棕色绒毛。单叶，革质，上面光亮，多皱，下面密被锈色绒毛，毛宿存，侧脉直出，托叶大。圆锥花序，被绒毛，花瓣白色，子房下位，5室，每室胚珠2，花柱5。梨果，黄色，具宿存的萼片。花期9~11月，果期次年4~5月。

■ **功效主治** 叶（枇杷叶）：苦，微寒；清肺止咳，降逆止呕。果：甘、酸，凉；润肺下气，止渴。

路边青

别名：水杨梅、兰布正

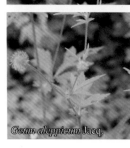
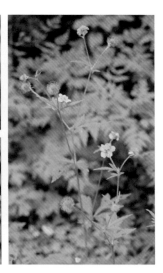

Geum aleppicum Jacq.

┃ **实用验方** ┃

（1）痈肿疮疡：本品、忍
冬藤各15克，野菊花9克，
甘草6克，煎服。
（2）跌打损伤：本品鲜叶，
捣烂外敷。

【生境】生于山坡草地、田边、
河边、灌丛、疏林下。
【分布】分布于东北、华北、
西北、西南，以及山东、河南、
湖北等地。

■ **形态特征** 多年生直立草本，全株被粗硬毛。基生叶为大头羽状复叶，小叶2~6对，茎生叶羽状复叶。疏散的伞房花序顶生，花直立，花瓣黄色，副萼片狭小，花柱上部扭曲并脱落，下部宿存。聚合瘦果倒卵球形，果托被短硬毛。花、果期7~10月。

■ **功效主治** 全草（蓝布正）：甘、微苦，凉；益气健脾，补血养阴，润肺化痰。

别名：凿木、千年红、石南、风药

| 实用验方 |

（1）头风头痛：石楠、川芎、白芷各 4.5 克，煎服。

（2）跌打损伤：鲜品根皮、鲜苎麻根等量，甜酒适量，捣烂外敷。

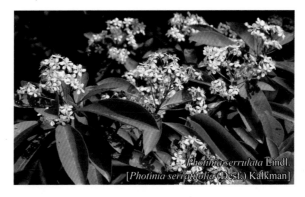

Photinia serrulata Lindl.
[*Photinia serratifolia* (Desf.) Kalkman]

【生境】生于海拔 1000~2500 米的杂木林中。

【分布】分布于陕西、江苏、安徽、甘肃、浙江、江西、福建、台湾、河南、湖北、湖南、广东、广西、四川、贵州、云南等地。

■ **形态特征**　常绿灌木或小乔木。单叶互生，革质，长椭圆形、长倒卵形或倒卵状椭圆形，边缘疏生具腺细锯齿，两面无毛，侧脉 25~30 对。复伞房花序顶生，无毛，花白色。梨果直径 5~6 毫米，红色。种子 1。花期 4~5 月，果期 6~12 月。

■ **功效主治**　叶或带叶嫩枝（石楠）：辛、苦、平，小毒；祛风湿，止痒，强筋骨，益肝肾；用量 3~10 克。果实（石楠实）：辛、苦、平；祛风湿，消积聚。

翻白草

别名：鸡腿根、鸡爪参、翻白委陵菜

| 实用验方 |

（1）慢性鼻炎，咽炎，口疮：本品 15 克，地丁 12 克，煎服。

（2）痢疾：本品 15 克，白头翁 30 克，煎服。

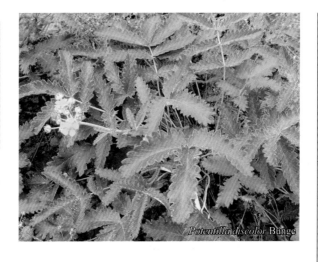

Potentilla discolor Bunge

【生境】生于山坡、路旁、草地。

【分布】分布于东北、华北、华东、中南，以及陕西、四川、贵州等地。

■ **形态特征**　多年生直立草本。根下部常肥厚呈纺锤。茎、叶柄、叶下面、萼片密被白色绵毛。基生叶为羽状复叶，小叶 2~4 对，叶缘具圆钝锯齿，茎生叶 1~2，为掌状 3~5 出复叶，托叶与叶柄合生。聚伞花序，花 5 基数，具副萼片，短于萼片，花瓣黄色，雄、雌蕊多数，雌蕊花柱近顶生。花、果期 4~9 月。

■ **功效主治**　全草（翻白草）：甘、微苦、平；清热解毒，止痢，止血。

金露梅

别名：金老梅、木本萎陵菜

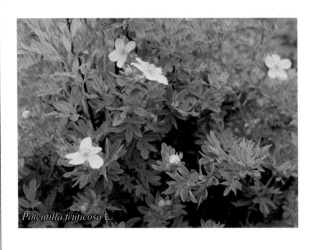

Potentilla fruticosa L.

实用验方

各种水肿：鹿角、芒硝、细叶铁线莲、本品花（炒炭）等量，共研细末，冲服，每次1.5克，每日2次。

【生境】生于海拔1000~4000米山坡草地、岩石间、灌丛中。
【分布】分布于东北、华北、西北、西南等地。

■ **形态特征** 灌木，树皮纵向剥落，小枝红褐色，幼时被长柔毛。羽状复叶，通常5小叶，小叶片长圆形，全缘，上面1对基部下延，与叶轴合生，使之有时看似掌状。单花或数朵生于枝，花瓣黄色，宽倒卵形，顶端圆钝。瘦果近卵形，棕褐色，外被长柔毛。花、果期6~9月。

■ **功效主治** 花（金露梅）：苦，凉；化湿健脾。叶：微甘，平；清泄暑热，健胃消食，调经。枝条：微甘、涩，平；涩肠止泻。根：微甘，平；止血，解毒利咽。

蛇含委陵菜

别名：蛇含

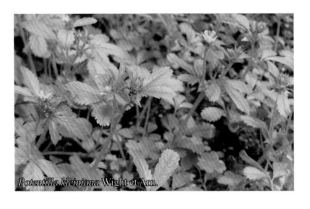

Potentilla kleiniana Wight et Arn.

实用验方

（1）小儿惊风：本品9克，全蝎、僵蚕各1只，朱砂1.5克，各药研成细末，混合成散剂，吞服。
（2）百日咳：本品15克，生姜3片，煎服。

【生境】生于海拔400~3000米的田边、水旁、草甸、山坡草地。
【分布】分布于华东、华中、华南、西南，以及辽宁、陕西等地。

■ **形态特征** 多年生宿根草本，被柔毛。花茎上升或匍匐，常于节处生根并发育出新植株。基生叶及茎下部叶为5小叶掌状复叶，近于鸟足状，茎上部叶具3小叶。聚伞花序密集枝顶如假伞形，花瓣黄色，长于萼片，顶端微凹。果时萼片增大，瘦果近圆形。花、果期4~9月。

■ **功效主治** 全草：甘，微寒；清热定惊，止咳化痰，解毒活血。

实用验方

（1）上气喘急：本品、桃仁（均去皮、尖，炒）各15克，研末，每次2克，生姜汤加蜂蜜冲服。

（2）足癣：本品100克，陈醋300毫升，搪瓷器中文火煎15~20分钟，擦涂患处。

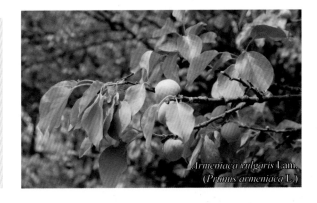
Armeniaca vulgaris Lam.
(Prunus armeniaca L.)

【生境】生于山地或丘陵。

【分布】新疆伊犁一带有野生。除华南及东南地区较少外，其他地区多有栽培。

■ **形态特征** 落叶乔木。一年生枝红褐色，侧芽单生，无顶芽。单叶互生，叶片卵圆形至近圆形，基部圆或近心形，边缘具钝圆锯齿，叶柄具1~6（常2）腺体。花先叶开放，单生于小枝端，花瓣白色或粉红色。核果球形，黄红色，略扁，侧面有一浅凹槽，果肉多汁，熟时不开裂，核离肉，腹棱较钝圆，种子1枚，味苦或甜。花期3~4月，果期4~6月。

■ **功效主治** 成熟种子（苦杏仁）：苦，微温；有小毒；降气止咳平喘，润肠通便；药用宜打碎及后下；用量5~10克。

实用验方

（1）未婚女性经闭不通，五心烦热：本品、红花、当归、杜牛膝等量为末，每服9克，温酒调下，空心食前。

（2）产后闭经：本品20枚（去皮、尖），藕1块，煎服。

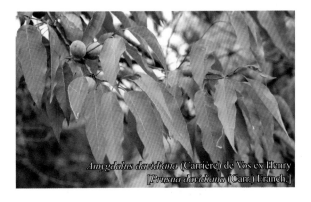
Amygdalus davidiana (Carrière) de Vos ex Henry
[Prusua davidiana (Carr.) Franch.]

【生境】生于海拔800~3200米的山坡、山谷沟底、荒野疏林、灌丛内。

【分布】主要分布于华北地区，西北地区，以及黑龙江南部、辽宁、山东、河南、四川、云南等地。

■ **形态特征** 落叶乔木。叶下面和花萼无毛。核果较桃小，果肉薄而干，不可食，离核，核小，坚硬，近球形，顶端钝圆，表面有网状的凹纹。花期3~4月，果期6~7月。

■ **功效主治** 成熟种子（桃仁）：苦、甘，平；活血祛瘀，润肠通便，止咳平喘；孕妇慎用。

欧李

别名：鹅梨、磨盘欧李

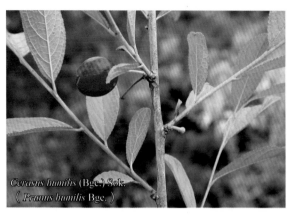

Cerasus humilis (Bge.) Sok.
(*Prunus humilis* Bge.)

实用验方

（1）肠燥便秘：桃仁、杏仁各15克，柏子仁、松子仁、本品各5克，陈皮20克，煎服。

（2）小便不利：本品、陈皮、槟榔、茯苓、白术各30克，甘遂15克，共研末，每服6克，姜枣汤冲服。

【生境】生于海拔100~1800米的向阳山坡沙地、山地灌丛中。

【分布】分布于东北、华北，以及山东、河南、江苏等地。

■ **形态特征**　落叶灌木。单叶互生，叶片最宽处位于上部，矩圆状倒卵形或椭圆形，近无毛，托叶线形，边缘有腺体。花叶同开，单生或2朵生于叶腋，花梗较明显，花萼钟状，裂片反折，花瓣白色或粉红色。核果稍大，近球形，表面无沟，红色或紫红色，果肉多汁，粘核，核表面除背部两侧外无棱纹。花期4~5月，果期6~10月。

■ **功效主治**　成熟种子（郁李仁）：辛、苦、甘，平；润肠通便，下气利水；孕妇慎用。

郁李

别名：赤李子、郁李仁

实用验方

（1）肠燥便秘：桃仁、杏仁各15克，柏子仁、松子仁、本品各5克，陈皮20克，煎服。

（2）小便不利：本品、陈皮、槟榔、茯苓、白术各30克，甘遂15克，共研末，每服6克，姜枣汤冲服。

Cerasus japonica (Thunb.) Lois.
(*Prunus japonica* Thunb.)

【生境】生于向阳山坡、路旁、小灌木丛中。

【分布】分布于东北、华北南部、华东，至广东北部等地。

■ **形态特征**　落叶灌木，较低矮。与欧李的区别在于小枝无毛，无冬芽。叶片中部以下最宽，卵形或卵状披针形。花先叶开放或花叶同开，2~3朵簇生。核果颇小，深红色，光滑而有光泽，核表面光滑。花期5月，果期7~8月。

■ **功效主治**　成熟种子（郁李仁）：辛、苦、甘，平；润肠通便，下气利水；孕妇慎用。

蔷薇科

实用验方

（1）久咳不已：本品肉（微炒）、罂粟壳（去筋膜，蜜炒）等量为末，每服6克，睡时蜜汤调下。

（2）妊娠呕吐：本品花6克，开水冲泡，代茶饮。

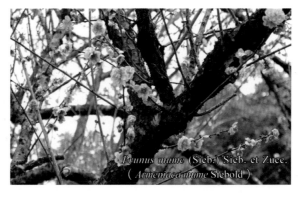

Prunus mume (Sieb.) Sieb. et Zucc.
(*Armeniaca mume* Siebold)

【生境】生于温暖湿润、光照充足的地方，有栽种。

【分布】分布于西南及长江流域以南各地。

■ **形态特征**　落叶乔木。树皮灰棕色，小枝绿色，侧芽单生，无顶芽。幼叶在芽中席卷状，叶片卵形或椭圆形，先端尾尖，边缘有细密锯齿，叶柄常有腺体。花1~2朵腋生，先叶开放，花梗短。核果，被柔毛，熟时黄或绿白色，果肉粘核，味酸，核具沟槽和窝孔。花期冬春季，果期5~6月。

■ **功效主治**　近成熟果实再经熏焙加工品（乌梅）：酸、涩、平；敛肺，涩肠，生津，安蛔。花蕾（梅花）：微酸，平；疏肝和中，化痰散结。

实用验方

（1）未婚女性经闭不通，五心烦热：本品、红花、当归、杜牛膝等量为末，每服9克，温酒调下，空腹服。

（2）产后闭经：本品20枚（去皮、尖），藕1块，煎服。

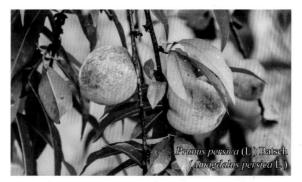

Prunus persica (L.) Batsch
(*Amagdalus persica* L.)

【生境】原产于我国，栽培于向阳丘陵、平野。

【分布】分布于全国各地。

■ **形态特征**　落叶乔木。树干常见树胶泌出。侧芽3，具顶芽，幼叶在芽中对折。单叶互生，叶片椭圆状披针形至倒卵状披针形，边缘具锯齿，下面脉腋有少数柔毛，叶柄常具1至数枚腺体。花单生，先叶开放，花萼被柔毛。核果大，密被短绒毛，侧面具浅沟，肉质多汁，味美可食，果肉多粘核，核两侧扁平，顶端尖，具不规则沟槽和孔穴。花期3~4月，果期6~7月。

■ **功效主治**　种子（桃仁）：苦、甘、平；活血祛瘀，润肠通便，止咳平喘；孕妇慎服。枝条（桃枝）：苦，平；活血通络，解毒杀虫。

火棘

别名：火把果、救军粮、赤阳子

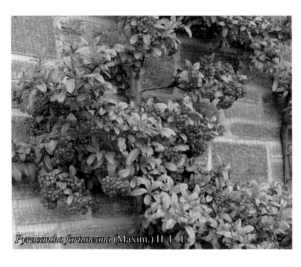

Pyracantha fortuneana (Maxim.) H. L. Li

（1）白带异常，痢疾，水泻：本品果实 15~30 克，煎服。

（2）盗汗：本品根 90 克，煨水服，每日 3 次。

（3）出血性结膜炎（红眼病）：本品叶适量，捣烂，敷眼皮上。

【生境】生于山地及河沟路旁。

【分布】分布于华东、华中、西南等地。

■ **形态特征**　常绿灌木。侧枝短，先端刺状，嫩枝被锈色短柔毛。叶倒卵形或倒卵状长圆形，边缘有钝锯齿，近基部全缘。复伞房花序，花瓣白色。梨果小，近球形，深红色。花期 3~5 月，果期 9~11 月。

■ **功效主治**　果实：酸、涩、平；健脾消食，收涩止痢，止痛。根：酸，凉；清热凉血，化瘀止痛。叶：苦、涩、凉；清热解毒，止血。

月季

别名：月季花、月月红

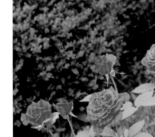

Rosa chinensis Jacq.

实用验方

（1）月经不调：本品鲜品 15~21 克，开水泡服，连服数次。

（2）筋骨疼痛，脚膝肿痛，跌打损伤：本品 3 克，研末，酒冲服。

【生境】生于山坡或路旁。

【分布】分布于河北、陕西、湖北、湖南、四川、贵州、云南、广东等地，广泛栽培。

■ **形态特征**　常绿直立灌木。小枝近无毛，有粗壮而略带钩状的皮刺，有时无刺。单数羽状复叶互生，小叶 3~5，稀 7 枚，宽卵形或卵状矩圆形，上面暗绿色，无皱褶，托叶大部贴生于叶柄。花通常数朵簇生，稀单生，大而美丽，花萼裂片常羽裂，花瓣红色或玫瑰色重瓣，香气淡或无，花柱离生，约与雄蕊等长。蔷薇果卵形或陀螺形，较小，红色，光滑，无宿存萼片。花期 4~9 月，果期 6~11 月。

■ **功效主治**　花（月季花）：甘，温；活血调经，疏肝解郁。

（1）跌打损伤：本品根 9 克，煎服，或叶捣烂外敷。

（2）骨髓炎：本品叶研细粉，外敷患处。

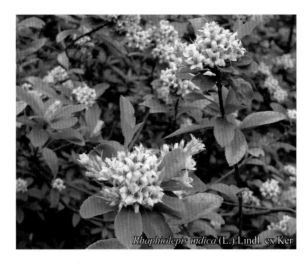

Rhaphiolepis indica (L.) Lindl. ex Ker

【生境】生于阔叶林或疏林中。

【分布】分布于华东、华南，以及云南、贵州、湖南等地。

■ **形态特征** 常绿灌木。叶集生枝顶，近似轮生，叶片卵形或长圆形，基部渐狭，革质，两面无毛或下面疏生绒毛，上面光亮，边缘具细钝锯齿。圆锥或总状花序，或成伞房状，顶生，花白色或粉红色，雄蕊15，子房下位，花柱2~3。梨果，球形，熟时紫黑色。花期 4 月，果期 7~8 月。

■ **功效主治** 根、叶：苦、涩、寒；活血消肿，凉血解毒。

（1）遗精：本品根 60 克，五味子 9 克，和猪瘦肉煮服。

（2）久虚泄泻：金樱子（去外刺和内瓤）30 克，党参 9 克，煎服。

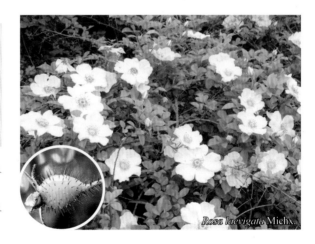

Rosa laevigata Michx.

【生境】生于海拔 200~600 米向阳山坡及溪边灌丛中。

【分布】分布于长江中下游及以南地区。

■ **形态特征** 常绿攀援有刺灌木。单数羽状复叶，小叶 3~5，革质，托叶早落。花大，白色，单生，无苞片，花梗、萼筒有腺毛和皮刺，雄蕊多数，子房上位，心皮多数，离生。多数小瘦果聚合于坛状的萼筒内，形成蔷薇果，外方密被刺毛，萼片宿存，成熟时紫褐色，味酸甜。花期 4~6 月，果期 7~11 月。

■ **功效主治** 果实（金樱子）：酸、甘、涩、平；固精缩尿，固崩止带，涩肠止泻。根与果实功效类似，尚可祛风止痛。

缫丝花

别名：刺梨、刺石榴

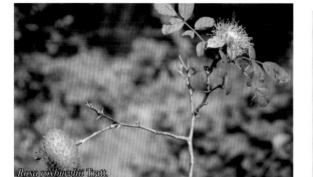

Rosa roxburghii Tratt.

实用验方

婴幼儿秋季腹泻：本品鲜果3000克，加水3000毫升，文火煎煮，浓缩至1500毫升。1岁以内每次服10毫升，1~2岁15毫升，2岁以上20毫升，每日3次，空腹，温开水送服。

【生境】生于山坡、灌丛、路旁。

【分布】分布于长江中下游地区、西南地区，以及陕甘南部、福建等地。

■ **形态特征** 落叶或半常绿灌木。分枝多，树皮成片剥落，遍体具短刺，小枝常有成对皮刺。羽状复叶互生，小叶7~15，椭圆形或长椭圆形，两面无毛，下面网脉明显。花单生或2~3朵并生枝端，大而美丽，萼筒杯状，外面密被针刺，花萼裂片羽裂，花瓣重瓣，粉红色。蔷薇果扁球形，较大，外面密生小皮刺，宿萼直立，熟时黄色，果肉脆，有芳香味。花期5~7月，果期8~10月。

■ **功效主治** 果实：甘、酸、涩，平；健胃，消食，止泻。

掌叶复盆子

别名：华东覆盆子、覆盆子

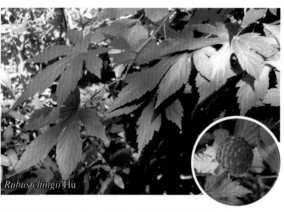

Rubus chingii Hu

实用验方

（1）阳痿：本品酒浸，焙研为末，取9克，清晨以酒冲服，每日1次。
（2）年老体虚尿失禁：本品9克，山药、益智仁、乌梅各6克，炙甘草4.5克，煎服。

【生境】生于山坡、路边阳处或阴处灌木丛中。

【分布】分布于江苏、安徽两省南部，浙江、江西、福建、广西、广东北部等地。

■ **形态特征** 藤状灌木。枝细，具皮刺，无毛。单叶，掌状5深裂，稀3或7裂，边缘具重锯齿，托叶线状披针形，生叶柄基部。单花腋生，较大，花萼裂片外面密被短柔毛，花瓣白色。果实近球形，较大，红色，密被灰白色柔毛，核有皱纹。花期3~4月，果期5~6月。

■ **功效主治** 果实（覆盆子）：甘、酸，温；益肾固精缩尿，养肝明目。

蔷薇科 一

玫瑰

别名：刺玫花

实用验方

（1）肝胃气痛：本品花阴干，冲汤，代茶服。

（2）跌打风湿：本品花30~60克，泡酒服。

【生境】栽培。

【分布】分布于辽宁南部及山东东部沿海地区，各地广泛栽培。

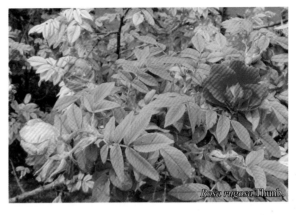

Rosa rugosa Thunb.

■ **形态特征** 直立灌木。小枝密被绒毛，并有针刺与腺毛，亦具皮刺，皮刺也密被绒毛。奇数羽状复叶，小叶5~9枚，较厚，上面无毛，叶脉下陷，多皱，亮绿色，下面密被绒毛，边缘具单锯齿，托叶大部贴生叶柄。花单生或数朵簇生，大而美丽，花瓣紫红或白色，芳香，花柱离生，短于雄蕊。聚合瘦果扁球形，较大，熟时砖红色，光滑，萼片宿存。花期5~6月，果期8~9月。

■ **功效主治** 花蕾（玫瑰花）：甘、微苦，温；行气解郁，和血，止痛。根：甘、微苦，温；活血，调经，止带。

茅莓

别名：小叶悬钩子、蒲田藨、蛇泡筋

实用验方

（1）感冒发热，咽喉肿痛：本品根15克，金银花12克，薄荷、甘草各6克，煎服。

（2）痢疾：本品茎叶30克，水煎，酌加糖调服。

（3）皮炎，湿疹：本品茎叶适量，煎汤熏洗。

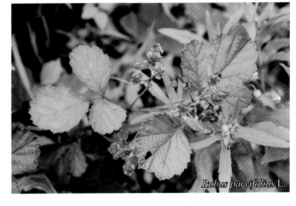

Rubus parvifolius L.

【生境】生于海拔400~2600米的山坡杂木林下、向阳山谷、路旁、荒野。

【分布】除内蒙古、新疆、青海、西藏外，其他各省区均有分布。

■ **形态特征** 多年生灌木。枝、叶柄、花梗、花序被柔毛及皮刺。奇数羽状复叶，小叶3，偶5，边缘具不规则粗锯齿，下面密被灰白色绒毛，顶生小叶菱状卵圆形。伞房花序。花瓣粉红色或紫红色，花萼密被柔毛和针刺。聚合核果球形，红色。花期5~6月，果期7~8月。

■ **功效主治** 根：甘、苦、凉；清热解毒，祛风利湿，活血凉血。地上部分：苦、涩、凉；清热解毒，散瘀止血，杀虫疗疮。

地榆

别名：黄爪香

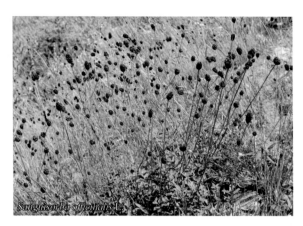

Sanguisorba officinalis L.

实用验方

（1）长年大便出血不止：地榆、鼠尾草各36克，水2升，煮1升，炖服。

（2）原发性血小板减少性紫癜：本品鲜根、太子参各30克，或加怀牛膝30克，煎服，连服2个月。

（3）红肿痈毒：本品鲜叶适量，捣烂如泥，敷患处。

【生境】生于海拔30~3000米草原、草甸、山坡草地、灌丛中、疏林下。

【分布】分布于华北、东北、西北、华东、西南，以及河南、湖北、湖南、广西等地。

■ **形态特征**　多年生直立草本。基生叶为奇数羽状复叶，小叶卵形或长圆形至卵形，基部心形至浅心形，边缘具锯齿，两面无毛。穗状花序，花瓣无，萼裂片4，紫红色，花丝丝状。瘦果藏于宿存萼筒内。花、果期7~10月。

■ **功效主治**　根（地榆）：苦、酸、涩，微寒；凉血止血，解毒敛疮。叶（地榆叶）：苦，微寒；清热解毒。

长叶地榆

别名：镰叶地榆、绵地榆

Sanguisorba officinalis L. var. *longifolia* (Bert.) Yü et Li

实用验方

（1）胃溃疡出血：本品9克，乌贼骨15克，木香6克，煎服。

（2）外伤出血：本品炭研细末，外敷患处。

（3）湿疹：本品30克，加水2碗，煎成半碗，用纱布浸药液湿敷。

【生境】生于海拔100~3000米的山坡草地、溪边、灌丛、湿草地、疏林中。

【分布】分布于华东、中南、西南，以及黑龙江、辽宁、河北、山西、甘肃等地。

■ **形态特征**　多年生草本。根粗壮，纺锤状。单数羽状复叶，有小叶5~19片，带状长圆形或带状披针形。花小，密集，成长圆柱形穗状花序，从上往下开放，萼裂片4，花瓣状，紫红色，无花瓣，雄蕊4枚，花丝与萼片近等长，雌蕊1枚。瘦果小，具4纵棱，包藏于宿萼内，种子1枚。花、果期8~11月。

■ **功效主治**　根（地榆）：苦、酸、涩，微寒；凉血止血，解毒敛疮。叶：苦，微寒；清热解毒。

鸡骨草

别名：广州相思子、广东相思子、地香根

（1）黄疸：本品60克，红枣8枚，煎服。

（2）外感风热：本品60克，水煎，分2次服。

（3）蛇咬伤：本品30克，煎服。

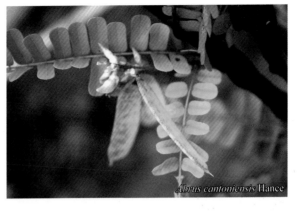

Abrus cantoniensis Hance

【生境】生于山地、灌丛、疏林。

【分布】分布于湖南、广东、广西等地。

■ 形态特征　攀援灌木，各部被短粗毛或柔毛。茎纤细，平滑。偶数羽状复叶，小叶先端截平，具细尖，叶脉两面凸起。总状花序腋生，花冠蝶形，雄蕊9，下部合生成管状。荚果扁平，2瓣裂。花期8月，果期9~12月。

■ 功效主治　全株（鸡骨草）：甘、微苦，凉；利湿退黄，清热解毒，疏肝止痛。本品种子有毒，使用时需除去荚果，防中毒。

儿茶

别名：乌爹茶、孩儿茶、黑儿茶

実用验方

（1）牙龈糜烂，口疮：本品、硼砂等量为末，搽患处。

（2）肺结核咯血：本品30克，明矾24克，共研细末，每次0.1~0.2克，每日3次。中等量咯血者（大量咯血者不宜采用），每次服0.2~0.3克，每4小时1次。

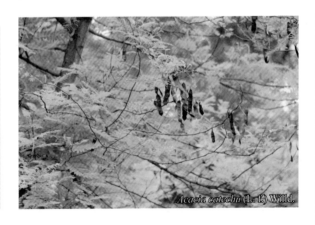

Acacia catechu (L. f.) Willd.

【生境】野生及栽培。

【分布】分布于云南、广西、广东、浙江南部及台湾等地，其中除云南有野生外，余均为引种。

■ 形态特征　落叶乔木。二回羽状复叶，羽片10~30对，小叶20~50对，线形，托叶下常具1对刺。穗状花序，花淡黄色或白色，雄蕊多数，花丝分离。荚果带状，开裂。种子3~10颗。花期4~8月，果期9月至次年1月。

■ 功效主治　去皮枝、干的干燥煎膏（儿茶）：苦、涩，微寒；活血止痛，止血生肌，收湿敛疮，清肺化痰；包煎。

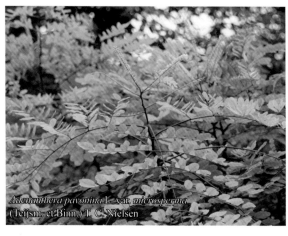

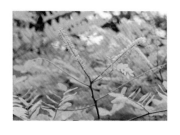

海红豆

别名：孔雀豆、相思格

【生境】多生于山沟、溪边、林中，或栽培于庭园。

【分布】分布于云南、贵州、广西、广东、福建、台湾等地。

Adenanthera pavonina L. var. microsperma (Teijsm. et Binn.) T. C. Nielsen

■ **形态特征**　落叶无刺乔木。嫩枝、叶、花梗、花萼、子房被柔毛。二回羽状复叶，小叶互生。总状花序，两性花，雄蕊10，分离，药隔顶端有1脱落性腺体。荚果扁平，果瓣旋卷。种子鲜红色。花期4~7月，果期7~10月。

■ **功效主治**　种子：微苦、辛，微寒，有小毒；疏风清热，燥湿止痒，润肤养颜；本品有毒，一般不内服。

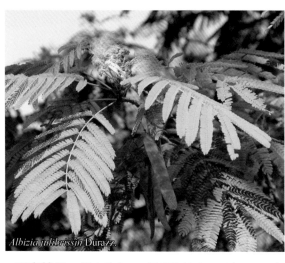

合欢

别名：绒花树、绒树

Albizia julibrissin Durazz.

实用验方

（1）心烦失眠：合欢皮9克，夜交藤15克，煎服。
（2）肺痈久不敛口：合欢皮、白蔹各适量，同煎服。
（3）湿浊中阻，食欲不振：合欢皮、扁豆花、厚朴花各6克，煎服。

【生境】生于路旁、林边、山坡上。

【分布】分布于我国东北至华南及西南部各省区。

■ **形态特征**　落叶乔木。二回羽状复叶，羽片4~12对，小叶10~30对，中脉紧靠上边缘，托叶小，线状披针形，早落。头状花序排成圆锥状，花序轴短，蜿蜒状，花粉红色。荚果带状。花期6~7月，果期8~10月。

■ **功效主治**　树皮（合欢皮）：甘，平；解郁安神，活血消肿。花序（合欢花）或花蕾（合欢米）：甘，平；解郁安神。

实用验方

（1）目昏不明：本品、青葙子各9克，茺蔚子6克，共研细末，每次3克，每日2次。

（2）腰膝酸软，遗精：本品、菟丝子各15克，枸杞子、补骨脂、炒杜仲各9克，煎服。

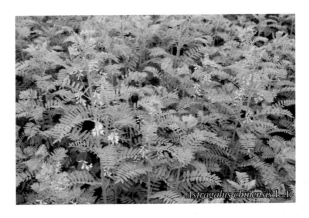

Astragalus chinensis L.f.

【生境】生于向阳山坡、路旁砂地和草地上。

【分布】分布于东北、华北，以及山东、河南等地。

■ **形态特征** 多年生草本，茎直立，具深沟槽，无毛。与膜荚黄芪的主要区别在于总状花序于植物上部腋生，具多数花，稍密集，花冠黄色，翼瓣明显较旗瓣短，子房无毛。荚果椭圆形，短小膨胀，果皮革质坚厚，密布横皱纹，果柄明显露出花萼之外。花期6~7月，果期7~8月。

■ **功效主治** 种子（沙苑子）：甘，温；补肾助阳，固精缩尿，养肝明目。

实用验方

（1）自汗：防风30克，本品（蜜炙）、白术各60克，研末，每日2次，每次6~9克，大枣煎汤送服。

（2）消渴：本品、茯神、栝楼、甘草（炙）、麦门冬各9克，生地黄15克，煎服。

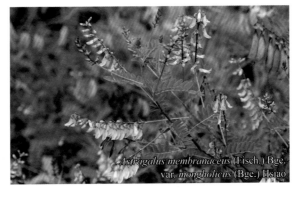

Astragalus membranaceus (Fisch.) Bge.
var. mongholicus (Bge.) Hsiao

【生境】生于向阳草地及山坡上。

【分布】分布于黑龙江、新疆、吉林、内蒙古、山西、河北等地。

■ **形态特征** 多年生草本。主根深长而粗壮，灰白色。茎有细棱，被白色柔毛。单数羽状复叶互生，托叶披针形，小叶12~18对，两面密生白色长柔毛。总状花序腋生，花较多，排列疏松，花萼筒外被白色或黑色柔毛，内面无毛，萼齿远较萼筒短，花冠蝶形，淡黄色。荚果膜质，稍膨胀，半椭圆形，无毛。花期6~7月，果期8~9月。

■ **功效主治** 根（黄芪）：甘，微温；补气升阳，固表止汗，利水消肿，生津养血，行滞通痹，托毒排脓，敛疮生肌。

膜荚黄芪

别名：黄耆

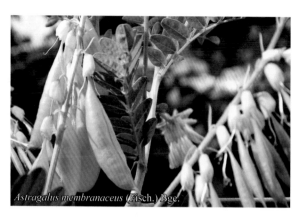

Astragalus membranaceus (Fisch.) Bge.

| 实用验方 |

自汗：防风 30 克，本品（蜜炙）、白术各 60 克，研末，每日 2 次，每次 6~9 克，大枣煎汤送服。

【生境】生于向阳山坡或灌丛边缘，也见于河边砂质地或平地草原。

【分布】分布于东北、华北、西北，以及四川北部和山东等地，多栽培。

■ **形态特征** 多年生草本。主根深长而粗壮，灰白色。茎有细棱，被白色柔毛。单数羽状复叶互生，托叶披针形，小叶 6~13 对，小叶片椭圆形或卵状披针形，下面被短柔毛。总状花序腋生，花较多，排列疏松，花萼筒外被白色或黑色柔毛，内面无毛，萼齿远较萼筒短，花冠蝶形，淡黄色或黄色，翼瓣较旗瓣稍短，与龙骨瓣近等长，雄蕊二体，子房被细柔毛，花柱无毛。荚果薄膜质，稍膨胀，半椭圆形，被白色或黑色柔毛，果柄超出萼外。花期 6~8 月，果期 7~9 月。

■ **功效主治** 根入药。功效同"蒙古黄芪"项下。

苏木

别名：苏枋、苏方木

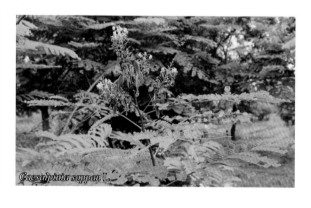

Caesalpinia sappan L.

| 实用验方 |

（1）风湿性关节炎：本品 30 克，煎服。

（2）宫颈癌（气滞血瘀型）：本品 10 克，斑庄根、小红参各 30 克，香附、马鞭草各 15 克，煎服。

【生境】生于海拔 200~1050 米的山谷丛林中或栽培。

【分布】分布于云南、贵州、四川、广西、广东、福建、台湾等地，多为栽培，云南金沙江河谷和红河河谷有野生分布。

■ **形态特征** 具刺小乔木。二回羽状复叶，长 30~45 厘米，小叶对生，全缘。圆锥花序，花两性，花瓣黄色，阔倒卵形，雄蕊 10，2 轮，离生。荚果木质，上角有硬喙，近长圆形至长圆状倒卵形。花期 5~10 月，果期 7 月至次年 3 月。

■ **功效主治** 心材（苏木）：甘、咸，平；活血祛瘀，消肿止痛；孕妇慎用。

豆科 一

别名：挟剑豆、白凤豆

▌实用验方 ▌

（1）肾虚腰痛：本品1对，小茴香、青盐各6克，吴茱萸、补骨脂各3克，打成粉，蒸猪腰子吃。

（2）气血不和腰痛：本品2粒，煨酒服。

（3）扭伤腰痛：本品15克，泽兰、苦楝子各12克，煎服。

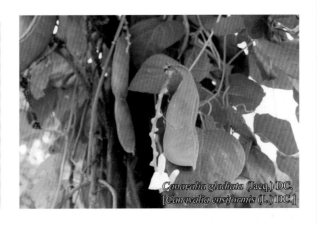

Canavalia gladiata (Jacq.) DC.
[*Canavalia ensiformis* (L.) DC.]

【生境】生于热带、亚热带地区，有栽培。

【分布】分布于我国长江以南各地。

■ **形态特征**　一年生缠绕草本，无毛或稍被毛。羽状三出复叶，小叶卵形，侧生小叶偏斜。总状花序腋生，花萼二唇形，花冠蝶形，白色或粉红色，雄蕊10，单体。荚果大而长扁。花期7~9月，果期10月。

■ **功效主治**　种子（刀豆）：甘，温；温中，下气，止呃。

锦鸡儿

别名：金雀花、坝齿花、白心皮、阳雀花

▌实用验方 ▌

（1）劳倦乏力，头晕耳鸣等：本品根30克，炖鸡或煮鸡蛋服。

（2）月经不调：本品根皮、党参各6~9克，煎服。

（3）风湿关节痛：本品根或花120克，白酒500克，浸1个月后服。

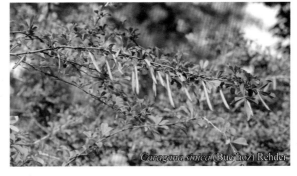

Caragana sinica (Buc'hoz) Rehder

【生境】生于林缘、路旁灌丛中、山坡。

【分布】分布于华东、华中、西南，至陕甘南部、河北、辽宁一带。

■ **形态特征**　落叶灌木。小枝细长，有棱，无毛，黄褐色或灰色。偶数羽状复叶，在短枝上丛生，在嫩枝上单生，托叶硬化成针刺，小叶2对，羽状排列，在短枝上有时呈假掌状，小叶片倒卵形，革质，先端凹而常具小刺尖，上部1对通常较大，叶轴脱落或硬化成针刺而宿存。花单生于短枝叶丛中，蝶形花，花瓣黄色或深黄色，凋谢时变褐红色。荚果圆筒形，稍扁，无毛。花期4~5月，果期7月。

■ **功效主治**　花：甘，微温；健脾益肾，祛风活血，止咳化痰。根：甘、辛、微苦、平；补肺健脾，活血祛风。

望江南

别名：野扁豆、羊角豆

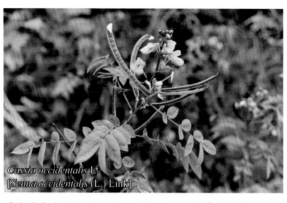

Cassia occidentalis L.
[*Senna occidentalis* (L.) Link]

实用验方

（1）蛇伤：本品鲜品1握，捣烂绞汁服，渣敷患处。

（2）血淋：本品全草30克，煎服。

（3）肝火迫眼，红肿羞明或视物不明：望江南子15~30克，冰糖30克，酌冲开水炖服。

【生境】生于河边滩地、旷野、丘陵的灌木林或疏林中。

【分布】分布于我国东南部、南部、西南部各省区。

■ **形态特征** 直立亚灌木，分枝少，无毛。偶数羽状复叶，叶柄近基部具1腺体，小叶4~5对。伞房状总状花序，花黄色，雄蕊7枚发育，3枚不育。荚果带状镰形。种子30~40颗，种子间有薄隔膜。花期4~8月，果期6~10月。

■ **功效主治** 茎叶（望江南）：苦，寒，小毒；肃肺，清肝，利尿，通便，解毒消肿；用量6~9克，鲜品15~30克。种子（望江南子）：甘、苦，凉，有毒；清肝，健胃，通便，解毒；用量6~9克。体虚者均慎服。

槐叶决明

别名：茳芒决明、茳芒

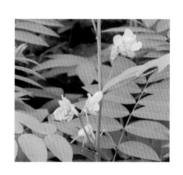

Cassia sophera L.
[*Senna occidentalis* (L.) Link var. *sophera* (L.) X. Y. Zhu]

【生境】生于山坡路旁或栽培。

【分布】分布于我国中部、东南部、南部、西南部各省区，北部部分省区有栽培。

■ **形态特征** 灌木或半灌木，无毛。一回偶数羽状复叶，叶柄近基部具腺体1，小叶5~10对，下面被白粉，有臭气。伞房状总状花序，花瓣5，黄色，雄蕊7枚发育，3枚不育。荚果近圆筒形。花期7~9月，果期10~12月。

■ **功效主治** 种子：甘、苦，平；清肝明目，健胃调中，润肠解毒。根：苦，寒；清热解毒，杀虫。

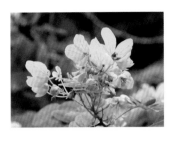

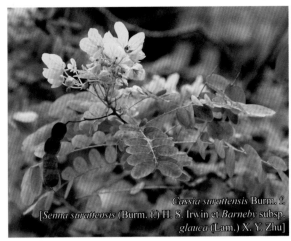

【生境】生于海拔 750~1500
米村边、路旁、公园中。
【分布】分布于广西、广东、
福建、台湾等地，多为栽培。

Cassia surattensis Burm. f.
[*Senna surattensis* (Burm. f.) H. S. Irwin et *Barneby* subsp. *glauca* (Lam.) X. Y. Zhu]

■ **形态特征**　灌木或小乔木。一回偶数羽状复叶，小叶 7~9 对，背面粉白色，最下 2~3
对小叶间和叶柄上部有 2~3 枚棒状腺体。总状花序，花瓣 5 枚，雄蕊 10。荚果带状，扁平。
种子 10~12 粒。花、果期几乎全年。

■ **功效主治**　叶：苦，凉；清热，止咳，泻下。花、果：苦，凉；清热，止血。

实用验方

（1）急性结膜炎：本品、
菊花、蝉蜕、青葙子各 15
克，煎服。

（2）急性角膜炎：本品 15
克，菊花、谷精草、荆芥各
9 克，黄连 6 克，木通 12 克，
煎服。

（3）夜盲症：本品、枸杞
子各 9 克，猪肝适量，水煎，
食肝服汤。

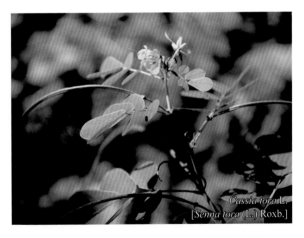

Cassia tora L.
[*Senna tora* (L.) Roxb.]

【生境】生于山坡、旷野、河滩沙地、村边荒地上。
【分布】我国长江以南各省区普遍分布。

■ **形态特征**　一年生亚灌木状直立粗壮草本。偶数羽状复叶，小叶 3 对，顶端圆钝而具
小尖头，每对小叶间的叶轴上具棒状腺体 1。花黄色，常 2 朵聚生叶腋，发育雄蕊 7。荚
果纤细，近四棱形。花、果期 8~11 月。

■ **功效主治**　种子（决明子）：甘、苦、咸，微寒；清热明目，润肠通便。

紫荆

别名：扁头翁、川紫荆

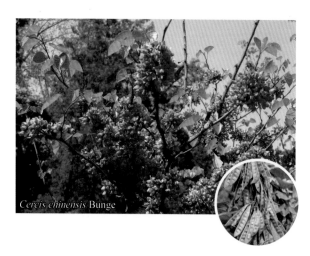

Cercis chinensis Bunge

┃ **实用验方** ┃

（1）产后排尿涩痛：本品皮15克，半酒半水煎，温服。
（2）鼻中疳疮：本品花阴干为末，贴患处。

【生境】生于山坡路旁，有栽培。
【分布】分布于华北、华东、中南、西南，以及陕西、甘肃等地。

■**形态特征** 灌木。树皮幼时暗灰色而光滑，老时粗糙而作片裂。单叶互生，叶片心形，稍革质，无毛，叶缘膜质透明。花先叶开放，2~10余朵成束，簇生于老枝和主干上，花萼浅红色，花冠假蝶形，花瓣紫红色，旗瓣最小，龙骨瓣基部有时具深紫色斑纹。荚果扁狭长形，绿色。种子数枚，黑褐色，光亮。花期4~5月，果期5~7月。

■**功效主治** 树皮：苦，平；活血，通淋，解毒。花：苦，平；清热凉血，通淋解毒。

降香檀

别名：降香、花梨母

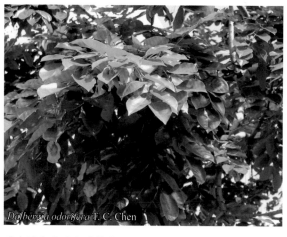

Dalbergia odorifera T. C. Chen

┃ **实用验方** ┃

（1）金刃或跌扑损伤，血出不止：本品末、五倍子末、铜末（是削下镜面上铜，于乳钵内研细）等量或随意加减用之，拌匀撒之。
（2）外伤性吐血：本品、花蕊石各3克，没药、乳香各1.5克，共研极细末，每服0.3克，童便（新尿出者）或黄酒1杯送服。

【生境】生于山地林中。
【分布】分布于海南（中部和南部）。

■**形态特征** 乔木。幼嫩部分、花序、子房略被毛，余无毛。奇数羽状复叶，小叶9~13枚，向基部渐小。圆锥花序腋生，花萼裂齿不等长，花冠蝶形，雄蕊9，单体。荚果舌状长椭圆形，有种子处凸起。花期3~4月，果期10~11月。

■**功效主治** 树干和根的干燥心材（降香）：辛，温；化瘀止血，理气止痛；后下。

实用验方

（1）乳腺炎：猪屎豆适量，与酒糟捣敷患处，换药时用猪屎豆的浓煎液熏洗患处。

（2）淋巴结结核：猪屎豆根、凤尾草根、过坛龙根各15克，水煎去渣，加陈酒50克兑服。

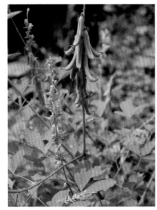
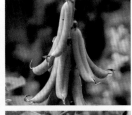
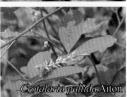

Crotalaria pallida Aiton

【生境】生于村边、路旁、田边灌丛中，有栽培。

【分布】分布于福建、台湾、广东、广西、四川、云南、山东、浙江等地，湖南亦有栽培。

■ **形态特征** 多年生亚灌木状草本。三出掌状复叶。总状花序顶生，花萼近钟形，花冠蝶形，黄色，远伸出萼外，雄蕊10，单体，花药2型。荚果长圆形，膨胀。花、果期9~12月。

■ **功效主治** 全草（猪屎豆）：苦、辛、平，有毒；清热利湿，解毒散结；用量6~12克。孕妇慎服。根（猪屎豆根）：微苦、辛、平；解毒散结，消积化滞。

实用验方

（1）小儿疳积：本品10克，煎服。

（2）急性化脓性乳腺炎溃烂：本品15~30克，煎服，并作外洗。

（3）月经不调：本品花9~15克，煎服。

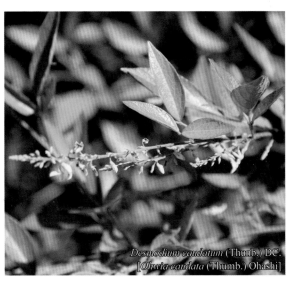

Desmodium caudatum (Thunb.) DC.
[*Ohwia caudata* (Thunb.) Ohashi]

【生境】生于海拔150~1000米的山坡、路旁草地、沟边、林缘、林下。

【分布】分布于长江以南各省，西至喜马拉雅山，东至台湾。

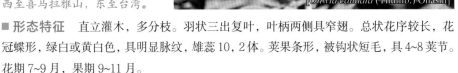

■ **形态特征** 直立灌木，多分枝。羽状三出复叶，叶柄两侧具窄翅。总状花序较长，花冠蝶形，绿白或黄白色，具明显脉纹，雄蕊10，2体。荚果条形，被钩状短毛，具4~8荚节。花期7~9月，果期9~11月。

■ **功效主治** 全草（清酒缸）：微苦、辛、平；清热解毒，祛风利湿。

广金钱草

别名：金钱草、广东金钱草

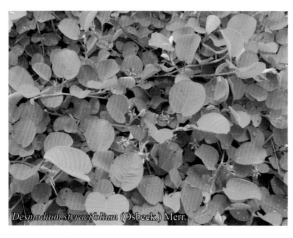

Desmodium styracifolium (Osbeck.) Merr.

实用验方

（1）泌尿系统感染：本品24克，车前草、海金沙、金银花各15克，煎服，每日1剂。

（2）膀胱结石：本品60克，海金沙15克，煎服。

（3）胆囊炎：本品30克，鸡内金9克，煎服。

【生境】生于低海拔丘陵地带的荒地草丛中。

【分布】分布于广东、海南、广西南部和西南部、云南南部等地。

■ **形态特征**　直立亚灌木状草本。除老茎及叶上面外，余部被毛。单叶，兼3小叶，小叶近革质，圆形，下面密被贴伏白色丝状毛。总状花序，蝶形花冠紫红色，雄蕊二体。荚果扁平，狭长圆形，荚节近方形。花、果期6~9月。

■ **功效主治**　地上部分：甘、淡，凉；利湿退黄，利尿通淋。

榼藤

别名：榼子藤、眼镜豆

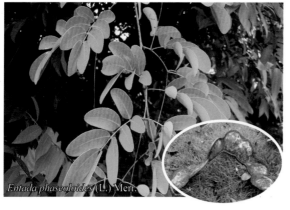

Entada phaseoloides (L.) Merr.

实用验方

（1）腰肌劳损，关节炎：榼藤、崖花海桐、三桠苦各6克，威灵仙、两面针各15克，加米酒浸泡15天，每日服15~20毫升，每日2次。

（2）青竹蛇咬伤：榼藤子9~15克，研末，酒调涂伤处。

【生境】生于山涧或山坡混交林中，攀援于大乔木上。

【分布】分布于台湾、福建、广东、广西、云南、西藏等地。

■ **形态特征**　常绿木质大藤本。茎扭旋。二回羽状复叶，羽片常2对，顶生1对变为卷须，小叶1~2对。穗状花序，花白色，雄蕊10，分离。荚果长达1米，木质，扁弯，成熟时逐节脱落。花期3~6月，果期8~11月。

■ **功效主治**　茎藤（榼藤）：微苦、辛，平，祛风除湿，活血通络。种子（榼藤子）：微苦，凉，有小毒；补气补血，健胃消食，祛风止痛，强筋硬骨；用量10~15克；忌生用。

实用验方

（1）中恶霍乱：本品皮煮汁服之。

（2）小儿蛔虫病：本品皮1.5~3克，研粉开水冲服。

（3）肝硬化腹水：本品鲜皮30克，炖猪骨服。

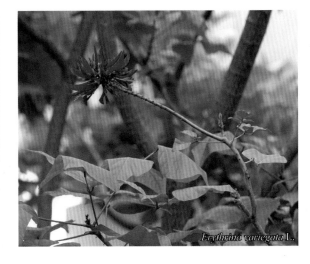

Erythrina variegata L.

【生境】生于近小溪边、路旁，或栽于公园。

【分布】分布于台湾、福建、广东、广西等地。

■ **形态特征** 大乔木。枝有明显叶痕和黑色圆锥状刺。羽状三出复叶，小叶片阔卵形至菱状卵形。总状花序顶生，萼佛焰苞状，花冠红色，翼瓣与龙骨瓣近等长，雄蕊10，单体。荚果肥厚。种子间稍缢缩。花期3月，果期8月。

■ **功效主治** 干皮或根皮：苦、辛，平；祛风湿，通络，杀虫止痒。花：苦、涩，凉；收敛止血。叶：苦，平；消积驱虫。

实用验方

（1）风湿性关节炎：本品30克，两面针9克，煎服。

（2）跌打损伤：本品、大罗伞、九节茶各30克，煎服。

（3）慢性腰腿痛：本品、龙须藤、杜仲各15克，煎服。

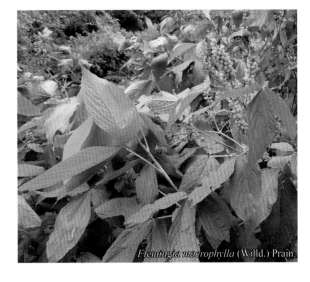

Flemingia macrophylla (Willd.) Prain

【生境】生于海拔450~1800米的空旷山坡上或山溪水边。

【分布】分布于云南、贵州、四川、江西、福建、台湾、广东、海南、广西等地。

■ **形态特征** 直立灌木，各部密被柔毛。三出复叶，叶柄长3~6厘米，具狭翅，顶生小叶长8~15厘米，宽4~7厘米，两面除脉上外几无毛。总状花序腋生，雄蕊二体。荚果椭圆形。种子1~2颗。花期6~9月，果期10~12月。

■ **功效主治** 根：甘、淡，平；祛风湿，强筋骨，益脾肾。

皂荚

别名：皂角刺

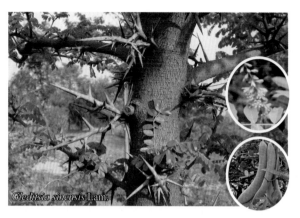

Gleditsia sinensis Lam.

实用验方

（1）产后乳汁不泄，结毒：皂角刺、蔓荆子各烧存性，等量为末，温酒服，每次6克。
（2）背发痈毒，脓成不溃：本品烧存性，与生甘草等量为末，每次3克，黄酒冲服。

【生境】生于路边、沟旁、住宅附近。

【分布】分布于东北、华北、华东、华南，以及四川、贵州等地。

■ **形态特征** 落叶乔木，枝刺圆柱形，粗壮分枝。一回偶数羽状复叶，小叶卵状披针形至长圆形，边缘具细锯齿，网脉在两面凸起。总状花序，花杂性，黄白色，4基数，子房缝线及基部被毛。荚果肥厚，果瓣革质，被白色粉霜。花期3~5月，果期5~12月。

■ **功效主治** 棘刺（皂角刺）：辛，温；消肿托毒，排脓，杀虫。成熟果实（大皂角）：辛、咸，温，小毒；祛痰开窍，散结消肿；孕妇，咯血、吐血者忌服；用量1~1.5克。

胀果甘草

别名：甘草

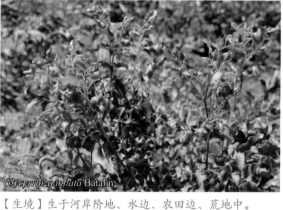

Glycyrrhiza inflata Batalin

实用验方

（1）腿脚挛急，腹中疼痛：本品、白芍各12克，煎服。
（2）脾胃气虚：本品（炙）6克，人参、白术、茯苓各9克，煎服。

【生境】生于河岸阶地、水边、农田边、荒地中。

【分布】分布于内蒙古、甘肃、新疆等地。

■ **形态特征** 多年生草本。根茎和根长而粗大，外皮呈褐色至红棕色，内部黄色，具甜味。全株被褐色鳞片状腺点。奇数羽状复叶，互生，小叶片小而较大，边缘微波状。总状花序具多数疏生的花，花冠紫色或淡紫色。荚果椭圆形或长圆形，直而膨胀，被褐色腺点和刺毛状腺体。花期5~7月，果期6~10月。

■ **功效主治** 根及根茎（甘草）：甘，平；补脾益气，清热解毒，祛痰止咳，缓急止痛，调和诸药；忌与海藻、京大戟、甘遂、芫花同用。

实用验方

（1）腿脚挛急，腹中疼痛：本品、白芍各12克，煎服。

（2）脾胃气虚：本品（炙）6克，人参、白术、茯苓各9克，煎服。

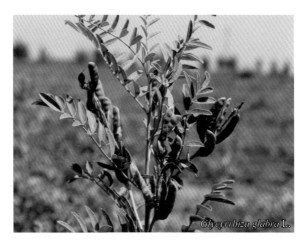

Glycyrrhiza glabra L.

【生境】生于河岸阶地、沟边、田边、路旁，较干旱的盐渍化土壤上亦能生长。

【分布】分布于西北各省区。

■ **形态特征**　多年生草本，常无刺毛状腺体。根茎和根长而粗大，外皮呈褐色至红棕色，内部黄色，具甜味。奇数羽状复叶互生，有叶枕，小叶片长圆状披针形，上面近无毛，全缘。总状花序腋生，花密集，花冠蝶形，紫或淡紫色。果序较长，荚果长圆形，扁，直或微弯，通常无毛。种子暗绿色。花期5~6月，果期7~9月。

■ **功效主治**　根及根茎（甘草）：甘，平；补脾益气，清热解毒，祛痰止咳，缓急止痛，调和诸药；忌与海藻、京大戟、甘遂、芫花同用。

实用验方

（1）乳少：本品果序7个（鲜或干皆可），皂角刺9克，煎服。

（2）百日咳：本品根15克，煎服。

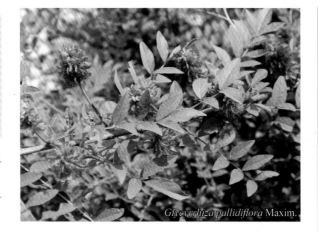

Glycyrrhiza pallidiflora Maxim.

【生境】生于田边、河边、路边草丛及灌丛中。

【分布】分布于东北、华北等地，南至秦岭淮河一线。

■ **形态特征**　多年生草本。茎直立，多分枝，基部木质化，有纵棱，全体被鳞片状黄色腺体，几无毛。奇数羽状复叶，托叶披针形，叶柄无毛，密生腺点，小叶5~13，披针形或宽披针形，先端渐尖，基部楔形，两面有鳞片状腺体。总状花序腋生，花紧密，集成球状，花萼钟状，萼齿5，披针形，花冠蝶形，淡紫色。果序呈椭圆形，荚果卵圆形，幼果黄绿色，成熟时呈褐色，密生硬刺。种子2颗，黑色，圆肾形。花期6~7月，果期8~9月。

■ **功效主治**　根：甘、辛，温；杀虫止痒，镇咳。果实、果序：甘、辛，微温；催乳。

甘草

别名：甜草、乌拉尔甘草

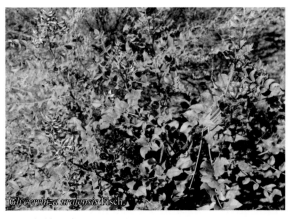

Glycyrrhiza uralensis Fisch.

■ **形态特征** 多年生草本。根茎和根长而粗大，外皮呈褐色至红棕色，内部黄色，具甜味。茎、叶柄及小叶片两面、花序梗、花萼均密被鳞片状黄褐色腺点和柔毛，茎上并杂有刺毛状腺体。奇数羽状复叶，互生，有叶枕，小叶片较多，卵形，全缘或微波状。总状花序腋生，花密集，花冠蝶形，蓝紫色、白色或黄色。荚果条形，呈镰刀状或环状弯曲，外面有瘤状突起和刺毛状腺体，密集成球形果穗。花期7~8月，果期8~9月。

■ **功效主治** 根及根茎（甘草）：甘，平；补脾益气，清热解毒，祛痰止咳，缓急止痛，调和诸药；忌与海藻、京大戟、甘遂、芫花同用。

扁豆

别名：藤豆、蓣豆

Lablab purpureus (L.) Sweet Hort.
（Dolichos lablab L.）

■ **形态特征** 多年生缠绕草质藤本，几无毛。羽状三出复叶，托叶基着。总状花序腋生，蝶形花冠白色或紫色，雄蕊二体，花柱扁平，柱头头状。荚果长圆状镰形，扁平。种子2~5颗，种脐线形。花期6~8月，果期9月。

■ **功效主治** 成熟种子（白扁豆）：甘，微温；健脾化湿，和中消暑；炒白扁豆健脾化湿。

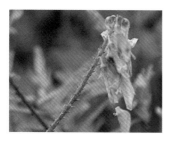

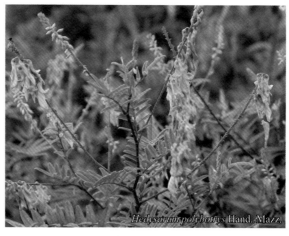

【生境】生于灌丛、林缘、山地石质山坡等地。

【分布】分布于内蒙古、甘肃、宁夏、湖北西部、四川西部等地。

Hedysarum polybotrys Hand.-Mazz.

多序岩黄芪

别名：红耆

■ **形态特征**　多年生草本。主根粗长，外皮红棕色。茎多分枝，无毛，奇数羽状复叶，互生，无明显叶柄，小叶片较多，长圆状卵形或卵状披针形，上面通常具亮点，无小托叶。总状花序腋生，一般不长于叶，花较多，花萼的下方2萼齿明显长于上方萼齿，花冠蝶形，淡黄色。荚果串珠状，有3~5节，被短柔毛，具明显网纹和窄翅。花期6~8月，果期7~9月。

■ **功效主治**　根（红芪）：甘，微温；补气升阳，固表止汗，利水消肿，生津养血，行滞通痹，托毒排脓，敛疮生肌。

┃ 实用验方 ┃

（1）贫血：本品、土党参、黄花稔各30克，煎服。

（2）再生障碍性贫血：本品60~125克，鸡蛋2~4个，红枣10个，加水8碗，煎至大半碗（鸡蛋熟后，去壳，放入再煎），鸡蛋与药汁同服，每日1剂。

（3）劳伤：本品30克，白酒50毫升，浸泡3日，每日服2次，每次10毫升。

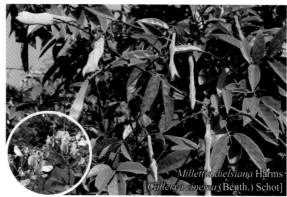

Millettia dielsiana Harms
[*Callerya cinerea* (Benth.) Schot]

【生境】生于山野间。

【分布】分布于陕西（南部）、甘肃（南部）、安徽、浙江、江西、福建、湖北、湖南、广东、海南、广西、四川、贵州、云南等地。

香花崖豆藤

别名：山鸡血藤

■ **形态特征**　木质藤本。嫩枝、叶轴、小叶下面无毛或被疏柔毛。奇数羽状复叶，小叶5。圆锥花序顶生，宽大，旗瓣密被锈色绢毛，雄蕊二体。荚果扁平，密生灰色绒毛。种子长圆状凸镜形。花期5~8月，果期10~11月。

■ **功效主治**　藤茎（昆明鸡血藤）：涩、苦、微甘，温；止血补血，活血通络。

美丽崖豆藤

别名：牛大力、山莲藕、大莲藕

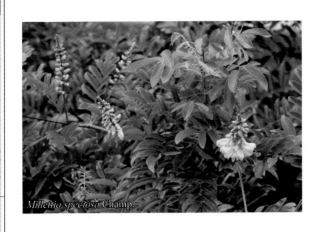

Millettia speciosa Champ.

实用验方

（1）胸膜炎：本品15克，一见喜3克，煎服。
（2）慢性肝炎：牛大力30克，十大功劳9克，甘草3克，煎服。

【生境】生于海拔1500米以下的灌丛、疏林、旷野。

【分布】分布于福建、湖南、广东、海南、广西、贵州、云南等地。

■ **形态特征**　木质藤本。奇数羽状复叶，小叶常为6对。圆锥花序腋生，密被黄褐色绒毛，旗瓣无毛，基部具2胼胝体，二体雄蕊。荚果线形，扁平，具喙，被毛，果瓣木质，开裂。花期7~10月，果期次年2月。

■ **功效主治**　根（牛大力）：甘，平；补肺滋肾，舒筋活络。

含羞草

别名：怕丑草、知羞草

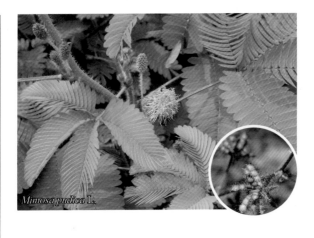

Mimosa pudica L.

实用验方

（1）小儿高热：本品根9克，煎服。
（2）急性肝炎：本品鲜全草15~60克，煎服。

【生境】生于潮湿地、山坡丛林中、路旁，为美洲引入的驯化植物。

【分布】分布于华东、华南、西南等地。热带地区广泛分布。

■ **形态特征**　披散亚灌木状草本，遍体散生钩刺及倒生刺毛。茎圆柱状。二回羽状复叶，羽片2对，触之羽片及小叶即闭合而下垂。头状花序球形，雄蕊4。荚果扁弯，成熟时荚节脱落，荚缘宿存，每节1种子。花期3~10月，果期5~11月。

■ **功效主治**　全草：甘、涩、微苦，微寒，小毒；凉血解毒，清热利湿，镇静安神；用量15~30克，鲜品30~60克。根：涩、微苦，温，有毒；止咳化痰，利湿通络，明目镇静，和胃消积；用量9~15克，鲜品30~60克。

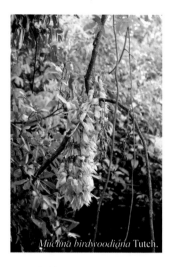

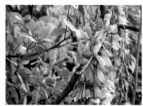

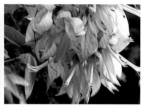

Mucuna birdwoodiana Tutch.

【生境】生于海拔400~500米的山谷林下或灌丛中，有栽培。

【分布】分布于江西、福建、广东、广西、贵州、四川等地。

■ **形态特征** 常绿木质藤本。老茎具先白色后变红色的液汁。羽状三出复叶，小叶革质。总状花序，花冠蝶形，白色或带绿白色，雄蕊10，2体。荚果木质，带状，具狭翅，种子间缢缩。花期4~6月，果期6~11月。

■ **功效主治** 藤茎（白花油麻藤，在广西亦作鸡血藤用）：苦、甘、平；补血，通经络，强筋骨。

| **实用验方** |

（1）肝肾虚弱，腰膝酸痛，头晕耳鸣，尿有余沥：本品10克，核桃仁15克，杜仲12克，煎服。

（2）各种疣：本品30克，压碎后于200毫升75%乙醇内浸泡1周后，外涂患处，每日3次，连用7~14日。

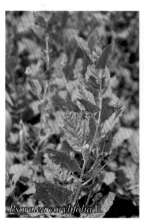

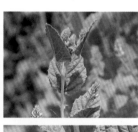

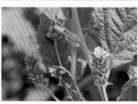

Psoralea corylifolia L.

【生境】生于荒野或田边荒地上。

【分布】野生或栽培于河南、安徽、陕西、山西、江西、四川、云南、广东、贵州等地。

■ **形态特征** 一年生直立草本。全株被白色柔毛和黑褐色腺点。单叶互生，托叶线形，叶片阔卵形或三角状卵形，边缘具不规则疏齿。花多数，组成腋生、具长总梗、密花的近头状总状花序，花萼宿存，最下方1枚萼齿长而宽，花冠蝶形，淡紫色或黄色，柱头膨大具髯毛。荚果椭球形，种子1。花期7~8月，果期9~11月。

■ **功效主治** 成熟果实（补骨脂）：辛、苦，温；温肾助阳，纳气平喘，温脾止泻；外用消风祛斑。

苦参

别名：水槐

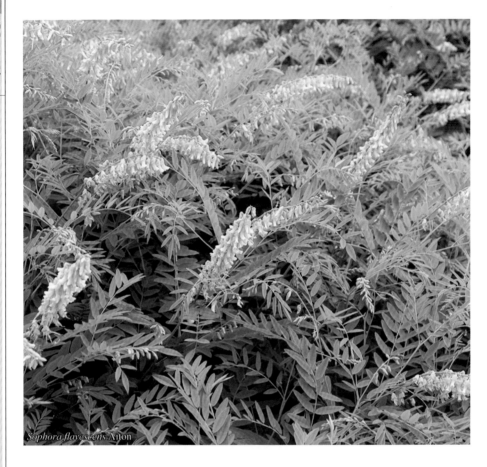

Sophora flavescens Aiton

■ **形态特征** 多年生落叶草本或亚灌木。根圆柱状，外皮黄白色。奇数羽状复叶，互生，叶柄基部不膨大，小叶多，小叶片披针形至线状披针形，上面无毛，背面密生平贴柔毛。总状花序较长，顶生，花疏松排列，贴花序轴下垂，花冠蝶形，白色或淡黄色，旗瓣稍上翘而不开展，雄蕊花丝分离。荚果线形或钝四棱形，种子间稍缢缩，成熟后4裂。花期5~7月，果期7~9月。

■ **功效主治** 根（苦参）：苦，寒；清热燥湿，杀虫，利尿；不宜与藜芦同用。

【生境】生于山坡草地、平原、路旁、沙质地和红壤地的向阳处。
【分布】分布于全国南北各省区。

实用验方

（1）慢性血痢或热毒痢疾：本品20克，地榆30克，焦神曲15克，煎服。
（2）疔疮：本品、蛇床子、白矾、荆芥穗等量，煎汤，温洗。

实用验方

（1）暑天痢疾：本品、乌梅、甘草3味，浓煎汤一碗服之。

（2）鼻出血，终日不止，心神烦闷：本品鲜品，捣取汁，每服200毫升。

（3）金疮中风抽搐：本品（锉）500克，以水5升，煮取2升，去滓，每热服200毫升，每日3~4次。

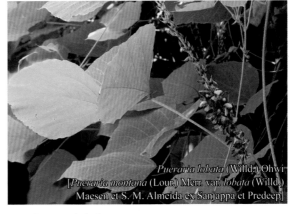

Pueraria lobata (Willd.) Ohwi
[*Pueraria montana* (Lour.) Merr. var. *lobata* (Willd.)
Maesen et S. M. Almeida ex Sanjappa et Predeep]

【生境】生于路边草丛中、山坡，以及较阴湿的地方。

【分布】分布于我国南北各地，除新疆、青海及西藏外，全国均有分布。

■ **形态特征**　多年生落叶藤本，全株被长硬毛。块根肥厚。三出复叶，顶生小叶宽卵形，先端长渐尖，侧生小叶斜卵形，托叶背着。总状花序，苞片长于小苞片，花萼长8~10毫米，旗瓣倒卵形。荚果长5~9厘米。花期9~10月，果期11~12月。

■ **功效主治**　块根（葛根）：甘、辛、凉；解肌退热，生津止渴，透疹，升阳止泻，通经活络，解酒毒。

实用验方

（1）暑天痢疾：本品、乌梅、甘草3味，浓煎汤一碗服之。

（2）鼻出血，终日不止，心神烦闷：本品鲜品，捣取汁，每服200毫升。

（3）金疮中风抽搐：本品500克（锉），以水5升，煮取2升，去滓，每热服200毫升，每日3~4次。

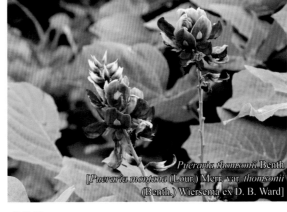

Pueraria thomsonii Benth
[*Pueraria montana* (Lour.) Merr. var. *thomsonii*
(Benth.) Wiersema ex D. B. Ward]

【生境】生于疏林和山野灌丛中，或栽培。

【分布】分布于云南、四川、西藏、江西、广西、广东、海南等地。

■ **形态特征**　多年生落叶藤本。块根肥大。三出复叶，托叶背着，顶生小叶片菱状卵形至宽卵形，侧生叶片斜卵形，先端急尖或具长小尖头。总状花序，花萼长1.2~2厘米，旗瓣近圆形。荚果长10~14厘米。花期9月，果期11月。

■ **功效主治**　块根（粉葛）：甘、辛、凉；解肌退热，生津止渴，透疹，升阳止泻，通经活络，解酒毒。

槐

别名：黑槐、国槐

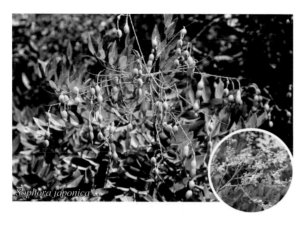

Sophora japonica L.

实用验方

（1）大肠下血：槐花、荆芥穗等量为末，取约2克，酒冲服。

（2）诸痔出血：槐花60克，地榆、苍术各45克，甘草30克，微炒，研末，早晚饭前各冲服6克。

【生境】生于山坡、平原，或植于庭园。

【分布】分布全国各地。

■ **形态特征** 落叶乔木。树皮色深，灰褐色或黑褐色，具不规则纵裂，内皮鲜黄色，具臭味，当年生枝绿色。奇数羽状复叶，互生，叶柄基部膨大，小叶片卵状长圆形或卵状披针形，上面深绿色，下面灰白色，近无毛。圆锥花序顶生，较大型，常呈金字塔状，花冠蝶形，花瓣乳白色，旗瓣展开，顶端微凹，中央常具黄斑，雄蕊花丝分离，不等长。荚果圆柱形，肉质，种子间缢缩呈串珠状，不开裂。花期7~8月，果期10~11月。

■ **功效主治** 花（槐花）及花蕾（槐米）：苦，微寒；凉血止血，清肝泻火。果实（槐角）：苦，寒；凉血止血，清热泻火。

越南槐

别名：柔枝槐、山豆根

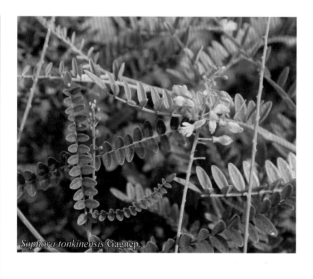

Sophora tonkinensis Gagnep.

实用验方

（1）牙龈肿痛：本品、白头翁各12克，生石膏15克，煎服。

（2）齿痛：本品1片，含于痛处。

【生境】生于山坡石隙、林缘、灌丛中。

【分布】分布于广西、贵州、云南等地。越南北部也有分布。

■ **形态特征** 无刺小灌木。根圆柱形，粗壮。奇数羽状复叶互生，小叶向基部渐小，托叶极小近于消失。圆锥花序顶生，花冠蝶形，旗瓣最短，雄蕊10，离生。荚果念珠状，稍扭曲，开裂成2瓣。花期5~6月，果期7~8月。

■ **功效主治** 根及根茎（山豆根）：苦，寒，有毒；消肿利咽，清热解毒；用量3~6克。

豆科 一

密花豆

别名：鸡血藤、三叶鸡血藤

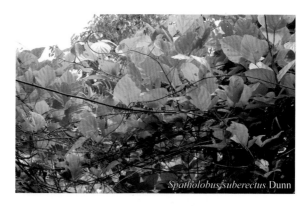

Spatholobus suberectus Dunn

实用验方

（1）风湿痹痛：本品、半枫荷、当归、枫香寄生、海风藤、豆豉姜各15克，牛膝9克，煎服。

（2）膝关节剧痛如咬（昼轻夜重），局部发热：制苍术15克，黄柏12克，本品9克，乳香、没药、千年健各6克，煎服。

（3）老年人血管硬化，腰背神经痛：本品20克，杜仲、生地各15克，五加皮10克，煎服。

【生境】生于海拔800~1000米的山坡、沟谷树林、灌丛中。

【分布】为我国特产，分布于云南、广西、广东、福建等地。

■ **形态特征** 木质攀援藤本。茎砍伤后有红色液汁流出。三出复叶，侧生小叶两侧不对称。圆锥花序被黄褐色短柔毛，萼齿长不及1毫米，钝头，花冠蝶形，白色。荚果刀状，被毛。种子1。花期6~7月，果期11~12月。

■ **功效主治** 藤茎（鸡血藤）：苦、甘，温；活血补血，调经止痛，舒筋活络。

葫芦茶

别名：百劳舌、牛虫草

实用验方

（1）流行性感冒：本品、马兰各15克，羌活9克，薄荷6克，煎服。

（2）肺痈：本品、射干、瓜蒌各9克，煎服。

（3）急性肾炎水肿：本品、冬瓜皮各3克，茅根30~60克，麻黄9~15克，枇杷叶15克，杏仁12克，水煎分2次服。

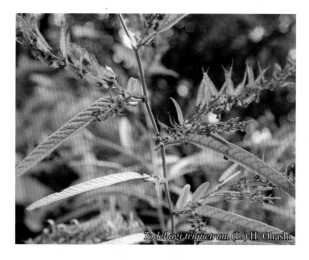

Tadehagi triquetrum (L.) H. Ohashi

【生境】生于海拔500~700米的荒地、低丘陵地草丛中，有栽培。

【分布】分布于福建、江西、广东、海南、广西、贵州、云南等地。

■ **形态特征** 直立灌木或亚灌木。单叶，叶柄具宽翅。总状花序，花冠蝶形，淡紫色或蓝紫色，雄蕊10，二体。荚果条状长圆形，有5~8荚节。花期6~10月，果期10~12月。

■ **功效主治** 全草：微苦、涩，凉；清热解毒，利湿退黄，消积杀虫。

豆科

167

野火球

别名：野车轴草、野火荻

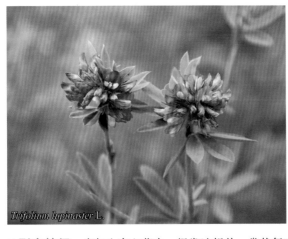

Trifolium lupinaster L.

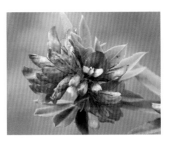

【生境】生于低湿草地、林缘、山坡。

【分布】分布于东北、内蒙古东部、河北和山西北部、新疆北部等地。

■ **形态特征** 多年生直立草本。根发达粗壮。掌状复叶，托叶膜质，抱茎呈鞘状，大部分与叶柄合生，小叶通常 5 枚，稀 3 枚，小叶片披针形至线状长圆形，侧脉甚多，直伸出叶缘成细锯齿。头状花序着生顶端和上部叶腋，花较多，萼齿丝状锥尖，显著较萼筒长，花冠淡红色至紫红色，花丝顶端膨大。荚果长圆形，短小，包藏于宿存花萼和花冠中。种子橄榄绿色。花、果期 6~10 月。

■ **功效主治** 全草：苦，平；止咳，镇痛，散结。

胡卢巴

别名：苦豆、香草

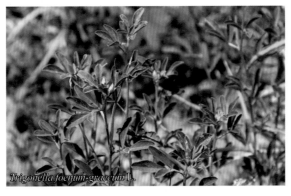

Trigonella foenum-graecum L.

实用验方

（1）疝气：本品（炒）、桃仁（炒）等量，研末，取 6 克，食前酒冲服。

（2）肾虚精冷自遗：本品 9 克，枸杞子 6 克，研末，配六味地黄丸，早晨淡盐水送服。

【生境】生于田间、路旁。

【分布】我国南北各地均有栽培，在西南、西北各地呈半野生状态。

■ **形态特征** 一年生草本，有特殊香气，主根及根系发达。羽状三出复叶，托叶膜质，小叶片长倒卵形、卵形至长圆状披针形，近等大，上半部边缘具侧脉伸出形成的尖齿。花无梗，1~2 朵着生叶腋，花冠黄白色或淡黄色，基部稍呈堇青色，旗瓣倒长卵形，明显长于翼瓣和龙骨瓣，先端深凹。荚果细长圆筒形，直或稍弯曲，先端具细长喙。种子长圆状卵形，两侧具明显斜纵沟，黄褐色。花期 4~7 月，果期 7~9 月。

■ **功效主治** 种子（胡卢巴）：苦，温；温肾助阳，祛寒止痛。

别名：白三叶、三消草

实用验方

（1）癫病：本品30克，煎服；并用15克捣绒包患者额上，使病人清醒。
（2）痔疮出血：本品30克，酒、水各半煎服。

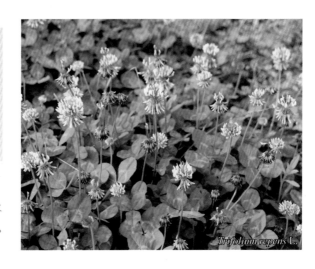

Trifolium repens L.

【生境】多栽培，或在湿润草地、河岸、路边呈半野生状态。
【分布】分布于全国各地。

■ **形态特征** 多年生草本。茎匍匐蔓生，全株无毛。掌状三出复叶，小叶倒卵形至近圆形。花序头状，总花梗甚长，花萼钟形，花冠蝶形，白色、乳黄色或淡红色。荚果长圆形。花、果期5~10月。

■ **功效主治** 全草（三消草）：微甘，平；清热凉血，宁心。

别名：草豆、两叶豆苗

实用验方

（1）劳伤：本品根15克，蒸酒30克，每日服3次。
（2）头晕：本品嫩叶9克，蒸鸡蛋吃。

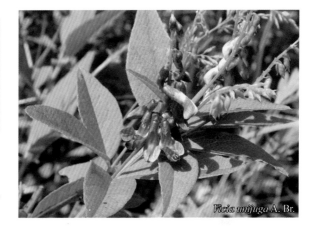

Vicia unijuga A. Br.

【生境】生于林缘、草丛、山沟、溪边。
【分布】除东南沿海和华南地区外，其他省区均有分布。

■ **形态特征** 多年生草本。茎具棱。羽状复叶仅具小叶1对，托叶戟形，边缘有不规则齿，叶轴顶端具细刺尖，偶见卷须，小叶片卵状披针形或近菱形，先端尾尖或渐尖，边缘具小齿状，基部楔形。总状花序常单一，明显长于叶，花较多而稍密集生于上部，花序梗明显，花瓣蓝紫色、紫红色或淡蓝色，旗瓣中部两侧缢缩，具深色脉纹。荚果扁，长圆形，无毛，棕黄色，近革质。种子黑褐色。花期6~8月，果期8~9月。

■ **功效主治** 全草：甘，平；补虚，调肝，利尿，解毒。

紫藤

别名：招豆藤、朱藤

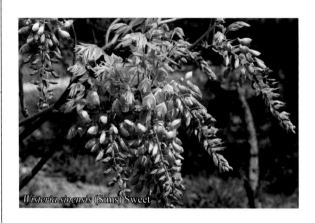

Wisteria sinensis (Sims) Sweet

实用验方

蛔虫病：本品、大血藤各 9 克，煎服。

【生境】生于向阳山坡、沟谷、旷地、灌丛、疏林下。

【分布】我国南北各地均有分布。常栽培作庭园棚架植物。

■ **形态特征** 落叶大型木质藤本。茎左旋，多分枝，较粗壮，嫩枝被白色柔毛。奇数羽状复叶，互生，小叶片 3~6 对，纸质，卵状椭圆形至卵状披针形，先端渐尖至尾尖，上部小叶较大，基部 1 对最小，幼嫩时两面被平伏毛，老叶无毛。总状花序生于枝端或叶腋，大型，下垂，花繁多，花萼最下 1 枚萼齿长于两侧萼齿，花冠紫色，较大而美丽，芳香，旗瓣基部有黄色斑。荚果长条形，密被黄色绒毛，悬垂枝上不脱落。花期 4~5 月，果期 8~9 月。

■ **功效主治** 茎或茎皮：甘、苦，温，小毒；利水，除痹，杀虫；用量 9~15 克。

丁癸草

别名：二叶丁癸草、人字草

Zornia gibbosa Spanog.
[*Zornia diphylla* (L.) Pers.]

实用验方

（1）风热感冒：本品、柳叶菊各 15 克，银花藤 30 克，煎服。

（2）喉头炎：本品鲜品调酸醋揉烂，放于口内含服。

（3）马嘴疔（生于上人中处者）：本品鲜叶，捣烂，加蜜糖少许敷患处。

【生境】生于田边、村边稍干涸的旷野草地上。

【分布】分布于江南各地。

■ **形态特征** 多年生纤细多分枝草本，无毛。指状复叶具小叶 2 枚，下面具腺点，托叶披针形，基部具长耳。总状花序腋生，蝶形花冠黄色，雄蕊 10，单体。荚果具 2~6 个荚节，表面具针刺。花期 4~7 月，果期 7~9 月。

■ **功效主治** 全草：甘，凉；清热解表，凉血解毒，除湿利尿。

酢浆草

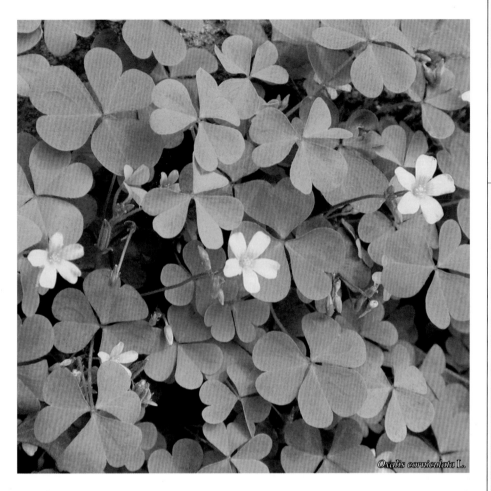

Oxalis corniculata L.

■ **形态特征**　多年生草本，全株被柔毛。茎细弱，匍匐或斜升。小叶 3，倒心形。花单生或数朵组成伞形花序，花瓣黄色，雄蕊 10，花丝基部合生。蒴果圆柱形，5 棱，种子细小。花、果期 2~9 月。

■ **功效主治**　全草：酸、寒；清热利湿，凉血散瘀，解毒消肿。根：酸、寒；清热，平肝，定惊；孕妇及体虚者慎服。

【生境】生于田野、荒地、道旁。
【分布】分布于全国大部分地区。

┃ 实用验方 ┃

（1）**急性腹泻：**本品鲜品 60 克，洗净，取冷开水半碗，榨汁，顿服。
（2）**痢疾：**本品粉末，每次 15 克，开水冲服。
（3）**脱肛：**本品鲜品适量，水煎熏洗患处。

牻牛儿苗

别名：太阳花、长嘴老鹳草、老鹳草

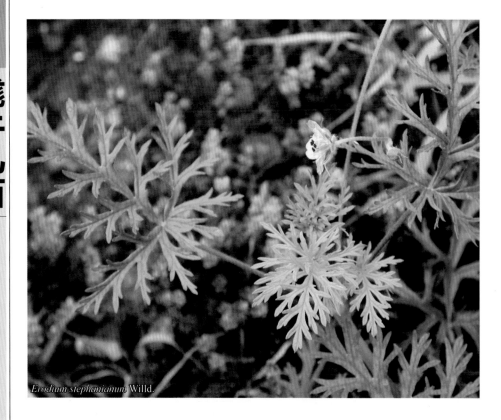

Erodium stephanianum Willd.

■**形态特征** 多年生草本，被柔毛。茎仰卧或蔓生，节膨大。叶对生，托叶膜质，具缘毛，叶片二回羽状深裂，小裂片条形。伞形花序腋生，明显长于叶，具花2~5朵，花5基数，萼片先端具长芒，花瓣淡紫色或蓝紫色，外轮雄蕊无花药。蒴果较长，成熟时卷曲或扭曲，果瓣内面具长糙毛。花期4~8月，果期6~9月。

■**功效主治** 果实近成熟时的地上部分（老鹳草、长嘴老鹳草）：辛、苦，平；祛风湿，通经络，止泻痢。

【生境】生于山坡、草地、田埂。
【分布】分布于长江中下游以北的华北、东北、西北地区，以及四川西北部、云南西部、西藏等地。

实用验方

（1）咽喉肿痛：本品15~30克，煎汤漱口。
（2）疮毒初起：本品鲜品适量，捣汁或浓煎取汁，涂擦患处。
（3）风湿痹痛：本品250克，桂枝、当归、赤芍、红花各18克，酒1000毫升，浸1星期，过滤，每次饮150毫升，每日2次。

实用验方

（1）咽喉肿痛：本品15~30克，煎汤漱口。

（2）疮毒初起：本品鲜品适量，捣汁或浓煎取汁，涂擦患处。

【生境】生于山坡草地、平原路边和树林下。

【分布】分布于东北、华北、华东、华中、西南地区，以及陕甘南部和新疆等地。

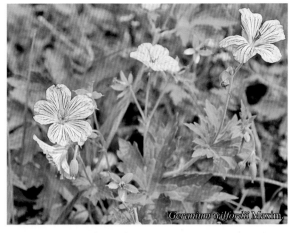

Geranium wilfordii Maxim.

■ **形态特征** 多年生草本，植株有时生腺毛。根茎短而直立，粗壮，具须根。茎直立或下部稍蔓生，有倒生柔毛。叶基生或在茎上对生，基生叶和下部叶有长柄，向上渐短，基生者叶片掌状5深裂，茎生者3深裂，裂片上部不规则齿裂，上面被伏毛。总花梗腋生或顶生，其上一般具花2朵，花小，5基数，花瓣淡红色或白色，有紫色脉纹，雄蕊全部具花药，具5蜜腺。蒴果，具长喙，开裂时由基部向上反卷。花期7~8月，果期8~10月。

■ **功效主治** 果实近成熟时的地上部分（老鹳草）：辛、苦、平；祛风湿，通经络，止泻痢。

实用验方

（1）疝气痛：本品、延胡索、胡卢巴、荔枝核各9克，煎服。

（2）风寒湿痹，关节疼痛：本品、老鹳草、石南藤、红牛膝、伸筋草各15克，加白酒500克浸泡，每次服20毫升。

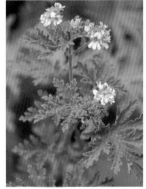
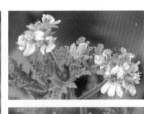
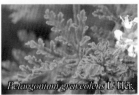

Pelargonium graveolens L' Hér.

【生境】生于林缘、草丛、山沟、溪边。

【分布】除东南沿海和华南地区外，其他省区均有分布。

■ **形态特征** 多年生草本。茎具棱。羽状复叶仅具小叶1对，托叶戟形，边缘有不规则齿，叶轴顶端具细刺尖，偶见卷须，小叶片卵状披针形或近菱形，先端尾尖或渐尖，边缘具小齿状，基部楔形。总状花序常单一，明显长于叶，花较多而稍密集生于上部，花序梗明显，花瓣蓝紫色、紫红色或淡蓝色，旗瓣中部两侧缢缩，具深色脉纹。荚果扁，长圆形，无毛，棕黄色，近革质。种子黑褐色。花期6~8月，果期8~9月。

■ **功效主治** 全草：甘、平；补虚，调肝，利尿，解毒。

旱金莲

别名：荷叶七、旱莲花、金莲花

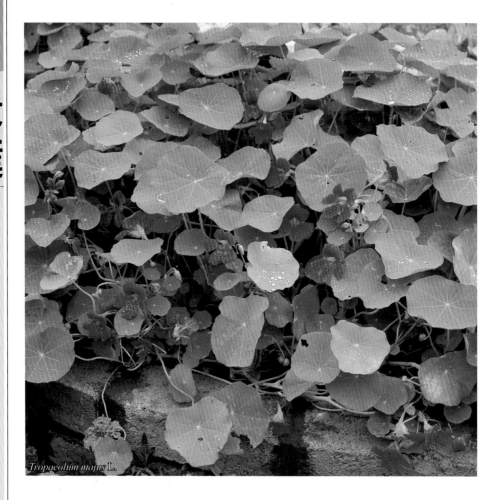

Tropaeolum majus L.

■ **形态特征** 一年生肉质蔓生草本。叶互生，盾状近圆形，边缘为波浪形浅缺刻，叶柄向上扭曲。单花腋生，萼片5，基部合生，1枚长距状，花瓣两侧对称。果实成熟时分裂成3个瘦果。花期6~10月，果期7~11月。

■ **功效主治** 全草：辛、酸，凉；清热解毒，凉血止血。

【生境】庭院或温室观赏植物。

【分布】我国南、北方各地常见栽培，广西、云南有时逸为野生。

| 实用验方 |

（1）目赤肿痛：本品鲜品、野菊花各适量，共捣烂，敷眼眶。

（2）恶毒大疮：本品鲜品、雾水葛、木芙蓉各适量，共捣烂，敷患处。

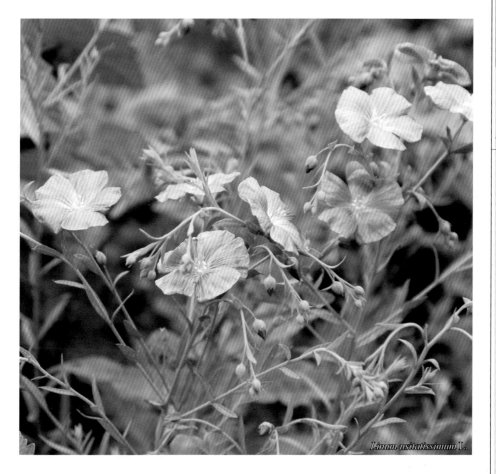

Linum usitatissimum L.

■ **形态特征** 一年生直立草本。茎无毛。叶互生，线形、线状披针形或披针形，无柄，内卷，基出3（5）脉。花单生，花瓣5，常为蓝色或紫蓝色，花丝基部合生，退化雄蕊钻状。蒴果室间5裂。花期6~8月，果期7~10月。

■ **功效主治** 根及叶（亚麻）：辛、甘、平；平肝，活血。种子（亚麻子）：甘、平；润燥通便，养血祛风。

【生境】栽培。

【分布】我国大部分地区有栽培，分布于东北，以及内蒙古、山西、陕西、山东、湖北、湖南、广东、广西、四川、贵州、云南等地。

┃ **实用验方** ┃

（1）跌打损伤：本品根加香附或细辛，同捣烂外敷。

（2）刀伤出血：本品鲜叶捣烂或干叶研粉，加少许冰片外敷。

（3）脂溢性脱发：本品种子、鲜柳枝各30克，煎服。

蒺藜

别名：白蒺藜、蒺藜狗子

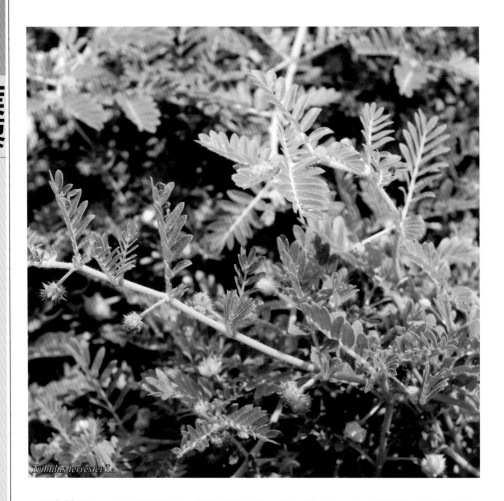

Tribulus terrester L.

■**形态特征**　一年生平卧草本。偶数羽状复叶，1长1短对生，小叶长圆形，全缘，被毛。花单生于短叶的叶腋，小，淡黄色，5基数。离果，5瓣，具棘刺和小瘤体。花期5~8月，果期6~9月。

■**功效主治**　成熟果实（蒺藜）：辛、苦，微温，有小毒；平肝解郁，活血祛风，明目，止痒；用量6~10克。茎叶：辛，平；祛风除湿，止痒消痈。

【生境】生于荒丘、田边、田间。
【分布】分布于全国各地。

实用验方

（1）小儿中暑吐泻：本品鲜茎叶，研汁服。
（2）口常有疮：蒺藜（炒黄）、扁豆（炒）各等量为末，开水泡服。
（3）白癜风：本品花阴干，研末，饭后温酒冲服，每次3~5克。

山油柑

别名：山柑、沙糖木

实用验方

（1）食欲不振，消化不良：本品果实9~15克，煎服。

（2）风湿腰腿痛：本品根30克，走马胎15克，煎服或浸酒服。

（3）支气管炎，感冒，咳嗽，心胃气痛，疝气痛：本品根或叶15~60克，煎服。

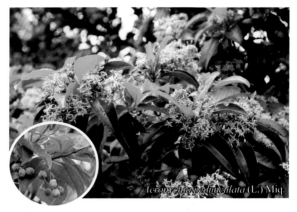

Acronychia pedunculata (L.) Miq.

【生境】生于海拔约600米以下的山坡或平地杂木林中。

【分布】分布于台湾、福建、广东、海南、广西、云南六省区南部。

■ **形态特征**　常绿乔木，树皮平滑。单小叶对生，有香气，全缘，叶柄基部膨大。聚伞花序，花两性，花瓣黄白色，狭长椭圆形。核果淡黄色，半透明，有小核4，每核种子1。花期4~8月，果期8~12月。

■ **功效主治**　心材及根（沙糖木）：辛、苦，平；祛风止痛，行气活血，止咳。果实：甘，平；健脾消食。叶：辛、苦，平；祛风止咳，理气止痛，活血消肿。

酸橙

别名：皮头橙

实用验方

（1）慢性胃炎，胃下垂，痞闷饱胀：小茴香（炒）、石菖蒲根、枳壳各30克，烧酒1000克，浸泡10日后，每日2次，饭后适量饮服。

（2）子宫脱垂：枳壳、蓖麻根各15克，水煎兑鸡汤服，每日2次。

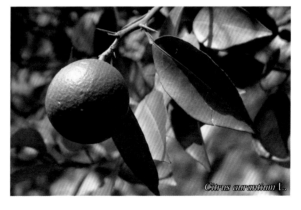

Citrus aurantium L.

【生境】生于低山地带及江河湖泊沿岸或平原，有栽种。

【分布】分布于秦岭南坡以南地区。

■ **形态特征**　常绿小乔木，各部多无毛。茎枝三棱形，光滑，刺多而粗壮。单身复叶或单叶状。总状花序有花少数，有时兼有腋生单花。柑果，果皮橙黄至朱红色，厚，难剥离，味酸。花期4~5月，果期6~11月。

■ **功效主治**　幼果（枳实）：苦、辛、酸，微寒；破气消积，化痰散痞。未成熟果实（枳壳）：苦、辛、酸，微寒；理气宽中，行滞消胀；脾胃虚弱及孕妇慎用。

柚

别名：文旦、沙田柚、香抛

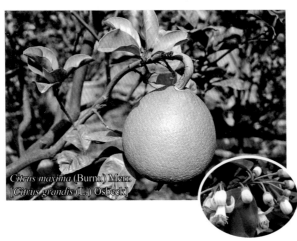

Citrus maxima (Burm.) Merr.
[Citrus grandis (L.) Osbeck]

实用验方

（1）痰喘：化橘红、半夏各15克，川贝9克，共研末，每次6克，开水冲服。

（2）疝气：金橘2个，柑核30克，柚核15克，水煎去渣，加白糖30克调服。

【生境】栽种。

【分布】分布于长江以南各地，最北限见于河南省信阳及南阳一带，全为栽培。

■ **形态特征**　常绿乔木，有或无刺。嫩枝、叶背、花梗、花萼、子房密被短柔毛。单身复叶，翼阔。总状花序。柑果，直径10厘米以上，果皮厚，黄色。种子多数，具脊棱，单胚，子叶乳白色。花期4~5月，果期9~12月。

■ **功效主治**　未成熟或近成熟的干燥外层果皮（化橘红）：辛、苦，温；理气宽中，燥湿化痰。果肉（柚）：甘、酸，寒；消食，化痰，醒酒。种子（柚核）：辛、苦，温；疏肝理气，宣肺止咳。

化州柚

别名：化橘红、化州橘红、橘红

Citrus maxima 'Tomentosa'
(Citrus grandis 'Tomentosa')

实用验方

（1）痰喘：化橘红、半夏各15克，川贝9克，共研末，每次6克，开水冲服。

（2）疝气：金橘2个，柑核30克，柚核15克，水煎去渣，加白糖30克调服。

【生境】生于广东、广西，有栽种。

【分布】分布于广东、广西、湖南等地。

■ **形态特征**　常绿乔木。嫩枝密被柔毛，具小刺。单身复叶。花单生或为总状花序，腋生。柑果，直径大于10厘米，幼果密被短绒毛，熟时渐脱落，果皮黄色，甚厚，不易剥离，果肉浅黄白色，味酸带苦。花期4~5月，果期10~11月。

■ **功效主治**　未成熟或近成熟的干燥外层果皮（化橘红、毛橘红）：辛、苦，温；理气宽中，燥湿化痰。

芸香科

别名：柠檬、黎朦子、宜母子

实用验方

（1）脘腹气滞痞胀，噫气少食：本品、香附、厚朴各10克，煎服。

（2）妊娠呕吐：本品鲜品500克，去皮、核后切块，加白糖250克，腌渍1日，再放锅内用小火熬至汁快干时，拌少许白糖，随意食用。

（3）乳腺炎：取本品鲜品汁湿敷于患处。

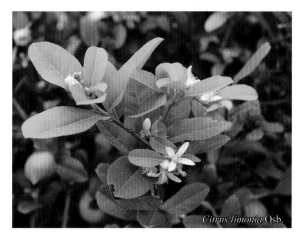

Citrus limonia Osb.

【生境】生于干燥坡地或河谷两岸坡地，有栽种。

【分布】分布于台湾、福建、广东、广西、湖南和贵州的西南部、云南南部等地。

■ **形态特征** 常绿小乔木。多锐刺，嫩叶和花蕾暗紫红色。单身复叶，翼叶极窄。总状花序，花少数，兼单花腋生。柑果，顶圆，果皮薄，光滑，淡黄或橙红色，果肉与果皮同色，味酸。子叶绿色。花期4~5月，果期9~11月。

■ **功效主治** 果实（柠檬）：酸、甘，凉；生津止渴，祛暑安胎。

枸橘

别名：枸桔、枳、臭橘

实用验方

（1）胃脘胀痛，消化不良：本品9克，煎服。

（2）淋巴结炎：本品鲜品、白矾各等量，捣烂敷患处。

（3）内伤诸痛：本品醋浸熬胶，摊贴于痛处，需久贴。

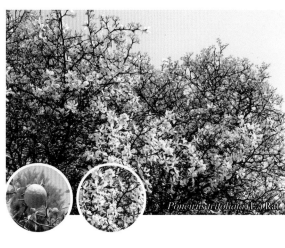

Poncirus trifoliata (L.) Raf.

【生境】多栽培于路旁、庭院作绿篱。

【分布】分布于华北、华东、华南、西南，以及山西、陕西、甘肃等地。

■ **形态特征** 落叶小乔木。枝刺腋生，红褐色，尖端干枯状。三出复叶互生，叶柄具翼叶。花白色，单朵或成对腋生，雄蕊常20枚。柑果球形或梨形，橙黄色，被短柔毛，汁胞酸涩。花期5~6月，果期10~11月。

■ **功效主治** 幼果或未成熟果实（枸橘）：辛、苦，温；疏肝和胃，理气止痛，消积化滞；气血虚弱、阴虚有火者，以及孕妇慎服。

佛手

别名：佛手柑、五指柑

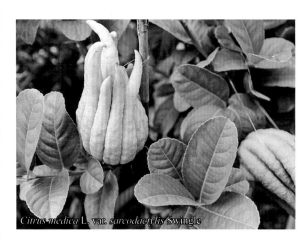

Citrus medica L. var. *sarcodactylis* Swingle

实用验方

（1）食欲不振：佛手、枳壳、生姜各3克，黄连0.9克，煎服，每日1剂。

（2）湿痰咳嗽：佛手、姜半夏各6克，砂糖适量，煎服。

【生境】生于热带、亚热带，有栽种。

【分布】分布于长江以南各地。

■ **形态特征** 常绿小乔木或灌木，茎枝多刺，嫩枝幼时紫红色。单叶。花单生、簇生或为总状花序。柑果，顶端开裂如指状，果皮橙黄色，甚厚，有乳状突起。常无种子。花期4~5月，果期10~12月。

■ **功效主治** 果实（佛手）：辛、苦、酸，温；疏肝理气，和胃止痛，燥湿化痰；阴虚血燥、气无郁滞者慎服。花（佛手花）：微苦，微温；疏肝理气，和胃止呕。根：辛、苦、平；顺气化痰。

橘

别名：柑橘、柑桔

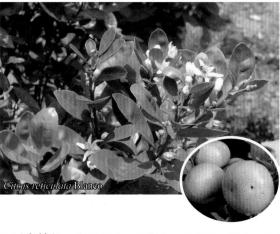

Citrus reticulata Blanco

实用验方

（1）感冒咳嗽：陈皮、枇杷叶（去毛）各20克，榕树叶30克，水煎，分2次服。

（2）乳腺癌初起：橘核、叶、未成熟果皮各15克，以黄酒与水合煎，每日2次温服。

【生境】生于丘陵、低山地带、江河湖泊沿岸、平原，有栽种。

【分布】分布于长江流域及以南地区。

■ **形态特征** 常绿小乔木或灌木，分枝多，刺少。单身复叶，翼叶甚窄或仅存痕迹。花单生或2~3朵簇生。柑果，果皮橙黄色或橙红色，易剥离。种子卵圆形，多胚，子叶绿色。花期3~4月，果期10~12月。

■ **功效主治** 成熟果皮（陈皮）：辛、苦，温；理气健脾，燥湿化痰。未成熟果实果皮（青皮）：辛、苦，温；疏肝破气，消积化滞。外层果皮（橘红）：辛、苦，温；理气宽中，燥湿化痰。种子（橘核）：苦，平；理气，散结，止痛。

实用验方

（1）食积胀满：本品（盐腌）15~30克，水炖服。
（2）肝胃气痛：本品鲜品晒干，每日10个，煎服。

【生境】生于荒地、山坡或疏林中，有栽种。
【分布】原产于我国南部。台湾、福建、广东、海南、广西、贵州南部、云南及四川金沙江河谷等地均有栽培。

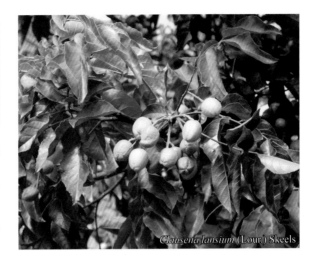

Clausena lansium (Lour.) Skeels

■ **形态特征** 常绿灌木或小乔木。小枝、叶轴、花序轴、小叶背脉具突起油点且密被短直毛，有香味。奇数羽状复叶互生。聚伞状圆锥花序，花瓣5，黄白色。柑果黄褐色。花期4~5月，果期7~8月。

■ **功效主治** 果实：辛、甘、酸，微温；消食，化痰，理气。叶：苦、辛，平；解表散热，顺气化痰。

实用验方

（1）急性肝炎，黄疸：本品、栀子、大黄各9克，茵陈15克，煎服。
（2）皮肤湿疹，皮肤瘙痒：本品适量，煎汤，外洗，每日1~2次。

【生境】生于平地、低山、丘陵草坡、灌丛中、疏林下。
【分布】长江以北地区均有分布。

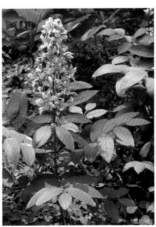
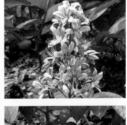
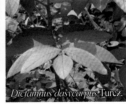

Dictamnus dasycarpus Turcz.

■ **形态特征** 多年生草本，有浓烈特殊气味。具肉质粗长的宿根。奇数羽状复叶，互生，叶轴上有窄翅，小叶片上面光亮，羽状网脉下陷，密生透明油腺点。总状花序顶生，花5基数，稍两侧对称，花瓣较长，白色、粉红色或紫色，具紫红色脉纹，下面1片下倾，其余4片向上斜展，雄蕊10枚，花丝伸长而上翘。果实具5果瓣，顶部具尖喙。花期5~7月，果期8~10月。

■ **功效主治** 根皮（白鲜皮）：苦，寒；清热燥湿，祛风解毒。

三桠苦

别名：三叉苦、三丫苦

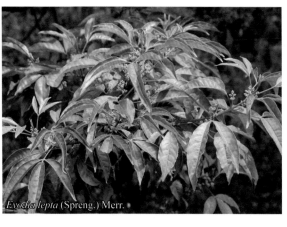

Evodia lepta (Spreng.) Merr.

实用验方

（1）流行性乙型脑炎：初期用本品9克，清水煎服，服至痊愈而止。

（2）外感痧气：本品鲜叶60~90克，煲水分数次服。

（3）肺热咳嗽：本品干根30~45克，水煎，调些冰糖服。

（4）慢性支气管炎急性发作：本品鲜叶30克，煎服。

【生境】生于山谷，溪边，林下，有栽种。

【分布】分布于台湾、福建、江西、广东、海南、广西、贵州、云南南部等地。

■ **形态特征**　落叶灌木或小乔木，全株味苦。三出复叶对生，小叶长椭圆形，全缘，有腺点，揉碎有香气。伞房状圆锥花序腋生，花单性，花瓣4，黄白色。蓇葖果，种子黑色。花期5~6月，果期6~8月。

■ **功效主治**　茎、叶、根（三叉虎）：甘，寒；清热解毒，祛风除湿。

吴茱萸

别名：茱萸、吴萸

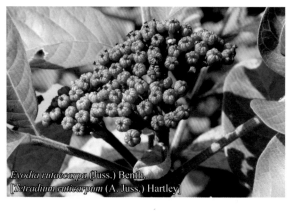

Evodia rutaecarpa (Juss.) Benth.
[*Tetradium ruticarpum* (A. Juss.) Hartley]

实用验方

（1）牙痛：本品煎酒，含漱药汤。

（2）消化不良：本品粉末2.5~3克，用食醋5~6毫升调成糊状，加温至40℃左右，摊于2层纱布上，贴于脐部，12小时更换1次。

（3）口腔溃疡：本品细末加适量醋调成糊状，涂在纱布上，敷于双侧涌泉穴，24小时后取下。

【生境】生于低海拔向阳的疏林下或林缘旷地，有栽种。

【分布】分布于秦岭以南各地。

■ **形态特征**　常绿灌木或小乔木，鲜叶和果实具腥臭味。芽、幼枝、叶轴、花轴均密被黄褐色长柔毛。单数羽状复叶对生，小叶两面密被毛和大油点。雌雄异株，聚伞圆锥花序顶生，花5基数。蓇葖果暗紫红色。花期6~8月，果期9~10月。

■ **功效主治**　近成熟的果实（吴茱萸）：辛，苦，热，小毒；散寒止痛，降逆止呕，助阳止泻；用量2~5克。

实用验方

（1）湿疹：本品鲜枝叶，水煎，擦洗患处。

（2）胃痛：本品叶 9 克，煅瓦楞子 30 克，共研末，每服 3 克，每日 3 次。

【生境】生于离海岸线不远的平地、缓坡、小丘的灌丛中，有栽种。

【分布】分布于台湾、福建、广东、海南、广西五省区南部。

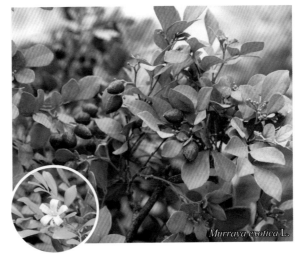

Murraya exotica L.

■ **形态特征**　常绿小乔木，多分枝。单数羽状复叶互生，小叶 3~7 片，互生，倒卵形或倒卵状椭圆形，先端圆或钝。圆锥状聚伞花序近平顶，花白色，芳香，萼片 5，花瓣 5，雄蕊 10。浆果。花期 4~8 月，果期 9~12 月。

■ **功效主治**　叶和带叶嫩枝（九里香）：辛、微苦，温，小毒；行气止痛，活血散瘀；用量 6~12 克。

实用验方

湿热恶痢，血痢：白头翁 15 克，本品、秦皮各 12 克，黄连 6 克，煎服。

【生境】生于山地杂木林中或山谷溪流附近。

【分布】主产于东北及华北各省区，河南、山东、安徽等地也有分布。

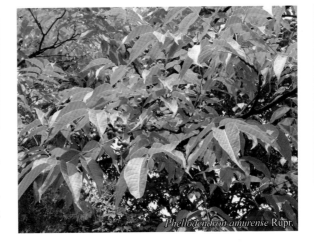

Phellodendron amurense Rupr.

■ **形态特征**　落叶乔木，树皮木栓层厚，灰褐色，内皮鲜黄色，味苦。奇数羽状复叶对生，叶轴及叶柄较纤细，近无毛，小叶卵状披针形或卵形。雌雄异株，顶生聚伞状圆锥花序，花序轴亦细而无毛，花小，5 基数，花瓣黄绿色。浆果状核果，在果序上排列较疏散，紫黑色，具胶液，有特殊香气与苦味。花期 5~6 月，果期 9~10 月。

■ **功效主治**　树皮（关黄柏）：苦，寒；清热燥湿，泻火除蒸，解毒疗疮。

黄皮树

别名：川黄檗

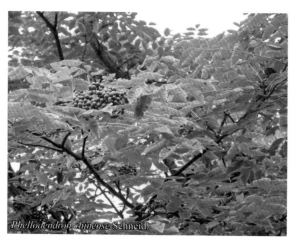

Phellodendron chinense Schneid.

实用验方

（1）胆道感染：本品、龙胆草各9克，茵陈30克，煎服。

（2）舌上疮，口疮：本品、薄荷叶等量，硼砂甚者加冰片，上为末，生蜜丸弹子大，每服1丸，嚼化。

（3）婴儿结膜炎：本品，以乳浸，点之。

【生境】生于杂木林中，有栽种。

【分布】分布于湖北、湖南西北部、四川东部等地。

■ **形态特征** 落叶乔木。奇数羽状复叶对生，叶轴和叶柄粗壮，密生褐锈色短柔毛，小叶7~15，下面密被长柔毛，上面仅中脉被短毛。雌雄异株，圆锥花序顶生。浆果状核果密集。花期5~6月，果期10~11月。

■ **功效主治** 树皮入药（黄柏）。苦，寒；清热燥湿，泻火除蒸，解毒疗疮。

芸香

别名：臭草、小香草、臭艾

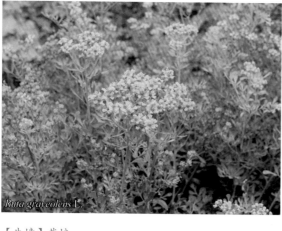

Ruta graveolens L.

实用验方

（1）感冒发热，肝经热盛头痛，目眩：本品鲜品30克，捣烂，绞汁，冲开水服。

（2）小儿惊风：本品鲜品15~21克，冲开水炖服，日服2次。

（3）小儿湿疹：本品鲜茎、叶6~9克，绿豆9克，开水泡服。

【生境】栽培。

【分布】我国南北有栽培，多盆栽。

■ **形态特征** 多年生草本，各部无毛，有油点和浓烈特殊气味。二至三回羽状复叶，灰绿或带蓝绿色。聚伞花序，花两性，花瓣黄色，边缘撕裂如流苏，雄蕊8。蓇葖果4浅裂，种子甚多。花期7~8月。

■ **功效主治** 全草（臭草）：辛、苦，寒；祛风清热，活血散瘀，消肿解毒。

实用验方

（1）胃痛，牙痛：本品3~6克，山姜根9克，研末，温开水送服。

（2）痧症腹痛：本品9~15克，水煎或研末，每次1.5~3克，黄酒送服。

（3）虚寒胃痛：本品6克，生姜9克，煎服。

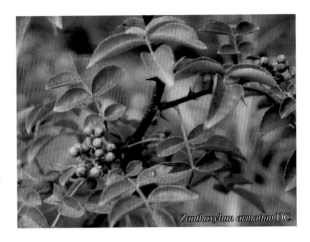

Zanthoxylum armatum DC.

别名：狗花椒、胡椒簕、臭花椒

【生境】生于丘陵低地至海拔约800米的山地杂木林中及路旁。

【分布】分布于山东以南，南至海南，东南至台湾，西南至西藏东南部等地。

■ **形态特征** 落叶小乔木。茎枝多锐刺。奇数羽状复叶互生，具翼叶，小叶对生，仅叶缘散生少数油点。花序具总花梗，花单性，花被片1轮，雄花不育雄蕊呈垫状凸起。蓇葖果紫红色。花期3~5月，果期8~10月。

■ **功效主治** 果实：甘，温；散寒，止痛，祛蛔。

实用验方

（1）胃痛，腹痛，胆道蛔虫病：本品3克，研末，开水送服。

（2）慢性肝炎：本品、田基黄、茵陈蒿、白花蛇舌草各15克，煎服。

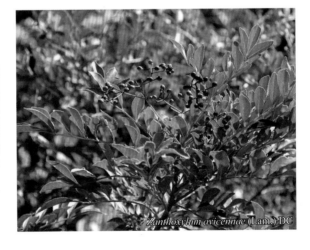

Zanthoxylum avicennae (Lam.) DC

别名：簕欓、鹰不泊

【生境】生于荒地、山坡、溪谷灌木丛中或疏林中，有栽种。

【分布】分布于台湾、福建、广东、海南、广西、云南等地，见于北纬约25°以南地区。

■ **形态特征** 乔木。茎具三角形红褐色皮刺。单数羽状复叶互生；小叶斜方状倒卵形或斜矩圆形。伞房状圆锥花序顶生；花单性，花瓣淡青色。蓇葖果紫红色，有粗大腺点。花期6~8月，果期9~12月。

■ **功效主治** 根或根皮（鹰不泊）：甘、苦，微温；祛风化湿，消肿通络。

两面针

别名：入地金牛、麻药藤

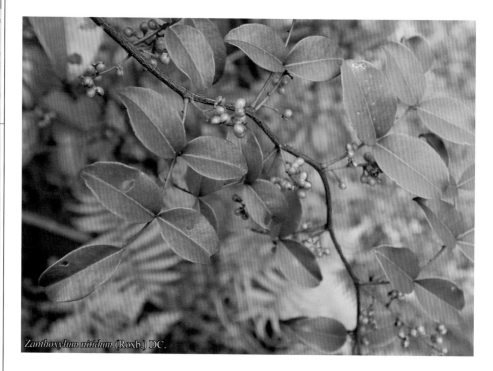

Zanthoxylum nitidum (Roxb.) DC.

■ **形态特征** 常绿木质藤本，各部无毛。茎、枝、叶轴及小叶中脉皆具钩刺。单数羽状复叶互生，小叶对生。伞房状圆锥花序腋生，花单性，萼片4，花瓣4，雄蕊4，离生心皮4。蓇葖果多油点。花期3~4月，果期9~10月。

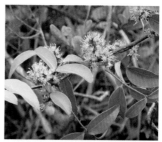

■ **功效主治** 根（两面针）：苦、辛，平，有小毒；活血化瘀，行气止痛，祛风通络，解毒消肿；用量5~10克；不能过量服用，忌与酸味食物同服。

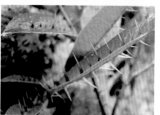

【生境】生于丘陵、山坡灌木丛中、山林中，有栽种。
【分布】分布于台湾、福建、广东、海南、广西、贵州、云南等地。

┃ 实用验方 ┃

（1）跌打损伤：本品鲜品30克，鲜朱砂根15克，猪脚1只，酌加酒水顿服。
（2）胃、十二指肠溃疡：本品15克，金豆根、石仙桃各30克，煎服。
（3）对口疮：本品配红糖少许，捣烂外敷。

臭椿

别名：樗树

实用验方

（1）功能失调性子宫出血，肠出血：椿皮、槐花各9克，黄柏6克，侧柏炭15克，煎服。

（2）股癣：本品15克，煎服，并取药汁外洗患处。

（3）白带异常：本品鲜叶60克，茶油炒食，或用鸡、鸭肉炖服。

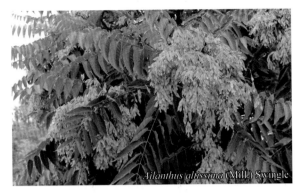

Ailanthus altissima (Mill.) Swingle

【生境】常栽培为行道树。

【分布】几遍及全国各地。

■ **形态特征** 落叶高大乔木。幼枝被黄色或黄褐色柔毛。奇数羽状复叶，柔碎具臭味，小叶卵状披针形，基部偏斜，两侧各具1~2粗锯齿，齿背有腺体1。圆锥花序，雄蕊10，心皮5。翅果长椭圆形。花期4~5月，果期8~10月。

■ **功效主治** 根皮或干皮（椿皮）：苦、涩、寒；清热燥湿，收涩止带，止泻，止血。果实（凤眼草）：苦、涩、凉；清热燥湿，止痢，止血。叶（樗叶）：苦、凉；清热燥湿，杀虫。

鸦胆子

别名：苦榛子、鸭胆子

实用验方

（1）热性痢疾，大小便因热出血：本品种仁，每次服25粒，最多至50粒，糖水送服。

（2）疟疾：本品种仁10粒，放入龙眼肉内吞服，每日3次，第3日后减半量，连服5日。

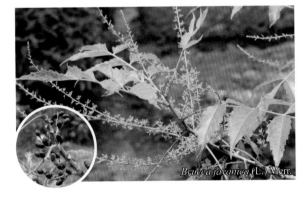

Brucea javanica (L.) Merr.

【生境】生于海拔950~1000米的旷野、山麓灌丛、疏林中。

【分布】分布于福建、台湾、广东、广西、海南、贵州、云南南部等地。

■ **形态特征** 灌木或小乔木，无刺。奇数羽状复叶，小叶卵形或卵状披针形，边缘有粗齿，两面被柔毛。花单性，圆锥花序。核果长卵形，无宿萼，干后有不规则多角形网纹。花期夏季，果期8~10月。

■ **功效主治** 果实（鸦胆子）：苦，寒，小毒；清热解毒，截疟，止痢；外用腐蚀赘疣；用量0.5~2克，用龙眼肉包裹或装入胶囊吞服；外用适量。叶、根：苦，寒；清热解毒，燥湿杀虫。

棟

别名：苦楝、楝树、紫花树

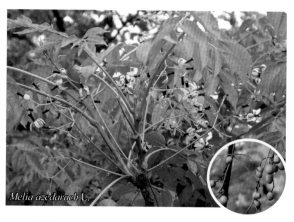

Melia azedarach L.

实用验方

（1）皮肤瘙痒或湿疹：本品鲜嫩枝叶适量，煎洗。
（2）疝气：本品果实7枚，酸枣核5枚，焙干研末，水冲服。

【生境】生于旷野或路旁，常栽培于屋前房后。

【分布】分布北至河北，南至广西、云南，西至四川等地。

■ **形态特征** 落叶乔木。二至三回奇数羽状复叶互生，小叶具钝锯齿。圆锥花序约与叶等长，花瓣5，淡紫色，雄蕊管紫色，子房每室胚珠2。核果长1.5~2厘米。种子无翅。花期4~5月，果期10~12月。

■ **功效主治** 树皮及根皮（苦楝皮）：苦、寒，有毒；杀虫，疗癣；用量3~6克。叶（苦楝叶）：苦、寒，有毒；清热燥湿，杀虫止痒，行气止痛；用量5~10克。花（苦楝花）：苦、寒，清热祛湿，杀虫，止痒。果实：苦、寒，小毒；疏肝泄热，行气止痛，杀虫；用量5~10克；脾胃虚寒者禁服；忌过量及长期服用。

川楝

别名：川楝子、金铃子

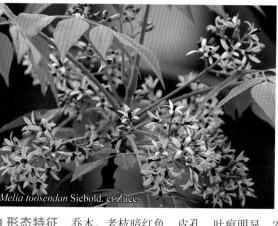

Melia toosendan Siebold. et Zucc.

实用验方

龋齿：本品树皮水煎漱口。

【生境】生于海拔500~2100米的杂木林、疏林内，或平坝、丘陵地带湿润处，常栽培于村旁附近或公路边。

【分布】分布于甘肃、河南、湖北、湖南、广西、四川、贵州、云南等地。

■ **形态特征** 乔木。老枝暗红色，皮孔、叶痕明显。2回羽状复叶，小叶无毛，全缘或微具钝齿。圆锥花序长约为叶的一半，花瓣淡紫色，雄蕊管圆柱状，花盘近杯状，子房6~8室。核果果皮薄。花期3~4月，果期10~11月。

■ **功效主治** 树皮及根皮（苦楝皮）：苦、寒，有毒；杀虫，疗癣；用量3~6克。叶（苦楝叶）：苦、寒，有毒；清热燥湿，杀虫止痒，行气止痛；用量5~10克。花（苦楝花）：苦、寒；清热祛湿，杀虫，止痒。果实（川楝子）：苦、寒，小毒；疏肝泄热，行气止痛，杀虫；用量5~10克；脾胃虚寒者禁服；忌过量及长期服用。

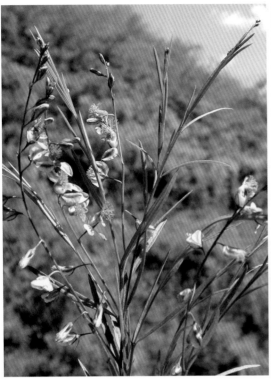

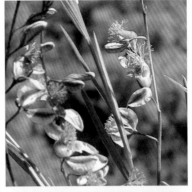

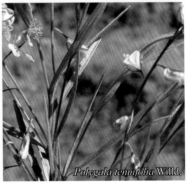

Polygala tenuifolia Willd.

■ **形态特征**　多年生草本。茎被短柔毛。叶纸质，线形至线状披针形。总状花序呈扁侧状生于小枝顶端，略俯垂，萼片宿存，花瓣 3，紫色，龙骨瓣具流苏状附属物，雄蕊 8，花丝 3/4 以下合生。蒴果圆形，具狭翅。花、果期 5~9 月。

■ **功效主治**　根（远志）：苦、辛，温；安神益智，交通心肾，祛痰，消肿。

【生境】生于向阳山坡或路旁，有栽种。

【分布】分布于东北、华北、西北，以及山东、江苏、安徽、江西等地。

| 实用验方 |

（1）健忘：本品、石菖蒲等量，煎汤常服。

（2）不寐：本品（去心）、酸枣仁（炒）、石莲肉等量，煎服。

（3）小儿惊悸：本品（去心）煎汤，随时服。

铁苋菜

别名：海蚌含珠、蚌壳草

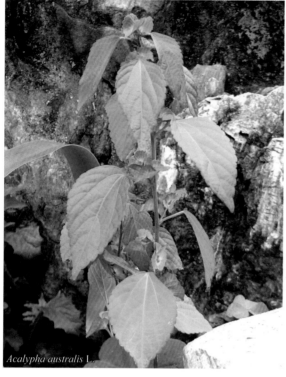

Acalypha australis L.

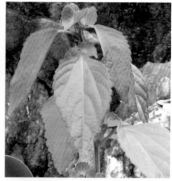

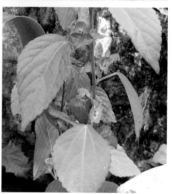

■ **形态特征**　一年生直立草本，嫩枝被柔毛。单叶互生，叶片较小，卵形，基出3脉，边缘有钝齿。穗状花序腋生，直立，稍长，雌雄同序，上部着生雄花，下部着生雌花，在花序基部生数枚卵状心形、边缘具齿、内合如蚌的苞片，各又内生雌花1~3朵。花无花瓣，雄花萼片4，粉红色，雄蕊8枚，雌花萼片3，花柱撕裂。蒴果具分果3，被疏毛和小瘤体。花期5~7月，果期7~10月。

■ **功效主治**　全草：苦、涩、凉；清热利湿，凉血解毒，消积。

【生境】生于旷野、丘陵、路边较湿润的地方。
【分布】分布于除内蒙古、新疆、青海、西藏外的南北各地。

| 实用验方 |

（1）痢疾，肠炎：本品鲜品30~60克，煎服。
（2）小儿积滞泄泻：本品15克，煎服。
（3）毒蛇咬伤：本品、半边莲、大青叶各30克，煎服。

实用验方

（1）食停肠胃，腹胀气急：本品100克，大黄、干姜各200克，共研细粉，炼蜜为丸，约黄豆大小，每服3丸。

（2）疮毒：本品去壳，炒焦，研膏，涂抹患处。

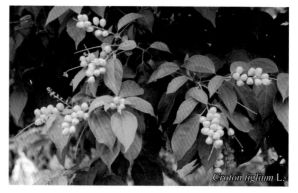

Croton tiglium L.

【生境】野生于溪边、山谷、旷野，有时亦见于密林中。

【分布】分布于西南，以及福建、湖北、湖南、广东、广西等地。

■ **形态特征** 乔木或灌木，含水样汁液。幼枝、嫩叶、花序疏被星状毛，老时无毛。单叶互生，叶片卵形，基部稍离叶柄处具2无柄腺体，基出脉3，边缘有细齿。雌雄同株，总状花序顶生，上部生雄花，先开，下部生雌花，苞片全缘，花萼均5裂，雄花具花瓣5，雄蕊多数，花丝在芽内弯曲，雌花无花瓣，雌蕊子房3室，每室1胚珠，花柱2裂。蒴果椭圆形，近无毛，稍大。花期3~10月，果期7~11月。

■ **功效主治** 成熟果实（巴豆）：辛，热，有大毒；外用蚀疮；孕妇禁用；忌与牵牛子同用。

实用验方

癣：本品鲜茎，去皮，捣烂绞汁，或调醋，涂患处。

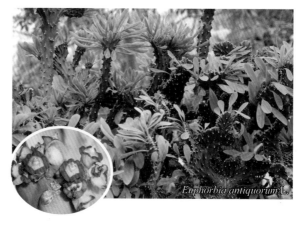

Euphorbia antiquorum L.

【生境】生于村舍附近或园地。

【分布】我国南北各地栽培。

■ **形态特征** 肉质灌木，具丰富的白色乳液。茎、枝绿色，常3棱，棱脊边缘具三角状齿，齿上生宿存托叶刺1对，常棕黑色。叶生于嫩枝顶部，近无柄，叶片多倒卵形，基部渐窄，全缘，叶脉肉质。杯状聚伞花序，总苞黄绿色，阔钟状，5裂，常3个再排成二歧聚伞状，苞叶2，对生。蒴果三棱状扁球形，光滑。花、果期全年。

■ **功效主治** 茎：苦、寒，有毒；利尿通便，拔毒去腐，杀虫止痒；用量1~3克。叶：苦、辛、微酸，寒，有毒；泻热导滞，活血解毒；用量3~6克。均加米炒焦方可内服，孕妇禁服。

飞扬草

别名：大飞扬

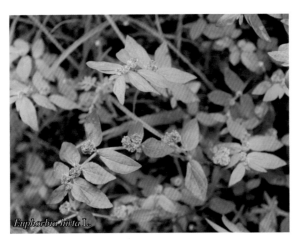

Euphorbia hirta L.

实用验方

（1）肺脓肿：本品鲜品1握，捣烂，绞汁半盏，开水冲服。

（2）带状疱疹：本品鲜品捣烂取汁，加雄黄末1.5克，调匀，涂抹患处。

【生境】生于路旁、旷地、园边、灌木丛下。

【分布】分布于长江以南省区及湖北等地。

■ **形态特征** 一年生草本，具乳汁。茎常斜升，被粗毛。单叶对生，叶柄极短，叶片较大，卵形至长圆形，顶端急尖或钝，基部偏斜，边缘常有细锯齿，两面具柔毛，叶面有时具紫斑。杯状聚伞花序密集成球形，总苞边缘5裂，具4近杯状腺体，腺体附属物侧三角形，白色。蒴果被毛。种子稍具4棱，有横皱纹。花、果期全年。

■ **功效主治** 全草（飞扬草）：辛、酸、凉，有小毒；清热解毒，通乳，利湿止痒；用量6~9克；孕妇慎用。

地锦草

别名：地锦

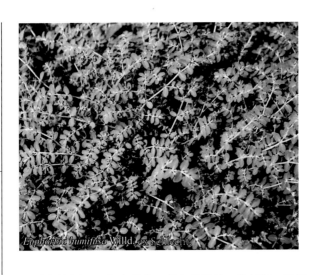

Euphorbia humifusa Willd. ex Schlecht.

实用验方

（1）细菌性痢疾：本品、铁苋菜、凤尾草各30克，煎服。

（2）牙龈出血：本品鲜品洗净，煎汤漱口。

【生境】生于平原、荒野、田边、路旁等地。

【分布】除海南外，各省均产，尤以长江以北地区常见。

■ **形态特征** 一年生草本，具白色乳汁。茎匍匐，纤细，无毛，常红棕色。单叶对生，叶柄极短，叶片小，椭圆形，顶端钝圆，基部偏斜，中部以上具细锯齿，两面疏生柔毛。杯状聚伞花序单个腋生，总苞4裂，腺体4，边缘具白或淡红色肾形附属物。蒴果三棱状球形，无毛。种子平滑，被白色蜡被。花、果期6~12月。

■ **功效主治** 全草（地锦草）：辛，平；清热解毒，凉血止血，利湿退黄。

大戟科

疥癣疮：本品、花椒，为细末，香油或猪油调搽，避风，如不避风，令人肿皮。

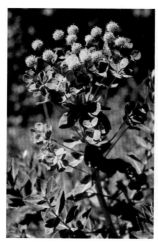
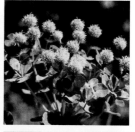
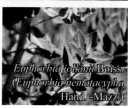

Euphorbia jolkinii Boiss.
(*Euphorbia nematacypha* Hand.-Mazz.)

【生境】生于原野、山坡路旁或向阳草丛中。

【分布】分布于云南。

■ **形态特征** 多年生草本。根圆柱状。叶互生，全缘。杯状聚伞花序单生于二歧分枝顶端，总苞叶 5（3）~7（8），腺体 4，肾状半圆形，花柱 3，中部以下合生。蒴果密被锥状长瘤，3 裂。种子淡黄褐色，无纹饰，具种阜。花、果期 3~7 月。

■ **功效主治** 根（大狼毒）：苦，温，大毒；化瘀止血，杀虫止痒；不用于内服。

（1）水肿：本品（炒）11克，牵牛 75 克，共研末，每服 6~8 克水煎，随时服用。

（2）疝气偏肿：本品、茴香等量，研末，每服 10 克，酒送下。

【生境】生于农地、草坡、路旁、沙地。

【分布】分布于陕西、山东、河北、甘肃、河南、四川等地。

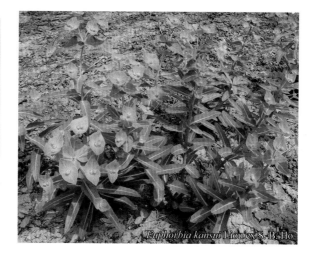

Euphorbia kansui Liou ex S. B. Ho

■ **形态特征** 多年生草本。根圆柱状，末端呈念珠状膨大。叶互生，全缘。杯状聚伞花序单生于二歧分枝顶端，总苞叶 3~6，腺体 4，新月形，花柱 3，中下部合生。蒴果 3 片裂。种子具盾状种阜。花期 4~6 月，果期 6~8 月。

■ **功效主治** 块根（甘遂）：苦，寒，有毒；泻水逐饮，消肿散结；孕妇禁服；不宜与甘草同用；用量 0.5~1.5 克。

甘遂

续随子

别名：千金子、联步

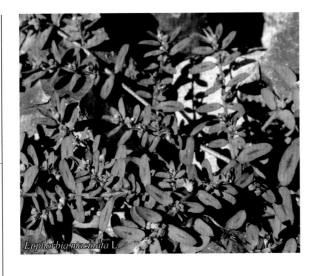

Euphorbia lathyris L.

| 实用验方 |

阳水肿胀：千金子（炒，去油）60克，大黄30克，为末，酒、水丸绿豆大，每次口服50丸。

【生境】生于向阳山坡，栽培或野生。

【分布】分布于辽宁、吉林、黑龙江、河北、山西、河南、江苏、浙江、福建、台湾、湖南、四川、云南、贵州、广西等地。

■ **形态特征** 二年生直立草本，无毛。根柱状。茎灰绿色。叶交互对生，线状披针形，基部半抱茎，全缘，无柄。杯状聚伞花序单生，总苞叶2，腺体4，新月形，两端具短角。蒴果不开裂。种子具种阜。花期4~7月，果期6~9月。

■ **功效主治** 成熟种子（千金子）、种仁霜制品（千金子霜）：辛，温，有毒；泻下逐水，破血消癥；外用疗癣蚀疣；孕妇及体弱便溏者忌服；种子用量1~2克，霜用量0.5~1克。

斑地锦

别名：血筋草、地锦草、斑叶地锦

Euphorbia maculata L.

| 实用验方 |

（1）细菌性痢疾：本品、铁苋菜、凤尾草各30克，煎服。

（2）牙龈出血：本品鲜品洗净，煎汤漱口。

【生境】生于平原、荒地、路旁、田间，为习见杂草。

【分布】除广东、广西外，几乎遍布全国各地。

■ **形态特征** 一年生匍匐小草本，具乳汁。茎被绢毛。单叶对生，长椭圆形，长5~8毫米，中部常具1长圆形紫色斑点，两面无毛。杯状聚伞花序单生叶腋，总苞腺体黄绿色，具白色附属物。蒴果被疏柔毛。花、果期4~9月。

■ **功效主治** 全草（地锦草）：辛，平；清热解毒，凉血止血，利湿退黄。

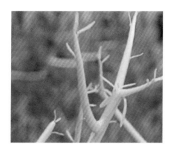

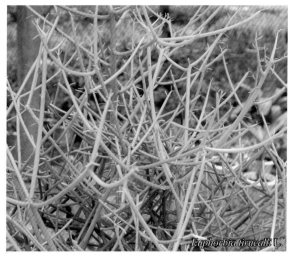

Euphorbia tirucalli L.

【生境】热带、亚热带地区广泛栽培。

【分布】我国南方地区有野生，北方地区常栽培于植物园温室。

绿玉树

别名：光棍树、绿珊瑚

■ **形态特征**　灌木或乔木。茎与分枝绿色，稍肉质，无棱，无刺。单叶互生，叶片长圆状线形，全缘，见于当年嫩枝上，因早落而使得植株呈无叶状。杯状聚伞花序密集于枝顶，总苞腺体5，无附属体。蒴果三棱状球形。花、果期7~10月。

■ **功效主治**　全株：辛、酸，凉，有毒；催乳，杀虫，解毒；用量6~9克。

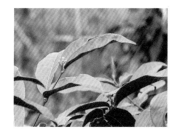

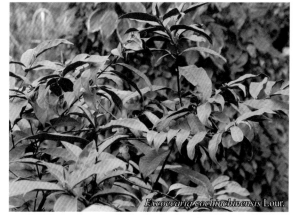

Excoecaria cochinchinensis Lour.

【生境】生于丘陵灌丛中，亦有栽培。

【分布】分布于福建、台湾、广东、海南、广西、云南等地。

红背桂

别名：红背桂花

■ **形态特征**　常绿灌木，具乳液。单叶常于枝条上部对生，下部兼有互生，叶片长圆形或狭椭圆形，边缘疏生浅细锯齿，上面绿色，下面紫红色，有光泽。花小，单性，雌雄花各组成短小的腋生总状花序，异株。苞片和小苞片各具2腺体，花均无瓣，萼片3，黄绿色，雄花具雄蕊3枚，雌花中雌蕊具3条外反的花柱。蒴果球形，具3圆棱，光滑。花、果期全年。

■ **功效主治**　全草：辛、苦，平，有毒；祛风湿，通经络，活血止痛；用量3~6克。

大戟科

一

一叶萩

别名：叶底珠

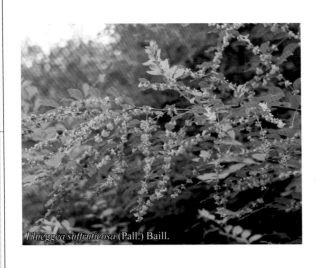
Flueggea suffruticosa (Pall.) Baill.

实用验方

阳痿：一叶萩 15~18 克，水煎，分 2~3 次服用。

【生境】生于山坡灌丛中、路边、山沟。

【分布】分布于华东、东北、华北，以及湖南、湖北、河南、陕西、四川等地。

■ **形态特征**　灌木，无毛。叶 2 列，全缘或间中有不整齐波状齿或细锯齿，背面浅绿色，托叶卵状披针形。雌雄异株，花簇生叶腋，无花瓣，具花盘，子房 3（2）室。蒴果三棱状扁球形，淡红褐色，3 片裂。花期 3~8 月，果期 6~11 月。

■ **功效主治**　嫩枝叶或根（一叶萩）：辛、苦，微温，有小毒；祛风活血，补肾强筋；慎服，用量 6~9 克。

木薯

别名：树葛、树番薯

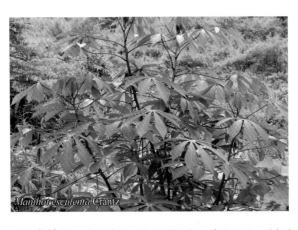
Manihot esculenta Crantz

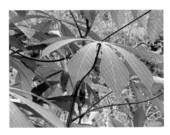

【生境】生于热带地区。

【分布】分布于台湾、福建、广东、海南、广西、云南等地。

■ **形态特征**　直立灌木。块根圆柱状。单叶互生，叶柄长，有时紫红色，叶片稍盾状着生，较大，3~7 掌状深裂或全裂，裂片披针形，全缘，羽状脉明显。圆锥花序，雌雄同序，萼片 5，绿白色或带紫红条纹或紫红色，内面具柔毛，具黄色环形花盘，雄花具雄蕊 10 枚，2 轮，雌花中雌蕊子房具 6 纵棱，3 室，每室 2 胚珠，花柱 3，柱头 2 裂，摺扇状，白色。蒴果，分果片 3，各具 2 狭波状翅。种皮硬壳质，具斑纹，光滑。花、果期 9~12 月。

■ **功效主治**　叶、根：苦，寒，小毒；解毒消肿；外用适量；块根去皮，水浸，煮熟方可食用。

实用验方

（1）感冒发热，咳嗽，咽喉痛：本品鲜果 30 枚，煎服。

（2）食积呕吐，腹痛，泄泻：本品 5~10 枚或盐渍果 5~8 枚嚼食，或盐浸果液 1 汤匙，开水冲服。

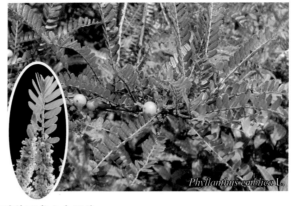

Phyllanthus emblica L.

【生境】生于海拔 300~1200 米的疏林下或山向阳处。

【分布】分布于福建、台湾、广东、海南、广西、四川、贵州、云南等地。

■ **形态特征** 落叶乔木或灌木，栓皮常片状脱落，枝被黄褐色柔毛。单叶互生，2 列，叶片基部稍偏斜。簇状聚伞花序生于新发枝叶腋，在小枝下部者多全为雄花，在上部者为多朵雄花和 1 朵雌花，而仅雌花开放，花柱裂片细长。蒴果呈核果状，球形，光滑，酸甜可食。花期 4~6 月，果期 7~9 月。

■ **功效主治** 成熟果实（余甘子）：甘、酸、涩，凉；清热凉血，消食健胃，生津止咳。

实用验方

痢疾，肠炎腹泻：本品、铁苋菜各 30 克，水煎，加糖适量服用，或配老鹳草煎服。

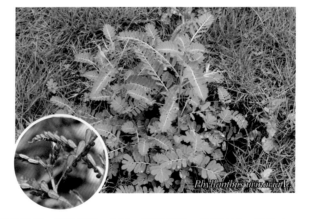

Phyllanthus urinaria L.

【生境】生于田边、山坡、路旁草地上。

【分布】分布于华东、华中、华南、西南等地，北至华北南部。

■ **形态特征** 一年生草本。小枝具纵棱。单叶互生，2 列，排列在近一个平面上，叶片小，纸质，长圆形，先端具小尖头，全缘，有毛，背面灰白色，有时叶缘稍带红色，叶柄极短，托叶刚毛状。花小，雌雄同株，雄花 2~4 朵簇生于小枝中上部叶腋，常仅 1 朵开花，雌花单生于同一小枝中下部叶腋。花均无花瓣，花梗短，萼片 6，排成 2 轮，绿白色，雄花雄蕊 3，花丝合生，花盘腺体 6，雌花花盘环状，子房 3 室。蒴果具小瘤状突起，悬垂于叶下方。花期 5~10 月，果期 7~11 月。

■ **功效主治** 全草：微苦，凉；清热解毒，利水消肿，明目，消积。

蓖麻

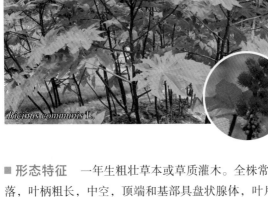

Ricinus communis L.

【实用验方】

背发疮疽：本品去皮，研为泥，涂布膏药贴患处。

【生境】生于海拔20~500米村旁疏林或河流两岸冲积地。

【分布】全国各地均有栽培。

■ **形态特征** 一年生粗壮草本或草质灌木。全株常被白霜，多乳汁。单叶互生，托叶早落，叶柄粗长，中空，顶端和基部具盘状腺体，叶片盾状着生，掌状7~11分裂至中部，具锯齿。雌雄同株，圆锥花序，雄花生于下部，雌花生于上部，均多朵簇生于苞片腋内。花无花瓣和花盘，雄花具多体雄蕊，雌花子房外壁密生软刺。蒴果常具软刺，种子具花纹。花期5~8月，果期7~10月。

■ **功效主治** 成熟种子（蓖麻子）：甘、辛，平，有毒；消肿拔毒，泻下通滞；用量2~5克。

乌桕

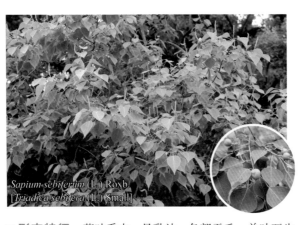

Sapium sebiferum (L.) Roxb.
[Triadica sebifera (L.) Small]

【实用验方】

湿疹，荨麻疹，腋臭，疥癣：本品根皮或叶适量浓煎外洗。

【生境】生于平原、丘陵、山地的疏林或灌丛中。

【分布】分布于秦岭、黄河一线及以南地区。

■ **形态特征** 落叶乔木，具乳汁，各部无毛。单叶互生，叶片菱状卵形，纸质，全缘，先端长尖，秋天变红色，叶柄细长，顶端具2腺点。总状花序顶生，下部生雌花，单生于苞片内，上部生雄花，于苞片腋内数朵簇生，或有时整个花序全为雄花。雄花花萼杯状，具不整齐的裂齿，雄蕊常2枚，雌花花萼3深裂几达基部，子房每室1胚珠。蒴果成熟时果皮木质。花期4~7月，果期10~12月。

■ **功效主治** 根皮或树皮、叶：苦，微温，有毒；泻下逐水，消肿散结，解蛇虫毒；用量9~12克。种子：甘，凉，有毒；拔毒消肿，杀虫止痒；用量3~6克。

别名：龙舌叶、龙味叶

实用验方

（1）痰火咳嗽：本品和猪肉煎汤服。

（2）急性支气管炎，上呼吸道炎，支气管哮喘：本品6~12克（鲜品9~30克），煎服。

（3）咯血：本品花9~15克，开水冲服，或煲瘦肉服食。

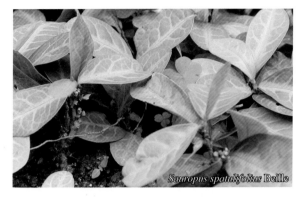
Sauropus spatulifolius Beille

【生境】生于药圃、公园、村边、屋旁。

【分布】栽培于广东、广西、福建等地。

■ **形态特征**　常绿小灌木。枝、叶下面基部、叶柄幼时被短柔毛。叶常聚生于小枝顶端，叶片鲜时稍肉质，干后近革质或厚纸质，匙形、倒卵状长圆形或长圆形，上面叶脉处常呈灰白色。花单性，雌雄同枝，簇生于枝条中下部，萼片6，排成2轮，红色或紫红色，无花瓣，雄花具雄蕊3，花丝合生，花盘腺体6，雌花无花盘，子房每室2胚珠。蒴果具短柄。花期2~10月。

■ **功效主治**　叶（龙脷叶）：甘、淡，平；润肺止咳，通便。花：苦、淡，平；止血。

别名：珍珠透骨草、瘤果地构叶

【生境】生于山坡、草地。

【分布】分布于全国各地。

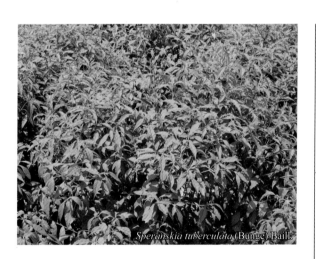
Speranskia tuberculata (Bunge) Baill.

■ **形态特征**　多年生直立草本。分枝较多，被伏贴短柔毛。叶纸质，披针形或卵状披针形，叶柄短或近无，托叶卵状披针形。总状花序，上部有雄花，下部有雌花，花具花瓣，雄蕊8~12（15）。蒴果被柔毛和瘤状突起。花、果期5~9月。

■ **功效主治**　全草（珍珠透骨草）：辛、苦，温；散风祛湿，解毒止痛。

大戟科 一

南酸枣

别名：广枣、五眼果

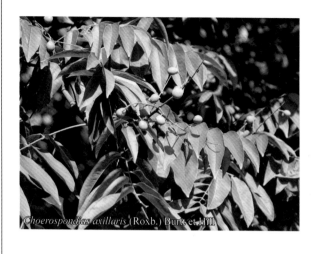

Choerospondias axillaris (Roxb.) Burtt et Hill

（1）食滞腹痛：本品鲜果实 2~3 枚，嚼食。

（2）疝气：本品种仁适量，磨水内服。

【生境】生于海拔 300~2000 米的山坡、丘陵、沟谷林中，喜光。

【分布】分布于安徽、浙江、江西、福建、湖北、湖南、广东、海南、广西、贵州、云南、西藏等地。

■ **形态特征**　落叶乔木。小枝无毛，皮孔圆点状或透镜状。奇数羽状复叶，小叶全缘。花杂性异株，雄蕊 10，子房 5 室，花柱分离。核果椭圆形或倒卵形，熟时红色，果核先端具 5 小孔。花期 4 月，果期 8~10 月。

■ **功效主治**　树皮：酸、涩、凉；清热解毒，祛湿，杀虫。成熟果实（广枣）：甘、酸、平；行气活血，养心，安神。

盐肤木

别名：盐麸树、五倍子树

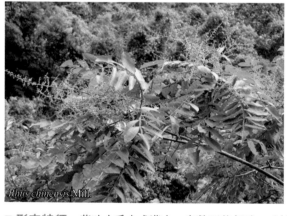

Rhus chinensis Mill.

（1）水肿：本品根 30~60 克，煎服。

（2）肺虚久嗽胸痛：本品干果研末，每晨温开水送服 3~9 克。

【生境】生于海拔 350~2300 米的石灰山坡灌丛、疏林中。

【分布】分布于全国各地（除新疆、青海外）。

■ **形态特征**　落叶小乔木或灌木。奇数羽状复叶，叶轴常有翅，小叶背面密被灰褐色绵毛，边缘具粗锯齿。圆锥花序顶生，花杂性，子房 1 室。核果扁球形，红色，被腺状柔毛。花期 8~9 月，果期 10 月。

■ **功效主治**　虫瘿（五倍子）：酸、涩，寒；敛肺降火，涩肠止泻，敛汗，止血，收湿敛疮。根：酸、咸，平；祛风湿，利水消肿，活血散毒。根皮：酸、咸，凉；清热利湿，解毒散瘀。皮：酸、微寒；清热解毒，活血止痢。叶：酸、微苦，凉；止咳，止血，收敛，解毒。果实：酸、咸，凉；生津润肺，降火化痰，敛汗，止痢。

梅叶冬青

别名：秤星树、岗梅、假青梅

实用验方

（1）扁桃体炎，咽喉炎：本品根、蜂蜜各适量，捣烂，纱布包好，口内含咽。

（2）小儿感冒，高热不退：本品根、地胆草、丁葵草各9克，积雪草15克，煎服。

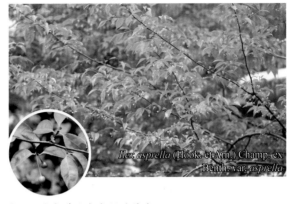

Ilex asprella (Hook. et Arn.) Champ. ex Benth. var. *asprella*

【生境】常生于海拔400~1000米的山谷路旁灌丛中或阔叶林中。

【分布】分布于江西、福建、台湾、湖南、广东、广西等地。

■ **形态特征** 落叶灌木。具长短枝，具淡色皮孔。叶膜质，在长枝上互生，在短枝上1~4枚簇生枝顶，叶缘具锯齿，两面被微柔毛。雄花4或5基数，雌花4~6基数。核果黑色，分果4~6。花期3月，果期4~10月。

■ **功效主治** 根：苦、甘，寒；清热，生津，散瘀，解毒。叶：苦、甘，凉；发表清热，消肿解毒。

枸骨

实用验方

（1）肺结核：本品嫩叶30克，烘干，开水泡，当茶饮。

（2）泄泻：本品果实、白扁豆各9克，煎服。

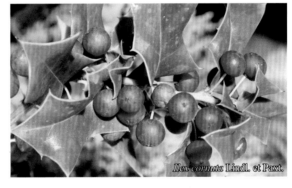

Ilex cornuta Lindl. et Paxt.

【生境】生于海拔150~1900米的山坡、丘陵等的灌丛中、疏林中，以及路边、溪旁、村舍附近。

【分布】分布于江苏、安徽、浙江、江西、湖北、湖南等地。

■ **形态特征** 常绿灌木或小乔木。叶厚革质，四角状长圆形或卵形，叶缘具1~3对硬刺齿，两面无毛。花序簇生，花单性，4基数。浆果状核果，分核4，遍布皱纹和孔，内果皮骨质。花期4~5月，果期10~12月。

■ **功效主治** 叶（枸骨叶）：苦，凉；清热养阴，平肝，益肾。果实：苦、涩，微温；补肝肾，强筋活络，固涩下焦。树皮：微苦，凉；补肝肾，强腰膝。根：苦，寒；补肝益肾，疏风清热。

毛冬青

别名：茶叶冬青、密毛假黄杨、密毛冬青

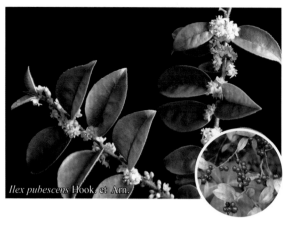

Ilex pubescens Hook. et Arn.

| 实用验方 |

（1）感冒，扁桃体炎，痢疾：本品 15~30 克，煎服。
（2）冠心病：本品 125 克，煎服，每日 1 剂。
（3）高血压：本品 30~60 克，水煎代茶常服。

【生境】生于海拔 180~500 米的山坡灌丛中和荒山草丛中。

【分布】分布于长江以南各地。

■ **形态特征**　常绿灌木或小乔木，小枝、叶两面、叶柄、花序、果实均密被长硬毛。叶和聚伞花序生于 1~2 年生枝上。雄花 4 或 5 基数，雌花 6~8 数。核果红色，分果常 6。花期 4~5 月，果期 8~11 月。

■ **功效主治**　根：苦、涩、寒；清热解毒，活血通络。

铁冬青

别名：救必应、熊胆木

Ilex rotunda Thunb.

| 实用验方 |

（1）感冒发热：本品 6 克，生姜、茶叶各 9 克，煎服。
（2）小儿消化不良：本品内层皮、番石榴叶各 6 克，布渣叶、火炭母各 9 克，水煎，分 3~4 次服，每日 1 剂。

【生境】生于山下疏林、沟边、溪边。

【分布】分布于江苏、安徽、浙江、江西、福建、台湾、湖南、广东、广西、云南等地。

■ **形态特征**　常绿乔木。叶和花序均生于当年生枝上。叶全缘，两面无毛。5~7 聚伞花序或伞形状花序单生叶腋，雄花 4 基数，雌花 5~7 基数。核果红色，宿存柱头盘状，分核具 3 棱 2 沟。花期 4 月，果期 8~12 月。

■ **功效主治**　树皮（救必应）：苦、寒；清热解毒，利湿止痛。

南蛇藤

别名：香龙草、大南蛇

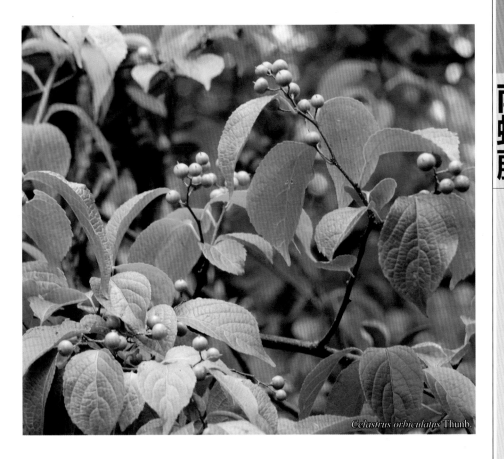

Celastrus orbiculatus Thunb.

■ **形态特征**　落叶攀援灌木。单叶互生，叶柄长 1~2 厘米。聚伞花序腋生和顶生，长 1~3 厘米，雌雄异株，小花梗中下部或近基部具关节。蒴果球形，直径 8~10 毫米，3 室。种子全包于红色肉质假种皮。花期 5~6 月，果期 7~10 月。

■ **功效主治**　茎藤：苦、辛，温；祛风除湿，通经止痛，活血解毒。根、叶：辛、苦，平；功效类似茎藤。果实：甘、微苦，平；养心安神，和血止痛。孕妇均慎用。

【生境】生于海拔 450~2200 米山坡灌丛。

【分布】分布于东北、华北、华东、西北，以及湖北等地。

实用验方

（1）风湿性筋骨痛，腰痛，关节痛：本品及凌霄花各 120 克，八角枫根 60 克，白酒 250 克，浸 7 日，每日临睡前服 15 克。

（2）小儿惊风：本品 9 克，大青根 4.5 克，煎服。

卫矛

别名：鬼箭羽

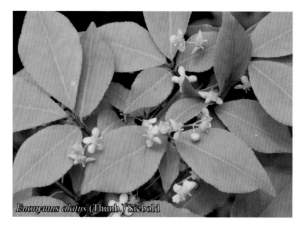

Euonymus alatus (Thunb.) Siebold

实用验方

（1）腹内包块：本品根、赤芍、红花各9克，赤木3克，煎服。
（2）月经不调：本品茎枝15克，水煎，兑红糖服。

【生境】生于山坡、沟地边缘。

【分布】分布于东北，以及云南、安徽、四川、贵州、河北、湖北、湖南、浙江等地。

■ **形态特征**　灌木。小枝具2~4列木栓质阔翅。叶对生，边缘具细锯齿，两面光滑无毛，叶柄长1~3毫米。聚伞花序1~3花，花白绿色，4数，花丝极短。蒴果1~4深裂。种子全包于橙红色假种皮。花期5~6月，果期7~10月。

■ **功效主治**　根、带翅的枝及叶：苦、辛，寒；破血通经，解毒消肿，杀虫；孕妇禁服。

扶芳藤

别名：爬行卫矛、换骨筋

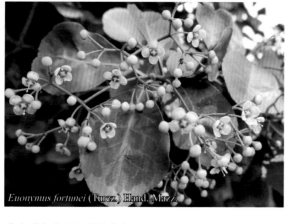

Euonymus fortunei (Turcz.) Hand.-Mazz.

实用验方

（1）腰肌劳损，关节酸痛：本品30克，大血藤15克，水煎，冲红糖或黄酒服下。
（2）咯血：本品30克，煎服。
（3）跌打损伤：本品茎100克，泡酒服。

【生境】生于山坡丛林中。

【分布】分布于我国华北、华东、中南、西南各地。

■ **形态特征**　常绿藤状灌木，具气生根。单叶对生，薄革质，宽窄变化大，叶柄长3~6毫米。聚伞花序3~4次分枝，花白绿色，4数，花盘方形。蒴果粉红色，球形，光滑。种子全包于鲜红色假种皮中。花期6月，果期10月。

■ **功效主治**　带叶茎枝：甘、苦、微辛，温；益肾壮腰，舒筋活络，止血消瘀；孕妇禁服。

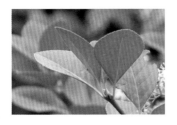

别名：大叶黄杨、正木

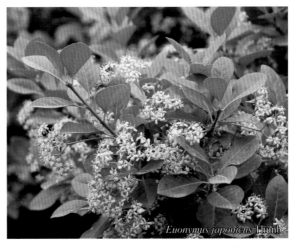

Euonymus japonicus Thunb.

【生境】生于土壤湿润的向阳地或庭园栽培。

【分布】分布于吉林、辽宁、内蒙古、河北、山西、陕西、甘肃、江苏、安徽、浙江、福建、湖北、贵州等地。

■ **形态特征** 常绿灌木。小枝近四棱形。叶革质，倒卵形或椭圆形，长3~5厘米，叶柄长约1厘米。聚伞花序腋生，花白绿色，子房每室2胚珠。蒴果平滑。种子全部被橘红色假种皮。花期6~7月，果期9~10月。

■ **功效主治** 根：辛、苦，温；活血调经，祛风湿；孕妇慎服。茎皮及枝：苦、辛，温；祛风湿，强筋骨，活血止血。叶：苦、辛，温；解毒消肿。

雷公藤

| 实用验方 |

（1）皮肤发痒：本品叶，捣烂，搽敷。
（2）风湿性关节炎：本品根、叶，捣烂外敷，半小时后即去，否则起泡。

【生境】生于阴湿的山谷、山坡、溪边灌木林中。

【分布】分布于长江流域以南各地及西南地区。

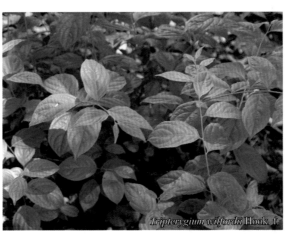

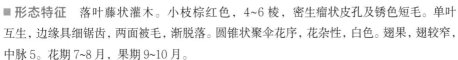

Tripterygium wilfordii Hook. f.

■ **形态特征** 落叶藤状灌木。小枝棕红色，4~6棱，密生瘤状皮孔及锈色短毛。单叶互生，边缘具细锯齿，两面被毛，渐脱落。圆锥状聚伞花序，花杂性，白色。翅果，翅较窄，中脉5。花期7~8月，果期9~10月。

■ **功效主治** 根的木质部（雷公藤）：苦、辛，凉，大毒；祛风除湿，活血通络，消肿止痛，杀虫解毒；凡有心、肝、肾器质性病变，白细胞减少者慎服；孕妇禁服；用量15~25克。

美登木

别名：梅丹、云南美登木

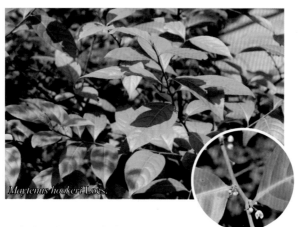

Maytenus hookeri Loes.

实用验方

淋巴细胞瘤: 本品、半枝莲、白花蛇舌草各30克，煎服，半年为一个疗程。

【生境】生于山谷密林及山地丛林中。

【分布】分布于云南西南部西双版纳。

■ **形态特征**　灌木，老枝具疏刺。单叶互生，叶片宽椭圆形或倒卵形，边缘有浅锯齿。聚伞花序1~6丛生，总花梗不明显，花白绿色。蒴果倒卵形。种子基部有浅杯状白色（干后淡黄色）假种皮。

■ **功效主治**　叶：化瘀消癥。

白杜

别名：丝棉木、明开夜合

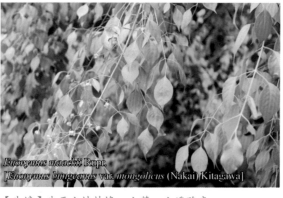

Euonymus maackii Rupr.
[*Euonymus bungeanus* var. *mongolicus* (Nakai) Kitagawa]

实用验方

（1）风湿性关节炎: 本品、牛膝、老鹳草各9克，煎服。
（2）膝关节酸痛: 本品90~120克，红牛膝（苋科牛膝）60~90克，钻地枫30~60克，水煎，冲黄酒、红糖，早晚空腹服。

【生境】生于山坡林缘、山麓、山溪路旁。

【分布】分布于吉林、辽宁、内蒙古、河北、山西、陕西、甘肃、江苏、安徽、浙江、福建、湖北、贵州等地。

■ **形态特征**　落叶小乔木。单叶对生，卵状椭圆形、卵圆形或窄椭圆形，边缘具细锯齿，叶柄细长。聚伞花序，花4数，花丝细长，胚珠每室2。蒴果倒圆心状，4浅裂。假种皮橙红色，全包种子。花期5~6月，果期9月。

■ **功效主治**　根、树皮（丝棉木）：苦、辛，凉；祛风除湿，活血通络，解毒止血；孕妇慎服。叶（丝棉木叶）：苦，寒；清热解毒。

七叶树

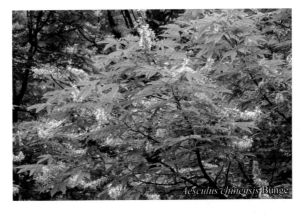

Aesculus chinensis Bunge

| 实用验方 |

（1）胃痛：本品1枚，去壳，捣碎煎服。

（2）心痛：本品烧灰，冲酒服。

（3）乳腺小叶增生：本品9~15克，水煎代茶饮。

【生境】生于海拔1000~1800米的阔叶林中。

【分布】分布于甘肃南部、陕西南部、河南、湖北西部、湖南西北部及四川等地，河北、山西南部等地有栽培。

■ **形态特征**　落叶乔木。掌状复叶，小叶5~7，纸质，边缘具细锯齿，侧脉13~17对。聚伞圆锥花序圆筒形，花杂性，雄花与两性花同株，花萼管状钟形，花瓣4，白色，雄蕊6。蒴果平滑，密具斑点。花期4~5月，果期10月。

■ **功效主治**　成熟种子（娑罗子）：甘，温；疏肝理气，和胃止痛；气阴虚者慎服。

天师栗

别名：娑罗果、娑罗子、猴板栗

| 实用验方 |

（1）胃痛：本品1枚，去壳，捣碎煎服。

（2）心痛：本品烧灰，冲酒服。

（3）乳腺小叶增生：本品9~15克，水煎代茶饮。

【生境】生于海拔1000~1800米的阔叶林中。

【分布】分布于云南东北部、四川、贵州、湖南、湖北西部、河南西南部、江西西部、广东北部等地。

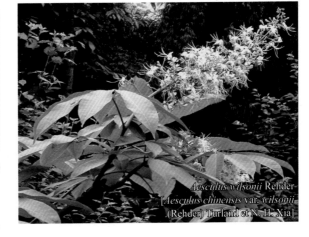

Aesculus wilsonii Rehder [*Aesculus chinensis* var. *wilsonii* (Rehder) Turland et N. H. Xia]

■ **形态特征**　落叶乔木。掌状复叶对生，小叶5~7，基部阔楔形或近圆形，边缘具小锯齿，下面被柔毛，侧脉20~25对。聚伞圆锥花序圆筒形，花杂性，雄花与两性花同株，花萼管状，花瓣4，雄蕊7。蒴果平滑。花期4~5月，果期9~10月。

■ **功效主治**　成熟种子（娑罗子）：甘，温；疏肝理气，和胃止痛；气阴虚者慎服。

龙眼

别名：桂圆

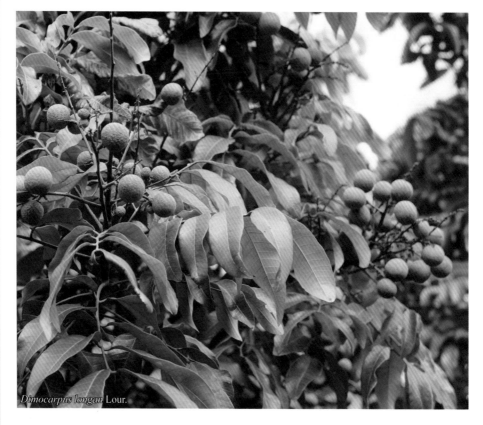

Dimocarpus longan Lour.

■ **形态特征**　常绿乔木。树皮粗糙。偶数羽状复叶，小叶常 4~5 对，无毛，小叶柄短。圆锥花序被星状毛，萼裂片覆瓦状排列，花瓣 5。果核果状，球形，表面稍粗糙，不开裂。假种皮肉质，与种皮分离。花期春季，果期夏季。

■ **功效主治**　假种皮（龙眼肉）：甘，温；补益心脾，养血安神。种子：苦、涩，平；行气散结，止血，燥湿。树皮：苦，平；杀虫消积，解毒敛疮。根：微苦，平；清热利湿，化浊益痹。

【生境】多栽培于堤岸和园圃。

【分布】我国东南、华南、西南等地广泛栽培，亦见野生或半野生于疏林中。

| 实用验方 |

（1）产后浮肿：龙眼肉、生姜、大枣各适量，煎服。

（2）脾虚泄泻：龙眼肉 14 粒，生姜 1 片，煎汤服。

（3）疝气偏坠，小肠气痛：本品核、荔枝核、小茴香等量，均炒，研粉；取 3 克，以升麻 3 克的水、酒煎煮液空腹送服。

实用验方

（1）疝气痛，小腹气痛：荔枝核（炮微焦）、八角茴香（炒）等量，研成粉末，取9克，米酒冲服。

（2）胃脘胀痛：本品根、枇杷根各30克，煎服。

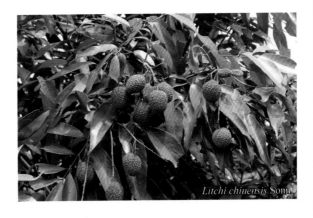

Litchi chinensis Sonn.

【生境】生于北纬20°~28°热带及亚热带地区。

【分布】分布于华南和西南等地，尤以广东和福建南部、台湾栽培最盛。

■ **形态特征** 常绿乔木。树皮不裂。偶数羽状复叶，小叶2~4对，无毛，具柄，侧脉纤细。聚伞圆锥花序被短绒毛，萼裂片镊合状排列，无花瓣。果核果状，近球形，具小瘤体。种子全部被肉质假种皮包裹。花期3~4月，果期5~8月。

■ **功效主治** 种子（荔枝核）：甘、微苦，温；行气散结，祛寒止痛。假种皮：甘、酸，温；养血健脾，行气消肿。根：微苦、涩，温；理气止痛，解毒消肿。

实用验方

风湿热病：本品、诃子、川楝子、栀子等量，研成细粉，每次3克，每日1~3次，煎服。

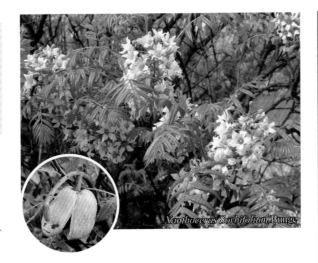

Xanthoceras Sorbifolium Bunge

【生境】生于丘陵山坡等处，现我国各地也常栽培。

【分布】分布于东北和华北，以及陕西、甘肃、宁夏、安徽、河南等地。

别名：文冠树、文光果

■ **形态特征** 落叶灌木或小乔木。奇数羽状复叶，小叶4~8对，披针形或近卵形，边缘有锐齿，顶生小叶常3深裂。两性花序顶生，雄花序腋生，花瓣白色，基部紫红色或黄色，花盘具橙黄色角状附属体。蒴果。花期春季，果期秋初。

■ **功效主治** 茎或枝叶（文冠果）：甘、微苦，平；祛风除湿，消肿止痛。

凤仙花

别名：凤仙透骨草、指甲花

Impatiens balsamina L.

■ **形态特征** 一年生草本。茎肉质。叶互生，具柄，披针形，基部楔形，具数对腺体，边缘有锐锯齿。花单生或数朵簇生叶腋，密生短柔毛，唇瓣舟形，基部具距。蒴果纺锤形，密生茸毛。花期6~11月，果期10~12月。

■ **功效主治** 种子（急性子）：微苦、辛，温，小毒；破血，软坚，消积；用量3~5克。根：苦、辛，平；活血止痛，利湿消肿。茎：苦、辛，温，小毒；祛风湿，活血止痛，解毒；用量3~9克。花：甘、苦，微温；祛风除湿，活血止痛，解毒杀虫。孕妇均慎用。

【生境】栽培。
【分布】全国南北各地均有栽培。

实用验方

（1）闭经，产后瘀血未尽：急性子9克，捣碎，煎水，加红糖适量服。
（2）跌打肿痛，溃烂：本品根、茎捣敷。
（3）甲癣：患甲刮去，本品花捣烂外敷，每日换2~3次。

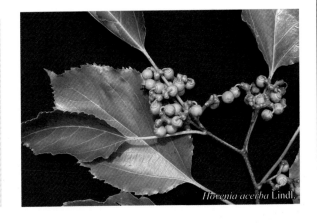

实用验方

（1）热病烦渴，小便不利：本品、知母各9克，金银花24克，灯心3克，煎服。

（2）伤暑烦渴，头晕尿少：本品、竹叶各30克，煎服。

（3）手足抽搐：本品、四匹瓦、蛇莓各15克，煎服。

Hovenia acerba Lindl.

【生境】生于海拔2100米以下阳光充足的山坡、沟谷、路边，也常栽培于庭园内。

【分布】分布于华北、中南、华东、西南，以及陕西、甘肃等地。

■ **形态特征**　高大乔木。小枝皮孔白色明显。叶互生，宽卵形、椭圆状卵形或心形，边缘常具浅钝细锯齿。二歧式聚伞圆锥花序被毛，花柱半裂，萼片、花柱、果实无毛。浆果状核果，果序轴膨大。花期5~7月，果期8~10月。

■ **功效主治**　成熟种子（枳椇）：辛，平；解酒毒，止咳除烦，止呕，利大小便。

鼠李科

枳椇

别名：拐枣、南枳椇

实用验方

（1）虚劳烦闷不得眠：本品20枚，葱白7茎，加水600毫升煎至200毫升，去滓顿用。

（2）非血小板减少性紫癜：本品每日吃3次，每次10枚，至紫癜全部消退为止。

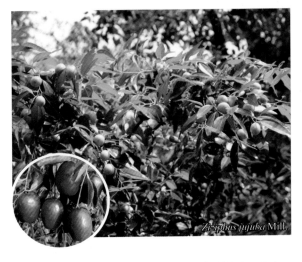

Ziziphus jujuba Mill.

【生境】生于海拔1700米以下的山区、丘陵、平原，有栽种。

【分布】分布于全国各地。

■ **形态特征**　落叶小乔木。叶纸质，基部稍偏斜，两面无毛或下面沿脉稍被毛，基生三出脉，托叶刺2。花两性，黄绿色，5基数，无毛，单生或腋生聚伞花序。核果矩圆形或长卵圆形，味甜。花期5~7月，果期8~9月。

■ **功效主治**　成熟果实（大枣）：甘，温；补中益气，养血安神；凡有湿痰、积滞、齿病、虫病者，均不相宜。

鼠李科

枣

别名：红枣、大枣

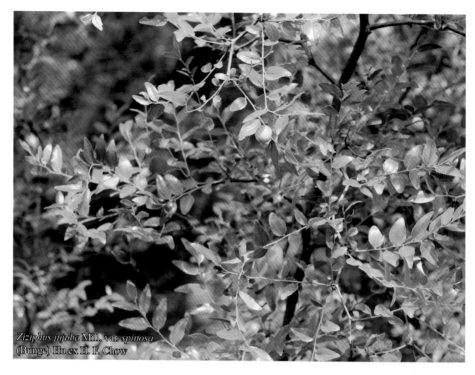

Ziziphus jujuba Mill. var. *spinosa*
(Bunge) Hu ex H. F. Chow

■ **形态特征** 落叶灌木。枝直立，不扭曲。叶纸质，两面无毛或下面沿脉稍被毛，基生三出脉，托叶刺2。花两性，5基数，无毛，单生或腋生聚伞花序。核果近球形或短矩圆形，中果皮薄，味酸，核两端钝。花期6~7月，果期8~9月。

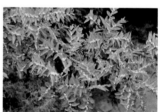

■ **功效主治** 成熟种子（酸枣仁）：甘、酸，平；养心补肝，宁心安神，敛汗，生津；凡有实邪郁火及患有滑泄者慎服。

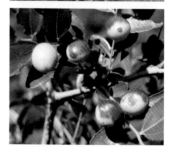

【生境】生于向阳或干燥的山坡、山谷、丘陵、平原、路旁、荒地，有栽种。

【分布】分布于华北、西北，以及辽宁、山东、江苏、安徽、河南、湖北、四川等地。

| 实用验方 |

（1）**胆虚睡卧不安，心多惊悸**：本品30克，炒熟令香，捣细罗为散，每服6克，以竹叶汤调下，不计时候。

（2）**睡中盗汗**：本品、人参、茯苓等量，上为细末，米饮调下半盏。

白蔹

别名：鹅抱蛋、猫儿卵

实用验方

（1）冻耳成疮，或痒或痛者：本品、黄柏各25克，为末，先以汤洗疮，后用香油调涂。

（2）鼻赤：本品、杏仁、白石脂等量，研末，鸡蛋清调涂，旦洗。

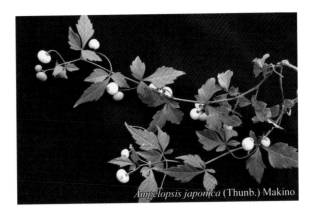

Ampelopsis japonica (Thunb.) Makino

【生境】生于山地、荒坡、灌木林中，也有栽培。

【分布】分布于华北、东北、华东、中南，以及陕西、宁夏、四川等地。

■ **形态特征** 木质藤本。卷须不分枝或顶端短分叉，相隔3节以上间断与叶对生。掌状3~5小叶，小叶羽状深裂或具深锯齿。聚伞花序集生于卷须状花序梗顶端，花瓣5，分离，花盘边缘波状浅裂。浆果熟后带白色。花期5~6月，果期7~9月。

■ **功效主治** 块根（白蔹）：苦，微寒；清热解毒，消痈散结，敛疮生肌；忌与乌头类药材同用。果实（白蔹子）：苦，寒；清热，消痈。

乌蔹莓

别名：五叶藤

实用验方

（1）一切肿毒，背痈，急性化脓性乳腺炎，腹股沟疮毒，恶疮初起者：本品1握，生姜1块，捣烂，加入白酒适量，绞汁热服，使微出汗，并用药渣外敷，用大蒜代姜亦可。

（2）项下热肿：本品捣烂外敷。

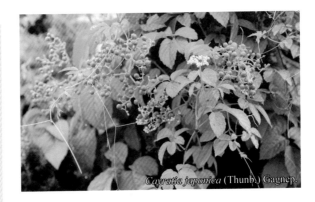

Cayratia japonica (Thunb.) Gagnep.

【生境】生于山谷林中或山坡灌丛中。

【分布】分布于陕西、甘肃、山东、江苏、安徽、浙江、江西、福建、台湾、河南、湖北、广东、广西、四川等地。

■ **形态特征** 草质藤本。卷须2~3叉分枝，相隔2节间断与叶对生。鸟足状5小叶，两面无毛或下面微被毛。复二歧聚伞花序腋生，花瓣4，分离，外被乳突状毛，花盘4浅裂。浆果近球形。种子三角状倒卵形。花期3~8月，果期8~11月。

■ **功效主治** 全草或根（乌蔹莓）：苦、酸，寒；清热利湿，解毒消肿。

地锦

别名：爬山虎、土鼓藤、红葡萄藤、假葡萄藤

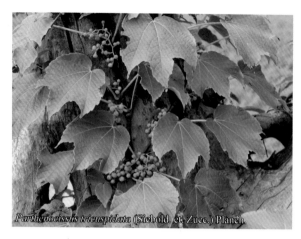

Parthenocissus tricuspidata (Siebold. et. Zucc.) Planch.

实用验方

（1）风湿痹痛：本品藤30~60克，煎服；或用倍量浸酒内服外敷。
（2）半身不遂：本品藤10克，锦鸡儿根60克，大血藤根15克，千斤拔根30克，冰糖少许，煎服。

【生境】常攀援于疏林中、墙壁、岩石上，亦有栽培。
【分布】分布于华北、华东、中南、西南各地。

■**形态特征**　木质藤本。小枝几无毛或微被疏柔毛。卷须5~9分枝，顶端遇附着物扩大成吸盘。单叶3裂或不裂，基出脉5。多歧聚伞花序着生在短枝上，花瓣5，离生，花盘不明显。浆果球形。花期5~8月，果期9~10月。

■**功效主治**　藤茎或根（地锦）：辛、微涩，温；祛风止痛，活血通络。

葡萄

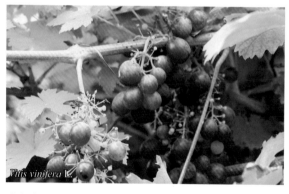

Vitis vinifera L.

实用验方

（1）咽喉红肿，热气尚浅者：本品汁加延胡索粉，徐徐饮之。
（2）时气或疮疹发不出：本品种子生为末，每服4~8克，温酒或米饮调下。
（3）肝炎，黄疸：本品鲜根30~90克，煎服。

【生境】有栽培。
【分布】原产亚洲西部。现我国各地普遍栽培。

■**形态特征**　木质藤本。卷须2叉分枝。单叶，卵圆形，3~5浅裂或中裂，基部深心形，基缺凹成圆形，两侧常靠合，基生脉5出。圆锥花序与叶对生，花瓣5，呈帽状粘合脱落，花盘5浅裂。浆果球形或椭圆形。花期4~5月，果期8~9月。

■**功效主治**　果实（葡萄）：甘、酸，平；补气血，强筋骨，利小便。根（葡萄根）：甘，平；祛风通络，利湿消肿，解毒。藤叶（葡萄藤叶）：甘、平；祛风除湿，利水消肿，解毒。均可外用，适量。

扁担杆

实用验方

（1）脾虚食少，小儿疳积：本品全草30克，糯米团、鸡屎藤各15克，广柑皮9克，煎服。

（2）风湿性关节炎：本品根120~150克，浸酒1000克，每次30毫升，每日2次。

（3）遗精，遗尿：本品果实30~60克，煎服。

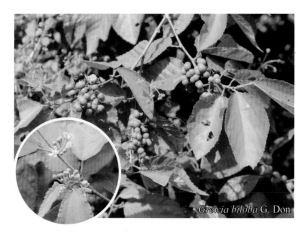

Grewia biloba G. Don

【生境】生于丘陵或低山路边草地、灌丛、疏林中。

【分布】分布于江苏、安徽、浙江、江西、福建、台湾、湖南、广东、广西、四川等地。

■ **形态特征** 灌木。嫩枝被粗毛。单叶互生，椭圆形或倒卵状椭圆形，边缘有细锯齿，基出3脉。聚伞花序腋生，萼片离生，花瓣基部具腺体，具雌雄蕊柄。核果红色，有2~4分核。花期5~7月，果期8~9月。

■ **功效主治** 全草：甘、苦，温；健脾益气，祛风除湿，固精止带。

破布叶

实用验方

（1）感冒，消化不良，腹胀，蜈蚣咬伤：本品15~30克，煎服。

（2）黄疸：本品、田基黄、茵陈蒿各15~30克，煎服。

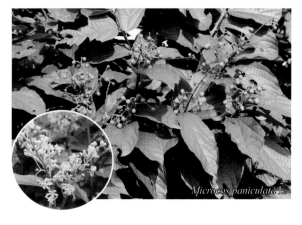

Microcos paniculata L.

【生境】生于山谷、平地、斜坡灌丛中。

【分布】分布于广东、海南、广西、云南等地。

■ **形态特征** 灌木或小乔木。叶互生，薄革质，卵状长圆形，老叶两面无毛。圆锥花序顶生，花5基数，萼片长圆形，离生，花瓣内面腺体长约为1/2花瓣，子房及核果无毛。花期6~7月，果期冬季。

■ **功效主治** 叶（布渣叶）：微酸，凉；消食化滞，清热利湿。

咖啡黄葵

别名：羊角豆、洋辣椒

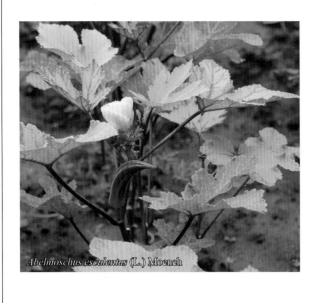

Abelmoschus esculentus (L.) Moench

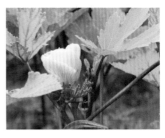

【生境】耐干热。热带、亚热带地区广泛栽培。

【分布】华南、华中、华东、西南地区，以及河北等地有栽培。

■ **形态特征** 一年生直立草本，全株疏生长毛。茎疏生散刺。叶片掌状3~7裂，边缘具粗齿及凹缺。花梗短。蒴果筒状尖塔形，长至10~25厘米。花期5~9月。

■ **功效主治** 根、叶、花、种子：淡，寒；利咽，通淋，下乳，调经。

黄蜀葵

别名：秋葵、假阳桃

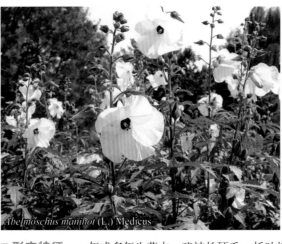

Abelmoschus manihot (L.) Medicus

实用验方

（1）肺热咳嗽：黄蜀葵花、款冬花、桔梗、黄芩、白前各9克，百合、白果仁各6克，煎服。

（2）烫火伤：本品鲜叶，捣敷。

【生境】生于山谷草丛、田边或沟旁灌丛间。

【分布】分布于中南、西南、华东，以及辽宁、河北、山西、陕西等地。

■ **形态特征** 一年或多年生草本，疏被长硬毛。托叶披针形，叶掌状5~9深裂，裂片长圆状披针形，具粗钝锯齿。花单生，淡黄色，内面基部紫色，小苞片4~5，卵状披针形。花期8~10月。

■ **功效主治** 花（黄蜀葵花）：甘，寒；清利湿热，消肿解毒；孕妇慎用。种子：甘，寒；功效类似花。叶：甘，寒；清热解毒，接骨生肌。茎或茎皮：甘，寒；清热解毒，通便利尿。根：甘、苦，寒；利水，通经，解毒。

别名：白麻、青麻

实用验方

（1）尿道炎，小便涩痛：苘麻子15克，煎服。

（2）慢性中耳炎：本品鲜全草60克，猪耳适量，煎服。

（3）小便淋沥：本品根50~100克，酌加水煎，饭前服，每日2次。

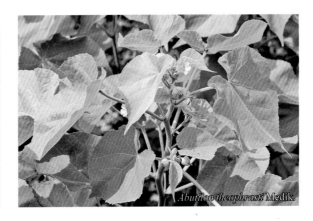

Abutilon theophrasti Medik.

【生境】常见于路旁、荒地、田野间。

【分布】除青藏高原外，分布于其他各省区。

■ **形态特征** 一年生亚灌木状草本。茎、叶被柔毛。单叶互生，圆心形，边缘具细圆锯齿，托叶早落。花黄色，单生叶腋，花梗较叶柄短，心皮顶端平截。蒴果半球形，分果爿15~20，被粗毛，顶端具长芒2。花期7~8月。

■ **功效主治** 种子（苘麻子）：苦，平；清热解毒，利湿，退翳。全草或叶：苦，平；清热利湿，解毒开窍。根：苦，平；利湿解毒。

别名：耳响草、磨盆草

实用验方

（1）中耳炎：本品全草30~60克，苍耳根15克，墨鱼干1个，水炖服。

（2）疮疖：本品种子3克，研末，开水送服。

（3）尿路感染：本品根10~15克，煎服。

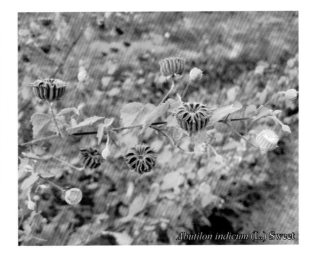

Abutilon indicum (L.) Sweet

【生境】生于荒坡或村旁旷地上。

【分布】分布于华南、西南，以及福建、台湾等地。

■ **形态特征** 一年或多年生亚灌木状草本，全株被灰色短柔毛。叶卵形至阔卵形，基部心形，托叶钻形。花梗较长，雄蕊管被星状毛。分果爿15~20，顶端芒刺甚短。花期6~12月。

■ **功效主治** 全草：甘、淡、凉；疏风清热，化痰止咳，消肿解毒。种子：辛、甘、寒；通窍，利水，清热解毒。根：甘、淡、平；清热利湿，通窍活血。

锦葵科

木芙蓉

别名：芙蓉花、拒霜花

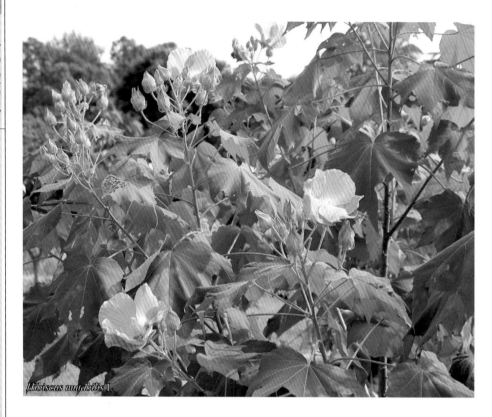

Hibiscus mutabilis L.

■ **形态特征** 落叶灌木或乔木，高达5米，小枝、叶、花梗、花萼密被灰色星状毛。叶片掌状5~7浅裂，基部心形，边缘具钝齿。小苞片8，线形，基部合生，花冠大，白色或淡红色，后变深红色，花柱分枝5，疏被柔毛。蒴果扁球形，被粗长毛。种子背面被长柔毛。花期8~10月，果期12月。

■ **功效主治** 叶（木芙蓉叶）：辛，平；凉血，解毒，消肿，止痛。花（芙蓉花）：辛、微苦，凉；清热解毒，凉血止血，消肿排脓。根（芙蓉根）：辛、微苦，凉；清热解毒，凉血消肿。孕妇禁服。

【生境】生于山坡、路旁或水边砂质壤土上。

【分布】华东、中南、西南、华南，以及湖南、辽宁、河北、陕西、台湾等地有栽培。

实用验方

（1）水烫伤：芙蓉花晒干，研末，麻油调敷。

（2）带状疱疹：本品鲜叶阴干研末，米浆调敷。

（3）肾盂肾炎：本品鲜根60克，荔枝核30克，猪腰子1对，煎服。

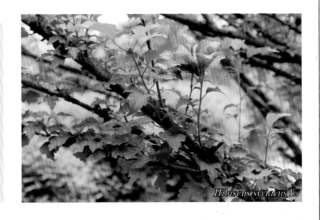
Hibiscus syriacus L.

实用验方

（1）咯血：本品花 30 克，冰糖 15 克，煎服。
（2）消渴：本品根 30~60 克，水煎，代茶常服。
（3）疗疮疖肿：本品鲜叶与食盐捣烂敷患处。

【生境】栽培。

【分布】全国各地均有栽培。

■ **形态特征** 落叶灌木。小枝、叶柄、花梗、花萼、蒴果密被黄色星状绒毛。叶片较小，常 3 浅裂，基部楔形，边缘具不规则锯齿。花单生枝端叶腋，小苞片 6~8，线形，花冠较大，钟形，淡紫色，雄蕊柱短于花冠，花柱分枝 5，无毛。蒴果卵圆形。花期 7~10 月。

■ **功效主治** 花、叶、根：甘、苦，凉；清热利湿，凉血解毒。茎皮或根皮：甘、苦，寒；清热利湿，杀虫止痒。果实：甘，寒；清肺化痰，止头痛，解毒。

实用验方

（1）腰腿痛：本品干根 30 克，墨鱼干 2 条，酒、水各半炖服。
（2）阴疽结毒：本品根、茎 60 克，红糖 30 克，开水炖服。

【生境】常生于山坡灌丛间、旷野、沟谷两岸。

【分布】分布于西南、华南，以及湖南、湖北、浙江、福建、台湾等地。

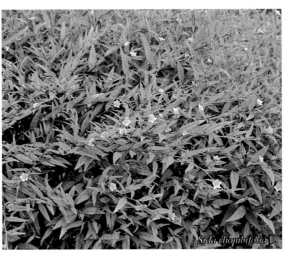
Sida rhombifolia L.

■ **形态特征** 直立亚灌木。小枝常红色。叶菱形或长圆状披针形，边缘具锯齿，下面被灰白色星状柔毛，托叶刺毛状。花黄色，单生叶腋，无小苞片（副萼），雄蕊管无毛，顶端着生花药，每子房室具胚珠 1 枚。蒴果盘状，分果爿 8~10，顶端具 2 短芒。花、果期 5~12 月。

■ **功效主治** 全草：甘、辛，凉；清热利湿，解毒消肿。根：辛，凉；清热利湿，生肌排脓。

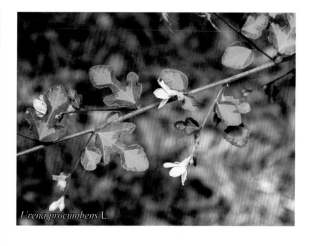

地桃花

别名： 肖梵天花、痴头婆

实用验方

感冒：本品根24克，煎服。

【生境】生于干热的空旷地、草坡、疏林下。
【分布】我国长江以南地区均有分布。

Urena lobata L.

■ **形态特征** 直立草本或亚灌木，各部被毛。叶片草质，位于茎下部者掌状3~5浅裂，上部者有时不裂，叶缘具锯齿，下面常仅中脉基部具蜜腺。花单生或近簇生叶腋，小苞片（副萼片）基部合生，裂片5，长三角形，花冠粉红色，雄蕊管外部着生花药，花柱分枝10。分果扁球形，分果爿5，被锚状刺和星状毛。花期7月至次年2月。

■ **功效主治** 根或全草：甘、辛，凉；祛风利湿，活血消肿，清热解毒。

梵天花

别名： 狗脚迹、虱麻头

实用验方

（1）痢疾：本品9~15克，煎服。
（2）风湿性关节炎，劳力过伤：本品根90克，猪胶250克，黄酒1碗，炖服。

【生境】生于山坡灌丛中。
【分布】分布于浙江、江西、福建、台湾、湖南、广东、海南、广西等地。

Urena procumbens L.

■ **形态特征** 草本或亚灌木，枝平铺，小枝、叶、花梗、花萼被毛。叶片质地常较厚而硬，颜色亦较深，并时有浅色斑，位于茎下部者掌状3~5深裂，裂片深达中部以下，上部者中部浅裂呈葫芦形，下面中央1~3条叶脉基部具蜜腺。花期7~11月。

■ **功效主治** 全草：甘、苦，凉；祛风利湿，清热解毒。根：甘、苦，平；健脾化湿，活血解毒；孕妇慎用。

木棉

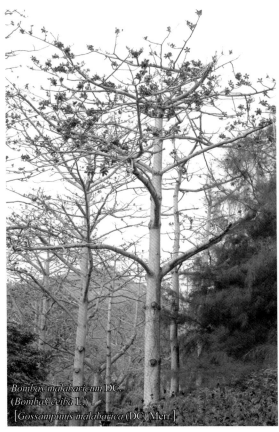

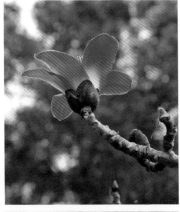

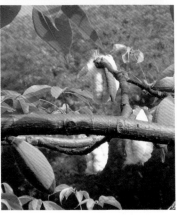

Bombax malabaricum DC.
(*Bombax ceiba* L.)
[*Gossampinus malabarica* (DC) Merr.]

■ **形态特征** 落叶大乔木。树干常有圆锥状粗刺。掌状复叶。花先叶开放，萼 3~5 浅裂，内面被绢毛，雄蕊管短，花丝基部粗，向上渐细。蒴果木质，室背 5 瓣开裂。种子藏于绵毛内。花期春季，果期夏季。

■ **功效主治** 花（木棉花）：甘、淡，凉；清热利湿，解毒。树皮：辛、苦，凉；清热解毒，散瘀止血。根、根皮：苦，凉；祛风除湿，清热解毒，散结止痛。

【生境】生于海拔 1400~1700 米以下的干热河谷、稀树草原、雨林沟谷、低山，次生林中及村边、路旁。

【分布】分布于华南、西南，以及江西、福建、台湾等地。

┃ 实用验方 ┃

（1）**细菌性痢疾，急慢性胃肠炎**：木棉花 60 克，水煎，冲冬蜜服。

（2）**风湿性关节炎**：本品根 30~60 克，水煎或浸酒服。

（3）**胃癌**：本品树皮 50 克，猪瘦肉 150 克，加水 5000 克，煮 7~8 小时，浓煎成 1 碗，每日 1 次；1 周后若疼痛渐减，继续服用至痊愈。

山芝麻

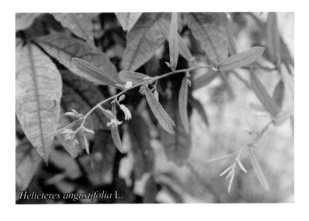

Helicteres angustifolia L.

（1）感冒发热：本品9克，青蒿、红花、地桃花各6克，两面针根1.5克，水煎，分2次服。

（2）感冒咳嗽：本品15克，两面针、古羊藤、枇杷叶各9克，水煎，分2次服，每日1剂。

（3）肺结核：本品鲜根30克，冰糖15克，煎服，或加百部、积雪草各30克，水煎，分3次服。

【生境】生于山坡、路旁、丘陵地。

【分布】分布于江西、福建、台湾、湖南、广东、海南、广西、云南等地。

■ **形态特征** 小灌木。小枝被灰绿色短柔毛。单叶互生，狭矩圆形或条状披针形，全缘。聚伞花序，花瓣5，不等大，淡红色或紫红色，基部具2耳状附属体。蒴果卵状矩圆形，顶端急尖，密被星状毛及混生长绒毛。花期几乎全年。

■ **功效主治** 根或全草（山芝麻）：苦，凉，小毒；清热解毒；用量9~15克，鲜品30~60克。

胖大海

别名：圆羊齿、大海子

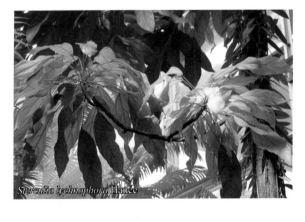

Sterculia lychnophora Hance

（1）肺热音哑：本品3枚，金银花、麦冬各6克，蝉蜕3克，煎服。

（2）慢性咽炎：本品3克，杭菊花、生甘草各9克，煎服。

【生境】生于热带地区。

【分布】广东、海南、云南有引种栽培。

■ **形态特征** 落叶乔木。单叶互生，革质，卵形或椭圆状披针形，常3裂，全缘，无毛。圆锥花序顶生或腋生，雄花具10~15雄蕊，雌花具1枚雌蕊。聚合膏葖果呈船形。种子棱形或倒卵形，深褐色。

■ **功效主治** 种子（胖大海）：甘，寒；清热润肺，利咽开音，润肠通便。

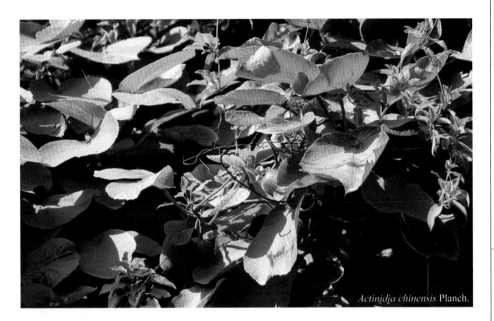

Actinidia chinensis Planch.

中华猕猴桃

别名：猕猴桃、软毛猕猴桃、奇异果

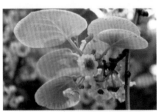

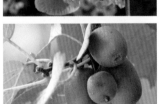

■ **形态特征** 落叶藤本。小枝疏被白色茸毛。叶宽倒卵形，顶端截平且内凹，下面密被灰白色星状绒毛，叶柄长3~6厘米。聚伞花序1~3花。浆果密被黄棕色有分枝的长柔毛。花期5~6月，果期8~10月。

■ **功效主治** 果实（猕猴桃）：酸、甘，寒；解热，止渴，健胃，通淋。根（猕猴桃根）：甘、涩，凉；清热解毒，活血消肿，祛风利湿。藤或藤中的汁液（猕猴桃藤）：甘，寒；和中开胃，清热利湿。枝叶（猕猴桃枝叶）：微苦、涩，凉；清热解毒，散瘀，止血。

【生境】生于山地林间或灌丛中，常缠绕于他物上。

【分布】分布于中南及陕西、江苏、安徽、浙江、江西、福建、四川、贵州、云南等地。

┤ 实用验方 ├

（1）消化不良，食欲不振：本品干果60克，煎服。

（2）烫伤：本品叶，捣烂，加石灰少许，敷患处。

（3）急性肝炎：猕猴桃根120克，红枣12枚，水煎代茶饮。

油茶

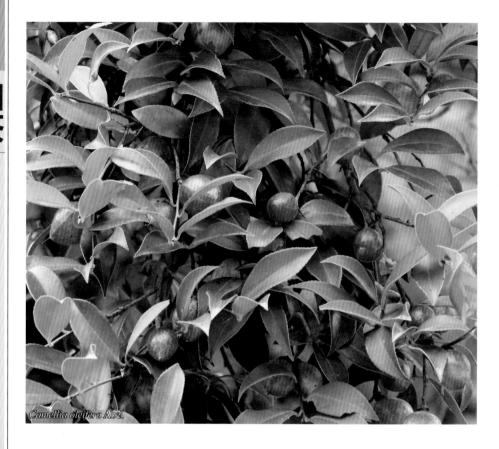

Camellia oleifera Abel

■ **形态特征**　常绿灌木或小乔木。嫩枝被毛。叶革质，长4~7厘米。花两性，白色，直径3~5厘米，无梗，苞片与萼片10，子房上位，花柱先端3裂。蒴果球形，果皮厚，木质。花期10~11月，果期次年10月。

■ **功效主治**　根或根皮：苦、平，小毒；清热解毒，理气止痛，活血消肿；用量15~30克。叶：微苦，平；收敛止血，解毒。花：苦，微寒；凉血止血。种子：苦、甘，平，有毒；行气，润肠，杀虫；用量6~10克。种子的脂肪油：甘、苦，凉；清热解毒，润肠，杀虫。

【生境】多栽培。
【分布】我国长江流域以及南北各地均有分布。

实用验方

（1）大便秘结：本品种子10克，火麻仁12克，共捣烂，水煎兑蜂蜜服。
（2）嘴角疮：本品叶、桃树叶、黄糖各适量，捣烂敷患处。

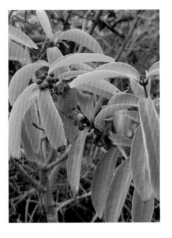

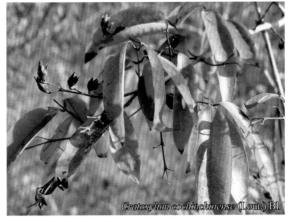

Cratoxylum cochinchinense (Lour.) Bl.

黄牛木

别名：黄牛茶、黄芽木

【生境】生于热带阳坡的次生林或灌丛中。

【分布】分布于广东、海南、广西、云南等地。

■ **形态特征**　灌木或乔木，无毛，树干下部簇生长枝刺，树皮淡黄白色，幼枝淡红色。叶对生，有透明腺点及黑点。聚伞花序，雄蕊束粗短，肉质腺体盔状弯曲。蒴果室背开裂。种子有翅。花期4~5月，果期6月以后。

■ **功效主治**　根、树皮或茎叶：甘、微苦，凉；清热解毒，化湿消滞，祛瘀消肿；叶鲜用。

实用验方

（1）肝炎：本品鲜根30~60克，煎水煮鸡蛋服。

（2）黄疸性肝炎，肝脾肿大：本品根30克，地耳草、虎杖各15克，煎服。

（3）风湿性腰痛：本品根30克，鸡蛋2只，水煎2小时，食蛋和汤。

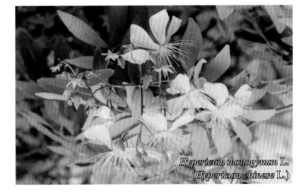

Hypericum monogynum L.
(*Hypericum chinese* L.)

金丝桃

别名：金线蝴蝶、金丝海棠

【生境】生于山麓、路边、沟旁，现广泛栽培于庭园。

【分布】分布于河北、陕西、山东、江苏、安徽、江西、福建、台湾、河南、湖北、湖南、广东、广西、四川、贵州等地。

■ **形态特征**　半常绿小灌木。单叶对生，无柄或柄短，叶片长椭圆状披针形，基部楔形至圆形，全缘。花瓣金黄色，雄蕊5束，花柱合生几达顶部。蒴果先端室间开裂，花柱和萼片宿存。花期5~8月，果期8~9月。

■ **功效主治**　全草（除果实）：苦，凉；清热解毒，散瘀止痛，祛风湿。果实：甘，凉；润肺止咳。

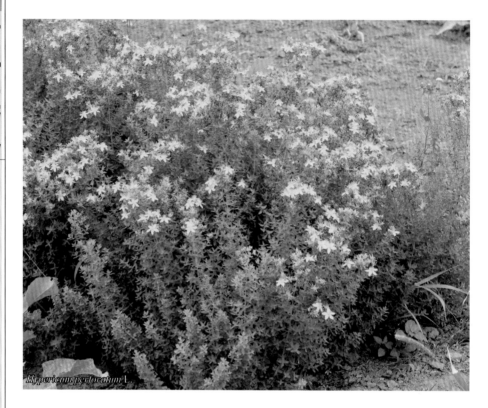

Hypericum perforatum L.

■**形态特征** 多年生直立草本，全体无毛，叶、萼片、花瓣、花药具黑色腺点。茎多分枝，两侧各有1纵线棱。单叶对生，无柄，椭圆形至线形。聚伞花序组成顶生圆锥花序，花黄色，雄蕊3束，花柱3。蒴果具背生腺条及侧生黄褐色囊状腺体。花期7~8月，果期9~10月。

■**功效主治** 全草（贯叶连翘）：苦、涩，平；收敛止血，调经通乳，清热解毒，利湿。

【生境】生于山坡、路旁、草地、林下、河边等处。
【分布】分布于西北、西南、华中，以及河北、河南、山东、江苏、江西等地。

实用验方

（1）吐血，崩漏下血：本品15克，旱莲草12克，蒲黄炭10克，煎服。
（2）乳少：本品30克，炖肉吃。
（3）无名肿毒，烧烫伤：本品鲜品捣烂敷。

▌实用验方▐

（1）肝炎：本品鲜品、凤尾草各30克，红枣6枚，煎服，每日2次。

（2）急性黄疸性肝炎：本品、金钱草、蒲公英、板蓝根各30克，煎服。

（3）肠炎：本品鲜品45克，鲜凤尾草30克，水、酒各半煎服。

【生境】生于田野较湿润处。

【分布】分布于长江流域及其以南各地。

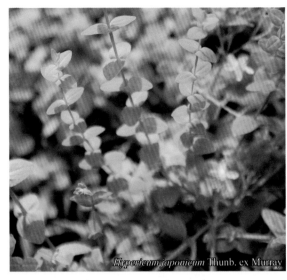
Hypericum japonicum Thunb. ex Murray

■ **形态特征**　一年生小草本，全株无毛。根多须状。单叶对生，无叶柄，叶片卵状或广卵状，基部抱茎，全缘，全面散布透明腺点。聚伞花序，花瓣黄色，雄蕊不成束。蒴果成熟时开裂成3果瓣，花瓣、雄蕊宿存。花期3~8月，果期6~10月。

■ **功效主治**　全草：甘、微苦，凉；清热利湿，解毒，散瘀消肿，止痛。

▌实用验方▐

（1）吐血，衄血：本品30克，银花15克，煎服。

（2）烫火伤：本品适量，研粉，香油或蛋清调敷。

（3）鹅口疮：本品研末，吹口腔内，或煎服。

【生境】生于山坡草丛中或旷野路旁阴湿处。

【分布】分布于长江流域以南各地。

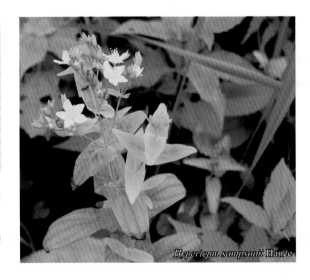
Hypericum sampsonii Hance

■ **形态特征**　多年生草本，无毛。茎无腺点。叶、萼片、花瓣、花药散生淡色或黑色腺点。对生叶基部合生。聚伞花序顶生，花瓣淡黄色，宿存，雄蕊3束，宿存，子房3室。蒴果具囊状腺体。花期5~6月，果期7~8月。

■ **功效主治**　全草（元宝草）：苦、辛，寒；凉血止血，清热解毒，活血调经，祛风通络。

怪柳

别名：西湖柳、三春柳、观音柳、西河柳

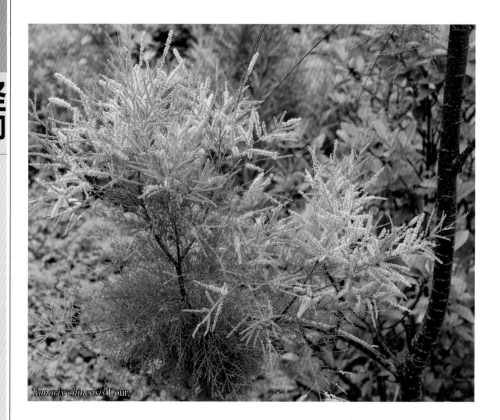

Tamarix chinensis Lour.

■ **形态特征** 乔木或灌木。幼枝细弱，开展而下垂，红紫色或暗紫红色。叶长卵形、钻形或卵状披针形。总状花序，花序轴和花梗柔软下垂，花梗较萼短，花5数，花瓣粉红色，雄蕊5，花柱3，棍棒状。蒴果圆锥形。花期4~9月。

■ **功效主治** 干燥细嫩枝叶（西河柳）：甘、辛，平；发表透疹，祛风除湿。

【生境】喜生于河流冲积地、海滨、滩头、潮湿盐碱地、沙荒地。

【分布】野生于辽宁、河北、山东、江苏、安徽、河南等地；我国东部至西南部各地有栽培。

实用验方

（1）麻疹伏而过期不出：本品为末，取12~16克用茅根汤煎服，水煎服亦可。

（2）感冒，发热，头痛：本品、薄荷、绿豆衣各9克，荆芥6克，生姜3克，煎服。

（3）风湿痹痛：本品、虎杖根、鸡血藤各30克，煎服。

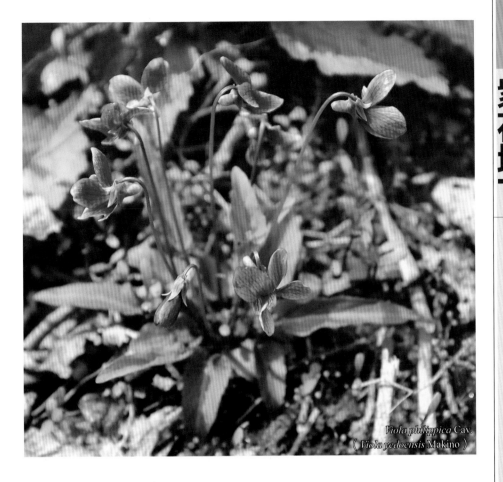

Viola philippica Cav.
(*Viola yedoensis* Makino)

■ **形态特征**　多年生草本。叶莲座状，先端圆钝，基部截形或楔形，边缘具浅圆齿，叶柄上部具狭翅，托叶基部与叶柄合生。花瓣紫色或淡紫色，距管状，末端圆，柱头具短喙。蒴果长圆形。花、果期4~9月。

■ **功效主治**　全草（紫花地丁）：苦、辛，寒；清热解毒，凉血消肿。

【生境】生于田间、荒地、山坡草丛、林缘、灌丛中。
【分布】分布于全国大部分地区。

▌ 实用验方 ▐

（1）阑尾炎：本品、金银花各30克，连翘、赤芍各15克，黄柏9克，煎服。
（2）热病发斑：本品、生地各15克，赤芍、丹皮、连翘各9克，生石膏30克（先煎），煎服。
（3）目赤肿痛：本品、菊花、薄荷各9克，赤芍6克，煎服。

西番莲

别名：转心莲、转枝莲

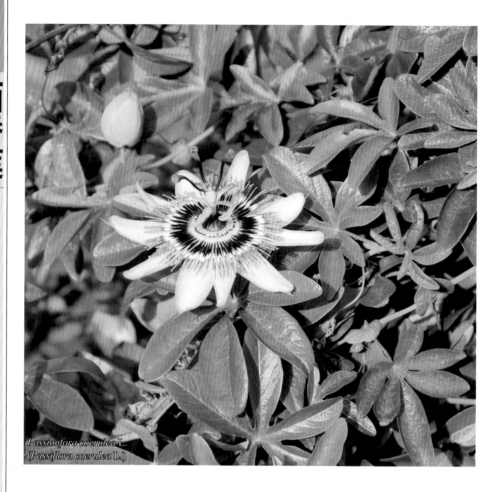

Passionfora coerulea L.
(*Passiflora caerulea* L.)

■ **形态特征**　草质藤本。茎无毛，略被白粉。单叶互生，纸质，无毛，基部心形，掌状5深裂，全缘，叶柄中部具2~4（~6）腺体，托叶肾形，抱茎。花单生，与卷须对生，萼片具1角状附属器。浆果长约6厘米。花期5~7月。

■ **功效主治**　全草（西番莲）：苦，温；祛风，除湿，活血，止痛。

【生境】栽培。
【分布】分布于广西、四川、云南、江西等地。

| 实用验方 |

（1）外感风热咳嗽：本品茎叶、坝子花、枇杷叶各9克，煎水服。
（2）失眠：本品果实15克，仙鹤草30克，煨水服。

番木瓜

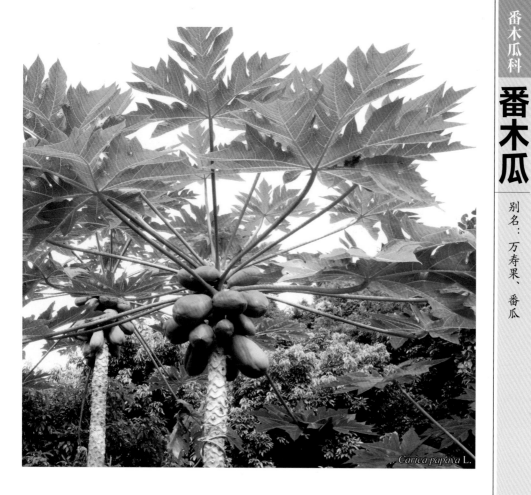

Carica papaya L.

■ **形态特征** 常绿软木质小乔木。茎不分枝，具粗大叶痕。叶大，聚生茎顶，掌状5~9深裂，裂片再羽状分裂。花乳黄色，雄花序为下垂圆锥花序，雌花序及杂性花序为聚伞花序。浆果肉质。花、果期全年。

■ **功效主治** 果实：甘，平；消食，下乳，除湿通络。叶：解毒，接骨。

【生境】生于村边、路旁。
【分布】福建、台湾、广东、海南、广西、云南等地有栽培。

实用验方

（1）乳少：本品鲜果实、韭菜各适量，煮服。
（2）婴儿湿疹：干燥未成熟的番木瓜，研细粉，撒于患处，每日2~3次。

紫背天葵

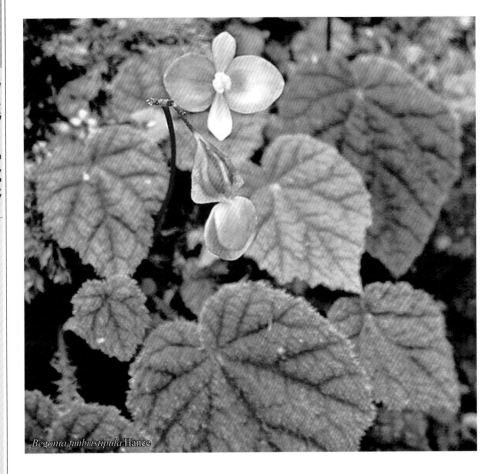

Begonia fimbristipula Hance

■ **形态特征** 多年生无茎草本。叶两侧略不等，基部心形，上面散生短毛，下面沿脉被毛，托叶流苏状。2~3回二歧聚伞花序，雄花花被片4，雌花花被片3，花柱一半合生。蒴果无毛，具不等3翅。花期5月，果期6月始。

■ **功效主治** 球茎或全草（红天葵）：甘，凉；清热凉血，止咳化痰，解毒消肿。

【生境】生于低山山坡和山谷阴湿石壁处。

【分布】分布于江西、福建、湖南、广东、广西、云南、贵州等地。

┃ 实用验方 ┃

（1）流行性乙型脑炎：红天葵1~2粒，浸酒，捣碎，开水冲服。

（2）肺结核咯血，肺炎，鼻出血：本品全草9克，侧柏叶15克，煎服。

（3）疔疮肿毒，血瘀腹痛：本品全草6~12克，菊三七15克，煎服。

量天尺

实用验方

气痛，痰火咳嗽：本品花适量和猪肉煎汤服。

【生境】常攀援于树干、废墟、岩石上。

【分布】分布于广东、广西、海南等地。

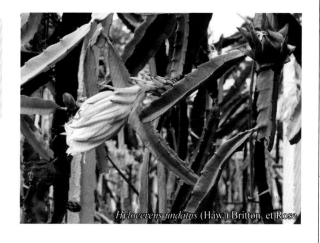

Hylocereus undatus (Haw.) Britton. et Rose

■ **形态特征**　多年生攀援肉质植物。具分枝和气根。枝3棱形，边缘波状，小窠生于棱上，内有1~3小刺，无叶。花白色，夜间开放，无梗，单生于小窠。浆果肉质，无刺，具鳞片。花期7~8月，果期9~10月。

■ **功效主治**　花：甘，微寒；清热润肺，止咳化痰，解毒消肿。茎：甘、淡、凉；舒筋活络，解毒消肿；鲜品捣敷。

仙人掌

实用验方

（1）胃痛：本品粉末，每次3克，开水吞服。

（2）急性细菌性痢疾：鲜品30~60克，煎服。

（3）湿疹，黄水疮：本品烘干研粉，外敷患处。

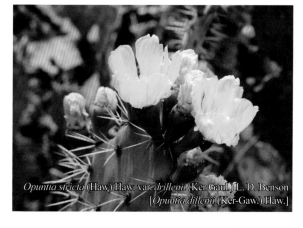

Opuntia stricta (Haw.) Haw. var. *drillenii* (Ker Gaul.) L. D. Benson
[*Opuntia dillenii* (Ker-Gaw.) Haw.]

【生境】生于沿海沙滩的空旷处，向阳干燥的山坡、石上、路旁、村庄。

【分布】分布于西南、华南，以及浙江、江西、福建、广西、四川、贵州、云南等地。

■ **形态特征**　多年生肉质植物，常丛生，灌木状。茎节扁平，掌状，刺数条簇生，黄色，杂以黄褐色斑纹。叶钻状，早落。花单生，鲜黄色，花被片多数。浆果紫红色，多汁，无刺。花期5~6月。

■ **功效主治**　根、茎：苦，寒；行气活血，解毒消肿，凉血止血；鲜品捣敷。

白木香

别名：土沉香

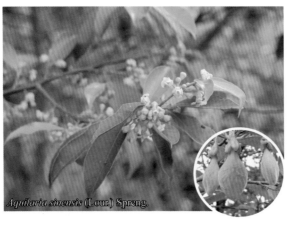

Aquilaria sinensis (Lour.) Spreng.

（1）精索静脉曲张，睾丸炎等：枸杞子9克，当归、小茴香、肉桂、乌药、茯苓各6克，本品3克，煎服。

（2）腹胀气喘，坐卧不安：本品、枳壳各15克，萝卜子炒30克，每服15克，姜3片，煎服。

【生境】生于平地、丘陵的疏林或荒山中。

【分布】分布于福建、台湾、广东、海南、广西等地。

■ **形态特征**　常绿乔木。单叶互生，两面无毛。伞形花序，花黄绿色，花萼浅钟状，5裂，花冠10，鳞片状，生于萼管喉部，雄蕊10，子房2室。蒴果干时不皱缩。种子基部具长附属体。花期春夏，果期夏秋。

■ **功效主治**　含有树脂的木材（沉香）：辛、苦，微温；行气止痛，温中止呕，纳气平喘。

芫花

别名：圆羊齿、石黄皮、芫花

Daphne genkwa Sieb. et Zucc.

实用验方

胸腔积液，肝硬化腹水，心包积液：本品、甘遂、大戟各1.5克，研末，加大枣10枚煎汤，每日1次，清晨空腹服用。

【生境】生于路旁、山坡，或栽培于庭园。

【分布】分布于华东，以及河北、陕西、河南、湖北、湖南、四川、贵州等地。

■ **形态特征**　落叶灌木。叶对生，稀互生，两面几无毛或幼时被绢状柔毛。花先叶开放，紫色或淡紫蓝色，常3~6朵簇生于叶腋或侧生，花4数，花丝短，花盘环状，不发达，花柱短或无，柱头头状。核果白色。花期3~5月，果期6~7月。

■ **功效主治**　花蕾（芫花）：苦、辛，温，有毒；泻水逐饮；外用杀虫疗疮；用量1.5~3克；孕妇禁用；不宜与甘草同用。

实用验方

（1）胸痛，头痛：梦花15克，橘饼1块，煎服。

（2）肺虚久咳：梦花9~15克，煎服。

【生境】生于山坡、山谷林下及灌丛中。

【分布】分布于河北、陕西、江苏、安徽、浙江、江西、河南、广东、广西、四川、云南等地。有栽培。

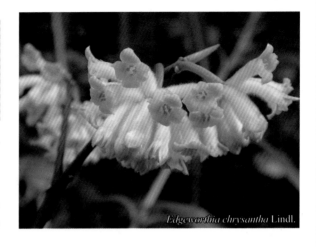

Edgeworthia chrysantha Lindl.

■ **形态特征** 灌木。叶在花前凋落，长圆形，披针形至倒披针形，两面被银灰色绢状毛。头状花序绒球状，花无梗，花萼外被白色丝状毛，内面黄色，花柱线形，柱头棒状，具乳突，花盘浅杯状。核果顶端被毛。花期2~4月，果期7~8月。

■ **功效主治** 花蕾（梦花）：甘，平；滋养肝肾，明目消翳。根及茎皮（梦花根）：辛、甘，平；滋养肝肾，祛风活络。

实用验方

干癣积年生痂，搔之黄水出，每逢阴雨即痒：本品醋磨涂之。

【生境】生于向阳山坡、草丛中。

【分布】分布于东北、华北、西北、西南等地。

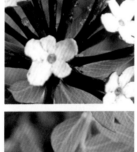
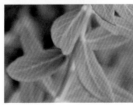
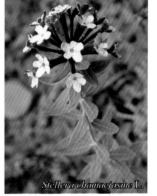

Stellera chamaejasme L.

■ **形态特征** 多年生直立草本。根茎木质。叶散生，披针形或长圆状披针形，先端渐尖或急尖。头状花序具绿色总苞，花白色、黄色至带紫色，花萼5裂，雄蕊10，花盘线形，偏向一侧。果实上部有灰白色柔毛。花期4~6月，果期7~9月。

■ **功效主治** 根（狼毒）：苦、辛，平，有毒；泻水逐饮，破积杀虫；用量1~3克；体质虚弱者以及孕妇禁服。

了哥王

别名：南岭荛花、地棉皮

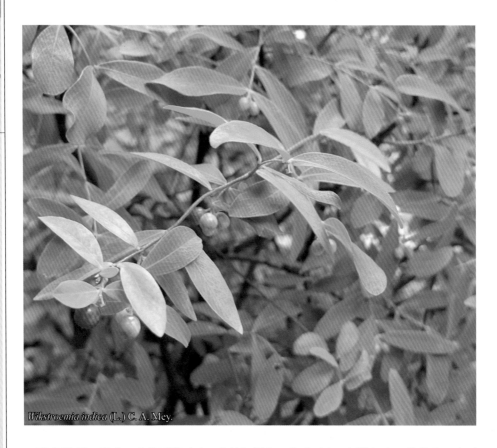

Wikstroemia indica (L.) C. A. Mey.

■ **形态特征** 灌木，全株平滑无毛。小枝红褐色。单叶对生，侧脉细密。花数朵组成顶生短总状花序，无苞片和花瓣，子房顶端被毛，1室，花盘2~4深裂，鳞片状。核果椭圆形。花、果期在夏秋间。

■ **功效主治** 茎叶：苦、辛，寒，有毒；清热解毒，化痰散结，消肿止痛；用量6~9克。果实：辛，微寒，有毒；解毒散结；禁内服。根或根皮：苦、辛，寒，有毒；清热解毒，散结逐瘀，利水杀虫；用量10~15克。

【生境】生于山坡灌木丛中、路旁、村边。
【分布】分布于浙江、江西、福建、台湾、湖南、广东、广西、贵州、云南等地。

实用验方

（1）无名肿毒：本品叶捣烂，加米酒少量，敷患处。
（2）乳腺炎：本品根内层皮、毛茛根、糯米粉各适量，捣烂敷患处，待皮肤有灼热感即取去。

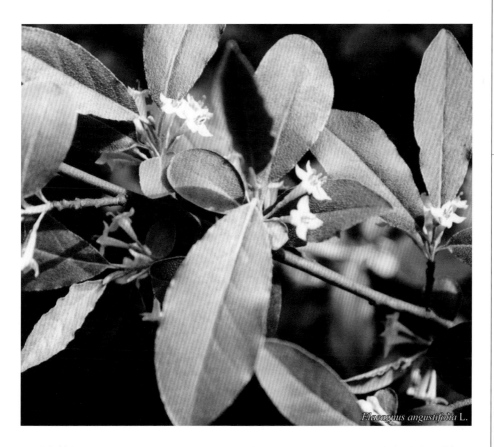

沙枣

别名：银柳胡颓子、四味果

Elaeagnus angustifolia L.

■ **形态特征**　落叶乔木或小乔木，无刺或具刺。幼枝叶和花果密被银白色鳞片。叶矩圆状披针形至线状披针形。常1~3花簇生新枝基部叶腋，萼筒钟形，花盘圆锥形，包围花柱基部，无毛。果实粉质，椭圆形。花期5~6月，果期9月。

■ **功效主治**　果实（沙枣）：酸、微甘，凉；养肝益肾，健脾调经。花（沙枣花）：甘、涩，温；止咳，平喘。树皮和根皮（沙枣树皮）：涩、微苦，凉；清热解毒，利湿，止痛，止血。茎枝渗出的汁液（沙枣胶）：涩、微苦，平；调经活血。

【生境】生于沙漠地区，耐寒、耐旱，并在沙地、盐渍化土地和村边、田边广泛栽培。
【分布】分布于华北、西北，以及辽宁等地。

实用验方

（1）肾虚腰痛，不能反侧：沙枣适量，同狗腰子煮食，每日1次。
（2）黄疸性肝炎：沙枣树皮9克，龙胆草6克，刺黄柏12克，茵陈、车前草各15克，煎服。

胡颓子

别名：薄颓子、羊奶子

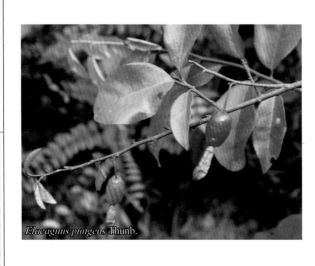

Elaeagnus pungens Thunb.

实用验方

（1）腹泻，不思饮食：本品果实15~24克，煎服。
（2）支气管炎哮喘：本品叶15克，紫菀6克，百部9克，煎服。

【生境】生于向阳山坡或路旁。
【分布】分布于江苏、安徽、浙江、江西、福建、湖北、湖南、广东、广西、四川、贵州等地。

■ **形态特征** 常绿直立灌木。具刺，幼嫩部分常被鳞片。叶革质，下面银白色，侧脉7~9对，与中脉成50~60度角，网状脉在上面明显。萼筒漏斗状筒形，花柱无毛。核果状坚果。花期9~12月，果期次年4~6月。

■ **功效主治** 果实：酸、涩、平；收敛止泻，健脾消食，止咳平喘，止血。叶：酸、微温；止咳平喘，止血，解毒。根：苦、酸、平；活血止血，祛风利湿，止咳平喘，解毒敛疮。

中国沙棘

别名：沙棘、酸刺柳

Hippophae rhamnoides L. subsp. *sinensis* Rousi

实用验方

咳嗽，痰多：本品、甘草、白葡萄干、栀子、广木香等量，粉碎，加冰片少许，每次1.5~3克，温开水送服。

【生境】生于海拔800~3600米的阳坡、沙漠地区河谷阶地、平坦沙地褐砾石质山坡。
【分布】分布于华北、西北，以及四川等地。

■ **形态特征** 落叶灌木或乔木，具棘刺。单叶常近对生，狭披针形或矩圆状披针形，上面初被白色盾形毛或星状柔毛，下面被银白色或淡白色鳞片。雌雄异株，花萼2裂，雄蕊4。坚果核果状，圆球形。花期4~5月，果期9~10月。

■ **功效主治** 果实（沙棘）：酸、涩、温；健胃消食，止咳化痰，活血散瘀。

千屈菜

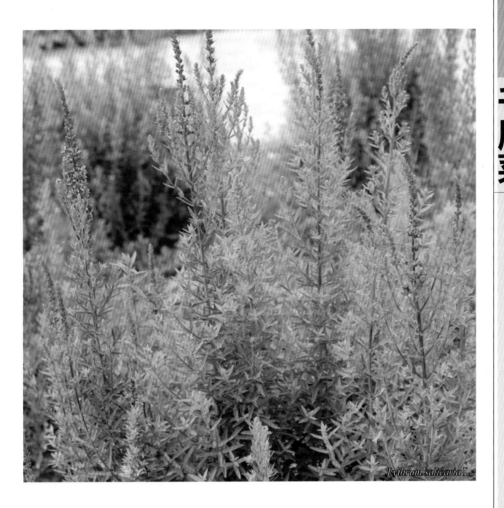

Lythrum salicaria L.

■ **形态特征** 多年生直立草本。全株青绿色，略被粗毛或密被绒毛。叶对生或3叶轮生，披针形或阔披针形，基部圆形或心形，略抱茎，全缘，无柄。聚伞花序小，花瓣6，红紫色或淡紫色，雄蕊6长6短，子房2室。蒴果扁圆形。

■ **功效主治** 全草（千屈菜）：苦，寒；清热解毒，收敛止血。

【生境】生于河岸、湖畔、溪沟、潮湿地。

【分布】分布于全国各地。

| 实用验方 |

（1）痢疾：本品15克，陈茶叶12克，煎服。

（2）肠炎，痢疾：本品、马齿苋各15克，煎服。

石榴

别名：安石榴

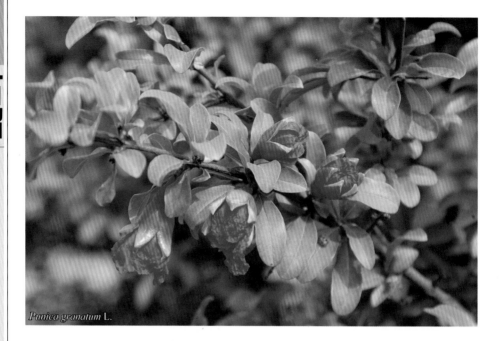

Punica granatum L.

■ **形态特征** 落叶灌木或乔木。枝顶常成尖锐长刺。叶常对生，纸质，矩圆状披针形，侧脉稍细密，叶柄短。花 1~5 朵顶生，萼裂片外面近顶端有 1 黄绿色腺体，花瓣红色、黄色或白色，花丝无毛。浆果近球形。种子多数，钝角形。

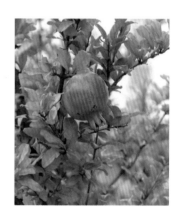

■ **功效主治** 根或根皮：酸、涩，温；驱虫，涩肠，止带。叶：收敛止泻，解毒杀虫。果皮（石榴皮）：酸、涩，温；涩肠止泻，止血，驱虫。花：酸、涩，平；凉血，止血。果实：酸，温；止渴，涩肠，止血。

【生境】生于向阳山坡或栽培于庭园等处。
【分布】我国大部分地区均有分布。

实用验方

（1）蛔虫病，绦虫病：本品根皮、苦楝根皮、槟榔各 15 克，煎服。
（2）九窍出血：本品花，揉塞之。
（3）暴泻不止及赤白痢：本品皮，烧存性，研磨为末，空腹服，发病前后取 8 克温水冲服，痢止停服。

喜树

别名：旱莲木、千丈树

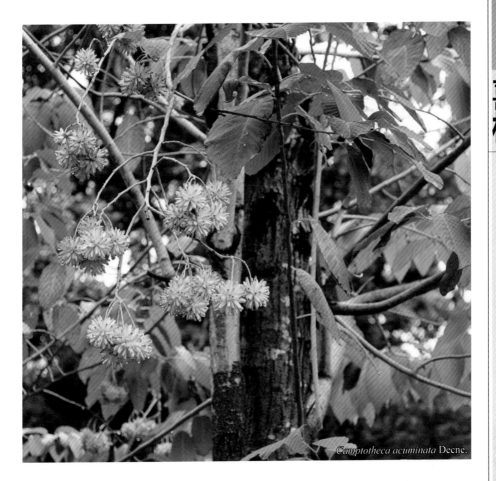

Camptotheca acuminata Decne.

■ **形态特征**　落叶乔木。叶纸质，长卵形或矩圆状椭圆形，全缘。花杂性同株，球形头状花序组成圆锥花序，雌花序顶生，雄花序腋生，花瓣淡绿色。翅果距圆形。花期5~7月，果期9月。

■ **功效主治**　果实、根及根皮：苦、辛，寒，有毒；清热解毒，散结消癥；果实3~9克，根9~15克。叶及树皮：苦，寒，有毒；清热解毒，祛风止痒；叶外用适量，树皮15~30克。

【生境】生于地下水位较高的河滩、湖池堤岸旁。

【分布】分布于西南，以及江苏、浙江、江西、福建、湖南、湖北、广东、广西、台湾等地。

实用验方

（1）胃癌，直肠癌，肝癌，膀胱癌：本品根皮研末，冲服，每次3克，每日3次；或果实研末，每次6克，每日1次。

（2）疔肿、疮痈初起：本品嫩叶适量，加食盐少许，捣烂外敷。

使君子

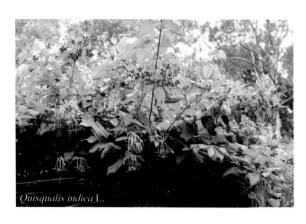

Quisqualis indica L.

实用验方

（1）小儿蛔虫痛：本品（去壳）研成极细粉末，用米汤调匀，早晨空腹服用。

（2）成人腹中有虫：本品（去壳）、槟榔各3克，雄黄1.5克，研粉，用苦楝根煎汤送服，每次3克。

【生境】生于平原灌木丛或路旁。

【分布】分布于福建、台湾、广西、江西、湖南、四川、贵州、云南、广东、海南等地。

■**形态特征** 落叶攀援状灌木。叶对生，薄纸质，卵形或椭圆形。伞房状穗状花序顶生，萼筒细长，花瓣5，白色后变红色，无花盘，雄蕊内藏，子房下位，1室。假蒴果纺锤形，具5棱。花期5~9月，果期6~10月。

■**功效主治** 果实（使君子）：甘，温；杀虫消积；小儿每岁每次1~1.5粒，炒香嚼服，1日总量不超过20粒；服药时忌饮浓茶。

诃子

别名：诃黎勒

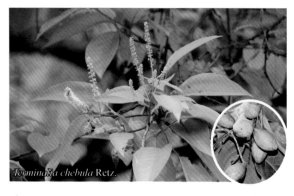

Terminalia chebula Retz.

实用验方

（1）气痢：诃子（煨）10枚，为散，粥饮和，顿服。

（2）久泻久痢：诃子（去核）36克，罂粟壳（去蒂萼，蜜炙）108克，白芍48克，木香42克，肉桂（去粗皮）、炙甘草各24克，人参、当归（去芦）、白术（焙）各18克，肉豆蔻（面裹煨）15克，研末混匀。每次9克，煎服。

【生境】生于海拔800~1800米的疏林中。

【分布】分布于云南西部和西南部等地，广东、广西有栽培。

■**形态特征** 高大乔木。幼枝被绒毛。叶互生或近对生，两面无毛，密被细瘤点，叶柄上部具2~4腺体。穗状花序腋生或顶生，花萼5齿裂，雄蕊10，子房被毛。核果卵形或椭圆形，具5钝棱。花期5月，果期7~9月。

■**功效主治** 幼果（西青果）：苦、酸、涩、平；清热生津，解毒。成熟果实（诃子）：苦、酸、涩、平；涩肠止泻，敛肺止咳，降火利咽。

番石榴

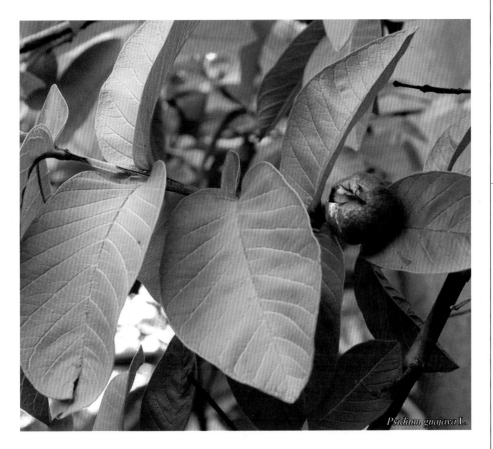

Psidium guajava L.

■ **形态特征**　乔木，树皮平滑，片状削落。叶对生，革质，网脉明显。花白色，单生或 2~3 朵排成聚伞花序，萼片开花时不规则裂开，宿存。浆果，种子多数。花期 5~8 月，果期 8~11 月。

■ **功效主治**　幼果：涩，平；收敛止泻，止血；热毒血痢者禁服。成熟果实：甘、涩，平；健脾消积，涩肠止泻。叶：苦、涩，平；燥湿健脾，清热解毒。树皮：苦、涩，平；收涩，止泻，敛疮。根或根皮：涩、微苦，平；收涩止泻，止痛，敛疮。

【生境】生于荒地或低丘陵上。

【分布】分布于福建、台湾、广东、海南、广西、四川、云南等地。原产于南美洲。

实用验方

（1）腹泻：本品果 30~60 克，捣碎，煎服。

（2）小儿腹泻：本品鲜叶、鱼腥草各 30 克，车前草 15 克，水煎成 60 毫升，1 岁以内每次 10~15 毫升，1~2 岁每次 15~20 毫升，每日 3 次。

桃金娘

别名：岗棯、山棯、白碾子

实用验方

（1）血虚：桃金娘1000克，焙干，蒸晒3次，用好酒1000克浸1星期后，每日3次，每日服30克。

（2）胃及十二指肠溃疡：桃金娘60克，石菖蒲9克，煎服。

（3）鼻出血：桃金娘花6~12克，煎服。

Rhodomyrtus tomentosa (Ait.) Hassk.

【生境】生于丘陵坡地，为酸性土指示植物。

【分布】分布于台湾、福建、广东、海南、广西、云南、贵州、湖南等地。

■ **形态特征** 常绿灌木。嫩枝被灰白色柔毛。单叶对生，革质，椭圆形或倒卵形，上面初被毛，后变无毛，下面被灰色柔毛，离基三出脉。花常单生，紫红色，5数，子房3室。浆果卵状壶形。花期4~5月。

■ **功效主治** 果实（桃金娘）：甘、涩，平；养血止血，涩肠固精。花（桃金娘花）：甘、涩，平；收敛止血。叶（山棯叶）：甘，平；利湿止泻，生肌止血。根（山棯根）：辛、甘，平；理气止痛，利湿止泻，祛瘀止血，利肾养血。

丁香

别名：丁子香、公丁香、鸡舌香

实用验方

（1）蜂蝎螫人：用本品末，蜜调涂之。

（2）久心痛不已：本品15克，桂心20克，捣细，罗为散，每于食前，用热酒调下4克。

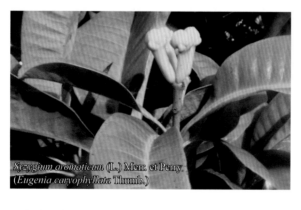

Syzygium aromaticum (L.) Merr. et Perry
(*Eugenia caryophyllata* Thumb.)

【生境】栽培。

【分布】广东、广西、海南、云南等地。

■ **形态特征** 常绿乔木。单叶对生，长卵形或长倒卵形，全缘。聚伞圆锥花序顶生，花芳香，花萼长管状，先端4裂，裂片三角形，花瓣白色，稍淡紫色，4裂，雄蕊多数。浆果长椭圆形。花期1~2月，果期6~7月。

■ **功效主治** 花蕾（丁香）：辛，温；温中降逆，补肾助阳；忌与郁金合用。近成熟果实（母丁香）：性味、功效、禁忌同花蕾。

菱

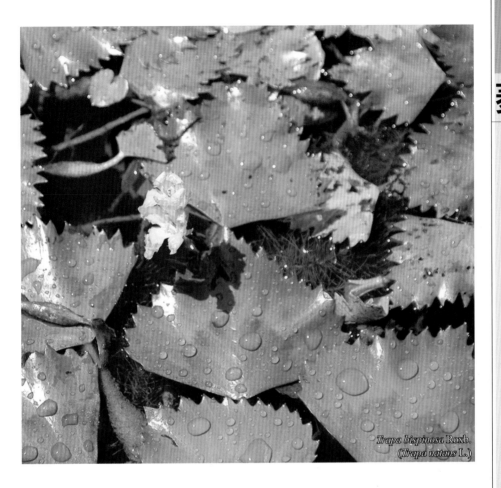

Trapa bispinosa Roxb.
(*Trapa natans* L.)

■ **形态特征**　一年生水生草本。浮水叶聚生于茎顶，莲座状，叶菱圆形或三角状菱圆形，仅下面脉上有毛。花两性，白色，单生于叶腋。坚果三角状菱形，无腰角，果喙不明显。花期5~10月，果期7~11月。

■ **功效主治**　果肉（菱实）：甘，凉；健脾益胃，除烦止渴，解毒。

【生境】生于池塘河沼中。各地均有栽培。

【分布】分布于黑龙江、吉林、辽宁、陕西、河北、河南、山东、江苏、浙江、安徽、湖北、湖南、江西、福建、广东、广西等地水域。

实用验方

（1）食管癌：本品、紫藤、诃子、薏苡仁各9克，煎服。
（2）消化性溃疡，胃癌初起：本品60克，薏苡仁30克，水煎当茶饮。

柳兰

别名：铁筷子、火烧兰

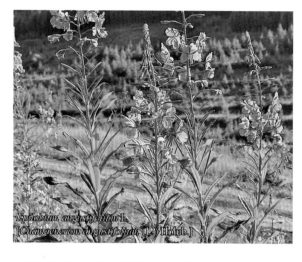

Epilobium angustifolium L.
[Chamaenerion angustifolium (L.) Holub.]

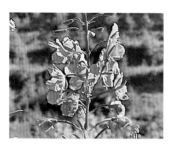

【生境】生于海拔 3100~4200 米的山坡、林缘、河岸、山谷沼泽地。

【分布】分布于东北、华北、西北，以及西南等地。

■ **形态特征** 多年生粗壮草本。茎、叶、花序均无毛。叶螺旋状互生，无柄，线形至披针形，近全缘。总状花序直立，花瓣粉红至紫红色，稍不等大，柱头深 4 裂。蒴果被毛。种子具短喙和种缨。花期 6~9 月，果期 8~10 月。

■ **功效主治** 全草（红筷子）：苦，平；利水渗湿，理气消胀，活血调经。种缨（红筷子冠毛）：敛疮止血。

月见草

别名：夜来香

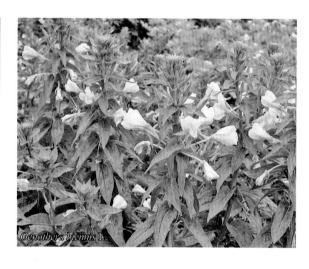

Oenothera biennis L.

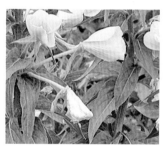

【生境】栽培。

【分布】分布于东北、华北、华东、中南、西南地区。原产于南美洲。

■ **形态特征** 二年生粗壮直立草本。茎、叶被曲柔毛与长毛。基生叶莲座状倒披针形，茎生叶椭圆形至倒披针形。穗状花序，苞片叶状，宿存，花管脱落，花瓣黄色，长 2.5~3 厘米，花丝近等长，柱头围以花药。蒴果具棱。种子棱形。

■ **功效主治** 种子的脂肪油（月见草油）：苦、微辛、微甘、平；活血通络，息风平肝，消肿敛疮；内服，制成胶丸、软胶囊等，每次 1~2 克，每日 2~3 次。

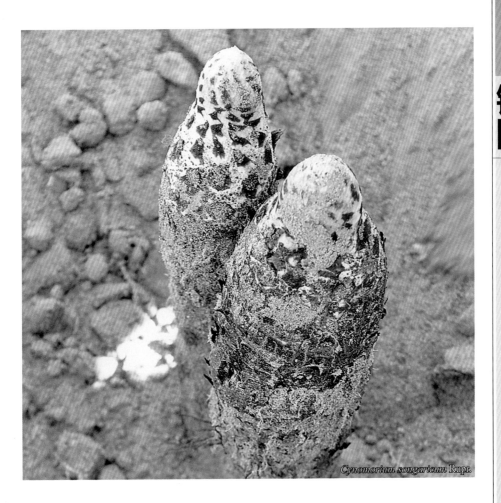

Cynomorium songaricum Rupr.

■ **形态特征**　多年生根寄生肉质草本，全株红棕色。鳞片叶脱落性，螺旋状排列。肉穗花序顶生，雄花、雌花和两性花杂生，雄花花被片常4，具1蜜腺和1雄蕊，雌花花被片5~6，子房半下位。小坚果繁多。花期5~7月，果期6~7月。

■ **功效主治**　茎（锁阳）：甘，温；补肾阳，益精血，润肠通便。

【生境】生于多沙地区，寄生于蒺藜科植物白刺的根上。
【分布】分布于西北，以及内蒙古等地。

┃ **实用验方** ┃

（1）阳痿：本品、肉苁蓉、枸杞子、胡桃仁各12克，菟丝子9克，淫羊藿15克，煎服。
（2）肾虚滑精，腰膝软弱：本品、桑螵蛸、茯苓各9克，龙骨3克，煎服。

西洋参

别名：花旗参

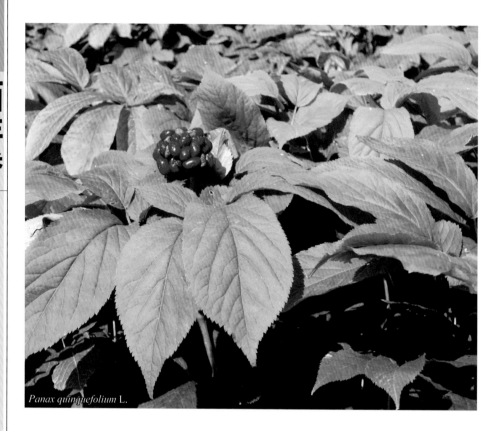

Panax quinquefolium L.

■ **形态特征**　多年生草本，高 25~30 厘米。根肉质，纺锤形，有时分叉。茎有纵条纹，或略具棱，茎基部具薄而常枯萎的鳞片。掌状复叶，常 3~4 枚轮生于茎端；小叶片长圆状倒卵形。伞形花序单个顶生，花多数集成圆球形；子房 2 室，花柱 2。核果状浆果，扁圆形，成对状，成熟时鲜红色。花期 5~6 月，果期 6~9 月。

■ **功效主治**　根（西洋参）：甘、微苦，凉；补气养阴，清热生津。

【生境】生于海拔 1000 米左右的山地，喜散射光，适生于森林沙质壤土。
【分布】原产于北美洲。东北部、北部，以及陕西等地有栽种。

┃ 实用验方 ┃

（1）食欲不振，体倦神疲：西洋参、白术、云芝各 10 克，水煎服。
（2）肺气阴虚有痰热所致的久咳，痰中带血，咽干燥，乏力：西洋参 3~6 克，北沙参 9~12 克，川贝母 9 克，白及 12~15 克，水煎，1 剂煎 2 次，分 2 次饭后半小时服。
（3）过度体力劳伤，疲乏难复：仙鹤草 30 克，红枣 7 枚，浓煎；另煎西洋参 3 克，合兑服。

实用验方

（1）小儿筋骨痿软，行走较迟：本品9克，茜草、木瓜、牛膝各6克，煎服。

（2）风湿疼痛：本品15克，煎服，或加黄酒泡服。

【生境】生于海拔数百米至2000米的针阔叶混交林或落叶阔叶林的林缘或林下，有栽种。

【分布】分布于黑龙江、辽宁、吉林、山西、河北等地。

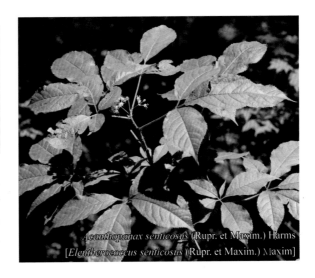

Acanthopanax senticosus (Rupr. et Maxim.) Harms
[Eleutherococcus senticosus (Rupr. et Maxim.) Maxim]

■ **形态特征** 灌木。枝刺直而细长。掌状复叶互生，小叶5，稀3，纸质，椭圆状倒卵形或长圆形，具长柄。伞形花序单生或排成圆锥状，花紫黄色，5数，子房5室，花柱全部合生，宿存。果球形或卵球形。花期6~7月，果期8~10月。

■ **功效主治** 根及根茎或茎（刺五加）：辛、微苦，温；益气健脾，补肾安神。

实用验方

（1）感冒发热：本品根15~60克，煎服。

（2）风湿关节痛：本品根30~60克，酌加酒、水各半炖服。

（3）跌打损伤：本品叶、罗伞（朱砂根）叶、救必应（铁冬青）叶各适量，捣烂敷患处。

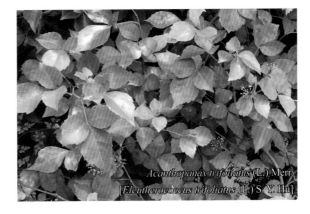

Acanthopanax trifoliatus (L.) Merr.
[Eleutherococcus trifoliatus (L.) S. Y. Hu]

别名：三加、三叶五加、鹅掌簕

【生境】生于村落、山坡路旁、林缘、灌丛中，垂直分布自海平面以上至3200米。

【分布】分布于中南至西南各地。

■ **形态特征** 攀援状灌木。小枝疏生向下倒钩的皮刺。叶互生，小叶3，稀4~5，纸质。伞形花序常排成总状或复伞形花序。核果浆果状，扁球形，熟时黑色，宿存花柱下部合生，上部分离。花期8~11月，果期9~12月。

■ **功效主治** 根：苦、辛，凉；清热解毒，祛风利湿，活血舒筋。嫩枝叶：苦、辛，微寒；清热解毒，活血消肿，除湿敛疮。花：解毒敛疮。

楤木

别名：鹊不踏

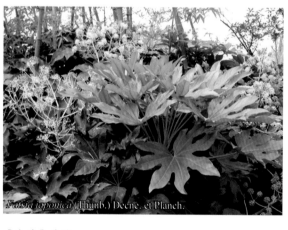

Aralia chinensis L.

实用验方

（1）骨髓炎，深部脓肿：本品茎、三白草、狭叶山胡椒、白蔹（均为鲜药）等量，捣烂敷溃疡处，夏天每日换药1次，冬天间日换药1次。

（2）吐血：本品花（喷醋少许）30克，柏树叶15克，煎服。

【生境】生于海拔400~2700米的杂木林中。

【分布】分布于西南，以及河北、陕西、山西、甘肃、江苏、安徽、浙江、江西、福建、台湾、湖北、湖南等地。

■ **形态特征** 小乔木。疏生粗壮、直的皮刺，小枝、伞梗、花梗密生黄棕色绒毛，小枝疏生小皮刺。2~3回羽状复叶，小叶上面疏生糙毛，下面被短柔毛，叶缘具锯齿。伞形花序组成圆锥花序。果球形。花期7~9月，果期9~12月。

■ **功效主治** 茎或茎皮：辛、苦、平；祛风除湿，利水和中，活血解毒。嫩叶：甘、微苦、平；利水消肿，解毒止痢。花：苦、涩、平；止血。根及根皮：辛、苦、平；祛风除湿，活血痛经，解毒散结。

八角金盘

别名：鸭脚木

Fatsia japonica (Thunb.) Decne. et Planch.

实用验方

（1）气管炎咳嗽，咳痰不爽：本品鲜根皮3克（干者2克），甘草2克，水煎，饭后温服，每日3次。

（2）风湿性关节炎：本品鲜叶适量，水煎熏洗。

（3）跌打损伤：本品、鸡屎藤鲜品各适量，捣烂敷患处。

【生境】栽培。

【分布】分布于华北、华东，以及云南昆明等地。

■ **形态特征** 常绿灌木或小乔木，无刺。叶片大，革质，近圆形，掌状5~7深裂。伞形花序聚生成大型圆锥花序，雄蕊外露，花柱5，分离。果实近球形，熟时黑色。花期10~11月，果期次年4月。

■ **功效主治** 根皮或叶：辛、苦、温，小毒；化痰止咳，散风除湿，化瘀止痛；用量1~3克。

| 实用验方 |

（1）皮肤感染：本品叶和树皮50克，煎水洗患处。

（2）急性胃肠炎：本品树皮15~30克，煎服。

【生境】生于海拔200~1400米的山坡稀疏灌木丛中。

【分布】分布于华北、东北、华东、中南、西南，以及陕西等地。

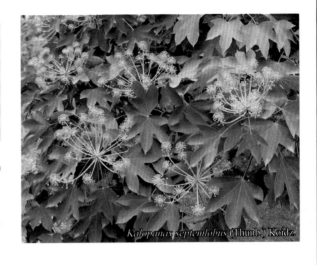
Kalopanax septemlobus (Thunb.) Koidz.

■ **形态特征**　落叶高大乔木。枝具鼓钉状皮刺。单叶互生，掌状5~7浅裂。伞形花序聚生为顶生圆锥花序，花瓣白色或淡黄绿色，雄蕊5，子房2室，花盘隆起。核果球形，花柱宿存。花期7~10月，果期9~12月。

■ **功效主治**　根或根皮：苦、微辛，平；凉血散瘀，祛风除湿，解毒。树皮：辛、苦，凉；祛风除湿，活血止痛，杀虫止痒。叶：辛、微甘，平；解毒消肿，祛风止痒。

| 实用验方 |

（1）肺结核，慢性支气管炎，神经衰弱所致的咳嗽、心烦失眠：本品根、麦门冬各9克，五味子6克，煎服。

（2）发热不退，微恶风寒，口渴多饮，汗少尿多：银花、薄荷、本品叶各12克，白糖30克，煎服。

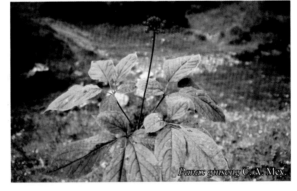
Panax ginseng C. A. Mey.

【生境】生于海拔数百米的针叶阔叶混交林或杂木林下，有栽种。

【分布】分布于吉林、辽宁、黑龙江、河北、山西、陕西、内蒙古等地。

■ **形态特征**　多年生草本。主根肥厚，纺锤形或圆柱形。根状茎短，茎单生，无毛。掌状复叶3~6枚轮生茎顶，小叶3~5，上面脉上疏生刚毛，下面无毛。伞形花序单个顶生，花淡黄绿色。浆果状核果扁球形。

■ **功效主治**　根和根茎（人参）：甘、微苦，微温；大补元气，复脉固脱，补脾益肺，生津养血，安神益智；忌与藜芦、五灵脂同用。叶（人参叶）：苦、甘，寒；补气，益肺，祛暑，生津；禁忌同根茎。

三七

别名：田七

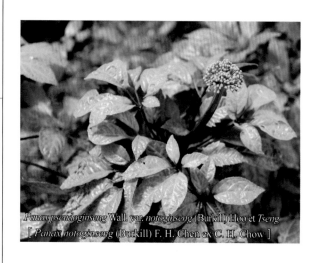

Panax pseudoginseng Wall. var. *notoginseng* (Burkill) Hoo et Tseng
[*Panax notoginseng* (Burkill) F. H. Chen ex C. H. Chow]

实用验方

（1）吐血，衄血：本品3克，自嚼，米汤送下。
（2）止血：本品、白蜡、乳香、降香、血竭、五倍子、牡蛎等量，不经火，粉碎，敷之。

【生境】生于山坡林阴下，有栽种。

【分布】分布于湖北、江西、四川、云南、广西等地。

■ **形态特征**　多年生草本。肉质根圆柱形。根状茎短，茎单生。掌状复叶4枚轮生茎顶，托叶卵形或披针形，小叶3~4，长圆形至倒卵状长圆形，两面脉上具刚毛。伞形花序单生，花梗被微柔毛，花黄绿色，5数，子房2室，花柱离生。

■ **功效主治**　根和根茎（三七）：甘、微苦，温；散瘀止血，消肿定痛；孕妇慎用。

通脱木

别名：通草、木通树

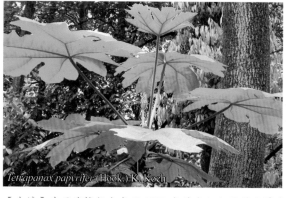

Tetrapanax papyrifer (Hook.) K. Koch

实用验方

（1）水肿，小便不利，淋浊：本品、茯苓皮、滑石、泽泻、白术各9克，煎服。
（2）催乳：本品、小人参适量，炖猪脚食。

【生境】生于海拔数十米至2800米的向阳肥厚的土壤中，有栽种。

【分布】分布于西南，以及陕西、江苏、安徽、浙江、江西、福建、台湾、湖北、湖南、广东、广西等地。

■ **形态特征**　常绿灌木或小乔木。叶集生茎顶，掌状5~11裂，上面无毛，下面密生白色厚绒毛，叶柄无毛，托叶和叶柄基部合生。伞形花序集成圆锥花序，密生白色星状绒毛，花淡黄白色，子房2室。果球形。花期10~12月，果期次年1~2月。

■ **功效主治**　茎髓（通草）：甘、淡、微寒；清热利尿，通气下乳；气阴两虚、中寒、内无湿热者，孕妇慎服。

白芷

实用验方

（1）感冒：白芷、甘草、羌活、桔梗各3克，干葛9克，柴胡、黄芩、芍药各6克，加生姜3片，大枣2枚，石膏12克，煎服。

（2）风瘙瘾疹：白芷、白芷叶煮汁洗之。

【生境】生于湿草甸子、灌木丛、河旁沙土、石砾质土中。

【分布】分布于黑龙江、吉林、辽宁、浙江、台湾等地。

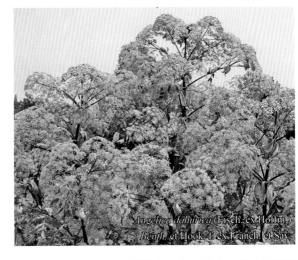

Angelica dahurica (Fisch. ex Hoffm.) Benth. et Hook. f. ex Franch. et Sav.

■ **形态特征** 多年生高大草本。根圆柱形。茎和叶鞘常带紫色。茎上部叶二至三回羽状分裂，叶鞘囊状。复伞形花序，小总苞片线状披针形，花白色，无萼齿。双悬果无毛，棱槽中油管1，合生面油管2。花期7~8月，果期8~9月。

■ **功效主治** 根（白芷）：辛，温；解表散寒，祛风止痛，宣通鼻窍，燥湿止带，消肿排脓。叶（白芷叶）：辛，平；祛风解毒。

杭白芷

实用验方

（1）感冒：白芷、甘草、羌活、桔梗各3克，干葛9克，柴胡、黄芩、芍药各6克，加生姜3片，大枣2枚，石膏12克，煎服。

（2）风瘙瘾疹：白芷、白芷叶煮汁洗之。

【生境】栽培。

【分布】分布于江苏、安徽、浙江、江西、湖北、湖南、四川等地。

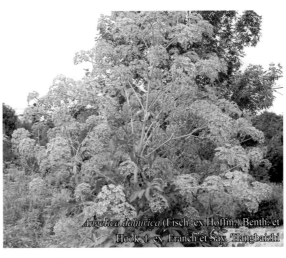

Angelica dahurica (Fisch. ex Hoffm.) Benth. et Hook. f. ex Franch et Sav. Hangbaizhi

■ **形态特征** 多年生高大草本。根长圆锥形。茎及叶鞘常带黄绿色。茎上部叶二至三回羽状分裂，叶鞘囊状。复伞形花序，小总苞片线状披针形，花白色，无萼齿。双悬果无毛，棱槽中油管1，合生面油管2。花期7~8月，果期8~9月。

■ **功效主治** 根（白芷）：辛，温；解表散寒，祛风止痛，宣通鼻窍，燥湿止带，消肿排脓。叶（白芷叶）：辛，平；祛风解毒。

紫花前胡

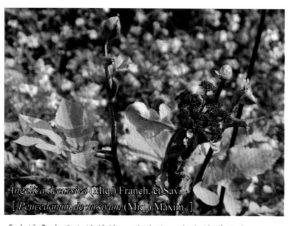

Angelica decursiva (Miq.) Franch. et Sav.
[*Peucedamum decursivum* (Miq.) Maxim.]

实用验方

（1）慢性呼吸衰竭：本品、射干、半夏、陈皮、紫菀、冬花、杏仁各10克，桂枝、麻黄、五味子各6克，细辛3克，煎服。

（2）阴虚骨蒸潮热：本品40克，柴胡8克，胡黄连4克，猪脊髓1条，猪胆1个，水煎，入猪胆汁服之。

【生境】生于山坡林缘、溪沟边、杂木林灌丛中。

【分布】分布于辽宁、河北、陕西、江苏、安徽、浙江、江西、台湾、河南、湖北、湖南、广东、广西、四川等地。

■ **形态特征**　多年生直立草本。根圆锥状。茎、叶鞘、主脉常为紫色。叶有长柄，一回三全裂或一至二回羽状分裂。复伞形花序，具总苞片和小总苞片，花深紫色，萼齿明显。双悬果无毛，侧棱有厚狭翅。花期8~9月，果期9~11月。

■ **功效主治**　根（紫花前胡）：苦、辛，微寒；降气化痰，散风清热。

前胡

别名：白花前胡、鸡脚前胡、官前胡

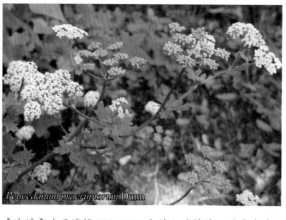

Peucedamum praeruptorum Dunn

实用验方

（1）慢性呼吸衰竭：本品、射干、半夏、陈皮、紫菀、冬花、杏仁各10克，桂枝、麻黄、五味子各6克，细辛3克，煎服。

（2）阴虚骨蒸潮热：本品40克，柴胡8克，胡黄连4克，猪脊髓1条，猪胆1个，水煎，入猪胆汁服之。

【生境】生于海拔250~2000米的山坡林缘、路旁或半阴性的山坡草丛中。

【分布】分布于甘肃、江苏、安徽、浙江、江西、福建（武夷山）、河南、湖北、湖南、广西、四川、贵州等地。

■ **形态特征**　多年生草本。茎髓充实。叶三出式2至3回分裂，末回裂片菱状倒卵形，边缘具粗或圆锯齿。复伞形花序，伞辐不等长，小总苞片卵状披针形，比花柄长，花瓣白色，萼齿不显著。双悬果侧棱翅状。花期8~9月，果期10~11月。

■ **功效主治**　根（前胡）：苦、辛，微寒；降气化痰，散风清热。

别名：柴胡、竹叶柴胡、硬苗柴胡

往来寒热，胸胁苦满：本品24克，黄芩、人参、炙甘草、半夏、生姜片各9克，大枣4枚，煎服。

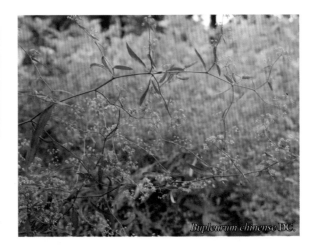
Bupleurum chinense DC.

【生境】生于干燥的荒山坡、田野、路旁。

【分布】分布于吉林、辽宁、河南、山东、安徽、江苏、浙江、湖北、四川、山西、陕西、甘肃、西藏等地。

■ **形态特征**　多年生草本。主根棕褐色。茎多分枝。茎中部叶倒披针形或广线状披针形，两面绿色。复伞形花序圆锥状，伞辐3~8，小总苞片5，披针形，3脉，花瓣鲜黄色。双悬果每棱槽油管3~4，合生面油管4。花期9月，果期10月。

■ **功效主治**　根（柴胡）：辛、苦，微寒；疏散退热，疏肝解郁，升举阳气。

葛缕子

别名：藏茴香

实用验方

（1）胃寒呕逆：本品、肉桂、干姜、陈皮各3~6克，研成细末，煎服。

（2）健脾开胃：本品、白术、陈皮、枳壳、麦芽、沙枣各3~9克，研成细末，煎服。

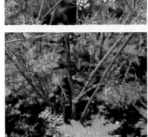
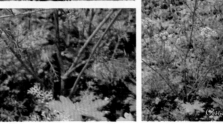
Carum carvi L.

【生境】生于路旁、林缘、河滩草丛中、高山草甸。

【分布】分布于东北、华北、西北、西藏，以及四川西部等地。

■ **形态特征**　多年生草本，无毛。根圆柱形。叶2~3回羽状分裂。复伞形花序，无总苞片和小总苞片，稀各1~3，伞辐5~10，极不等长，花杂性，无萼齿，花瓣白色或带淡红色。双悬果长卵形，每棱槽油管1，合生面油管2。花、果期5~8月。

■ **功效主治**　种子（藏茴香）：辛、甘，温；清热解毒，消肿利湿，健脾开胃；阴虚火旺者慎服。

伞形科

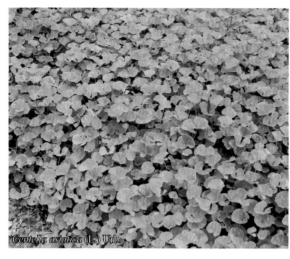

Centella asiatica (L.) Urb.

（1）湿热黄疸：本品及冰糖各30克，煎服。

（2）跌打肿痛：本品30克，捣烂绞汁，调酒，炖温服，渣敷患处。

（3）发热：鲜品捣烂绞汁服。

【生境】多生于路旁、沟边、田坎边稍湿润而肥沃的土地。

【分布】分布于长江中下游及以南地区和西南省区，及山西、河南、青海部分地区。

■ **形态特征** 多年生匍匐草本。单叶，具长柄，叶片圆形或肾形，基部阔心形，边缘钝锯齿，两面无毛或在背面脉上疏生柔毛，掌状脉。2~3个伞形花序腋生，每个具近无梗的小花3~4朵，苞片2，花5基数，花瓣紫红色或绿白色。双悬果扁圆，5纵棱，具网纹。花、果期4~10月。

■ **功效主治** 全草（积雪草）：苦、辛，寒；清热利湿，解毒消肿。

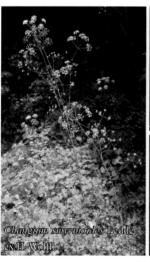
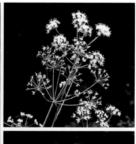
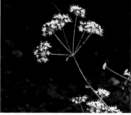

Changium smyrnioides Fedde ex H. Wolff

（1）阴虚：本品对配茯苓，熬膏。

（2）白带初起：本品（切片）120克，用陈绍酒饭上蒸熟，分3次服。

【生境】生于山野向阴稀疏灌木林下土壤肥厚的地方。

【分布】分布于江苏、浙江、安徽、江西、湖北、四川等地。

■ **形态特征** 多年生直立草本，无毛。主根纺锤形。茎粉绿色。叶三出式的2~3回羽状全裂。复伞形花序，伞辐4~10，花白色，萼齿小，花瓣顶端渐尖而内折。双悬果圆卵形至卵状长圆形，有纵纹，果棱不明显。花期4月。

■ **功效主治** 根（明党参）：甘、微苦，微寒；润肺化痰，养阴和胃，平肝，解毒。

别名：假芹菜、野茴香

| 实用验方 |

（1）阳痿：本品、菟丝子、五味子等量，研末，每服9克，日服3次。

（2）滴虫性阴道炎：本品15克，水煎，灌洗阴道。

【生境】 生于田边、路旁、草地、河边湿地。

【分布】除新疆、青海外，我国大部分地区均有分布，尤以东北、中南、华东为多。

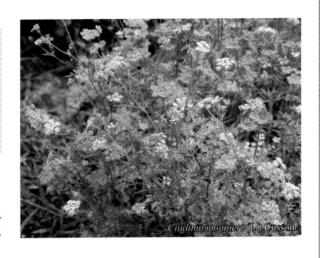

Cnidium monnieri (L.) Cusson.

■ **形态特征** 一年生草本，疏生细柔毛。叶片2~3回羽状全裂。复伞形花序较小，总苞片及小总苞片均多枚，线形，边缘膜质，具细睫毛，小花较多，萼齿近无，花瓣白色，顶端不等2裂。双悬果，无毛，具木栓质宽棱翅。花期4~7月，果期6~10月。

■ **功效主治** 成熟果实（蛇床子）：辛、苦，温，有小毒；燥湿祛风，杀虫止痒，温肾壮阳；用量3~10克。

别名：香菜、胡荽、香荽

| 实用验方 |

（1）消化不良，腹胀：本品全草30克，煎服。

（2）麻疹透发不畅：本品果实9克，煎服。

【生境】栽培。

【分布】分布于我国各地。

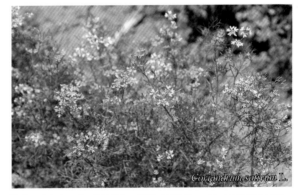

Coriandrum sativum L.

■ **形态特征** 一年或二年生直立草本，无毛，气味浓烈。基生叶叶片一至二回羽状复叶，小叶片宽卵形，深裂或具缺刻，茎生叶异形，二至多回羽状全裂，小裂片线形，全缘。复伞形花序无总苞，伞辐较少，小总苞片线形，小伞具花10数朵，萼齿大小不等，花瓣白色或淡紫红色，顶端不等2裂，边缘数朵花有1~2枚较大的辐射瓣。双悬果近球形，果皮坚硬，光滑。花、果期4~11月。

■ **功效主治** 带根全草：辛，温；发表透疹，消食开胃，止痛解毒；疹出已透、热毒壅滞、非风寒外感者禁服。茎梗：辛，温；功效类似全草。果实：辛、酸，平；功效类似全草；有火热者禁服。

鸭儿芹

别名：鸭脚板、三叶芹

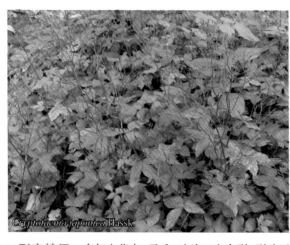

Cryptotaenia japonica Hassk.

实用验方

（1）百日咳：本品茎叶、鹅不食草、卷柏各9克，水煎，每日3次。

（2）跌打损伤，周身疼痛：本品根3克，研末，冷开水冲服。

【生境】生于山地、山沟及林下较阴湿的地区。

【分布】分布于秦岭—江淮往南至南岭一带，包括西南各省区，山西、辽宁也有。

■ **形态特征** 多年生草本，无毛。叶片三出全裂，裂片近等大，卵形，边缘具不规则重锯齿，顶生裂片常基部楔形下延，基生叶或茎下部叶具长柄，上部叶无柄。复伞形花序呈圆锥状，伞辐2~3，不等长，总苞片1，小总苞片1~3，小花2~4，花梗不等长，萼齿近无，花瓣白色，花丝短于花瓣。花期4~5月，果期6~10月。

■ **功效主治** 茎叶：辛、苦，平；祛风止咳，利湿解毒，化瘀止痛。果实：辛，温；消积顺气。根：辛，温；发表散寒，止咳化痰，活血止痛。

野胡萝卜

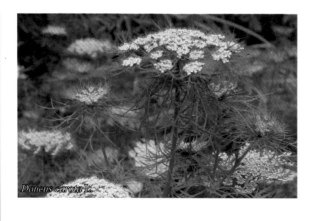

Daucus carota L.

实用验方

（1）腹泻：本品根30克，煨水服。

（2）虫积腹痛：南鹤虱9克，南瓜子、槟榔各15克，煎服。

【生境】生于路旁、旷野、田间。

【分布】分布于全国各地。

■ **形态特征** 二年生直立草本。主根稍肉质，不膨大，淡褐色或近白色。地上部分被白色粗硬毛。叶片2~3回羽状全裂，基生叶具柄。复伞形花序较大型而花密集，总花梗甚长，总苞片多数，羽裂成线形，伞辐及小花均多数。花萼紫红色，花瓣白色，顶端凹陷成不等2裂，果期伞辐及各级苞片向内拢合，双悬果棱上有白色刺毛。花期4月。

■ **功效主治** 果实（南鹤虱）：苦、辛，平，小毒；杀虫消积；用量3~9克。根：甘、微辛，凉；健脾化滞，凉肝止血，清热解毒。地上部分（鹤虱风）：苦、微甘，寒，小毒；杀虫健脾，利湿解毒；用量6~15克。

实用验方

（1）白浊：本品（炒黄）30克，黄酒250克煮沸冲本品，待酒温，去渣服酒。

（2）疝气痛：茴香根15克，小茴香、吴茱萸各3克，臭牡丹花和根、通花根各9克，煨水服。

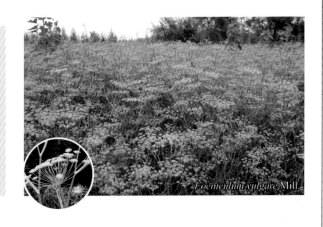

Foeniculum vulgare Mill.

【生境】全国各地均有栽培。

【分布】 分布于辽宁、河北、山东、江苏、浙江、广东、福建、台湾等地。

■ **形态特征** 直立草本，无毛。茎灰绿色或苍白色。叶4~5回羽状全裂，末回裂片线形。复伞形花序，伞辐6~29，不等长，无萼齿，花瓣黄色。双悬果主棱尖锐，侧棱较背棱稍粗壮，每棱槽油管1，合生面油管2。花期5~6月，果期7~9月。

■ **功效主治** 果实（小茴香）：辛，温；散寒止痛，理气和胃。盐小茴香：暖肾散寒止痛。根（茴香根）：辛、甘，温；温肾和中，行气止痛，杀虫。茎叶（茴香茎叶）：甘、辛，温；理气和胃，散寒止痛。

实用验方

（1）阴虚火旺，逆气不降，烦渴咳嗽，胀满不食：本品15克，煎服。

（2）阴虚咳嗽，久咳音哑：本品、牛蒡子、玄参、知母各9克，生地12克，煎服。

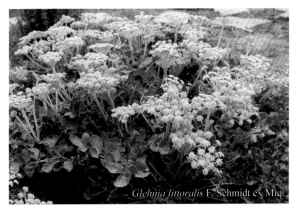

Glehnia littoralis F. Schmidt ex Miq.

【生境】生于海边沙滩，有栽培。

【分布】 分布于辽宁、河北、山东、江苏、浙江、广东、福建、台湾等地。

■ **形态特征** 多年生草本，全株被白色柔毛。根发达粗壮。叶柄基部鞘状，叶片较厚而光亮，1~2回三出或羽状分裂，裂片边缘有粗锯齿，齿边缘为白色软骨质。复伞形花序顶生，密被粗毛，无总苞片，伞辐较多，小总苞片数片，花近无柄，小、多而紧密，花瓣常白色，雄蕊花药紫色。双悬果球形或椭圆形，密被毛，果棱有木栓质翅，侧棱明显宽大。花期5~7月，果期7~8月。

■ **功效主治** 根（北沙参）：甘、微苦，微寒；养阴清肺，益胃生津；忌与藜芦同用。

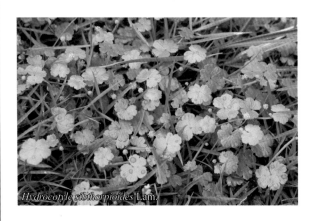

Hydrocotyle sibthorpioides Lam.

（1）肝炎，胆囊炎：本品鲜品60克，水煎，调冰糖服。

（2）石淋：本品鲜品60克，海金沙茎叶30克，煎服，每日1剂。

（3）出血性结膜炎（红眼病）：本品鲜品、鲜野菊花各30克，龙胆草10克，煎服。

【生境】生于湿润的路旁、草地、沟边、林下。

【分布】分布于华东、华中、华南、西南，以及河北东南部、陕西西南部。

■ **形态特征** 单叶互生，叶柄长，叶片小，圆形或肾圆形，基部心形近靠合，不裂或5~7浅裂，裂片宽圆，有钝齿，稍肉质，两面无毛或被疏柔毛，上面光亮。伞形花序与叶对生，单生于节上，花序梗短于叶柄，具密集的近无柄小花数朵至10余朵，花5基数，花瓣绿白色。双悬果略呈心形，无网状脉纹，熟后有紫色斑点。花、果期4~9月。

■ **功效主治** 全草：辛、微苦，凉；清热利湿，解毒消肿。

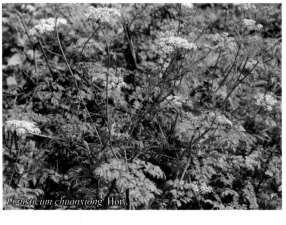

Ligusticum chuanxiong Hort.

（1）胎衣不下，因产妇元气虚薄者：本品、当归各8克，官桂16克，煎服，每日2次。

（2）风热头痛：本品4克，茶叶8克，水煎，饭前温服。

（3）偏头痛，头风：本品、石膏、甘菊各12克，为末，每服4克，清茶调服。

【生境】多为栽培。

【分布】分布于四川、贵州、云南等地。

■ **形态特征** 多年生直立草本。根茎呈结节状拳形团块，下部茎节盘状膨大。叶3~4回三出式羽状全裂。复伞形花序，总苞片和小总苞片线形，伞辐7~24，不等长，萼齿不育，花瓣白色。双悬果两侧扁压。花期7~8月，幼果期9~10月。

■ **功效主治** 根茎（川芎）：辛，温；活血行气，祛风止痛。

实用验方

（1）风湿关节痛：本品、苍术、防风各9克，牛膝12克，煎服。

（2）小儿疥癣：本品煎汤洗浴并洗衣。

【生境】生于山地林缘，以及多石砾的山坡林下。

【分布】分布于吉林、辽宁、河北、山东、山西等地。

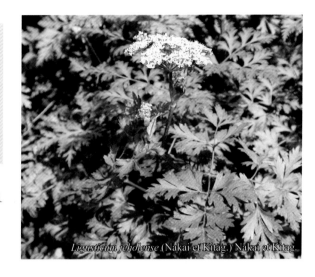

Ligusticum jeholense (Nakai et Kitag.) Nakai et Kitag.

■ **形态特征** 多年生直立草本。茎常带紫色。叶具柄，2~3回三出式羽状全裂。复伞形花序，总苞片边缘狭膜质，伞辐8~10，近等长，小总苞片钻形，萼齿不明显，花瓣白色。双悬果背腹扁压，侧棱具狭翅。花期8月，果期9~10月。

■ **功效主治** 根茎及根（藁本）：辛，温；祛风，散寒，除湿，止痛。

实用验方

外感风寒湿邪，内有蕴热：本品、羌活、苍术各9克，细辛3克，川芎、白芷、生地黄、黄芩、甘草各6克，煎服。

【生境】野生于丘陵地带山坡草丛中，或田边、路旁，高山中、下部。

【分布】分布于东北，以及内蒙古、河北、山东、河南、陕西、山西、湖南等地。

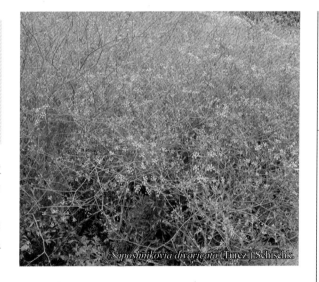

Saposhnikovia divaricata (Turcz.) Schischk.

■ **形态特征** 多年生草本。叶二回或近三回羽状分裂，末回裂片狭楔形。复伞形花序，伞辐5~7，无毛，无总苞片，小总苞片线形或披针形，萼齿短三角形，花瓣白色。双悬果次棱翅状，全缘或呈波状。花期8~9月，果期9~10月。

■ **功效主治** 根（防风）：辛、甘，微温；祛风解表，胜湿止痛，止痉。

山茱萸

别名：肉枣、药枣

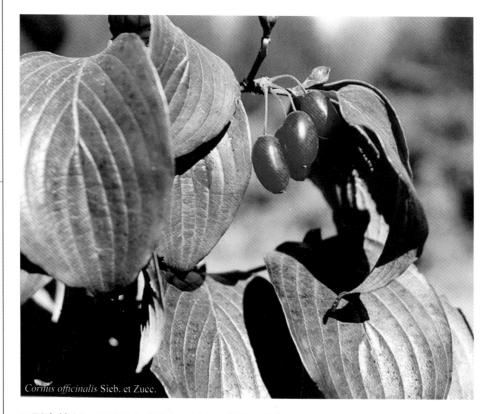

Cornus officinalis Sieb. et Zucc.

■ **形态特征**　落叶乔木或灌木，树皮灰褐色。冬芽顶生及腋生，卵形至披针形，被黄褐色短柔毛。叶对生，纸质，卵状披针形或卵状椭圆形，全缘，中脉在上面明显，下面凸起，侧脉 6~7 对，弓形内弯。伞形花序生于枝侧，总花梗粗壮，长约 2 毫米，花小，两性，先叶开放，花瓣 4，舌状披针形，黄色，向外反卷；雄蕊 4，与花瓣互生；花盘垫状；子房下位。核果长椭圆形，长 1.2~1.7 厘米，直径 5~7 毫米，红色至紫红色；核骨质，狭椭圆形，有几条不整齐的肋纹。花期 3~4 月，果期 9~10 月。

■ **功效主治**　干燥成熟果肉（山茱萸）：酸、涩，微温；补益肝肾，收涩固脱。

【生境】生于海拔 400~1500 米，稀达 2100 米的林缘或森林中。

【分布】分布于山西、陕西、甘肃、山东、江苏、浙江、安徽、江西、河南、湖南等地。

实用验方

（1）腰痛，下焦风冷，腰脚无力：山茱萸、牛膝各 37 克，桂心 1 克，捣罗为散，每于食前以温酒调下 6 克。

（2）益元阳，补元气，固元精，壮元神：山茱萸（酒浸）取肉 500 克，补骨脂（酒浸 1 日，焙干）250 克，当归 150 克，麝香 3 克。上为细末，炼蜜丸，梧桐子大。每服 81 丸，临卧酒盐汤下。

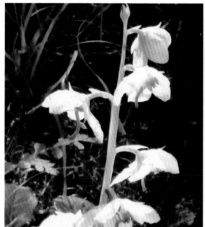
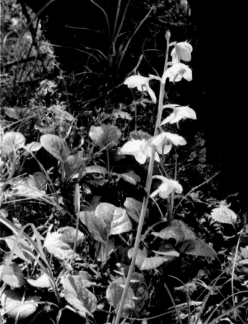
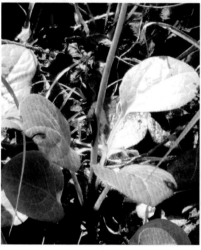
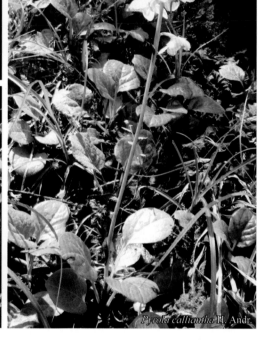

Pyrola calliantha H. Andr.

鹿蹄草

别名：鹿含草、川北鹿蹄草

■ **形态特征** 常绿草本状小灌木。叶4~7片基生，革质，椭圆形或卵圆形，背面常有白霜。总状花序，苞片长舌形，萼片舌形，近全缘，花冠直径1.5~2厘米。雄蕊10，柱头5圆裂。蒴果扁球形。花期6~8月，果期8~9月。

■ **功效主治** 全草（鹿衔草）：甘、苦，温；祛风湿，强筋骨，止咳，止血。

【生境】生于海拔300~4100米山地针叶林、针阔叶混交林、阔叶林下。

【分布】分布于华东、西南，以及河北、山西、陕西、甘肃、青海、河南、湖北、湖南等地。

实用验方

（1）慢性风湿性关节炎，类风湿关节炎：本品、白术各12克，泽泻9克，煎服。

（2）肾虚腰痛，阳痿：本品30克，猪蹄1对，炖食。

照山白

别名：照山白杜鹃

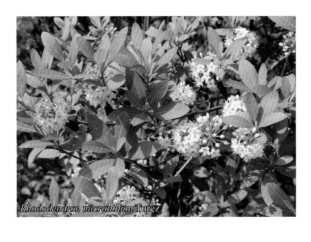

Rhododendron micranthum Turez.

疮肿，骨折：本品叶，捣烂敷。

【生境】生于海拔 1000~3000 米的山坡、灌丛、山谷、峭壁、石岩上。

【分布】分布于东北、华北、西北，以及山东、河南、湖北、湖南、四川等地。

■ **形态特征** 常绿灌木。植株被鳞片，有时兼有少量毛。叶近革质，倒披针形、长圆状椭圆形至披针形，顶端具小突尖。总状花序顶生，花小，乳白色，花萼5深裂，花冠钟状，雄蕊10。蒴果长圆形。花期5~6月，果期8~11月。

■ **功效主治** 枝叶（照山白）：辛、苦，温，有毒；止咳化痰，调经止痛，祛风通络；内服不宜过量，孕妇禁服；用量3~4.5克。

羊踯躅

别名：闹羊花、黄杜鹃

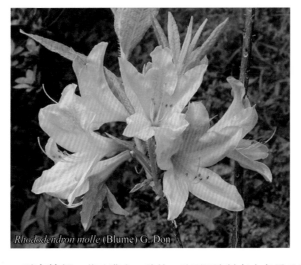

Rhododendron molle (Blume) G. Don

（1）疟疾：本品1克，嫩松树梢15克，煎服。

（2）疥疮、头癣等引起的部分头发脱落（癞痢头）：鲜品擦患处，或晒干研粉调麻油涂患处。

【生境】生于丘陵山坡、石缝、灌丛、草丛，有栽种。

【分布】分布于河南、江苏、安徽、浙江、江西、福建、湖北、湖南、广东、广西、四川、贵州等地。

■ **形态特征** 落叶灌木。幼枝、叶下面密被灰白色柔毛及疏刚毛。叶纸质，长圆形至长圆状披针形，边缘具睫毛。总状伞形花序顶生，花冠阔漏斗形，黄色或金黄色，内有深红色斑点，雄蕊5。蒴果圆锥状长圆形。花期3~5月，果期7~8月。

■ **功效主治** 花（闹羊花）：辛，温，大毒；祛风除湿，散瘀定痛；体虚者及孕妇禁用；用量0.6~1.5克。

朱砂根

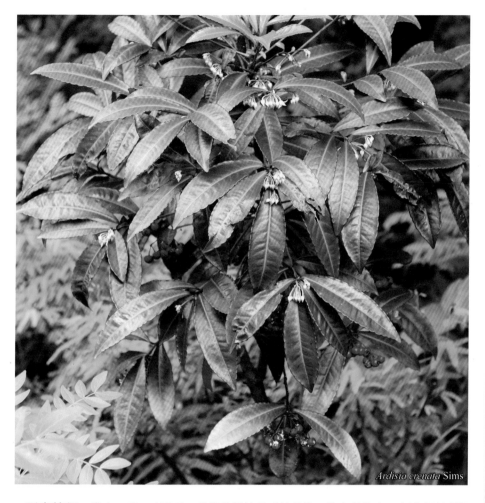

Ardisia crenata Sims

■ **形态特征** 灌木。茎、叶无毛。叶缘具皱波状或波状齿，齿尖具腺点。伞形花序或聚伞花序生于侧生花枝顶端，萼片、花瓣、子房、果实具腺点。核果状浆果球形，种子1粒。花期5~6月，果期10~12月，偶2~4月。

■ **功效主治** 根（朱砂根）：微苦、辛，平；解毒消肿，活血止痛，祛风除湿。

【生境】生于林荫下或灌丛中。

【分布】分布于西藏东南部至台湾，湖北至海南各地。

┊ 实用验方 ┊

（1）肺病、劳伤吐血：本品9~15克，同猪肺炖服，先吃汤，后去药吃肺，连吃3肺为一个疗程。

（2）咽喉肿痛：本品9~15克，煎服。

虎尾草

别名：狼尾巴花、重穗排草

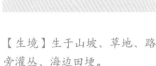

Lysimachia barystachys Bunge

月经过多：本品根、金樱子根各30克，棕榈根15克，煎服。

【生境】生于山坡、草地、路旁灌丛、海边田埂。

【分布】分布于东北、华北、西北，以及山东、江苏、安徽、浙江、河南、湖北、四川、贵州、云南等地。

■ **形态特征** 多年生草本，密被卷曲柔毛。根茎横走。叶互生或近对生，狭长圆形、倒披针形至线形。总状花序顶生，花密集，常转向一侧，花萼分裂近达基部，花冠白色，雄蕊内藏，花柱短。蒴果球形。花期5~8月，果期8~10月。

■ **功效主治** 全草或根茎（狼尾巴草）：苦、辛，平；活血利水，解毒消肿。

过路黄

别名：金钱草

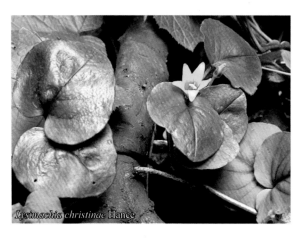

Lysimachia christinae Hance

实用验方

（1）胆囊炎：本品45克，虎杖根15克，煎服，如有疼痛加郁金15克。
（2）急性黄疸性肝炎：本品90克，茵陈45克，板蓝根15克，水煎加糖适量，每日3次，连服10~15剂。
（3）泌尿系统结石：本品、车前草各9~15克，煎服。

【生境】生于土坡路边、沟边及林缘较阴湿处。

【分布】分布于中南、西南，以及山西、陕西、甘肃、江苏、安徽、浙江、江西、福建等地。

■ **形态特征** 多年生蔓生草本，幼嫩部分密被褐色无柄腺体。叶对生，密布透明腺条，两面有腺毛。花单生叶腋，黄色，5基数，花萼、花冠、果实有黑色腺条。蒴果球形，瓣裂。花期5~7月，果期7~10月。

■ **功效主治** 干燥全草（金钱草）：甘、咸，微寒；利湿退黄，利尿通淋，解毒消肿。

白花丹

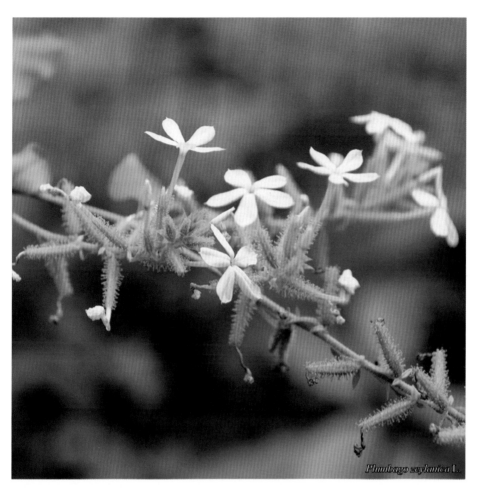

Plumbago zeylanica L.

■ **形态特征** 常绿蔓生亚灌木，枝、花轴、萼管全体被腺体而有黏性。叶互生，无毛，全缘。穗状花序，花冠白色或稍带蓝色，高脚碟状，花柱1。蒴果膜质。花期10月至次年3月，果期12月至次年4月。

■ **功效主治** 全草或根：辛、苦、涩，温，有毒；祛风除湿，行气活血，解毒消肿；用量9~15克。

【生境】生于气候炎热的地区，常见于阴湿的沟边或村边路旁的旷地。

【分布】分布于西南，以及福建、台湾、广东、广西等地。

实用验方

（1）风湿性关节炎，腰腿痛：本品9~15克，煎服（久煎3~4小时以上）。

（2）跌打损伤，蛇咬伤，恶疮：本品鲜叶2~4片，与其他药配合捣烂外敷，一般15~30分钟取下，以免起疱。

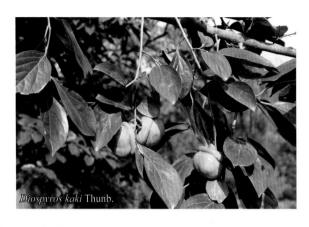

Diospyros kaki Thunb.

【生境】有栽培。
【分布】分布于华东、中南，
以及辽宁、河北、山西、陕西、
甘肃、台湾等地。

■ **形态特征** 落叶大乔木。枝无毛。冬芽先端钝。叶纸质，卵状椭圆形至倒卵形或近圆形，
侧脉每边 5~7 条。花雌雄异株，聚伞花序腋生。浆果球形，扁球形，卵形等形状，无毛，
宿存萼 4 裂，革质，果柄长 6~12 毫米。花期 5~6 月，果期 9~10 月。

■ **功效主治** 宿萼（柿蒂）：苦、涩、平；降逆止呃。果实：甘、涩、凉；清热润肺，
生津解毒。果肉加工品（柿饼）：甘、平、微温；润肺止血，健脾涩肠；脾胃虚寒、痰
湿内盛者慎服。柿饼所生白色粉霜（柿霜）：甘、凉；润肺止咳，生津利咽，止血。叶：苦、
寒；止咳定喘，生津止渴，活血止血。树皮、根或根皮：涩、平；清热解毒，凉血止血。

柿科

君迁子

别名：软枣、黑枣、牛奶柿

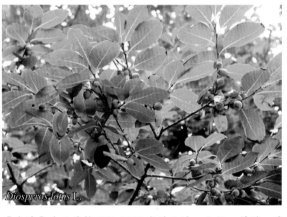

Diospyros lotus L.

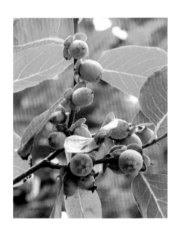

【生境】生于海拔 500~2300 米的山坡、山谷、林缘，各地多有栽培。
【分布】分布于辽宁、河北、山西、陕西、甘肃、山东、江苏、安徽、浙江、江西、
河南、湖北、湖南、云南、西藏等地。

■ **形态特征** 落叶乔木。冬芽先端急尖。叶椭圆形至长椭圆形，侧脉每边 7~10 条。雄
花 1~3 朵腋生，雌花单生。浆果几无柄，球形或椭圆形，初熟时黄色，后蓝黑色，常被
白色薄蜡层，宿存萼裂片 4，先端钝圆。花期 5~6 月，果期 10~11 月。

■ **功效主治** 果实（君迁子）：甘、涩、凉；清热，止渴；脾胃虚寒者慎服。

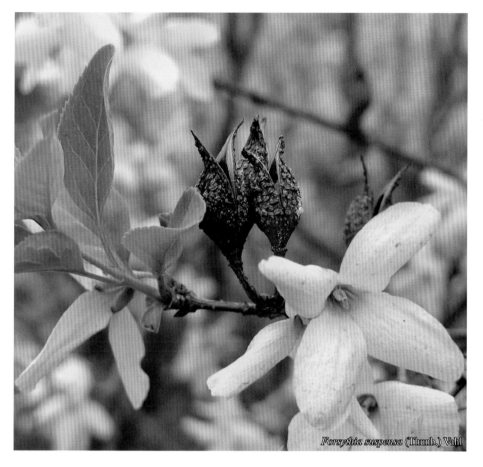

Forsythia suspensa (Thunb.) Vahl

■ **形态特征** 落叶灌木。小枝略呈四棱形，节间中空，节部具实心髓。单叶或3裂至三出复叶，叶缘除基部外具锯齿，两面无毛。花单生或2至数朵腋生，先叶开放，花冠黄色。蒴果先端喙状渐尖。花期3~4月，果期7~9月。

■ **功效主治** 果实（连翘）：苦，微寒；清热解毒，消肿散结，疏散风热。

【生境】生于海拔250~2200米山坡灌丛、林下、草丛中。
【分布】分布于辽宁西部、河北、山西、山东、河南、安徽西部、湖北、陕西、宁夏等地。

实用验方

（1）疮疡疖肿，伴疼痛、烦渴、大便溏泄、虚热不宁：本品、山栀子、甘草、防风等量，切为粗末，混匀，每次12克，水煎随时服。
（2）乳腺炎：本品15克，蒲公英30克，王不留行9克，野菊花5克，煎服。
（3）肠痈：本品15克，黄芩、栀子各12克，金银花8克，煎服。

白蜡树

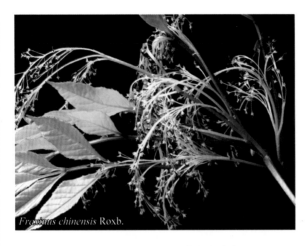

Fraxinus chinensis Roxb.

实用验方

（1）急性细菌性痢疾：本品、苦参各12克，炒莱菔子、广木香各9克，共为细末，开水调服，每次9~12克，每日3~4次。

（2）慢性细菌性痢疾：本品12克，生地榆、椿皮各9克，煎服。

（3）急性肝炎：本品、茵陈、蒲公英各30克，黄柏、大黄各9克，煎服。

【生境】生于海拔800~1600米山地杂木林中。

【分布】分布于南北各省区。

■ 形态特征　落叶乔木。奇数羽状复叶，小叶5~7，卵形、倒卵状长圆形至披针形，先端锐尖至渐尖。雌雄异株，圆锥花序，无花冠。翅果匙形，翅下延至坚果中部，宿存萼紧贴坚果基部。花期4~5月，果期7~9月。

■ 功效主治　枝皮或干皮（秦皮）：苦、涩，寒；清热燥湿，收涩止痢，止带，明目。

扭肚藤

别名：谢三娘

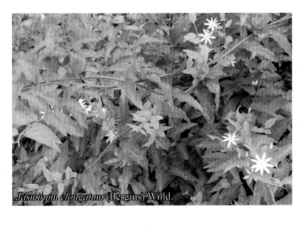

Jasminum elongatum (Bergius) Willd.

实用验方

（1）急性胃肠炎，痢疾：本品15~30克，煎服。

（2）湿热腹痛：本品适量，煎服，连服1~2次。

【生境】生于灌木丛、混交林、沙地。

【分布】分布于广东、海南、广西、云南等地。

■ 形态特征　攀援灌木。单叶对生，卵形或卵状披针形，被微毛或沿背脉被毛。聚伞花序密集，多少被柔毛，花柄极短，花冠白色，芳香，高脚碟状，雄蕊2，内藏。浆果球形。花期4~12月，果期8月至次年3月。

■ 功效主治　枝叶：微苦，凉；清热，利湿，解毒。

实用验方

（1）咽喉肿痛：本品15克，点地梅、甘草各3克，煎服。

（2）风热感冒：本品茎叶、水荆芥、车前草各10克，煎服。

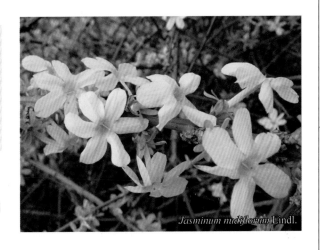

Jasminum nudiflorum Lindl.

【生境】生于山坡灌丛。

【分布】分布于陕西、甘肃、四川、云南、西藏等地，我国各地均有栽培。

■ **形态特征** 落叶灌木，枝条下垂。枝无毛，小枝四棱形，多少具狭翼。三出复叶对生，小枝基部具单叶，叶轴具狭翼。花单生，先叶开放，苞片小叶状，花萼绿色，裂片窄披针形，花冠黄色。花期6月。

■ **功效主治** 花：苦、微辛，平；清热解毒，活血消肿。叶（迎春花叶）：苦，寒；清热，利湿，解毒。根：苦，平；清热息风，活血调经。

女贞

实用验方

（1）脂溢性脱发：本品、何首乌、菟丝子、当归各10克，煎服，每日1剂，连服2个月。

（2）阴虚骨蒸潮热：本品、地骨皮各9克，青蒿、夏枯草各6克，煎服。

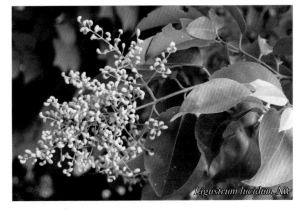

Ligustrum lucidum Ait

别名：白蜡树

【生境】生于海拔2900米以下林中。

【分布】分布于河南、安徽、江苏、浙江、福建、江西、湖北、湖南、广东、香港、广西、贵州、云南、西藏、四川、甘肃东南部、陕西南部等地。

■ **形态特征** 常绿乔木或灌木，无毛。叶革质，卵形或椭圆形，羽状脉。圆锥花序顶生，花序轴及分枝无皮孔，花冠裂片在蕾中镊合状排列，柱头棒状。核果肾形，不裂。花期5~7月，果期7月至次年5月。

■ **功效主治** 果实（女贞子）：甘、苦，凉；滋补肝肾，明目乌发。

木犀科

茉莉花

别名：茉莉

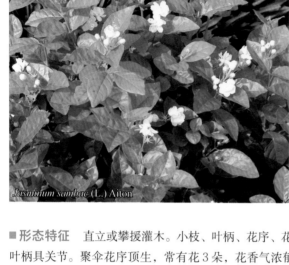

Jasminum sambac (L.) Aiton

实用验方

（1）**头晕头痛**：本品花 15
克，鲢鱼头 1 个，水炖服。
（2）**失眠**：本品根 0.9~1.5
克，磨水服。

【生境】栽培。
【分布】 我国南方各地广为
栽培。原产于印度。

■ **形态特征**　直立或攀援灌木。小枝、叶柄、花序、花萼多少被毛。单叶对生，羽状脉，叶柄具关节。聚伞花序顶生，常有花 3 朵，花香气浓郁，花萼裂片线形，花冠白色，裂片先端钝圆。浆果球形。花期 5~8 月，果期 7~9 月。

■ **功效主治**　花：辛、微甘，温；理气止痛，辟秽开郁。花的蒸馏液：淡，温；醒脾辟秽，理气，美容泽肌。叶：辛、微苦，温；疏风解表，消肿止痛。根：苦，热，有毒；麻醉，止痛。

木犀

别名：桂花

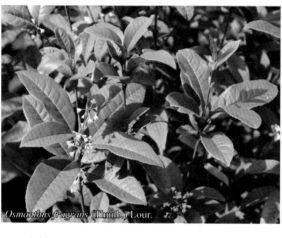

Osmanthus fragrans (Thunb.) Lour.

实用验方

（1）**胃寒腹痛**：桂花子、
高良姜各 4.5 克，小茴香 3
克，煎服。
（2）**肝胃气痛**：桂花子、
陈皮各 6 克，香附、乌药各
9 克，煎服。

【生境】栽培。
【分布】分布于全国各地。原
产我国西南部。

■ **形态特征**　常绿乔木或灌木，小枝、叶柄、花梗、苞片无毛。叶对生，革质，两面具小水泡状突起的腺点。花极香，数朵簇生叶腋，花冠 4 裂至中部以下，雄蕊 2 枚，着生于花冠管近顶部。核果歪斜。花期 9~10 月，果期次年 3 月。

■ **功效主治**　种子（桂花子）：甘、辛，温；暑寒疼痛，肝胃气痛。花：辛，温；温肺化饮，散寒止痛。花蒸馏液：微辛、微苦，温；疏肝理气，醒脾辟秽，明目，润喉。枝叶：辛、微甘，温；发表散寒，祛风止痒。根或根皮：辛、甘，温；祛风除湿，散寒止痛。

白背枫

别名：狭叶醉鱼草、驳骨丹

实用验方

（1）跌打肿痛，骨折：本品根 12~15 克，酒、水各半煎服。

（2）无名肿毒：本品鲜叶，调红糖捣烂外敷。

【生境】生于村边、溪边、山坡灌丛中。

【分布】分布于西南、华南，以及东南沿海各省区。

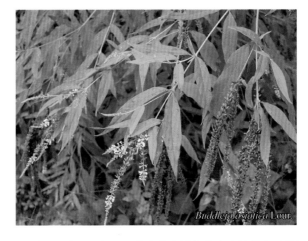

Buddleja asiatica Lour.

■ **形态特征** 常绿灌木或亚灌木。小枝、叶背、叶柄、花序亦常密被灰白色或淡黄色星状柔毛。叶片披针形、长披针形，或卵状披针形。多个聚伞花序组成细长的穗状花序，再 3 至数个聚生枝顶及上部叶腋组成圆锥状花序，花小，甚芳香，花冠白色，管直立，雄蕊生其喉部，子房无毛。蒴果光滑。花期 10 月至次年 2 月。

■ **功效主治** 根、茎叶：苦、辛，温，小毒；祛风化湿，行气活血；用量 9~15 克，鲜品 30~60 克。果实：苦，平；驱虫消肿。

醉鱼草

实用验方

（1）流行性感冒：本品 15~30 克，煎服。

（2）钩虫病：本品水煎，首剂 15 克，后逐日增至 150 克，于晚饭后与次晨饭前分服。

【生境】生于海拔 200~2700 米的山坡、林缘、河边土坎上。

【分布】分布于淮河以南，包括华东南部、中南、西南各省区。

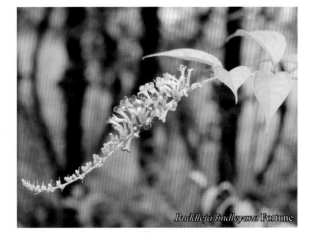

Buddleja lindleyana Fortune

■ **形态特征** 灌木。幼枝棱上有窄翅，叶片卵圆形至长圆状披针形，聚伞花序排成较长的穗状花序，顶生，花倾向一侧，稍大，花冠紫色，花冠管微弯曲，雄蕊着生其基部。蒴果被鳞片。花期 4~7 月，果期 10~11 月。

■ **功效主治** 茎叶：辛、苦，温，有毒；祛风解毒，驱虫，化骨鲠；用量 10~15 克，鲜品 15~30 克。

密蒙花

别名：黄饭花、鸡骨头花

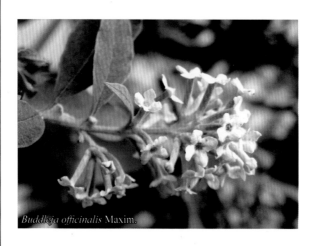
Buddleja officinalis Maxim.

实用验方

眼睛畏视光明，涩痛难睁：本品9克，生地黄、黄芩各6克，煎服。

【生境】生于向阳山坡、河边、村旁的灌木丛或林缘。

【分布】分布于西南、华中、华南，以及陕西、甘肃等地。

■ **形态特征**　灌木。嫩枝、叶背、叶柄和花序均密被灰白色或灰黄色星状短绒毛。小枝梢4棱，老枝渐圆，毛亦渐脱落而呈棕黄色。单叶对生，叶片宽披针形，常全缘，中脉和羽状侧脉在叶背面明显突起，托叶横线状。聚伞花序组成较大的圆锥花序，花繁多紧密，花冠淡紫色或白色，喉部橘黄色，花冠管直立，雄蕊生其中部，子房被短柔毛，2室。蒴果被星状毛，2瓣裂。种子两端具翅。花期2~4月，果期5~8月。

■ **功效主治**　花蕾及花序（密蒙花）：甘，微寒；清热泻火，养肝明目，退翳。

钩吻

别名：胡蔓藤、断肠草、大茶药

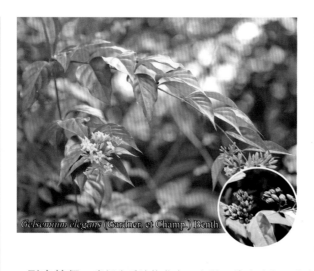
Gelsemium elegans (Gardner. et Champ.) Benth.

实用验方

（1）痈疮肿毒：本品鲜品120克，黄糖15克，共捣敷患处。

（2）风湿关节痛：本品30克，防风6克，独活3克，共研粗末，纸卷烧烟熏患处。

【生境】生于向阳山坡、路边草丛、灌林中。

【分布】分布于长江以南，特别是南岭一线及往南地区。

■ **形态特征**　常绿木质缠绕藤本，光滑。单叶对生，叶片卵状长圆形至卵状披针形，上面光亮，全缘，羽状脉序。花密集，组成三歧聚伞花序，多顶生，花冠黄色，漏斗状，裂片向右覆盖。蒴果，熟时黑色，2瓣裂，种子围以不规则齿裂的膜质翅。花期5~11月，果期7月至次年2月。

■ **功效主治**　全草：辛、苦，温，大毒；祛风攻毒，散结消肿，止痛；禁内服。

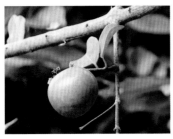

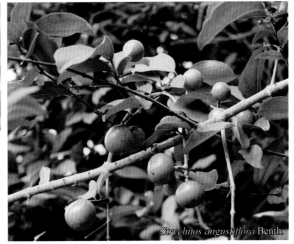

Strychnos angustiflora Benth.

【生境】生于山地疏林下或灌木丛中。

【分布】分布于福建、广东、海南、广西、云南等地。

■ **形态特征** 木质藤本，小枝变态成为螺旋状曲钩，老枝有时变成枝刺。三歧聚伞花序，顶生，花冠白色，花冠管与花冠裂片等长或近等长。浆果成熟时红色或橙黄色，内有种子1~6颗，种子扁圆形，被短茸毛，表面灰棕绿色。花期4~6月，果期7~12月。

■ **功效主治** 种子（牛眼珠）：苦，寒，大毒；通经活络，消肿止痛；用量0.5~1克；不可久服；孕妇禁服。

| 实用验方 |

（1）喉痹作痛：本品、青木香、山豆根等量，研末，吹入喉中。

（2）功能性不射精：本品（制）0.3克，蜈蚣0.5克，冰片0.1克，共研细末，每晚睡前1.5小时吞服。

【生境】生于热带、亚热带地区的深山老林中。

【分布】栽培于福建、台湾、广东、广西、海南、云南等地。

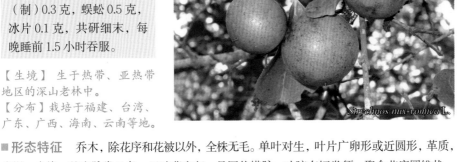

Strychnos nux-vomica L.

■ **形态特征** 乔木，除花序和花被以外，全株无毛。单叶对生，叶片广卵形或近圆形，革质，光滑，全缘，基出脉常5条，于叶背突起，具网状横脉，叶腋有短卷须。聚伞花序圆锥状，腋生，花5基数，花萼裂片卵形，外密被短柔毛，花冠白色，花冠筒较花冠裂片长，内壁基部具长柔毛。浆果球形，种子1~4，圆盘形，密被银色绒毛。花期春夏季，果期8月至次年1月。

■ **功效主治** 种子（马钱子）：苦，温，大毒；通络止痛，散结消肿；用量0.3~0.6克；忌大面积涂敷；孕妇禁用；运动员慎用；忌多服、久服，以及生用。

粗茎秦艽

别名：粗茎龙胆

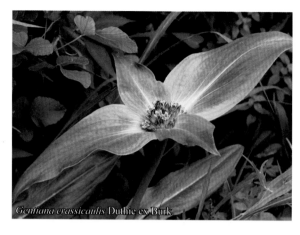

Gentiana crassicaulis Duthie ex Burk.

【生境】生于海拔2100~4500米的山坡草地、高山草甸、撂荒地、灌丛、林下、林缘。

【分布】主要分布于甘肃、四川、西藏、青海、内蒙古等地。

■ **形态特征** 多年生草本，无毛，基部包被枯存叶鞘。须根扭结或粘结成1粗根。莲座丛叶发达，茎生叶愈向上愈大，最上部苞叶状。花多数，无梗，簇生茎顶，花冠壶状，冠檐蓝紫色或深蓝色，内面有斑点。蒴果内藏，无柄。花、果期6~10月。

■ **功效主治** 根（秦艽）：辛、苦，平；祛风湿，清湿热，止痹痛，退虚热。

秦艽

别名：大叶龙胆、大叶秦艽

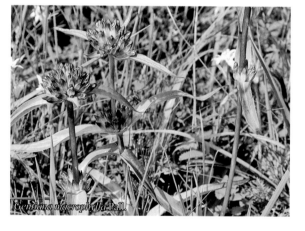

Gentiana macrophylla Pall.

【生境】生于海拔400~2400米的河滩、路旁、山坡草地、林下、林缘。

【分布】分布于东北、华北、西北，以及四川等地。

■ **形态特征** 多年生草本，无毛，基部包被枯存叶鞘。须根扭结或黏结成1圆柱形根。莲座丛叶卵状椭圆形或狭椭圆形，茎生叶小。花无梗，簇生枝顶或腋生，花萼佛焰苞状，花冠壶状，冠檐蓝色或蓝紫色。蒴果无柄。花、果期7~10月。

■ **功效主治** 根（秦艽）：辛、苦，平；祛风湿，清湿热，止痹痛，退虚热。

别名：龙胆草

（1）急性黄疸性肝炎：本品、茵陈各12克，郁金、黄柏各6克，煎服。

（2）高血压：本品9克，夏枯草15克，煎服。

（3）急性结膜炎：本品15克，水煎，加微量食盐，冷后洗眼。

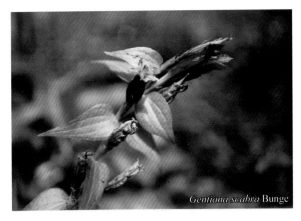

Gentiana scabra Bunge

【生境】生于海拔400~1700米的山坡草地、路边、河滩、灌丛、林下、林缘。

【分布】分布于东北，以及内蒙古、陕西、贵州、湖北、湖南、安徽、江苏、浙江、福建、广东、广西等地。

■ **形态特征** 多年生草本。根茎合轴分枝。花枝单生，中空，具条棱。无莲座叶丛。枝下部叶膜质鳞片形，中上部叶近革质，边缘粗糙，上面密生细乳突。花簇生，无梗，花冠筒状钟形，蓝紫色。蒴果内藏。种子具翅。花、果期5~11月。

■ **功效主治** 根和根茎（龙胆）：苦，寒；清热燥湿，泻肝胆火。

麻花艽

别名：麻花秦艽

（1）头风痛：本品、白芷、川芎各6克，藁本9克，煎服。

（2）背痛连胸：本品6克，天麻、羌活、陈皮、当归、川芎各4克，炙甘草2克，生姜3片，桑枝（酒炒）12克，煎服。

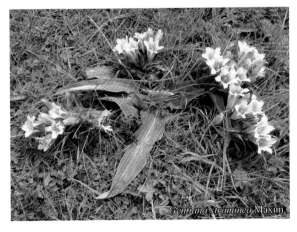

Gentiana straminea Maxim.

【生境】生于海拔2000~5000米的高山、灌丛、林下、山沟、草地、河滩。

【分布】分布于西藏、四川、青海、甘肃、宁夏、湖北西部等地。

■ **形态特征** 多年生草本，无毛，基部包被枯存叶鞘。须根扭结成1粗根。莲座丛叶宽披针形或卵状椭圆形，茎生叶小。聚伞花序，花萼筒黄绿色，佛焰苞状，花冠黄绿色，漏斗形，花柱线形。蒴果内藏。花、果期7~10月。

■ **功效主治** 根（秦艽）：辛、苦，平；祛风湿，清湿热，止痹痛，退虚热。

罗布麻

别名：红麻

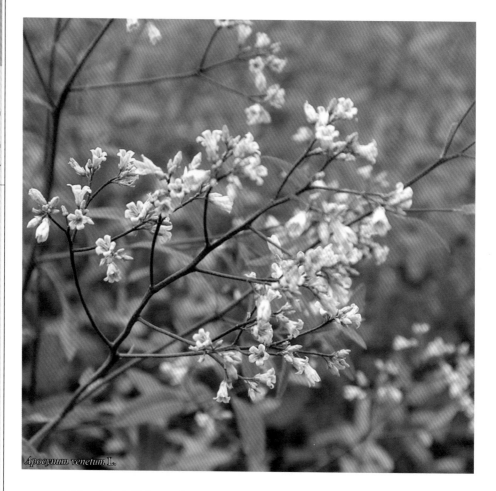

Apocynum venetum L.

■ **形态特征** 直立半灌木，具乳汁。枝紫红色或淡红色。单叶对生，边缘具细牙齿，无毛。圆锥状聚伞花序，花冠圆筒状钟形，紫红色或粉红色，花药箭头状，花盘肉质。蓇葖2。种子具白色绢毛。花期4~9月，果期7~12月。

■ **功效主治** 叶（罗布麻叶）：甘、苦，凉；平肝安神，清热利水。

【生境】生于盐碱荒地、沙漠边缘、河流两岸、冲积平原、湖泊周围、戈壁荒滩上。

【分布】分布于华北、西北，以及辽宁、吉林、江苏、安徽、山东、河南等地。

┃ 实用验方 ┃

（1）高血压，头痛失眠：本品、钩藤各3~6克，红枣4个，煎服，每日2次。

（2）肝炎腹胀：本品、延胡索各6克，甜瓜蒂4.5克，公丁香3克，木香9克，共研末，每次1.5克，每日2次，开水送服。

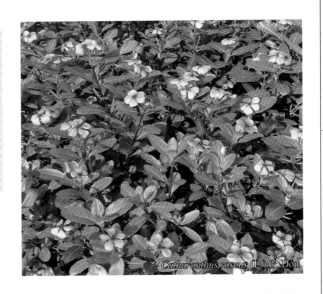

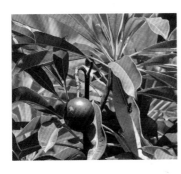

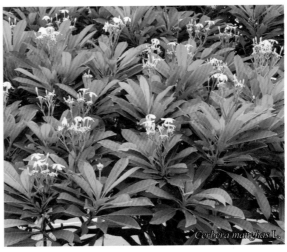

长春花

别名：雁来红、日日新

【生境】生于空旷地、山坡、路旁。

【分布】栽培于华东、中南、西南等地，有时逸为野生。

Catharanthus roseus (L.) G. Don

■ **形态特征**　多年生草本或半灌木，有水液，无毛。叶对生，膜质，倒卵状长圆形，先端圆。聚伞花序，花冠红色，高脚碟状，裂片向左覆盖，花盘为2片舌状腺体。蓇葖双生，直立。花、果期几乎全年。

■ **功效主治**　全草：苦，寒，有毒；解毒抗癌，清热平肝；用量5~10克。

海芒果

别名：海杧果、黄金茄

【生境】生于海边或近海边湿润的地方。

【分布】分布于广东、广西、海南、香港、台湾等地。

Cerbera manghas L.

■ **形态特征**　常绿乔木，具乳汁。枝轮生，无毛。单叶互生，倒卵状长圆形或倒披针形，无毛。聚伞花序顶生，花冠高脚碟状，白色，喉部红色。核果阔卵形或球形，熟时橙黄色。花期3~10月，果期7月至次年4月。

■ **功效主治**　根：祛风湿。

夹竹桃科

夹竹桃

别名：柳叶桃树、红花夹竹桃

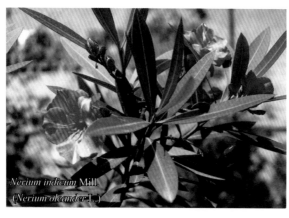

Nerium indicum Mill.
(*Nerium oleander* L.)

实用验方

（1）心力衰竭：本品粉末
0.1克，加等量小苏打，装
入胶囊；成人每日0.25~0.3
克，分3次口服，症状改善
后改为维持量，每日0.1克。

（2）斑秃：本品老叶，阴
干，研末，过筛，装有色瓶
内，用乙醇浸泡1~2星期，
配成10%酊剂外搽。

【生境】在公园、风景区、道路旁、河旁、湖旁栽培。

【分布】全国各地均有栽培，尤以南方为多。

■ **形态特征** 常绿直立大灌木，含水液，无毛。叶常轮生，全缘。聚伞花序顶生，花红色，芳香，花萼直立，副花冠先端撕裂，花药箭头状，内藏，顶端被毛，无花盘。蓇葖2。花期几乎全年，果期冬春季。

■ **功效主治** 叶及枝皮：苦，寒，大毒；强心利尿，祛痰定喘，镇痛，祛瘀；用量0.3~0.9克；孕妇禁服。

鸡蛋花

别名：缅栀子、蛋黄花

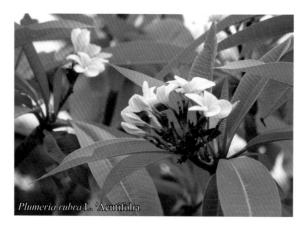

Plumeria rubra L. 'Acutifolia

实用验方

（1）感冒发热：本品叶
15~30克，煎服。

（2）泌尿系统结石：本品
茎皮25克，煎服。

（3）病毒性肝炎：本品花
或茎皮3~9克，煎服。

【生境】栽培。

【分布】广东、广西、云南、福建、台湾等地有栽培。

■ **形态特征** 落叶小乔木，乳汁丰富，无毛。枝条粗壮，稍肉质。叶常集于枝上部。聚伞花序顶生；花冠漏斗状，外面白色，内面黄色；无副花冠；无花盘。蓇葖果双生。花期5~10月，果期7~12月。栽培植物极少结果。

■ **功效主治** 花、茎皮：甘、微苦，凉；清热，利湿，解暑。

实用验方

（1）高血压头晕，头痛，耳鸣，腰痛：本品根 30 克，杜仲 15 克，煎服。

（2）湿热黄疸：本品根 15 克，金钱草 30 克，小蓟 25 克，煎服。

（3）喉痛：本品鲜叶适量，加盐捣烂，含润。

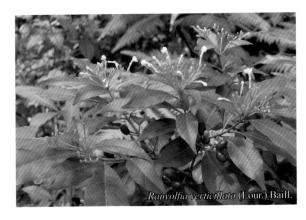

Rauvolfia verticillata (Lour.) Baill.

别名：假辣椒、染布子

【生境】生于低山区丘陵地或溪边的灌木丛及小树林中。

【分布】分布于台湾、广东、海南、广西、贵州、云南等地。

■ **形态特征** 灌木，无毛，具乳汁。常 3~4 叶轮生，叶片长椭圆状披针形，侧脉弧曲上升。伞形状聚伞花序，高脚碟状花冠白色，裂片向左覆盖，花盘环状，心皮 2，离生。核果熟时紫黑色。花期 5~7 月，果期 4 月至次年春季。

■ **功效主治** 根：苦、微辛，凉；清热降压，宁神。茎叶：苦，凉；清热解毒，活血消肿，降压。

实用验方

（1）急性化脓性乳腺炎初期：本品鲜叶、红糖同捣烂，烤熟外敷。

（2）骨折：本品根、辣椒根、柳树根等量，研末，韭菜头捣水拌匀，温敷损伤或骨折处（要先复位，夹板固定）。

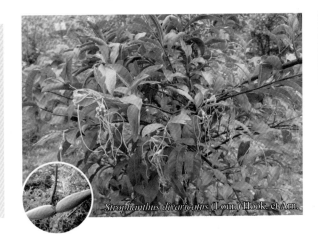

Strophanthus divaricatus (Lour.) Hook. et Arn.

羊角拗

别名：羊角树、沥口花

【生境】生于山坡或丛林中。

【分布】分布于福建、广东、海南、广西、贵州、云南等地。

■ **形态特征** 灌木，枝条密被灰白色皮孔，除花外，全株无毛。叶对生。聚伞花序，花冠漏斗状，黄色，裂片顶端延长成一长尾，副花冠为 10 枚舌状鳞片，花药箭形，黏生于柱头。蓇葖果广叉生。花期 3~7 月，果期 6 月至次年 2 月。

■ **功效主治** 根或茎叶：苦，寒，大毒；祛风湿，通经络，解疮毒，杀虫；禁内服。

黄花夹竹桃

别名：黄花状元竹、酒杯花

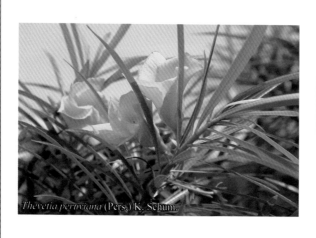

Thevetia peruviana (Pers.) K. Schum.

实用验方

指尖疗疮：本品鲜叶捣烂和蜜调匀包敷患处，日换2~3次。

【生境】多栽培于路边或庭园。
【分布】福建、台湾、广东、海南、广西、云南等地有栽培。

■ **形态特征**　常绿小乔木，无毛，具乳汁，枝条柔软下垂。叶互生，线形或线状披针形。聚伞花序顶生，花冠黄色，漏斗状，裂片向左覆盖，长于冠筒，副花冠5，鳞片状，雄蕊离生。核果。花期5~12月，果期8月至次年春季。

■ **功效主治**　果仁：辛、苦，温，大毒；强心，利尿消肿。叶：辛、苦，温，有毒；解毒消肿。均严禁内服，误食可致死。

络石

别名：耐冬、白花藤、络石藤

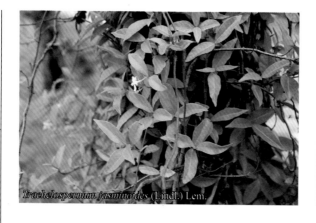

Trachelospermum jasminoides (Lindl.) Lem.

实用验方

（1）坐骨神经痛：本品60~90克，煎服。
（2）关节炎：本品、五加根皮各30克，牛膝根15克，煎服，白酒适量兑服。
（3）咳嗽，喘息：本品15克，煎服。

【生境】生于山野、溪边、路旁、林缘、杂木林中，常缠绕于树上，或攀援于墙壁、岩石上。
【分布】分布于华东、中南、西南，以及河北、陕西、台湾等地。

■ **形态特征**　常绿木质藤本，无气根。叶对生。聚伞花序；花萼裂片反卷；高脚碟状花冠白色，裂片向右覆盖；雄蕊着生于花冠筒中部，腹部黏生柱头，花药箭头状，内藏；花盘环状。蓇葖果叉生。花期3~7月，果期7~12月。

■ **功效主治**　带叶藤茎（络石藤）：苦，微寒；祛风通络，凉血消肿。

马利筋

实用验方

（1）痛经：本品鲜品30克，煎服，胡椒为引。

（2）痈疮肿毒：本品6~9克，煎服，并用鲜品适量，捣烂敷患处。

【生境】栽培。

【分布】福建、台湾、湖南、广东、海南、广西、四川、贵州、云南等地有栽培。

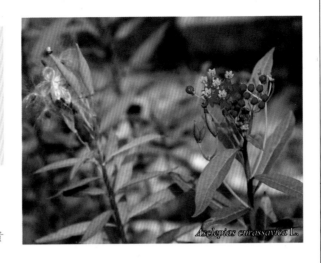

Asclepias curassavica L.

■ **形态特征** 多年生直立灌木状草本，有白色乳汁。单叶对生，无托叶。聚伞花序，花冠裂片5，紫红色，反折，副花冠5裂，黄色，直立，兜状，贴生于合蕊冠上，花药顶端有膜片，花粉块下垂。花期几乎全年，果期8~12月。

■ **功效主治** 全草：苦，寒，有毒；清热解毒，活血止血，消肿止痛；用量6~9克。

徐长卿

实用验方

（1）恶心痛，闷绝欲死：本品（末）、安息香各30克（酒浸，细研，去滓，慢火煎成膏），上药，以安息香煎和丸如梧桐子大，不计时候，以醋汤下10丸。

（2）腰痛，胃寒气痛，肝硬化腹水：本品8~16克，煎服。

（3）腹胀：本品12克，水煎，温服。

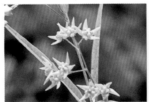
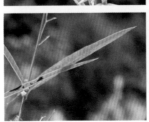
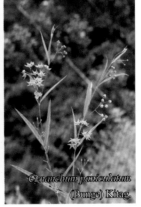

Cynanchum paniculatum (Bunge) Kitag.

【生境】生于山坡或路旁。

【分布】全国大部分地区均有分布。

■ **形态特征** 多年生直立草本。根须状。叶对生，披针形至线形，两面无毛或叶面具疏柔毛。圆锥状聚伞花序，花冠黄绿色，近辐状，副花冠裂片5，基部增厚，花粉块每室1，下垂。蓇葖单生。花期5~7月，果期9~12月。

■ **功效主治** 根及根茎（徐长卿）：辛，温；祛风，化湿，止痛，止痒。后下。

白薇

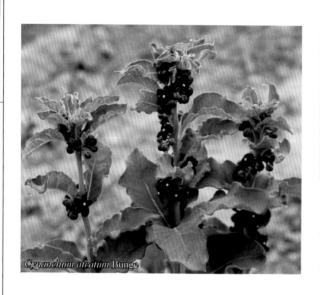

Cynanchum atratum Bunge

【生境】生于海拔1150米山地林中或山地灌木丛中。

【分布】分布于广西、广东、湖南、台湾等地。

■ **形态特征**　直立多年生草本，除花萼和花冠内面无毛外，余皆被绒毛。根须状。叶卵形或卵状长圆形，基部圆形。伞形状聚伞花序，花深紫色，花冠辐状，副花冠裂片5，与合蕊柱等长。蓇葖单生。花期4~8月，果期6~8月。

■ **功效主治**　根和根茎（白薇）：苦、咸，寒；清热凉血，利尿通淋，解毒疗疮。

柳叶白前

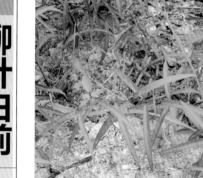

Cynanchum stauntonii (Decne.) Schltr. ex H. Lév.

【生境】生于溪滩、江边砂碛之上、山谷中阴湿处。

【分布】分布于浙江、江苏、安徽、江西、湖南、湖北、广西、广东、贵州、云南、四川等地。

■ **形态特征**　直立半灌木，无毛。须根纤细。叶对生，狭披针形。伞形聚伞花序腋生，花萼5深裂，花冠紫红色，辐状，内面具长柔毛，副花冠裂片盾状，花粉块每室1，下垂。蓇葖单生。花期5~8月，果期9~10月。

■ **功效主治**　根茎及根（白前）：辛、苦，微温；降气，消痰，止咳。

实用验方

（1）咽喉痛：本品30克（鲜品60克），煎服，或鲜果嚼服。

（2）气血亏虚：地梢瓜30克，黄芪60克，煎服。

【生境】生于海拔200~2000米的山坡、沙丘、干旱山谷、荒地、田边等处。

【分布】分布于东北、华北，以及陕西、甘肃、新疆、山东、江苏、安徽、河南等地。

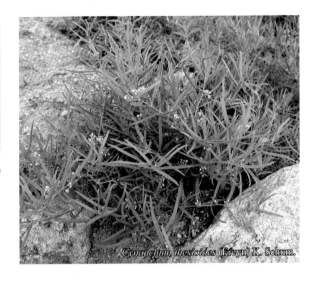

Cynanchum thesioides (Freyn) K. Schum.

■ **形态特征** 直立半灌木。茎自基部多分枝。叶对生或近对生，线形。伞形聚伞花序腋生，花萼外面被柔毛，花冠绿白色，副花冠杯状，裂片三角状披针形。蓇葖纺锤形。种毛白色绢质。花期5~8月，果期8~10月。

■ **功效主治** 全草（地梢瓜）：甘，凉；清虚火，益气，生津，下乳。

实用验方

（1）痈，疽，疮：本品根30克，金银花15克，煎服。

（2）无名肿毒，湿疹：本品根30克，土茯苓15克，煎服。

【生境】生于山坡林中或灌木丛中。

【分布】分布于云南、广西、广东、福建、浙江、台湾等地。

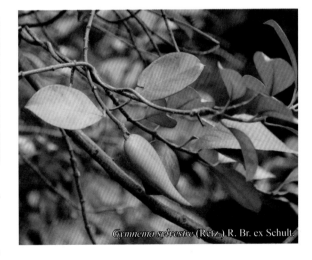

Gymnema sylvestre (Retz.) R. Br. ex Schult.

别名：武靴藤、羊角藤

■ **形态特征** 木质藤本，具乳汁。叶对生，倒卵形或卵状长圆形，仅叶脉上被微毛。聚伞花序腋生，花冠绿白色，钟状，副花冠硬条带状，花药顶端膜片远低于柱头。蓇葖果无毛。花期5~9月，果期10月至次年1月。

■ **功效主治** 根或嫩枝叶：微苦，凉，有毒；祛风止痛，解毒消肿；用量15~30克。

萝藦

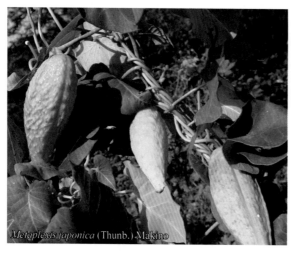

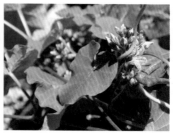

Metaplexis japonica (Thunb.) Makino

【生境】生于林边荒地、河边、路旁灌木丛中。

【分布】分布于东北、华北、华东，以及陕西、甘肃、河南、湖北、湖南、贵州等地。

■ **形态特征** 多年生草质藤本，具乳汁。叶卵状心形，叶耳圆，叶柄长，顶端具丛生腺体。总状式聚伞花序，花蕾圆锥状，花冠白色，有淡紫红色斑纹，内面被柔毛，副花冠环状，花粉块下垂。蓇葖无毛。花期7~8月，果期9~12月。

■ **功效主治** 全草或根（萝藦）：甘、辛，平；补精益气，通乳，解毒。种子（萝藦子）：甘、微辛，温；补肾益精，生肌止血。种壳（天浆壳）：甘、辛，平；清肺化痰，散瘀止血。

杠柳

别名：北五加皮

Periploca sepium Bunge

实用验方

（1）风湿性关节炎，关节拘挛疼痛：本品、穿山龙、白鲜皮各20克，用白酒泡24小时，每日服10毫升。
（2）水肿，小便不利：本品、陈皮、生姜皮、茯苓皮、大腹皮各12克，煎服。

【生境】生于干燥山坡、砂质地、砾石山坡上。

【分布】分布于吉林、辽宁、内蒙古、河北、山西、河南、陕西、甘肃、宁夏、四川、山东、江苏等地。

■ **形态特征** 落叶蔓性灌木，具乳汁，除花外无毛。小枝常对生。叶膜质，卵状长圆形。聚伞花序腋生，花冠紫红色，辐状，裂片中间加厚，反折，雄蕊与环状副花冠合生，四合花粉。蓇葖2，无毛。花期5~6月，果期7~9月。

■ **功效主治** 根皮（香加皮）：辛、苦，温，有毒；利水消肿，祛风湿，强筋骨；用量3~6克。

菟丝子

别名：黄丝藤

（1）阳痿早泄：熟地黄、本品各 30 克，吴茱萸、巴戟天各 15 克，煎服。

（2）细菌性痢疾，肠炎：本品鲜全草 30 克，每日 1 剂，煎服 2 次。

【生境】生于田边、荒地及灌木丛间。

【分布】分布于全国大部分地区。

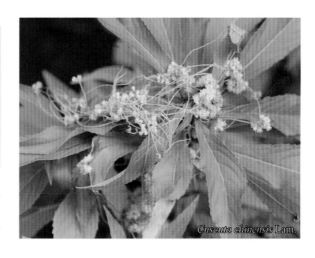

Cuscuta chinensis Lam.

■ **形态特征**　一年生寄生缠绕草本。茎纤细，黄色。无叶，具吸器。花白色，聚伞或团伞花序，雄蕊生于花冠裂缺稍下处，下具流苏状鳞片，花柱 2。蒴果近球形，几全被宿存花冠包围，周裂。花、果期 7~11 月。

■ **功效主治**　种子（菟丝子）：辛、甘、平；补益肝肾，固精缩尿，安胎，明目，止泻；外用消风祛斑。

马蹄金

别名：小金钱草、荷苞草

实用验方

急性黄疸性肝炎：本品、鸡骨草、千屈菜各 30 克，山栀子、车前子各 15 克，煎服。

【生境】生于海拔 1300~1980 米的山坡草地，路旁或沟边。

【分布】分布于长江以南各地。

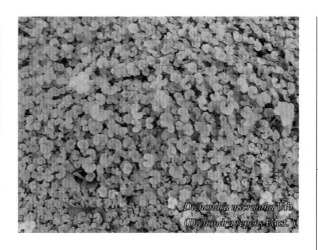

Dichondra micrantha Urb.
(*Dichondra repens* Forst.)

■ **形态特征**　多年生匍匐小草本。叶肾形至圆形，基部阔心形，上面微被毛，背面被贴生短柔毛，全缘。花单生叶腋，花冠钟状，黄色，深 5 裂，雄蕊 5，子房 2 裂，花柱 2，基生。蒴果近球形。

■ **功效主治**　全草：苦、辛，凉；清热，利湿，解毒。

裂叶牵牛

别名：牵牛、牵牛花、喇叭花

Pharbitis nil (L.) Choisy
[*Ipomoea nil* (L.) Roth]

【生境】生于山野、田野、墙脚下、路旁。

【分布】分布于全国各地。

■ **形态特征**　一年生缠绕草本，全株被倒向的硬毛或柔毛。叶阔卵形，3浅裂。聚伞花序有花1~5朵，外侧萼片狭披针形，花冠漏斗状，雄蕊和花柱内藏，子房3室。蒴果近球形，3瓣裂。花期7~9月，果期8~10月。

■ **功效主治**　种子（牵牛子）：苦，寒，有毒；泻水通便，消痰涤饮，杀虫攻积；用量3~6克；孕妇禁用；忌与巴豆、巴豆霜同用。

圆叶牵牛

别名：牵牛花

Pharbitis purpurea (L.) Voigt
[*Ipomoea purpurea* (L.) Roth]

【生境】生于山野、田野、墙脚下、路旁。

【分布】分布于全国各地。

■ **形态特征**　一年生缠绕草本，全株被倒向的硬毛或柔毛。叶圆形，全缘。聚伞花序有花1~5朵，外侧萼片长椭圆形，花冠漏斗状，雄蕊与花柱内藏，子房3室。蒴果近球形，3瓣裂。花期7~9月，果期8~10月。

■ **功效主治**　种子（牵牛子）：苦，寒，有毒；泻水通便，消痰涤饮，杀虫攻积；用量3~6克；孕妇禁用；忌与巴豆、巴豆霜同用。

紫草

别名：硬紫草

实用验方

（1）痈疽便闭：本品、瓜蒌等量，煎服。
（2）蚊虫咬伤：用本品油涂之。
（3）面部脓疮：本品煎油涂之。

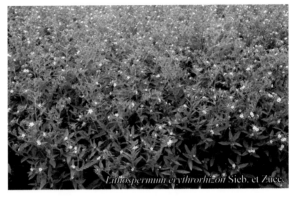

Lithospermum erythrorhizon Sieb. et Zucc.

【生境】生于山野草丛中，山谷及山地阳坡。

【分布】分布于黑龙江、吉林、辽宁、青海、河北、河南、安徽、湖南、湖北、山东、山西、四川、广西、贵州、江苏等地。

■ **形态特征** 多年生直立草本。根富含紫色物质。茎、叶被短糙伏毛。叶无柄，卵状披针形至宽披针形。花序具苞片，花冠白色，檐部与筒部近等长，喉部附属物半球形，无毛。小坚果卵球形，乳白色或带淡黄褐色，平滑。花、果期6~9月。

■ **功效主治** 根（紫草）：甘、咸，寒；清热凉血，活血解毒，透疹消斑；胃肠虚弱、大便溏泻者禁服。

附地菜

别名：鸡肠菜

实用验方

（1）胃痛吐酸吐血：本品3~6克，煎服，研粉冲服0.9~1.5克。
（2）小便不利：本品500克，于豆豉汁中煮，调和作羹食，作粥也可以。

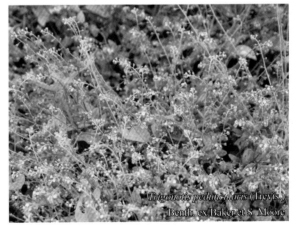

Trigonotis peduncularis (Trevis.) Benth. ex Baker et S. Moore

【生境】生于田野、路旁、荒草地、丘陵林缘、灌木林间。

【分布】分布于东北、华北、华东、西南，以及陕西、新疆、广东、广西等地。

■ **形态特征** 一年或二年生铺散草本。茎、叶被糙伏毛。基生叶莲座状，匙形。花序仅基部具苞片，萼筒与花梗连接部分增粗呈棒状，花萼裂片卵形，花冠淡蓝色或粉色，喉部附属物5。小坚果4，呈斜三棱锥状四面体。

■ **功效主治** 全草（附地菜）：辛、苦，平；行气止痛，解毒消肿。

白棠子树

别名：西亚锡饭、小叶紫珠

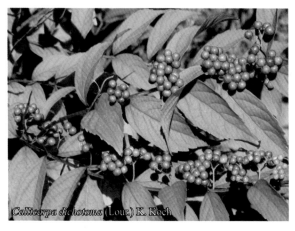

Callicarpa dichotoma (Lour.) K. Koch

（1）创伤出血：本品鲜品洗净后捣烂敷创口，或干叶研粉撒敷，包扎。

（2）功能失调性子宫出血：本品、地菍、梵天花根各30克，水煎，加红糖30克服，从出血的第1日开始数日内，每日1剂。

【生境】生于海拔600米以下的低山丘陵灌丛中。

【分布】分布于华东、华南，以及河北、台湾、河南、湖北、贵州等地。

■ **形态特征** 小灌木。叶、花萼、花冠、子房无毛，叶背和子房具黄色腺点。叶对生，倒卵形或披针形，基部楔形，边缘上半部疏生锯齿。聚伞花序2~3次分歧，花冠紫色。浆果状核果紫色。花期5~6月，果期7~11月。

■ **功效主治** 叶（紫珠叶）：苦、涩，凉；凉血收敛，止血散瘀，解毒消肿。

杜虹花

别名：粗糠仔、老蟹眼

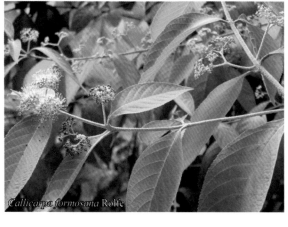

Callicarpa formosana Rolfe

（1）创伤出血：本品鲜品洗净后捣烂敷创口，或干叶研粉撒敷，包扎。

（2）胃溃疡出血：本品120克，煎服。

【生境】生于海拔1590米以下的平地、山坡、溪边的林中和灌丛中。

【分布】分布于浙江、江西、福建、台湾、广东、广西、云南等地。

■ **形态特征** 灌木。小枝、叶柄、花序、花萼密被毛。叶对生，上面被短硬毛，下面被灰黄色星状毛和黄色腺点。聚伞花序4~5次分歧，萼齿钝三角形，花冠淡紫色，无毛。浆果状核果紫色。花期5~7月，果期8~11月。

■ **功效主治** 叶（紫珠叶）：苦、涩，凉；凉血收敛，止血散瘀，解毒消肿。

实用验方

（1）功能失调性子宫出血：本品、地菍、梵天花根各30克，水煎，加红糖30克服，从出血的第1日开始数日内，每日1剂。

（2）胃溃疡出血：本品120克，煎服。

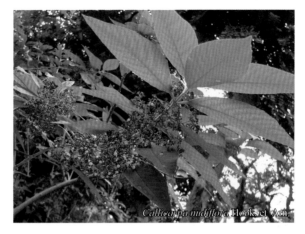

Callicarpa nudiflora Hook. et Arn.

【生境】生于山坡、路旁灌丛、疏林中。

【分布】分布于广东、广西等地。

■ **形态特征** 灌木至小乔木。叶对生，基部钝或稍圆，边缘有齿缺；下面密被星状毛。聚伞花序6~9次分歧；苞片线形或披针形；花萼、花冠、子房无毛；花萼截平或不明显4裂。浆果状核果红色。花期6~8月，果期8~12月。

■ **功效主治** 叶（紫珠叶）：苦、涩，凉；凉血收敛，止血散瘀，解毒消肿。

实用验方

（1）感冒头痛，咽喉痛：本品15克，白英9克，煎服。

（2）上呼吸道感染，支气管炎：本品12~18克，车前草12克，甘草6克，煎服。

（3）百日咳：本品煎服，1~3岁30克，3~5岁45克，5岁以上递增。

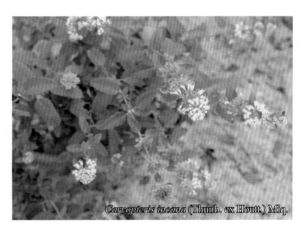

Caryopteris incana (Thunb. ex Houtt.) Miq.

【生境】生于较干旱的山坡、路边、旷野。

【分布】主产于广东、广西、湖南、浙江等地。

■ **形态特征** 直立小灌木，密被微毛。叶对生，卵形、长圆形或披针形，边缘有粗锯齿。聚伞花序，无苞片和小苞片，花萼5深裂，二唇形花冠，下唇中裂片流苏状。蒴果倒卵状球形，被粗毛，果瓣有宽翅。花、果期6~10月。

■ **功效主治** 全草：辛，温；疏风解表，祛寒除湿，散瘀止痛。

臭牡丹

别名：臭八宝、大红袍

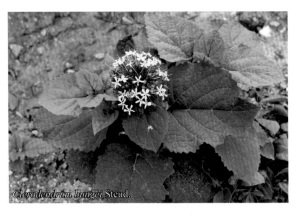

Clerodendrum bungei Steud.

实用验方

（1）一切痈疽：本品鲜枝叶适量，捣烂，敷患处。
（2）肺脓肿，多发性疖肿：本品鲜枝叶90克，鲜鱼腥草30克，煎服。
（3）脱肛：本品叶适量，煎水熏洗。

【生境】生于海拔 2500 米以下的山坡、林缘、沟谷、路旁、灌丛湿润处。

【分布】分布于华北、西北、西南，以及江苏、安徽、浙江、江西、湖南、湖北、广西等地。

■**形态特征** 落叶灌木，有臭味。单叶对生，广卵形，边缘具锯齿。伞房状聚伞花序顶生密集，花萼钟状，宿存，高脚碟状花冠红色或紫红色，芳香。核果熟时蓝紫色。花、果期 5~11 月。

■**功效主治** 茎叶：辛、微苦，平；解毒消肿，祛风湿，降血压。根：辛、苦，微温；行气健脾，祛风除湿，解毒消肿，降血压。

大青

别名：路边青、山靛青

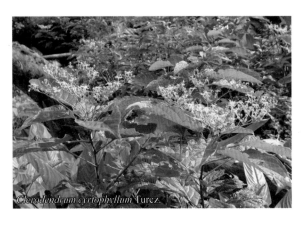

Clerodendrum cyrtophyllum Turcz.

实用验方

（1）流行性乙型脑炎，流行性脑脊髓膜炎，感冒发热，腮腺炎：本品叶 15~30克，海金沙藤 30 克，煎服，每日 2 剂。
（2）感冒：鲜品根 30 克，连翘、板蓝根各 9 克，甘草3 克，水煎，分 2 次服。

【生境】生于海拔 1700 米以下的平原、丘陵、山地林下、溪谷旁。

【分布】 分布于华东、中南、西南（四川除外）各地。

■**形态特征** 灌木或小乔木。单叶对生，常全缘，背面常有腺点。伞房状聚伞花序多顶生，花小，高脚碟状花冠白色，雄蕊、花柱伸出花冠外。核果熟时蓝紫色，为红色宿萼所托。花、果期 6 月至次年 2 月。

■**功效主治** 茎、叶：苦，寒；清热解毒，凉血止血。根：苦，寒；清热，凉血，解毒。

马鞭草科

别名：臭梧桐、泡花桐

实用验方

（1）高血压：本品叶、荠菜各15克，夏枯草9克，煎服。

（2）湿疹或痱子发痒：本品嫩枝和叶适量，煎汤洗浴。

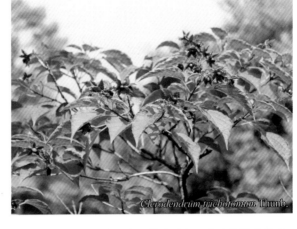

Clerodendrum trichotomum Thunb.

【生境】 生于海拔2400米以下的山坡灌丛中。

【分布】分布于华北、华东、中南、西南等地。

■ **形态特征** 落叶灌木或小乔木，具臭气，皮孔细小而多。单叶对生。伞房状聚伞花序，花萼绿白色，后变紫红色，花香，高脚碟状花冠白色，后变粉红色。核果熟时蓝紫色，包于宿萼内。花、果期6~11月。

■ **功效主治** 根：苦、微辛，温；祛风止痛，行气消食。嫩枝及叶：苦、微辛，平；祛风除湿，平肝降压，解毒杀虫。花：苦、微辛，平；祛风，降压，止痢。果实或带宿萼的果实：苦、微辛，平；祛风，止痛，平喘。

马缨丹

别名：五色梅、臭草

实用验方

（1）皮炎，湿疹：用本品新鲜枝叶煎水外洗。

（2）肺结核咯血：本品花3~9克，煎服。

（3）感冒、流行性感冒、腮腺炎所致高热不退：本品根30~60克（鲜品加倍），煎服。

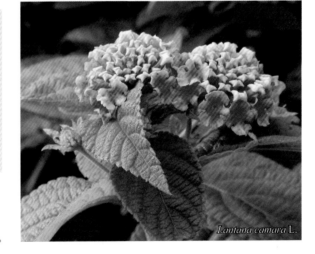

Lantana camara L.

【生境】常生于沙滩、路边、空旷地。

【分布】庭园有栽培。福建、台湾、广东、广西等地有逸生。

■ **形态特征** 直立灌木。茎枝方形，有糙毛，常有倒钩刺。单叶对生，边缘有钝齿，揉碎有臭味。头状花序腋生，同一花序花色多种，花冠高脚碟状。核果圆球形，熟时紫黑色。全年开花。

■ **功效主治** 根：苦，寒；清热泻火，解毒散结。叶或嫩枝叶：辛、苦、凉，有毒；清热解毒，祛风止痒。花：苦、微甘，凉，有毒；清热，止血；用量5~10克。

马鞭草科 一

黄荆

别名：五指柑、荆条

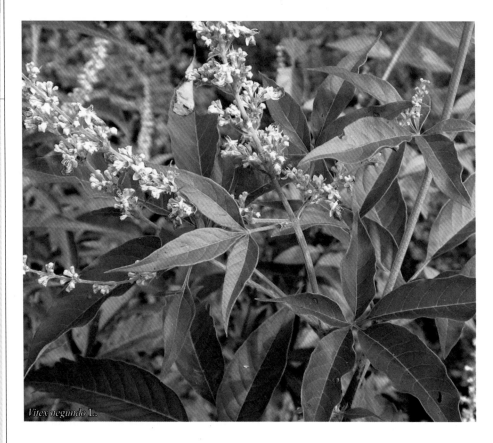

Vitex negundo L.

■ **形态特征** 直立灌木或小乔木。小枝方形。小枝、小叶背面、花序梗密被灰白色绒毛。掌状复叶，小叶5，稀3。聚伞花序排成圆锥花序式，顶生，花冠二唇形，淡紫色。核果大部被宿萼包裹。花期4~6月，果期7~10月。

■ **功效主治** 根：辛、微苦，温；解表，止咳，祛风除湿，理气止痛。叶：辛、苦，凉；解表散热，化湿和中，杀虫止痒。果实：辛、苦，温；祛风解表，止咳平喘，理气消食止痛。

【生境】生于山坡、路旁、灌丛中。
【分布】分布于长江以南各地。

┃ **实用验方** ┃

（1）感冒，咳嗽，风湿痛，发热身疼：本品果实、蔓荆叶、千里光各10克，加冰糖共研成细末，冲服，每次10~15克，每日2~3次。
（2）胃溃疡，慢性胃炎：本品根30克，红糖适量，煎服。
（3）哮喘：本品果实6~15克，研粉加白糖适量，每日2次，水冲服。

别名：土马鞭、风须草

▌实用验方▐

（1）经闭：本品30克，益母草15克，艾叶6克，煎服。

（2）黄疸性肝炎，肝硬化腹水：本品、车前草、鸡内金各15克，煎服。

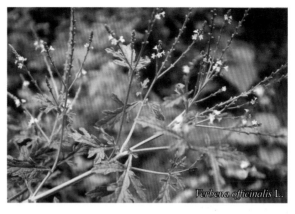

Verbena officinalis L.

【生境】生于低至高海拔的路边、山坡、溪边、林旁。

【分布】分布于湖北、江苏、广西、贵州、安徽、浙江、湖南、江西、福建、河北、四川、云南等地。

■ **形态特征** 多年生直立草本。茎四方形。茎生叶对生，多3深裂，裂片边缘有不整齐锯齿，两面被硬毛。穗状花序细长，花冠5裂，雄蕊4，子房4室。果成熟时4瓣裂。花期6~8月，果期7~10月。

■ **功效主治** 干燥地上部分（马鞭草）：苦，凉；活血散瘀，解毒，利水，退黄，截疟。

▌实用验方▐

（1）风寒感冒：牡荆叶24克，或加鲜紫苏叶12克，煎服。

（2）预防中暑：本品干燥嫩叶6~9克，水煎代茶饮。

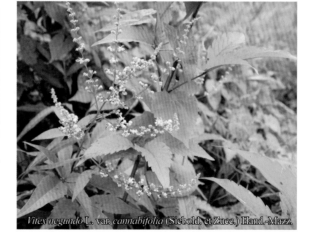

Vitex negundo L. var. *cannabifolia* (Siebold. et Zucc.) Hand.-Mazz.

【生境】 生于山坡路边灌丛中。

【分布】 分布于华东，以及河北、湖南、湖北、广东、广西、四川、贵州等地。

■ **形态特征** 落叶灌木或小乔木。掌状复叶对生，小叶5，少3，边缘有粗锯齿，表面绿色，背面淡绿色，常被柔毛。聚伞花序排成圆锥花序式，顶生；花冠二唇形。核果大部被宿萼包裹。花期6~7月，果期8~11月。

■ **功效主治** 新鲜叶（牡荆叶）：微苦、辛，平；祛痰，止咳，平喘；鲜用，供提取牡荆油用。

单叶蔓荆

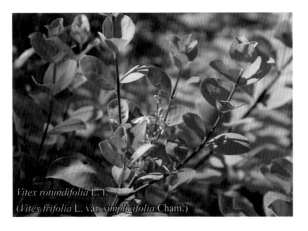

Vitex rotundifolia L. f.
(*Vitex trifolia* L. var. *simplicifolia* Cham.)

实用验方

（1）偏头痛：本品 10 克，菊花 8 克，川芎、甘草各 4 克，细辛、白芷各 3 克，水 500 毫升，煎取 200 毫升，每日 3 次。

（2）高血压头晕、头痛：本品 9 克，野菊花、钩藤、决明子各 12 克，煎服。

（3）目翳：本品 15 克，石决明 9 克，木贼 6 克，煎服。

【生境】生于沙滩、海边、湖畔。

【分布】分布于福建、台湾、广东、广西、云南等地。

■ **形态特征**　茎匍匐，节处常生不定根。单叶对生，倒卵形或近圆形，顶端钝圆或有短尖头，基部楔形，全缘。聚伞花序排成圆锥花序式，顶生，花冠二唇形，雄蕊 4。核果近球形，宿萼短。花期 7~8 月，果期 8~10 月。

■ **功效主治**　果实（蔓荆子）：辛、苦，微寒；疏散风热，清利头目。

蔓荆

别名：白叶

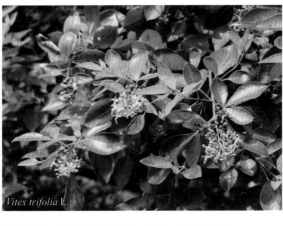

Vitex trifolia L.

实用验方

（1）偏头痛：本品 10 克，菊花 8 克，川芎、甘草各 4 克，细辛、白芷各 3 克，水 500 毫升，煎取 200 毫升，每日 3 次。

（2）高血压头晕、头痛：本品 9 克，野菊花、钩藤、决明子各 12 克，煎服。

（3）目翳：本品 15 克，石决明 9 克，木贼 6 克，煎服。

【生境】生于平原、河滩、疏林、村寨附近。

【分布】分布于福建、台湾、广东、广西、云南等地。

■ **形态特征**　落叶灌木，有香味。小枝四棱形。三出复叶对生，偶见单叶，小叶片全缘，背面密被灰白色绒毛。聚伞花序排成圆锥花序式，顶生，花冠二唇形，雄蕊 4。核果近球形，宿萼短。花期 7 月，果期 9~11 月。

■ **功效主治**　果实（蔓荆子）：辛、苦，微寒；疏散风热，清利头目。

藿香

| 实用验方 |

（1）夏季受暑，头昏胸闷，恶心，口中发黏，胃口不开：本品、佩兰各9克，砂仁、木香各4.5克，神曲6克，煎服。

（2）预防伤暑：本品、佩兰等量，取适量煎水当茶饮用。

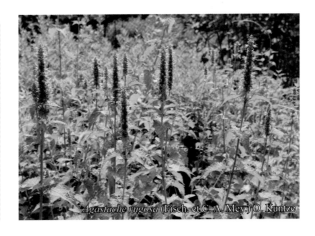

Agastache rugosa (Fisch. et C. A. Mey.) O. Kuntze

【生境】生于山坡或路旁，多栽培。

【分布】分布于广东、湖南、湖北、河南、陕西、河北等地。

■ **形态特征** 多年生直立草本。叶心状卵形至长圆状披针形，边缘具粗齿。轮伞花序组成顶生穗状花序，花萼管状倒圆锥形，花冠淡紫蓝色，二唇形，上唇直伸，雄蕊后对下倾，前对上升。小坚果先端具短硬毛。花期6~9月，果期9~11月。

■ **功效主治** 全草（藿香）：辛，微温；祛暑解表，化湿和胃。

金疮小草

别名：白毛夏枯草、筋骨草

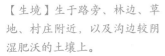

| 实用验方 |

（1）牙痛：取本品捣汁，搽痛处，再用酒送服少许。

（2）肺结核：本品晒干研粉，取6~9克服用，每日3次。

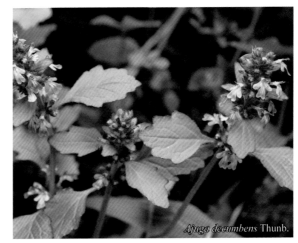

Ajuga decumbens Thunb.

【生境】生于路旁、林边、草地、村庄附近，以及沟边较阴湿肥沃的土壤上。

【分布】分布于华东、中南、西南地区。

■ **形态特征** 一年或二年生草本，具匍匐茎。叶匙形、倒卵状披针形或近长圆形，基生叶多。轮伞花序多花，排成假穗状花序，花萼5等裂，10脉，花冠筒内具毛环，雄蕊4。小坚果腹面具果脐。花期3~7月，果期5~11月。

■ **功效主治** 全草（筋骨草）：苦，寒；清热解毒，凉血消肿。

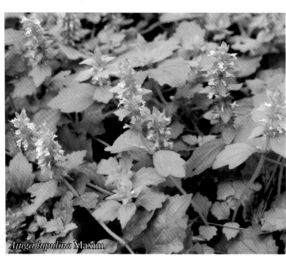

Ajuga lupulina Maxim.

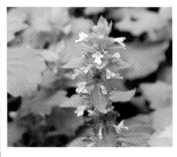

白苞筋骨草

【生境】生于河滩沙地、高山草地。

【分布】分布于河北、山西、甘肃、青海、四川、西藏等地。

■ **形态特征**　多年生粗壮草本。叶披针状长圆形，叶柄具狭翅。轮伞花序组成穗状聚伞花序，苞叶比花长，白黄色、白色或绿紫色，花萼 10 脉，花冠狭漏斗状，二唇形，雄蕊二强。小坚果背部具网状皱纹，果脐大。花期 7~9 月，果期 8~10 月。

■ **功效主治**　全草（忽布筋骨草）：苦、辛，寒；清热解毒，凉血消肿。

肾茶

别名：猫须草、猫须公

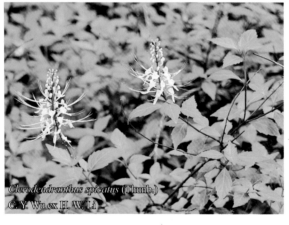

Clerodendranthus spicatus (Thunb.)
C. Y. Wu ex H. W. Li

实用验方

（1）肾炎，膀胱炎：本品 60 克，一点红、紫茉莉根各 30 克，煎服。

（2）尿道结石：本品、石韦各 30 克，茅莓根 90 克，葡萄 60 克，煎服。

【生境】生于海拔 700~1000 米的林下潮湿处或草地上，多为栽培。

【分布】分布于云南西双版纳、广西、海南、台湾、福建等地。

■ **形态特征**　多年生直立草本。叶卵形、菱状卵形或长卵形，边缘具粗牙齿或疏圆齿，齿端具短尖头，两面被短柔毛及腺点。轮伞花序 6 花，组成顶生总状花序，花萼和花冠二唇形，雄蕊和花柱长伸出。小坚果具皱纹。花、果期 5~11 月。

■ **功效主治**　全草：甘、淡、微苦，凉；清热利湿，通淋排石。

实用验方

（1）感冒发热：本品15克，云实根6克，煎服。

（2）白喉：本品鲜品捣烂取汁，每服10~30毫升，2~4小时服1次。

【生境】生于海拔1000米以下的山坡、草丛、路旁、沟边、灌丛中、林下。

【分布】分布于华东，以及湖北、湖南、广东、广西、云南等地。

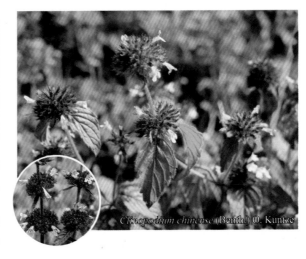

Clinopodium chinense (Benth.) O. Kuntze

■ **形态特征** 多年生草本。茎、叶、花序被毛。叶卵圆形，边缘具圆齿。轮伞花序多花密集，苞片针状，无明显中肋，花萼与花冠均二唇形，紫红色，花萼13脉，雄蕊4，常内藏，子房无毛。小坚果倒卵形。花期5~8月，果期8~10月。

■ **功效主治** 地上部分（断血流）：微苦、涩，凉；收敛止血。

实用验方

（1）发热身痛：本品、算盘子树、五谷草各6克，紫苏9克，食盐少许，煎服。

（2）暑热口臭：本品鲜品30克，煎服，或本品、佩兰、藿香各3克，煎服。

【生境】生于海拔最高为3400米的山地、林内、河岸、路旁。

【分布】除青海、新疆外，全国各地均有产。

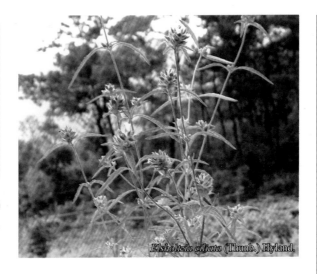

Elsholtzia ciliata (Thunb.) Hyland.

■ **形态特征** 直立草本。叶卵形或椭圆状披针形，边缘具锯齿。轮伞花序排成穗状，偏向一侧，花萼钟形，齿5，前2齿较长，花冠淡紫色，二唇形，雄蕊4，前对外伸，无毛。小坚果长圆形。花期7~10月，果期10月至次年1月。

■ **功效主治** 全草（土香薷）：辛，微温；发汗解暑，化湿利尿。

广防风

别名：马衣叶、防风草、野苏麻

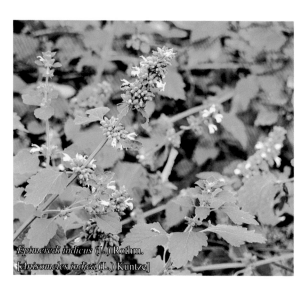

Epimeredi indicus (L.) Rothm.
[Anisomeles indica (L.) Kuntze]

实用验方

（1）感冒：本品、路边金各15克，煨水服。

（2）风湿骨痛：本品、云实根、香樟皮各15克，煨水服。

【生境】生于海拔40~2400米的热带及南亚热带地区的林缘或路旁等荒地上。

【分布】分布于西南，以及浙江南部、江西南部、福建、台湾、湖南南部、广东、广西等地。

■ **形态特征** 直立粗壮草本。茎贴生白色短柔毛。叶阔卵圆形。轮伞花序排成长穗伏花序，花萼钟形，齿5。花冠淡紫色，二唇形，雄蕊伸出，近等长，前对药室平行，后对药室退化，子房无毛。小坚果黑色。花期8~9月，果期9~11月。

■ **功效主治** 全草（落马衣）：辛、苦，平；祛风湿，消疮毒。

番柠檬草

别名：到手香、印度薄荷

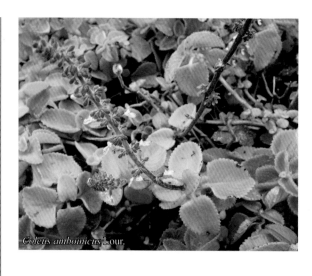

Coleus amboinicus Lour.

实用验方

（1）腹泻：本品根30克，煨水服。

（2）虫积腹痛：南鹤虱9克，南瓜子、槟榔各15克，煎服。

【生境】栽培。

【分布】原产于印度，在印度广泛栽培。广东民间偶有种植。

■ **形态特征** 多年生常绿草本，多分枝，全株密被灰白色长绒毛，具特殊香气。叶对生，近肉质，阔卵形至近圆形或肾形。轮伞花序多花，排成穗状花序，花冠上唇直立，下唇内凹，雄蕊花丝大部分合生成鞘。小坚果光滑。

■ **功效主治** 全草：清凉消炎，祛风解毒。

（1）肾炎水肿：本品、萹
蓄各30克，荠菜花15克，
煎服。

（2）湿热黄疸：本品60克，
婆婆针（鬼针草）75克，
煎服。

【生境】 生于海拔50~2000
米的林缘、疏林下、草地上、
溪边等阴湿处。

【分布】全国各地除甘肃、青
海、新疆、西藏外，均有分布。

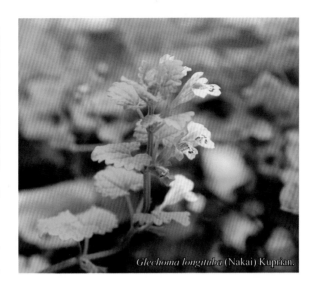

Glechoma longituba (Nakai) Kuprian.

■ **形态特征** 多年生草本，具匍匐茎，幼嫩部分被疏长柔毛。叶心形或近肾形，边缘具
圆齿。轮伞花序通常2花，花萼萼齿5，卵状三角形，雄蕊4，后对较长，花药2室略叉开。
小坚果长圆状卵形。花期4~5月，果期5~6月。

■ **功效主治** 地上部分（连钱草）：辛、微苦，微寒；利湿通淋，清热解毒，散瘀消肿。

跌打损伤：本品鲜品4~8克，
捣烂外敷患处。

【生境】生于海拔2700~4500
米的高原或高山上强度风化的
碎石滩中或石质高山草甸、河
滩地。

【分布】分布于甘肃、青海、
四川、云南、西藏等地。

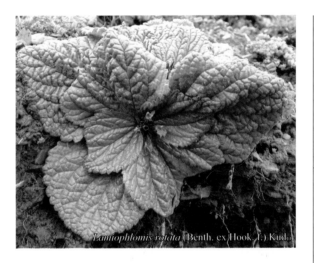

Lamiophlomis rotata (Benth. ex Hook. f.) Kudo

■ **形态特征** 多年生草本。根茎伸长。莲座叶常4枚，辐状交互对生，菱状圆形或肾形，
叶脉扇状。轮伞花序密集成有短葶的头状或短穗状花序，花萼管状，齿5，花冠二唇形，
雄蕊4，前对稍长。小坚果无毛。花期6~7月，果期8~9月。

■ **功效主治** 地上部分（独一味）：甘、苦，平；活血止血，祛风止痛。

益母草

別名：红花艾、坤草

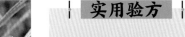

Leonurus artemisia (Lour.) S. Y. Hu
(*Leonurus japonicus* Houtt.)

实用验方

（1）痛经：本品30克，香附9克，水煎，冲酒服。

（2）产后恶露不下：本品鲜品捣烂绞汁，加入白酒适量，温热后服用。

【生境】生于山野荒地、田埂、草地、溪边等处。

【分布】分布于全国各地。

■**形态特征**　一年或两年生草本。茎被倒向糙伏毛。叶3深裂，裂片再羽裂。轮伞花序腋生，花萼不明显二唇形，花冠筒内具毛环，雄蕊4，前对较长。小坚果具三棱，顶端截平。花期6~9月，果期7~10月。

■**功效主治**　地上部分（益母草）：苦、辛，微寒；活血调经，利尿消肿，清热解毒；孕妇慎用。果实（茺蔚子）：辛、苦，微寒；活血调经，清肝明目；瞳孔散大者慎用。

地瓜儿苗

地笋

別名：毛叶地瓜儿苗、泽兰、

Lycopus lucidus Turcz. ex Benth. var. *hirtus* Regel

实用验方

（1）经闭腹痛：泽兰、铁刺菱各9克，马鞭草、益母草各15克，土牛膝3克，煎服。

（2）黄疸：地笋、赤小豆各60克，水煎当茶饮。

【生境】生于沼泽地、水边等潮湿处。

【分布】分布于全国大部分地区。

■**形态特征**　多年生直立草本。茎棱被向上小硬毛，节密集硬毛。叶披针形，两端渐狭，边缘具锐齿，上面密被细刚毛状硬毛，下面肋及脉上被刚毛状硬毛。轮伞花序圆球形，花冠白色，不明显二唇形。小坚果短于花萼。

■**功效主治**　地上部分（泽兰）：苦、辛，微温；活血调经，祛瘀消痈，利水消肿。根茎（地笋）：甘、辛，平；化瘀止血，益气利水。

薄荷

别名：野薄荷、南薄荷

实用验方

（1）眼睑红肿溃烂：本品用生姜汁浸一夜，晒干研粉，每次用3克，热水浸泡冲洗。

（2）麻疹不透，瘙痒：本品叶、荆芥、防风各10克，蝉蜕6克，煎服。

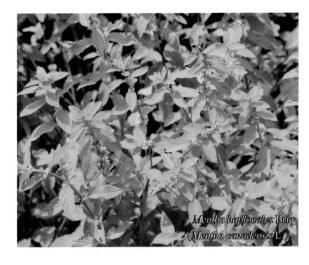

Mentha haplocalyx Briq
（*Mentha canadensis* L.）

【生境】生于溪沟边、路旁及山野湿地，或栽培。

【分布】分布于全国各地。

■ **形态特征** 多年生芳香草本。茎多分枝。叶两面被微柔毛，边缘疏生粗大牙齿状锯齿。轮状花序腋生，花萼5等裂，花冠上裂片2裂，雄蕊4，前对较长。小坚果卵球形，具小腺窝。花期7~9月，果期10月。

■ **功效主治** 地上部分（薄荷）：辛，凉；疏散风热，清利头目，利咽，透疹，疏肝行气；后下。

留兰香

别名：绿薄荷、土薄荷

实用验方

（1）胃痛：本品、茴香根、橘皮、佛手柑、生姜各适量，煎服。

（2）风寒咳嗽：本品鲜品15~30克，煎服。

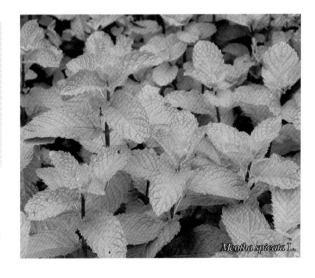

Mentha spicata L.

【生境】多栽培，有野生。

【分布】河北、江苏、浙江、广东、广西等地有栽培，或亦有野生，新疆有野生。

■ **形态特征** 多年生草本，植株亮绿色，近无毛。叶近无柄，叶缘具不规则锐锯齿。轮伞花序组成顶生穗状花序，花萼不明显5裂，花冠上裂片近全缘，雄蕊4，近等长。小坚果卵形。花期7~9月，果期9~10月。

■ **功效主治** 全草：辛，微温；解表，和中，理气。

凉粉草

别名：仙人草、仙人冻

Mesona chinensis Benth.

【生境】生于坡地、沟谷的小杂草丛中。

【分布】分布于浙江、江西、台湾、广东、广西等地。

■ **形态特征** 一年生草本。叶狭卵圆形至阔卵圆形或近圆形。轮伞花序组成顶生总状，花萼上唇3裂，下唇全缘，花冠下唇舟状，雄蕊4，斜伸出，后对花丝基部齿状附属器具硬毛，子房4全裂。小坚果长圆形。花、果期7~10月。

■ **功效主治** 地上部分：甘、淡、寒；消暑，清热，凉血，解毒。

石香薷

别名：华荠苎

Mosla chinensis Maxim.

【生境】 野生于草坡或林下，海拔至1400米。

【分布】分布于华东、中南，以及台湾、贵州等地。

■ **形态特征** 直立草本。叶线状长圆形至线状披针形。总状花序头状，苞片覆瓦状排列，萼齿5，钻形，花冠紫红、淡红至白色，二唇形，雄蕊及雌蕊内藏，花盘前方呈指状膨大。小坚果无毛。花期6~9月，果期7~11月。

■ **功效主治** 地上部分（香薷）：辛，微温；发汗解表，化湿和中。

实用验方

（1）消化不良，腹胀：本品全草 30 克，煎服。

（2）麻疹透发不畅：本品果实 9 克，煎服。

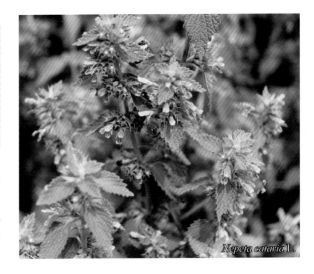

Nepeta cataria L.

【生境】生于海拔 2500 米以下的宅旁或灌丛中，亦有栽培。

【分布】分布于西南，以及河北、山西、陕西、甘肃、新疆、山东、河南、湖北等地。

■ **形态特征**　多年生植物。叶卵状至三角状心脏形，边缘具粗圆齿或牙齿。聚伞花序，下部的腋生，上部的组成顶生分枝圆锥花序，萼齿锥形，花冠白色，下唇有紫点，中裂片具粗牙齿，雄蕊内藏。小坚果光滑。花期 7~9 月，果期 9~10 月。

■ **功效主治**　全草（心叶荆芥）：辛，凉；疏风清热，活血止血。

实用验方

（1）感冒风寒，头痛胸闷：本品、生姜，煎水，加红砂糖服用。

（2）中暑：本品 9 克，滑石 18 克，甘草 3 克，煎服。

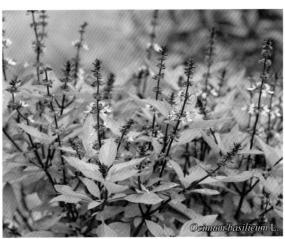

Ocimum basilicum L.

【生境】多栽培。

【分布】全国各地多有栽培。在长江以南地区有逸为野生。

■ **形态特征**　一年生芳香草本。叶卵形或卵状披针形，两面绿色，近无毛，下面具腺点。轮伞花序具 6 花，交互对生排成总状花序，花萼上唇中齿近圆形，雄蕊后对花丝基部具齿和微柔毛。小坚果具凹陷腺体。花期 6~9 月，果期 7~10 月。

■ **功效主治**　全草：辛、甘，温；疏风解表，化湿和中，行气活血，解毒消肿。根：苦，平；收湿敛疮。

牛至

别名：土茵陈、小叶薄荷

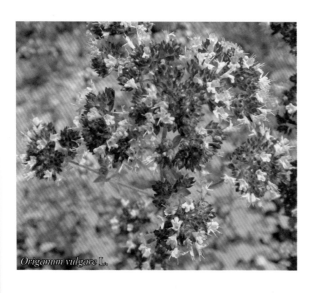

Origanum vulgare L.

实用验方

（1）白带异常：本品、硫黄各9克，煎服。

（2）月经不调：本品9~15克，煎服。

【生境】生于海拔500~3600米的山坡、林下、草地、路旁。

【分布】分布于西南，以及陕西、甘肃、新疆、江苏、安徽、浙江、江西、福建、台湾、河南、湖北、湖南、广东、西藏等地。

■ **形态特征**　多年生芳香草本或亚灌木。根茎斜生。茎略带紫色，被短柔毛。叶两面被柔毛及凹陷腺点。雌花和两性花异株，伞房状圆锥花序，花萼5等裂，雄蕊4。小坚果卵圆形。花期7~9月，果期9~12月。

■ **功效主治**　全草：辛、微苦，凉；解表，理气，清暑，利湿。

紫苏

Perilla frutescens (L.) Britton

实用验方

（1）感冒发热：紫苏叶、防风、川芎各4.5克，陈皮3克，甘草1.8克，加生姜2片，煎服。

（2）小儿、老人久咳气喘：紫苏子3克，甜杏仁（去皮、尖）30克，研成粉末，小儿用3克，温开水送服，老人用9克，加蜂蜜少许。

【生境】野生或栽培。

【分布】全国各地广泛栽培。

■ **形态特征**　一年生直立芳香草本，全株被柔毛。叶缘具粗锯齿，两面绿色或紫色，或仅下面紫色。轮伞花序2花，组成偏向一侧的假总状花序，花萼二唇形，花冠上唇微缺，雄蕊4。小坚果具网纹。花期8~11月，果期8~12月。

■ **功效主治**　叶（紫苏叶）：辛，温；解表散寒，行气和胃。茎（紫苏梗）：辛，温；理气宽中，止痛，安胎。果实（紫苏子）：辛，温；降气化痰，止咳平喘，润肠通便。

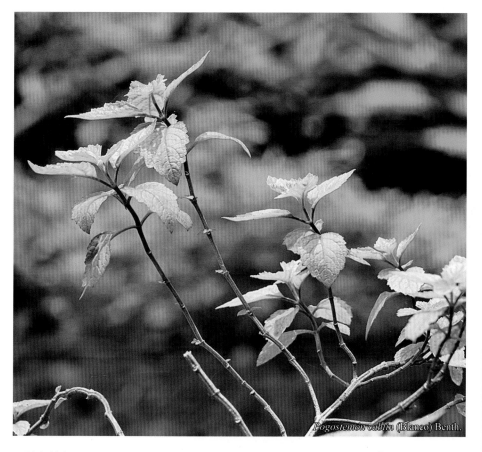

Pogostemon cablin (Blanco) Benth.

■ **形态特征**　多年生芳香草本或半灌木，全株被绒毛。茎直立，多分枝。叶对生，草质，圆形或宽卵圆形，边缘不规则齿裂。轮伞花序 10 至多花，排成穗状花序，花萼长 7~9 毫米，花冠紫色，雄蕊 4，具髯毛。花期 4 月。

■ **功效主治**　地上部分（广藿香）：辛，微温；芳香化浊，和中止呕，发表解暑。

【生境】栽培。

【分布】分布于福建、台湾、广东、海南等地。

实用验方

（1）暑月吐泻：本品 10 克，滑石（炒）72 克，丁香 2 克，制为末，每次服 4~8 克，米泔调服。

（2）急性胃肠炎，四时感冒属湿滞脾胃：本品 90 克，大腹皮、白芷、紫苏、茯苓（去皮）各 30 克，半夏曲、白术、陈平、厚朴（去粗皮，姜汁炙）、桔梗各 60 克，炙甘草 75 克，上为细末，每服 9 克，生姜、大枣煎汤送服，或作汤剂，加生姜、大枣，煎服。

夏枯草

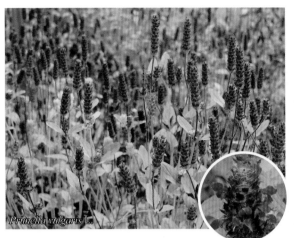

Prunella vulgaris L.

实用验方

（1）急性化脓性乳腺炎初起：本品、蒲公英等量，酒煎服。

（2）肝虚所致的眼疼流泪、怕光：本品15克，香附子30克，研成粉末，每次3克，茶水冲服，每日数次。

【生境】生于荒地、路旁及山坡草丛中。

【分布】分布于全国大部分地区。

■ **形态特征**　多年生草本。根状茎匍匐。叶卵状长圆形或卵圆形。轮伞花序密集成顶生假穗状花序，果时花萼喉部被下唇封闭，花冠略超出于萼，雄蕊4，前对较长。小坚果微具沟纹。花期4~6月，果期7~10月。

■ **功效主治**　果穗（夏枯草）：苦、辛，寒；清肝泻火，明目，散结消肿。

蓝萼香茶菜

别名：倒根野苏、香茶菜

Rabdosia japonica (Burn. f.) H. Hara var. *glaucocalyx* (Maxim.) Hara
[*Isodon japonicus* (Burn.f.) H. Hara var. *glaucocalyx* (Maxim.) H. W. Li]

实用验方

食欲不振，消化不良：本品30克，水煎，每日服2次。

【生境】生于山谷、林下、草丛中。

【分布】分布于东北，以及河北、山西、山东等地。

■ **形态特征**　多年生草本。叶先端具卵形或披针形而渐尖的顶齿，边缘有钝锯齿，两面疏被短柔毛及腺点。聚伞花序圆锥状，花萼二唇形，常带蓝色，外面密被贴生微柔毛，花冠下唇内凹。小坚果顶端具疣状凸起。花期7~8月，果期9~10月。

■ **功效主治**　全草或叶（倒根野苏）：苦，凉；健胃消食，清热解毒。

唇形科

实用验方

（1）痢疾，肠炎：本品鲜叶捣汁，每次5毫升，开水冲服，或用9~15克，煎服，或干品研粉装胶囊内，每次服1~2丸。

（2）癃闭：本品鲜品60克，鲜石韦、鲜车前草各30克，煎服。

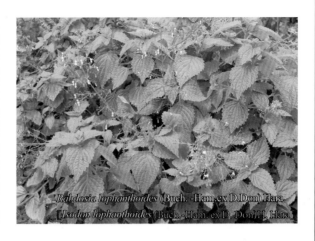

Rabdosia lophanthoides (Buch.-Ham.ex D.Don) Hara
[*Isodon lophanthoides* (Buch.-Ham. ex D. Don) H. Hara]

【生境】喜生于山坡、沟边、河旁、林下潮湿处。

【分布】分布于西南，以及浙江、江西、福建、湖北、湖南、广东、海南、广西等地。

■ **形态特征** 多年生柔弱草本。具球形小块根。植株各部尤其萼上略被具节长柔毛或卷曲糙硬毛至微柔毛及近无毛。叶先端钝，边缘具圆齿。聚伞花序圆锥状，萼齿5，二唇形，花冠白色或粉红色，具紫色斑点。花、果期8~12月。

■ **功效主治** 全草（线纹香茶菜）：苦，寒；清热解毒，利湿退黄，散瘀消肿。

实用验方

（1）急性黄疸性肝炎：本品、马蹄金、鸡骨草、车前草各30克，煎服。

（2）急性胆囊炎：本品30克，龙胆草9克，山栀子12克，煎服。

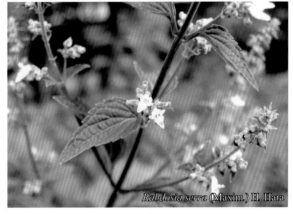

Rabdosia serra (Maxim.) H. Hara

【生境】常丛生于山坡、路旁、田边、溪旁、河岸、草灌丛中。

【分布】分布于东北，以及山西、陕西、甘肃、江苏、安徽、浙江、江西、福建、台湾、河南、湖南、广东、广西、四川、贵州等地。

■ **形态特征** 多年生草本。叶对生，卵圆形或卵状披针形，边缘具内弯粗锯齿，两面仅脉上被微柔毛。聚伞花序组成顶生圆锥花序，花萼5等裂，萼齿长三角形，与萼筒近等长，雄蕊内藏。小坚果先端具腺点及白色髯毛。花、果期8~10月。

■ **功效主治** 全草：苦，寒；清热解毒，利湿退黄，散瘀消肿。

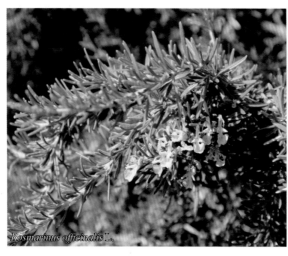

Rosmarinus officinalis L.

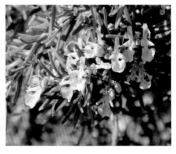

【生境】原产于欧洲及非洲地中海沿岸。

【分布】我国引种栽培于园圃中。

■ **形态特征** 灌木。老茎栓层块状剥落。叶簇生，线形，全缘，边缘外卷，上面近无毛，下面密被白色星状绒毛。花对生，在短枝顶端组成总状花序，花萼和花冠二唇形，雄蕊2。小坚果具一油质体。花期11月。

■ **功效主治** 全草：辛，温；发汗，健脾，安神，止痛。

别名：逐乌、郁蝉草、赤丹参

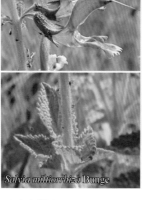

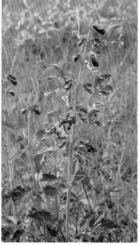

Salvia miltiorrhiza Bunge

实用验方

（1）痛经：本品15克，郁金6克，水煎，每日1剂，分2次服。

（2）经血涩少，产后瘀血腹痛，经闭腹痛：本品、益母草、香附各9克，煎服。

【生境】生于海拔120~1300米山坡、林下草地或沟边。

【分布】分布于辽宁、河北、山西、陕西、宁夏、甘肃、河南、山东、江苏、浙江、安徽、福建、江西、湖北、湖南、四川、贵州等地。

■ **形态特征** 多年生直立草本。根肉质，外面朱红色。奇数羽状复叶，小叶两面被疏柔毛，下面较密。轮伞花序排成总状花序，花萼钟形，花冠紫蓝色，冠筒外伸，内具毛环。小坚果椭圆形。花期4~8月，花后见果。

■ **功效主治** 根及根茎（丹参）：苦，微寒；活血祛瘀，通经止痛，清心除烦，凉血消痈；不宜与藜芦同用。

实用验方

（1）小儿高热：本品15克，鸭跖草30克，煎服。

（2）痈肿疮毒：本品、银花藤、野菊花各30克，煎服。

（3）咯血，吐血，尿血：本品鲜根15~30克，瘦猪肉60克，炖汤服。

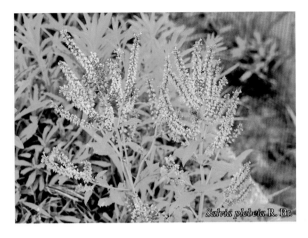

Salvia plebeia R. Br.

【生境】 生于山坡、路旁、荒地、河边湿地上，海拔可至2800米。

【分布】除新疆、甘肃、青海、西藏外，几乎分布于全国各地。

■ **形态特征** 一年或二年生直立草本，多分枝。主根肥厚。叶椭圆状卵圆形或椭圆状披针形。轮伞花序6花，密集成顶生总状或圆锥花序，能育雄蕊2，药隔下臂联合。小坚果倒卵圆形。花期4~5月，果期6~7月。

■ **功效主治** 全草（荔枝草）：苦、辛，凉；清热解毒，凉血散瘀，利水消肿。

实用验方

（1）风热头痛：本品穗、石膏等量，研末，每服10克，茶调下。

（2）风痰上攻，头目昏眩，咽喉疼痛，涎涕稠黏：本品穗72克，牛蒡子（炒）、薄荷各36克，研末，食后服。

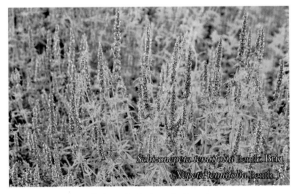

Schizonepeta tenuifolia Benth. Briq.
(Nepeta tenuifolia Benth.)

【生境】生于海拔540~2700米山坡路旁、山谷、林缘，多栽培，亦有野生。

【分布】分布于黑龙江、辽宁、山西、陕西、甘肃、青海、河南、四川、贵州等地。

■ **形态特征** 一年生草本。叶常指状三裂，裂片披针形，全缘。轮伞花序组成顶生间断的穗状花序，花萼15脉，齿5。花冠青紫色，二唇形，雄蕊4，后对较长，均内藏，花药蓝色。小坚果长圆状三棱形。花期7~9月，果期在9月以后。

■ **功效主治** 地上部分（荆芥）和花穗（荆芥穗）：辛，微温；解表散风，透疹，消疮。荆芥炒炭法炮制加工品（荆芥炭）和荆芥穗炒炭法炮制加工品（荆芥穗炭）：辛、涩，微温；收敛止血。

黄芩

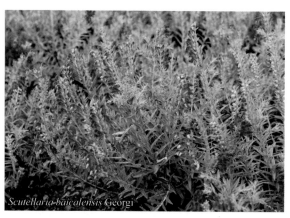

Scutellaria baicalensis Georgi

实用验方

（1）小儿心热惊啼：本品（去黑心）、人参各 0.3 克，制为散，每次服 0.4 克，竹叶汤调服。

（2）泌尿系统感染，痢疾，感染性炎症：本品、黄柏各 6 克，黄连、栀子各 9 克，煎服。

【生境】生于海拔 60~2000 米的向阳干燥山坡、荒地上，常见于路边。

【分布】分布于东北，以及内蒙古、河北、山西、陕西、甘肃、山东、河南等地。

■ **形态特征**　多年生草本。根茎肥厚。叶披针形至线状披针形，全缘，下面密被凹腺点。总状花序顶生，聚成圆锥花序，花萼具盾片，唇形花冠紫、紫红至蓝色，上唇盔状，雄蕊 4，前对较长。小坚果具瘤。花期 7~8 月，果期 8~9 月。

■ **功效主治**　根（黄芩）：苦，寒；清热燥湿，泻火解毒，止血，安胎；脾胃虚寒、少食便溏者禁服。

半枝莲

别名：狭叶韩信草

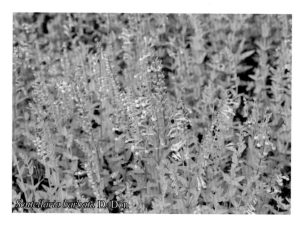

Scutellaria barbata D. Don

实用验方

（1）咽喉肿痛：本品鲜品 20 克，鲜马鞭草 24 克，食盐少许，煎服。

（2）癌症：本品、野葡萄根各 30 克，藤梨根 120 克，水杨梅根 60 克，白茅根、凤尾草、半边莲各 15 克，煎服。

【生境】生于溪沟边、田边、湿润草地上。

【分布】分布于华东、华南、西南，以及河北、陕西南部、河南、湖北、湖南等地。

■ **形态特征**　一二年生直立草本。根茎短粗。叶三角状卵圆形或卵圆状披针形，边缘具浅牙齿，两面沿脉疏被紧贴毛或几无毛。花单生叶腋内，花萼具盾片，花冠紫蓝色，2 唇形，雄蕊 4，前对较长。小坚果具小疣状突起。花、果期 4~7 月。

■ **功效主治**　全草（半枝莲）：辛、苦，寒；清热解毒，化瘀利尿。

别名：大力草、耳挖草

实用验方

（1）跌打损伤：本品鲜品60克，捣烂，绞汁，炖酒服。

（2）吐血，咯血：本品鲜品30克，捣烂绞汁，调冰糖炖服。

【生境】生于海拔1500米以下的山地、丘陵地、疏林下、路旁空地及草地上。

【分布】分布于陕西、江苏、安徽、浙江、江西、福建、台湾、河南、湖南、广东、广西、四川、贵州、云南等地。

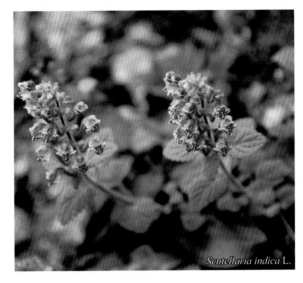

Scutellaria indica L.

■ **形态特征** 多年生草本，全体被毛。叶先端钝或圆，基部浅心形至心形，边缘具细圆齿。花对生，集成顶生总状花序，花萼果时增大，花冠2唇形，雄蕊4，子房具短柄。小坚果卵形，具小瘤。花、果期2~6月。

■ **功效主治** 全草：苦、辛、寒；清热解毒，活血止痛，止血消肿。

百里香

实用验方

（1）百日咳，喉头肿痛：本品、三颗针、车前草各9克，煎服。

（2）不思饮食，泄泻：本品15克，滑石30克，甘草6克，麦芽12克，煎服。

【生境】生于山地、溪旁、杂草丛中。

【分布】分布于河北、山西、陕西、甘肃、青海等地。

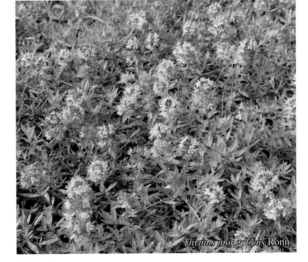

Thymus mongolicus Ronn.

■ **形态特征** 半灌木。不育枝从茎的末端或基部生出。叶卵圆形，多全缘，无毛，脉纤细，在下面微突起。头状花序，花萼上唇齿短，三角形，花冠紫红、紫或淡紫、粉红色，雄蕊4。小坚果压扁状，光滑。花期7~8月。

■ **功效主治** 全草（地椒）：辛、平、小毒；祛风止咳，健脾行气，利湿通淋；用量9~12克。

三分三

别名：野旱烟、山茄子

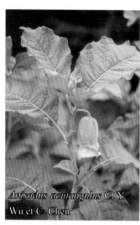

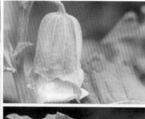

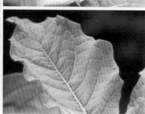

Anisodus acutangulus C. Y. Wu et C. Chen

（1）胃痛，风湿痛，跌打损伤：本品 0.9 克，煎服，或研粉开水冲服，也可撒在膏药上贴患处。

（2）整复骨折时麻醉止痛：本品研粉，用酒调匀外敷患处，3~5 分钟后即可行骨折整复。

【生境】生于海拔 2700~3100 米的林缘、草地和阴湿处。

【分布】分布于四川、云南西北部等地。

■ **形态特征**　多年生草本，无毛。主根粗大。单叶，卵形或椭圆形，全缘或微波状。花单生，淡黄绿色，下垂，花冠漏斗状钟形，裂片分离，基部耳状。蒴果被宿萼紧包。花期 6~7 月，果期 10~11 月。

■ **功效主治**　根、叶：苦、辛，温，大毒；解痉镇痛，祛风除湿；用量 0.6~0.9 克。

颠茄

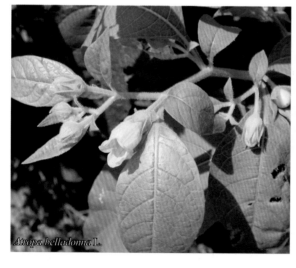

Atropa belladonna L.

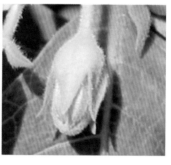

【生境】我国南北药物种植场有栽培。

【分布】主产于北京、山东烟台、浙江温州等地。

■ **形态特征**　多年生或栽培为一年生直立草本。叶互生或大小不等 2 叶双生，卵形、卵状椭圆形或椭圆形。花单独腋生，花萼在花后稍增大，花冠筒状钟形，下部黄绿色，上部淡紫色。浆果紫黑色。花、果期 6~9 月。

■ **功效主治**　全草（颠茄草）：解痉止痛，抑制分泌，抗胆碱；制为酊剂或片剂。

实用验方

（1）冻疮初起：本品果实适量，煎水温洗。

（2）疟疾：本品嫩叶捣烂，于疟疾发作前2小时外敷双侧列缺、涌泉穴。

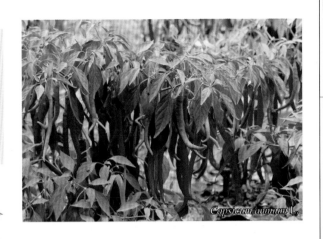

Capsicum annuum L.

【生境】栽培。

【分布】分布于我国大部分地区。

■**形态特征** 一年生或有限多年生草本。单叶互生，枝顶端双生或簇生状，全缘。花单生，俯垂，花萼杯状，5齿极短，花冠辐状，白色，花药分离，蓝紫色。浆果少汁液，味辣。种子扁肾形。花、果期5~11月。

■**功效主治** 果实（辣椒）：辛、热；温中散寒，开胃消食。茎：辛、甘、热；散寒除湿，活血化瘀。叶：苦，温；消肿活络，杀虫止痒。根：辛、甘、热；散寒除湿，活血消肿。

实用验方

（1）慢性支气管炎：本品花0.1克，金银花、远志、甘草各0.5克（每丸含量），研末，加蜂蜜制成蜜丸，每次1丸，每日2次，连服1月。

（2）跌打损伤：本品种子3克，泡酒180毫升，每次服10毫升，或本品鲜叶捣烂外敷。

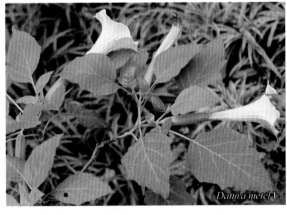

Datura metel L.

【生境】生于山坡、草地、住宅附近。

【分布】分布于江苏、浙江、福建、湖北、广东、广西、四川、贵州、云南等地；上海、南京等地有栽培。

■**形态特征** 一年生直立草本，半灌木状，全体近无毛。叶卵形或广卵形。花单生，花萼筒状，花冠长漏斗状，长14~20厘米，裂片顶端有小尖头，雄蕊5。蒴果近球状或扁球状，疏生粗短刺，不规则4瓣裂。花、果期3~12月。

■**功效主治** 花、种子、叶、根入药。功效同"木本曼陀罗"项下。

别名：白曼陀罗、白花曼陀罗

茄科

木本曼陀罗

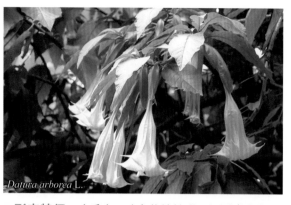

Datura arborea L.

| 实用验方 |

慢性支气管炎：本品花 0.1 克，金银花、远志、甘草各 0.5 克（每丸含量），研末，加蜂蜜制成蜜丸，每次 1 丸，每日 2 次，连服 1 月。

【生境】栽培。

【分布】北京、青岛等地有栽培，冬季放在温室，福州、广州、云南西双版纳等地区则终年可在户外栽培生长。

■ **形态特征**　小乔木。叶卵状披针形、矩圆形或卵形，两面有微柔毛。花单生，俯垂，花萼筒状，中部稍膨胀，裂片长三角形，花冠白色，脉纹绿色，长漏斗状，长达 23 厘米。浆果状蒴果，表面平滑，广卵状。

■ **功效主治**　花（洋金花）：辛，温，有毒；平喘止咳，解痉定痛；用量 0.3~0.6 克；孕妇、外感及痰热咳喘者、青光眼、高血压及心动过速者禁用。种子（曼陀罗子）：辛、苦，温，有毒；平喘，祛风，止痛；用量 0.15~0.3 克。叶（曼陀罗叶）：苦、辛，温，有毒；镇咳平喘，止痛拔脓；用量 0.3~0.6 克。根（曼陀罗根）：辛、苦，温，有毒；镇咳，止痛，拔脓；用量 0.9~1.5 克。

毛曼陀罗

Datura innoxia Mill.

| 实用验方 |

跌打损伤：本品种子 3 克，泡酒 180 毫升，每次服 10 毫升，或本品鲜叶捣烂外敷。

【生境】生于山坡、草地、住宅附近。原为栽培种，现村边路旁沙质地上也见有野生。

【分布】分布于辽宁、河北、江苏、浙江、河南等地。

■ **形态特征**　一年生直立草本或半灌木状，全体密被细腺毛和短柔毛。叶广卵形。花单生，直立或斜升，花萼圆筒状，5 裂，花冠长漏斗状和喇叭状。蒴果俯垂，不规则 4 瓣裂，密生有韧曲性的细针刺和白柔毛。花、果期 6~9 月。

■ **功效主治**　花、种子、叶、根入药，功效、禁忌同"木本曼陀罗"项下。

实用验方

（1）慢性支气管炎：本品花 0.1 克，金银花、远志、甘草各 0.5 克（每丸含量），研末，加蜂蜜制成蜜丸，每次 1 丸，每日 2 次，连服 1 月。

（2）跌打损伤：本品种子 3 克，泡酒 180 毫升，每次服 10 毫升，或本品鲜叶捣烂外敷。

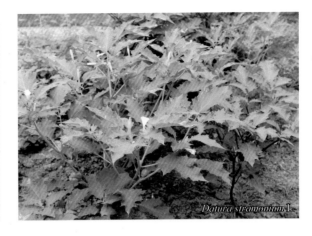

Datura stramonium L.

【生境】生于山坡、草地、住宅附近。原为栽培种，现村边路旁沙质地上也见有野生。

【分布】分布于江苏、浙江、福建、湖北、广东、广西、四川、贵州、云南、上海等地。

■ **形态特征**　草本或半灌木状，全体近平滑或幼嫩部分被短柔毛。叶广卵形。花单生，直立，花萼筒状，具 5 棱角，裂片 5，花后自近基部断裂，花冠漏斗状。蒴果直立，被硬针刺或有时无刺，规则 4 瓣裂。花期 6~10 月，果期 7~11 月。

■ **功效主治**　花、种子、叶、根入药。功效、禁忌同"木本曼陀罗"项下。

实用验方

支气管炎：莨菪叶、三颗针、金刚骨等量，为末，每次服 0.35 克。

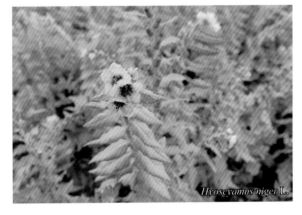

Hyoscyamus niger L.

【生境】生于村边、山野、路旁、宅旁等处。

【分布】分布于东北、华北、西北，以及山东、安徽、河南、四川、西藏等地。

■ **形态特征**　二年生草本，全体被粘腺毛。莲座叶边缘有粗牙齿或羽状浅裂，茎生叶羽状浅裂或深裂。花在茎中部以下单生叶腋，在茎上端聚成蝎尾式总状花序，花冠钟状，黄色而脉纹紫堇色。蒴果包于坛状宿萼内。夏季开花结果。

■ **功效主治**　种子（天仙子）：苦、辛，温，有大毒；解痉止痛，平喘，安神；用量 0.06~0.6 克；心脏病、心动过速、青光眼患者及孕妇禁用。叶（莨菪叶）：苦，寒，大毒；镇痛，解痉；用量 0.1~0.16 克；心脏病、心力衰竭者忌用。根（莨菪根）：苦、辛，寒，有毒；截疟，攻毒，杀虫；用量 0.3~0.6 克。

宁夏枸杞

别名：中宁枸杞、枸杞

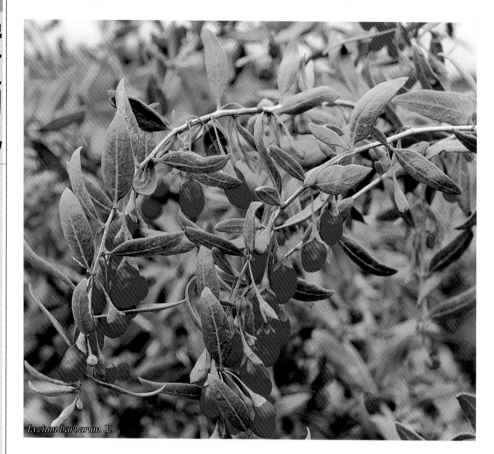

Lycium barbarum L.

■ **形态特征** 多棘刺灌木。叶互生或簇生，披针形或长椭圆状披针形。花单生、双生或与叶簇生，花萼钟状，常2中裂，花冠漏斗状，紫堇色，筒部长于檐部裂片，裂片无缘毛。浆果红色或橙色。花、果期5~10月。

■ **功效主治** 果实（枸杞子）：甘，平；滋补肝肾，益精明目。根皮（地骨皮）：甘，寒；凉血除蒸，清肺降火。嫩茎叶（枸杞叶）：苦、甘，凉；补虚益精，清热明目。

【生境】生于沟崖、山坡、灌溉地埂、水渠边等处，野生和栽培均有。
【分布】分布于华北、西北等地，其他地区也有栽培。

实用验方

（1）劳伤虚损：枸杞子300克，干地黄、天冬各100克，捣成泥，晒干，用蜜和为弹子大小药丸，每日服食。
（2）鸡眼，胼胝：地骨皮、红花研末，每用3~5克加植物油调成糊状，外敷患处。
（3）视力减退，夜盲：枸杞叶60克，柄猪草30克，夜明砂9克，猪肝120克，煎服。

▎实用验方▎

（1）劳伤虚损：枸杞子300克，干地黄、天冬各100克，捣成泥，晒干，用蜜和为弹子大小药丸，每日服食。

（2）视力减退，夜盲：枸杞叶60克，柄猪草30克，夜明砂9克，猪肝120克，煎服。

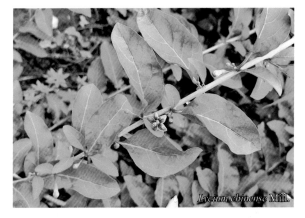

Lycium chinense Mill.

【生境】生于山坡、田埂、丘陵地带。

【分布】分布于全国大部分地区。

■ **形态特征** 多棘刺灌木。叶互生或簇生，卵形、卵状菱形、长椭圆形、卵状披针形。花单生、双生或同叶簇生，花萼常3中裂或4~5齿裂，花冠漏斗状，淡紫色，筒部稍短于或近等于檐部裂片，裂片有缘毛。浆果红色。花、果期6~11月。

■ **功效主治** 果实（枸杞子）：甘，平；滋补肝肾，益精明目。根皮（地骨皮）：甘，寒；凉血除蒸，清肺降火。嫩茎叶（枸杞叶）：苦、甘，凉；补虚益精，清热明目。

▎实用验方▎

（1）发热：本品9克，水煎冷服。

（2）热淋：本品、车前子各9克，煎服。

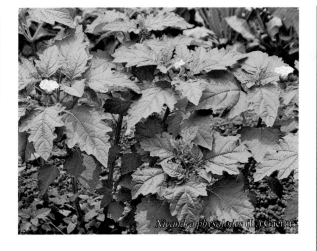

Nicandra physalodes (L.) Gaertn.

【生境】生于田边、荒地、住宅区。

【分布】分布于我国南北各地，河北、甘肃、四川、贵州、云南、西藏等地有逸为野生。

■ **形态特征** 一年生直立草本。叶互生，卵形或椭圆形，边缘有具圆缺的粗齿或浅裂，两面被疏毛。花单朵腋生，花萼5深裂，裂片基部心状箭形，有2锐耳片，花冠钟状，浅蓝色，檐部有折襞。浆果黄色。花、果期夏秋季。

■ **功效主治** 全草、果实、花（假酸浆）：甘、微苦，平，小毒；清热解毒，利尿，镇静；全草或花3~9克，鲜品15~30克，果实1.5~3克。

挂金灯

别名：锦灯笼、灯笼草

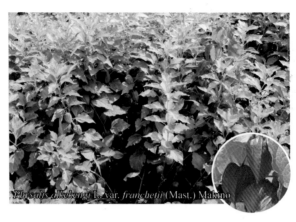

Physalis alkekengi L. var. *franchetii* (Mast.) Makino

实用验方

（1）疟疾：酸浆根 7 株，去梗叶，洗净，连须切碎，酒 2 碗，煮鸭蛋 2 枚，同酒吃。

（2）疝气：鲜酸浆根 36 克，青壳鸭蛋 1 个，水、酒各半炖服，日服 1 次。

（3）热咳咽痛：本品为末，温水冲服，并以醋调敷喉外。

【生境】生于路旁及田野草丛中，也有栽培作观赏植物者。

【分布】全国大部分地区均有分布。

■ **形态特征**　多年生草本。茎节膨大。叶仅叶缘有短毛。花单生，花梗近无毛或仅有稀疏柔毛，花萼裂片密生毛，筒部毛被稀疏，花冠辐状，白色，子房 2 室。浆果橙红色，果梗及果萼无毛，果萼完全包围浆果。花期 5~9 月，果期 6~10 月。

■ **功效主治**　果实（酸浆）：酸、苦、寒；清热，解毒，利尿。根（酸浆根）：酸、苦、寒；清热，利水。

苦蘵

别名：灯笼泡、灯笼草

Physalis angulata L.

实用验方

（1）大头风，头面浮肿发亮，起疙瘩块，作痒：本品茎叶 60 克，煎水，放面盆内，用布围住熏之。

（2）急性支气管炎：苦蘵果实 90 克，甘草 9 克，牛蒡子、胖大海各 15 克，煎服。

【生境】生于山谷林下及村边路旁。

【分布】分布于华东、华中、华南、西南等地。

■ **形态特征**　一年生草本，被疏短柔毛或近无毛。叶卵形至卵状椭圆形，基部阔楔形或楔形。花萼裂片披针形，花冠淡黄色，喉部常有紫色斑纹，花药蓝紫色，有时黄色。浆果，果萼直径 1.5~2.5 厘米。花、果期 5~12 月。

■ **功效主治**　全草（苦蘵）：苦、酸、寒；清热，利尿，解毒，消肿。果实（苦蘵果实）：酸、平；解毒，利湿。根（苦蘵根）：苦、寒；利水通淋。

別名：山甜菜、蔓茄、白毛藤、鬼目

实用验方

（1）急性肝炎：本品30克，栀子、白芍、茯苓各9克，茵陈24克，煎服。

（2）痔疮，漏管：本品鲜根30~45克（干品24~36克），和猪大肠300克，清水同煮，饭前分2次吃下。

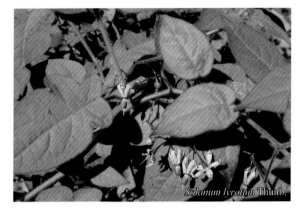

Solanum lyratum Thunb.

【生境】生于海拔200~2800米阴湿的路边、山坡、竹林下、灌木丛中。

【分布】分布于华东、中南、西南，以及山西、陕西、甘肃、台湾等地。

■ **形态特征**　草质藤本。茎、叶、总花梗密被具节长柔毛。叶互生，多为琴形，基部常3~5深裂，裂片全缘。聚伞花序顶生或腋外生，疏花，萼环状，花冠蓝紫色或白色，5深裂。浆果红黑色。花期夏秋，果期秋末。

■ **功效主治**　全草（白毛藤）：甘、苦，寒；清热利湿，解毒消肿。根（白毛藤根）：苦、辛，平；清热解毒，消肿止痛。果实（鬼目）：酸，平；明目，止痛。

龙葵

別名：酸溜子棵

实用验方

（1）痈肿无头：将本品捣烂敷患处。

（2）毒蛇咬伤：本品、六月雪鲜叶各30克，捣烂取汁内服，药渣外敷，连用2日。

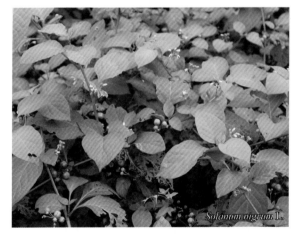

Solanum nigrum L.

【生境】生于田边、路旁、荒地。

【分布】分布于全国各地。

■ **形态特征**　一年生直立草本，无刺。单叶互生，卵形，全缘或具不规则波状粗齿。蝎尾状聚伞花序腋外生，花萼浅杯状，花冠白色，辐状，5裂，花药黄色，围绕花柱靠合。浆果球形。花、果期9~10月。

■ **功效主治**　全草：苦，寒；清热解毒，活血消肿。种子：苦，寒；清热解毒，化痰止咳。根：苦，寒；清热利湿，活血解毒。

通泉草

别名：绿兰花、汤湿草

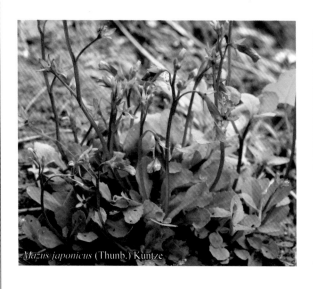

Mazus japonicus (Thunb.) Kuntze

【生境】 生于湿润的草坡、沟边、路旁、林缘。

【分布】除内蒙古、宁夏、新疆外，全国其他地区多有分布。

■ **形态特征**　一年生草本，基部分枝多而披散。基生叶莲座状，早落，茎生叶少数，叶缘具波状疏齿。疏散总状花序顶生，花萼漏斗状，花冠淡紫或蓝紫色。蒴果球形，藏于宿萼内。花、果期4~11月。

■ **功效主治**　全草：苦、微甘，凉；清热解毒，利湿通淋，健脾消积。

胡黄莲

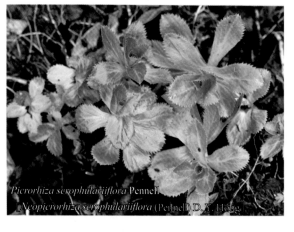

Picrorhiza scrophulariiflora Pennell
（*Neopicrorhiza scrophulariiflora* (Pennell) D. Y. Hong）

【生境】生于海拔3600~4400米的高寒地区的岩石上、石堆中，或浅土层的向阳处。
【分布】分布于四川、云南、西藏等地。

■ **形态特征**　多年生矮小草本。根状茎上端密被老叶残余，节上有粗的须根。叶基生莲座状，匙形至卵形，边具锯齿，偶有重锯齿。穗状花序顶生，花冠深紫色，4裂，上唇盔状，雄蕊4。蒴果长卵形。花期7~8月，果期8~9月。

■ **功效主治**　根茎（胡黄连）：苦，寒；退虚热，除疳热，清湿热。

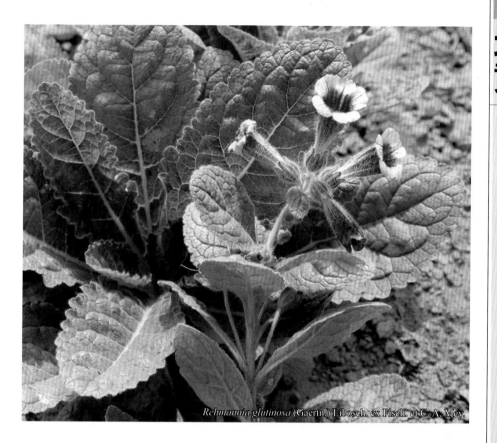

Rehmannia glutinosa (Gaertn.) Libosch. ex Fisch. et C. A. Mey.

■ **形态特征**　多年生草本，密被灰白色多细胞长柔毛和腺毛。根茎肉质，茎紫红色。叶基生和茎生，卵形至长椭圆形。花单生或总状花序，花梗细弱，弯曲而后上升，花冠5裂，雄蕊4。蒴果卵形至长卵形。花、果期4~7月。

■ **功效主治**　块根入药。鲜地黄：甘、苦，寒；清热生津，凉血，止血。生地黄：甘，寒；清热凉血，养阴生津。熟地黄：甘，微温；补血滋阴，益精填髓。

【生境】主要为栽培，常野生于海拔50~1100米的山坡及路旁荒地等处。
【分布】分布于东北、华北、西南，以及河南、浙江、湖北等地。

实用验方

（1）阴虚火旺，潮热盗汗，咳嗽咯血，耳鸣遗精：熟地黄、龟板（制）各12克，知母（盐炒）、黄柏（盐炒）各8克，猪骨髓（略煮）16克，研粉，每10克加炼蜜1~1.5克与水适量，泛丸，每次6克，每日2~3次。
（2）血热尿血：生地黄8克，黄芩（炒）20克，阿胶（炒）、侧柏叶（炒）各4克，水煎，饭前服。

野甘草

别名：冰糖草、珠子草

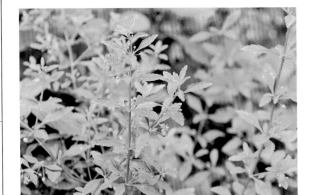

Scoparia dulcis L.

实用验方

（1）丹毒：本品60克，食盐少许，同捣烂，煎服。

（2）小儿肝炎烦热：本品鲜品15克，酌加冰糖，开水炖服。

【生境】生于荒地、路旁，偶见于山坡。

【分布】分布于福建、广东、广西、云南等地。

■ **形态特征** 直立草本或为亚灌木状。根有甜味。茎多分枝，有棱或狭翅。叶对生或轮生，菱状卵形至菱状披针形。花1~5朵腋生，花萼4深裂至近基部，花冠白色，4裂。蒴果2~3瓣裂。花期4~8月，果期5~10月。

■ **功效主治** 全草：甘，凉；疏风止咳，清热利湿。

北玄参

别名：黑元参

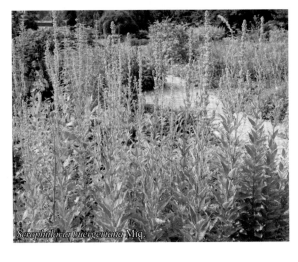

Scrophularia buergeriana Miq.

实用验方

（1）夜卧口渴喉干：本品2片含口中，即生津液。

（2）甲状腺肿大：本品（蒸）、牡蛎（醋煅，研）、贝母（去心，蒸）各150克，共为末，炼蜜为丸，每服12克，开水喝，日2服。

【生境】喜生于湿润土壤中。

【分布】分布于东北、华北，以及山东、江苏、河南等地。

■ **形态特征** 多年生高大草本。支根纺锤形膨大。茎四棱形。茎、叶柄、叶片下面无毛或仅有微毛。叶对生，少互生，卵形至椭圆状卵形，边缘有锐锯齿。聚伞花序穗状，花冠黄绿色，上唇长于下唇。蒴果卵圆形。花期7月，果期8~9月。

■ **功效主治** 根（玄参）：甘、苦、咸，微寒；清热凉血，滋阴降火，解毒散结；脾胃有湿及脾虚便溏者禁服；忌与藜芦同用。

玄参科 一

324

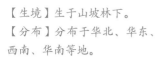

（1）白喉：本品15克，白芍、生地黄、麦冬各9克，煎服。

（2）口舌生疮，久不愈：本品、天冬（去心、焙）、麦冬（去心、焙）各36克，捣磨为末，炼蜜为丸，如弹子大，每次服1丸含化咽津。

【生境】生于山坡林下。

【分布】分布于华北、华东、西南、华南等地。

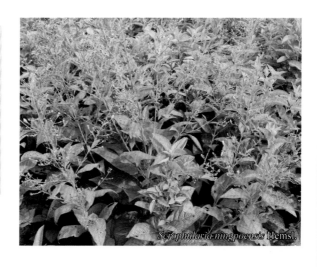

Scrophularia ningpoensis Hemsl.

■ **形态特征**　多年生高大草本。支根纺锤形或胡萝卜状膨大。茎四棱形。叶对生，少互生，多为卵形，边缘具细锯齿。聚伞圆锥花序，花褐紫色，萼裂片圆形，花冠筒多少球形，上唇长于下唇。蒴果卵圆形。花期6~10月，果期9~11月。

■ **功效主治**　根（玄参）：甘、苦、咸、微寒；清热凉血，滋阴降火，解毒散结；脾胃有湿及脾虚便溏者禁服；忌与藜芦同用。

玄参

别名：元参、浙玄参

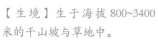

（1）急性黄疸性肝炎：本品30克，煎服。

（2）白带异常：本品30克，水煎，冲黄酒，红糖服。

（3）感冒，咳嗽：本品9~15克，煎服。

【生境】生于海拔800~3400米的干山坡与草地中。

【分布】遍布全国各地。

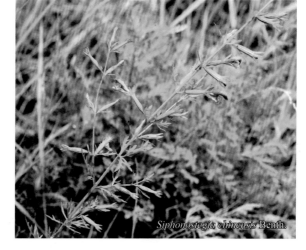

Siphonostegia chinensis Benth.

■ **形态特征**　一年生直立草本，密被锈色短毛。主根不发达。叶对生，二回羽状全裂。花对生于茎枝上部，小苞片1对，线形，花萼管部细长，具10脉，花冠上唇红紫色，下唇黄色，雄蕊二强。蒴果，种子多数。花期6~8月。

■ **功效主治**　全草（北刘寄奴）：苦、寒；活血祛瘀，通经止痛，凉血，止血，清热利湿。

阴行草

别名：刘寄奴、土茵陈

玄参科 —

325

毛蕊花

别名：一炷香

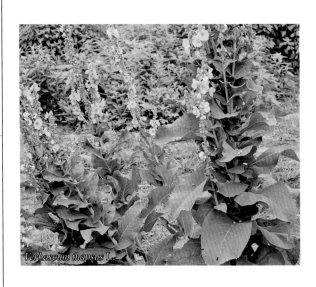

Verbascum thapsus L.

实用验方

（1）慢性阑尾炎：本品30克，煎服，红糖为引。
（2）疮毒：本品9克，煎服，红糖、白酒为引。

【生境】生于山坡草地、河岸草地。

【分布】分布于新疆、江苏、浙江、四川、云南、西藏等地。

■ **形态特征** 二年生草本，全株密被浅灰黄色星状毛。基生叶和下部茎生叶倒披针状矩圆形，边缘具浅圆齿，上部茎生叶渐小。穗状花序圆柱状，萼裂片披针形，花冠黄色，雄蕊5。蒴果卵形，约与宿萼等长。花期6~8月，果期7~10月。

■ **功效主治** 全草（毛蕊花）：辛、苦、凉，小毒；清热解毒，止血散瘀；用量10~15克。

草本威灵仙

别名：轮叶婆婆纳

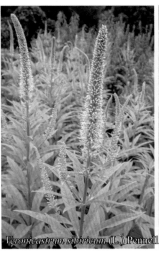

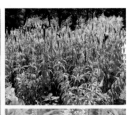

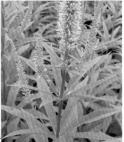

Veronicastrum sibiricum (L.) Pennell

实用验方

治毒蛇咬伤：本品鲜品45克，或干品15~30克，煎服，另用鲜品适量，捣烂敷患处。

【生境】生于路边、山坡草地、山坡灌丛内。

【分布】分布于东北、华北，以及陕西北部、甘肃东部、山东半岛等地。

■ **形态特征** 多年生草本。根状茎横走。茎圆柱形，不分枝。叶4~6枚轮生，矩圆形至宽条形，无毛或两面疏被多细胞硬毛。穗状花序顶生，无毛，花萼裂片钻形，花冠红紫色、紫色或淡紫色。蒴果卵状。种子椭圆形。花期7~9月。

■ **功效主治** 根及全草（草本威灵仙）：辛、微苦，寒；祛风除湿，清热解毒。

玄参科

凌霄

别名：紫葳、陵霄

（1）闭经：本品为末6克，饭前温酒送服。

（2）崩漏：本品为末约1克，温酒送服，每日3次。

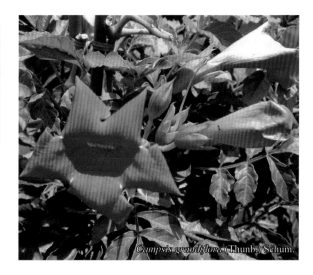

Campsis grandiflora (Thunb.) Schum.

【生境】生于山谷、小河边、疏林下，攀援于树上、石壁上，亦有庭园栽培。

【分布】分布于华东、中南，以及河北、四川、贵州等地。

■ **形态特征** 落叶木质藤本，具气生根。奇数羽状复叶对生，小叶7~9，两面无毛，边缘有粗锯齿。疏散短圆锥花序顶生，花萼钟状，5裂至中部，裂片披针形，花冠内面鲜红色，外面橙黄色，二强雄蕊。蒴果顶端钝。种子具翅。花期7~9月，果期8~10月。

■ **功效主治** 花（凌霄花）：甘、酸、寒；活血通经，凉血祛风；孕妇慎用。

厚萼凌霄

别名：美洲凌霄、美国凌霄、杜凌霄

（1）闭经：本品为末6克，饭前温酒送服。

（2）崩漏：本品为末约1克，温酒送服，每日3次。

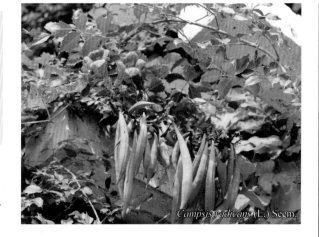

Campsis radicans (L.) Seem.

【生境】庭院栽培。

【分布】在广西、江苏、浙江、湖南等地栽培。

■ **形态特征** 落叶木质藤本，具气生根。奇数羽状复叶对生，小叶9~11枚，下面被毛。疏散短圆锥花序顶生，花萼钟状，5浅裂至1/3处，裂片短三角状，无凸起的纵棱，花冠筒细长，漏斗状，橙红色至鲜红色，内有棕红色纵纹。蒴果顶端具喙尖。种子具翅。花期7~10月，果期11月。

■ **功效主治** 花（凌霄花）：甘、酸、寒；活血通经，凉血祛风；孕妇慎用。

梓

别名：臭梧桐、黄花楸、水桐楸、木角豆

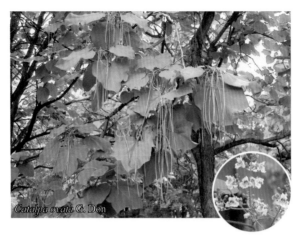

Catalpa ovata G. Don

实用验方

（1）急性肾炎：梓白皮、冬瓜皮、赤小豆各15克，煎服。

（2）霍乱不吐不泻：梓木屑煎浓汁，用于催吐。

【生境】生于低山河谷，湿润土壤，野生者已不可见，多栽培于村庄附近及公路两旁。

【分布】分布于长江流域及以北地区。

■**形态特征** 高大乔木。单叶，阔卵形，基部心形，顶端常3浅裂，两面粗糙，近无毛。顶生圆锥花序，花冠淡黄色，喉部内面具2黄色条纹及紫色斑点，能育雄蕊2。蒴果线形，长20~30厘米。种子两端具长毛。

■**功效主治** 根皮或树皮韧皮部（梓白皮）：苦，寒；清热利湿，降逆止呕，杀虫止痒。木材（梓木）：苦，寒；催吐，止痛。果实（梓实）：甘，平；利水消肿。叶（梓叶）：苦，寒；清热解毒，杀虫止痒。

角蒿

别名：莪蒿、羊角透骨草、羊角草

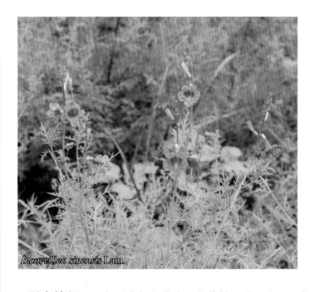

Incarvillea sinensis Lam.

实用验方

（1）齿龈宣露：本品烧存性，为灰敷龈间使满，勿食油。

（2）耳疮：本品烧存性，研末，贴疮。

【生境】生于山坡、田野。

【分布】分布于东北，以及内蒙古、河北、山西、陕西、宁夏、甘肃、青海、山东、河南、四川、云南、西藏等地。

■**形态特征** 一年至多年生草本。茎分枝。叶互生，2或3回羽状细裂。总状花序顶生，小苞片线形，花萼钟状，萼齿钻状，花冠钟状漏斗形，雄蕊4，2强。蒴果细圆柱形。种子四周具透明膜质翅。花期5~9月，果期10~11月。

■**功效主治** 全草（角蒿）：辛、苦，寒，小毒；祛风湿，解毒，杀虫；禁止内服。

别名：千张纸

（1）干咳，声音嘶哑，咽痛喉痛：木蝴蝶2.4克，胖大海9克，蝉蜕3克，甘草6克，冰糖适量，煎服。

（2）慢性咽喉炎：木蝴蝶3克，银花、菊花、沙参、麦冬各9克，煎水代茶。

（3）传染性肝炎：木蝴蝶树皮30~90克，煎服。

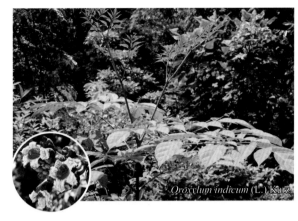

Oroxylum indicum (L.) Kurz

【生境】 生于海拔1000米以下的山坡、溪边、山谷、灌木丛中。

【分布】 分布于福建、台湾、广东、海南、广西、四川、贵州、云南等地。

■ **形态特征** 乔木。大型奇数2至4回羽状复叶对生，小叶片三角状卵形，全缘，无毛。总状聚伞花序顶生，花冠紫红色，微二唇形。蒴果长圆状披针形，长达1米，2片裂。种子具翅。花期7~10月，果期10~12月。

■ **功效主治** 种子（木蝴蝶）：苦、甘，凉；清肺利咽，疏肝和胃。树皮（木蝴蝶树皮）：微苦，微凉；清热利湿退黄，利咽消肿。

炮仗花

别名：黄鳝藤

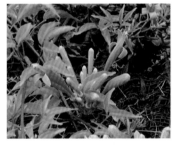

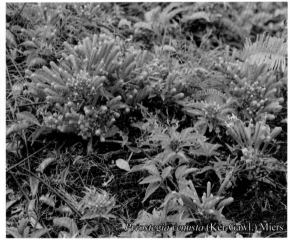

Pyrostegia venusta (Ker-Gawl.) Miers

【生境】常作庭园藤架植物栽培。

【分布】 分布于福建、台湾、广东、海南、广西、云南等地。

■ **形态特征** 木质攀援藤本。一回羽状复叶对生，小叶2~3枚，卵形，全缘，顶生小叶变成3叉丝状卷须。圆锥花序顶生，花冠筒状，橙红色，花丝、花柱伸出。蒴果线形，果瓣革质，舟状。种子具翅。花期1~6月。

■ **功效主治** 花：甘，平；润肺止咳，清热利咽。叶：苦、微涩，平；功效同花。

紫葳科

肉苁蓉

别名：苁蓉、大芸

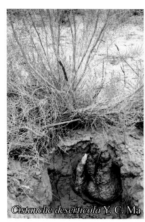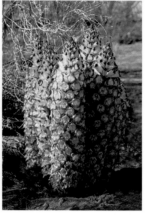

Cistanche deserticola Y. C. Ma

【生境】生于梭梭荒漠的沙丘，海拔225~1150米。

【分布】分布于内蒙古、宁夏、甘肃、新疆等地。

■ **形态特征** 多年生寄生高大肉质草本。叶鳞片状，螺旋状排列，无毛。穗状花序顶生，下半部或全部苞片较长，与花冠等长或稍长，花萼钟状，花冠筒状钟形，淡黄白色或淡紫色，雄蕊4。蒴果2片裂。花期5~6月，果期6~8月。

■ **功效主治** 带鳞叶的肉质茎（肉苁蓉）：甘、咸，温；补肾阳，益精血，润肠通便。

列当

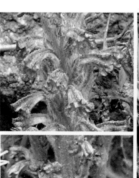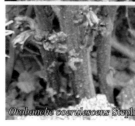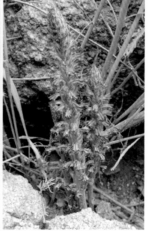

Orobanche coerulescens Steph.

【生境】生于沙丘、山坡、沟边草地上，常寄生于菊科蒿属植物的根上。

【分布】分布于东北、华北、西北，以及山东、湖北、四川、云南、西藏等地。

■ **形态特征** 二年或多年生寄生直立草本，密被蛛丝状长绵毛。叶卵状披针形，螺旋状排列。穗状花序，小苞片无，花冠深蓝色、蓝紫色或淡紫色，上唇2浅裂，雄蕊4，花丝被毛。蒴果2片裂。花期4~7月，果期7~9月。

■ **功效主治** 全草（列当）：甘，温；补肾壮阳，强筋骨，润肠。

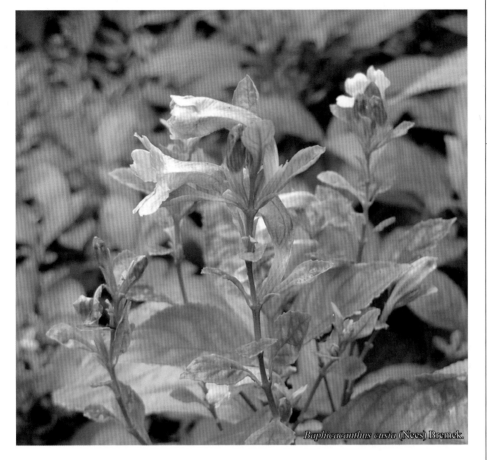

Baphicacanthus cusia (Nees) Bremek.

■ **形态特征** 多年生草本。根茎粗壮,断面蓝色。叶等大,对生,具长柄。穗状花序顶生,苞片早落,花萼不等5全裂,花冠漏斗状,雄蕊4,2强。蒴果棒状。种子4。花期6~10月,果期7~11月。

■ **功效主治** 根茎及根(南板蓝根):苦,寒;清热解毒,凉血消斑。茎叶经加工制得的干燥粉末或团块(青黛):咸,寒;功效类似于根与根茎,还可用于小儿惊痫。叶:苦、咸,寒;功效亦类似根与根茎,另可用于崩漏、蛇虫咬伤等。

【生境】生于山地、林缘潮湿的地方,有栽种。
【分布】分布于江苏、浙江、福建、湖北、广东、广西、四川、贵州、云南等地。

| 实用验方 |

(1)流行性腮腺炎:本品30克,或配金银花、蒲公英各15克,煎服,外用鲜本品叶捣敷。
(2)喉痛:本品、八爪金龙(矮茎朱砂根的根)、山豆根各30克,马勃9克,煎服。

穿心莲

别名：一见喜、榄核莲

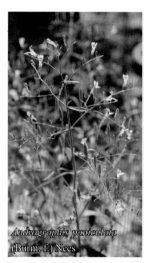
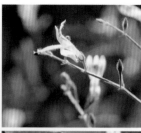
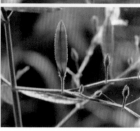

Andrographis paniculata (Burm. f.) Nees

实用验方

（1）咽喉炎：本品鲜品9克，嚼烂吞服。

（2）流行性感冒：本品叶研细粉，吹入咽喉中，每日1次，每次3克。

【生境】生于热带、亚热带地区，有栽种。

【分布】分布于福建、广东、海南、广西、云南等地，江苏、陕西亦有引种。

■ **形态特征**　一年生草本，有苦味。茎方形。叶对生，卵状矩圆形至矩圆状披针形。总状花序集成大型圆锥花序，花冠2唇形，雄蕊2，伸出花冠外。蒴果扁，中有1沟。种子方形，有皱纹。花期9~10月，果期10~11月。

■ **功效主治**　地上部分（穿心莲）：苦，寒；清热解毒，凉血，消肿。

狗肝菜

别名：青蛇仔、华九头狮子草、金龙棒、

Dicliptera chinensis (L.) Juss.

实用验方

（1）大热发斑，咯血：本品60~120克，生捣开水冲服。

（2）斑痧：本品60~90克，豆豉6克，青壳鸭蛋1个（后下），水3碗煎至1碗，连蛋1次服完。

（3）肝热目赤：本品60~120克，猪肝、羊肝或鸡肝适量，煲汤，一半内服，一半蒸洗。

【生境】生于海拔1800米以下疏林下、溪边、路旁。

【分布】分布于福建、台湾、广东、海南、广西、香港、澳门、云南、贵州、四川等地。

■ **形态特征**　草本。茎外倾或上升，节常膨大膝曲状。叶纸质，卵状椭圆形，绿深色。花序由3~4个聚伞花序组成，腋生或顶生，总苞片2，阔倒卵形或近圆形，花冠2唇形，淡紫红色，雄蕊2。蒴果被柔毛。

■ **功效主治**　全草（狗肝菜）：甘、微苦，寒；清热，凉血，利湿，解毒。

别名：黑叶小驳骨、黑叶接骨草

实用验方

（1）风湿骨痛：本品鲜品、莪术各60克，香附子30克，共捣烂，酒炒敷患处。

（2）跌打损伤：本品根、山荔枝各15克，鸟不企6克，浸酒60克，内服少许，外擦患处；或本品、小驳骨、透骨消、泽兰、血见愁各15克，两面针根9克，煎水冲酒服。

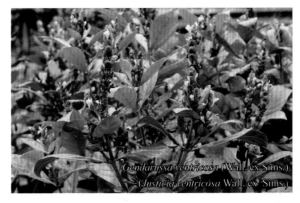

Gendarussa ventricosa (Wall. ex Sims.)
(Justicia ventricosa Wall. ex Sims.)

【生境】常栽培作绿篱。野生于山坡、水边、路旁灌木丛中或林下湿润地。

【分布】分布于广东、广西、云南等地。

■ **形态特征** 多年生直立粗壮草本或亚灌木，除花序外无毛。叶椭圆形或倒卵形，常有颗粒状隆起。穗状花序顶生，密生，苞片覆瓦状重叠，阔卵形或近圆形，萼5裂，唇形花冠白色或粉红色。蒴果被柔毛。花期冬季。

■ **功效主治** 茎叶或根（大驳骨丹）：辛、苦，平；活血止痛，化瘀接骨，祛风除湿，消肿解毒；孕妇慎服。

别名：接骨草、尖尾凤、接骨筒

实用验方

（1）四肢神经痛：本品、枫寄生、了哥王、土烟头、钮子茄、一条根各20克，煎服。

（2）痛经：本品40克，煎服。

（3）无名肿毒：本品鲜品全草，捣烂敷患处。

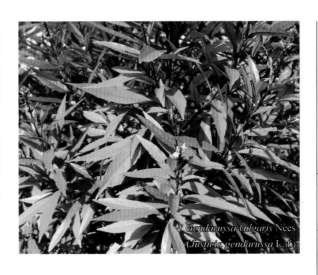

Gendarussa vulgaris Nees
(Justicia gendarussa L. f.)

【生境】生于村旁或路边的灌丛中，亦有栽培。

【分布】分布于台湾、广东、海南、广西、云南等地。

■ **形态特征** 多年生草本或亚灌木，直立，无毛。嫩枝常深紫色。叶纸质，狭披针形至披针状线形。穗状花序顶生，苞片对生，内含花2至数朵，花萼5裂，花冠2唇形，白色或粉红色。蒴果无毛。花期春季。

■ **功效主治** 地上部分（小驳骨）：辛，温；祛瘀止痛，续筋接骨；孕妇慎用。

九头狮子草

别名：接长草、土细辛

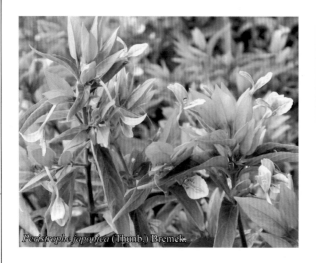

Peristrophe japonica (Thunb.) Bremek.

实用验方

肺热咳嗽：本品鲜全草30克，加冰糖适量，煎服。

【生境】生于山坡、林下、路旁、溪边等阴湿处。

【分布】分布于长江流域以南各地。

■ **形态特征**　草本。叶卵状矩圆形。头状聚伞花序，苞片总苞状，卵形，内有1至少数花，花萼裂片5，钻形，花冠粉红色至微紫色，外疏生短柔毛，2唇形，下唇3裂，雄蕊2。蒴果疏生短柔毛，开裂时胎座不弹起。

■ **功效主治**　全草（九头狮子草）：辛、微苦、甘，凉；祛风清热，凉肝定惊，散瘀解毒。

爵床

别名：赤眼老母草、鼠尾红、六角仙草

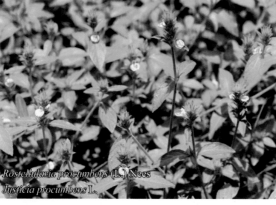

Rostellularia procumbens (L.) Nees
Justicia procumbens L.

实用验方

（1）感冒发热：本品15~30克，煎服。

（2）口舌生疮：本品120克，煎服。

（3）咽喉肿痛：本品鲜品30克，捣烂绞汁服，渣捏成丸含于口中。

【生境】生于旷野草地、路旁、水沟边较阴湿处。

【分布】分布于山东、浙江、江苏、江西、湖北、湖南、四川、云南、广东、广西、福建、台湾等地。

■ **形态特征**　草本。叶卵形、长椭圆形或广披针形，两面被短柔毛。穗状花序顶生或腋生，萼片5，边缘呈白色薄膜状，花冠2唇形，雄蕊2，花药2室，1室不孕，距状下垂。蒴果扁线形。花期8~11月。

■ **功效主治**　全草（爵床）：苦、咸、辛，寒；清热解毒，利湿消积，活血止痛。

爵床科

透骨草

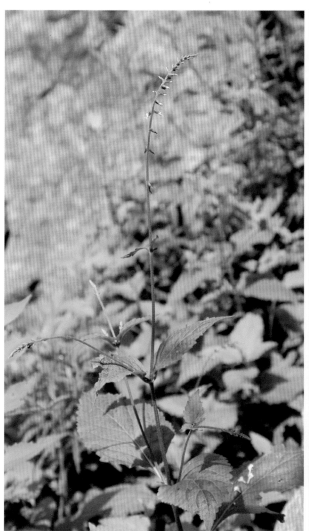

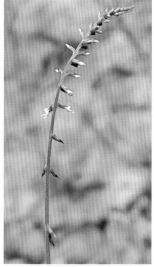

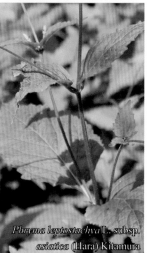

Phryma leptostachya L. subsp.
asiatica (Hara) Kitamura

■ **形态特征**　多年生直立草本。茎4棱形。单叶对生，具齿，两面散生短柔毛，沿脉较密。穗状花序顶生，花开后反折，花冠漏斗状筒形，上唇先端2浅裂，雄蕊4，柱头2唇形。瘦果藏于棒状宿萼，反折。花期6~10月，果期8~12月。

■ **功效主治**　带根全草（粘人裙）：涩，凉；清热利湿，活血消肿。

【生境】生于380~2800米的林下或林边阴湿处。

【分布】分布于东北、华北，以及长江流域各地。

车前

别名：车轮草、猪耳草、车前草

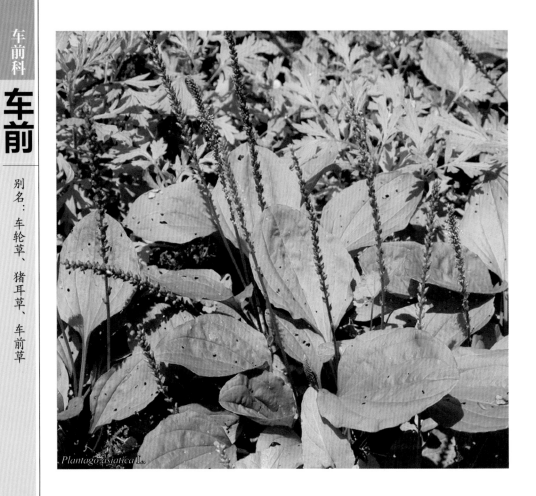

Plantago asiatica L.

■ **形态特征** 二年生或多年生草本。须根系。叶莲座状，薄纸质或纸质，宽卵形至宽椭圆形，5~7脉。穗状花序，花具短梗，萼片先端钝圆或钝尖，花冠白色，裂片狭三角形，花药白色。蒴果周裂。种子具角。花期4~8月，果期6~9月。

■ **功效主治** 全草（车前草）：甘，寒；清热利尿，通淋，祛痰，凉血，解毒。种子（车前子）：甘，寒；清热利尿，渗湿止泻，通淋，明目，祛痰。

【生境】生于山野、路旁、花圃、菜园、河边湿地。
【分布】分布于全国各地。

| 实用验方 |

（1）泄泻：车前草12克，铁马鞭6克，共捣烂，冲凉水服。
（2）热痢：本品叶捣绞取汁150毫升，入蜜50毫升，煎服。
（3）小便血淋作痛：车前子晒干制为末，每次服8克，本品叶煎汤，冲服。

实用验方

（1）泄泻：车前草12克，铁马鞭6克，共捣烂，冲凉水服。

（2）热痢：本品叶捣绞取汁150毫升，入蜜50毫升，煎服。

（3）小便血淋作痛：车前子晒干制为末，每次服8克，本品叶煎汤，冲服。

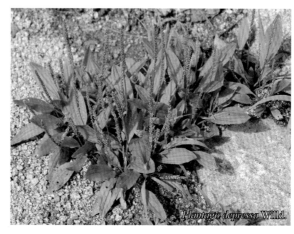

Plantago depressa Willd.

【生境】生于海拔1800米以下的山坡、田埂、河边。

【分布】几乎遍布全国，但以北方为多。

■ **形态特征** 一年生或二年生草本，被白色柔毛。直根系。叶莲座状，纸质，5~7脉。穗状花序细圆柱状，苞片无毛，花冠白色，无毛，花药白色或绿白色，干后变淡褐色。蒴果周裂。种子椭圆形，无角。花期5~7月，果期7~9月。

■ **功效主治** 全草（车前草）：甘，寒；清热利尿，通淋，祛痰，凉血，解毒。种子（车前子）：甘，寒；清热利尿，渗湿止泻，通淋，明目，祛痰。

实用验方

（1）泄泻：车前草12克，铁马鞭6克，共捣烂，冲凉水服。

（2）热痢：本品叶捣绞取汁150毫升，入蜜50毫升，煎服。

（3）小便血淋作痛：车前子晒干制为末，每次服8克，本品叶煎汤，冲服。

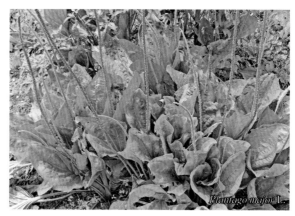

Plantago major L.

【生境】生于山野、路旁、花圃、菜园、河边湿地。

【分布】分布于全国各地。

■ **形态特征** 二年生或多年生草本。须根系。叶莲座状，宽卵形至宽椭圆形，（3）5~7脉。穗状花序细圆柱状，苞片无毛或先端疏生短毛，花冠白色，无毛，花药淡紫色，稀白色。蒴果周裂。种子具角。花期6~8月，果期7~9月。

■ **功效主治** 全草（车前草）：甘，寒；清热利尿，通淋，祛痰，凉血，解毒。种子（车前子）：甘，寒；清热利尿，渗湿止泻，通淋，明目，祛痰。

猪殃殃

别名：拉拉藤、细叶茜草

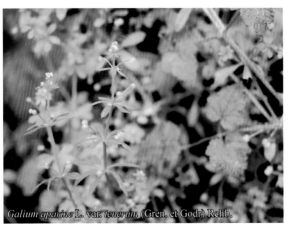

Galium aparine L. var. *tenerum* (Gren. et Godr) Rchb.

（1）疔肿初起：本品鲜品适量，加甜酒捣烂外敷，日换2次。
（2）感冒：本品鲜品30克，姜3片，捣汁冲开水服。
（3）热证出血：本品30克，地榆、小蓟各12克，煎服。

【生境】生于路边、荒野、田埂边、草地上。

【分布】分布于全国大部分地区。

■ **形态特征**　多枝、蔓生或攀援状矮小草本。茎四棱形，棱上、叶缘、叶脉上均有倒生小刺毛。叶6~8片轮生，常萎软状，两面贴生刺毛，1脉，近无柄。聚伞花序常单花，花4数。果干燥，密生钩毛。花期3~7月，果期4~9月。

■ **功效主治**　全草（八仙草）：辛、微苦，微寒；清热解毒，利尿通淋，消肿止痛。

蓬子菜

别名：松叶草、蛇望草、柳绒蒿

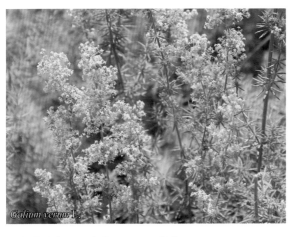

Galium verum L.

（1）传染性肝炎：本品、茵陈各30克，板蓝根15克，煎服。
（2）疔疮导致脓毒血症：本品15克，黄酒煎，每日服2次，将渣捣烂敷患处。

【生境】生于山坡灌丛及旷野草地。

【分布】分布于东北、西北至长江流域。

■ **形态特征**　多年生近直立草本。茎有4角棱，被短柔毛或秕糠状毛。叶纸质，6~10片轮生，线形，边缘极反卷成管状，1脉，无柄。聚伞花序圆锥状，花冠黄色，辐状，无毛。果小，果爿双生，无毛。花期4~8月，果期5~10月。

■ **功效主治**　全草（蓬子菜）：微辛、苦，微寒；清热解毒，活血通经，祛风止痒。

栀子

别名：山栀子

实用验方

（1）软组织挫伤，腱鞘炎等：本品鲜品 10 克，生石膏 30 克，桃仁 9 克，红花 12 克，土鳖虫 6 克，共研细粉，75% 乙醇浸润 1 小时，加麻油适量调糊，敷患处。

（2）伤寒身黄发热：本品 10 克，炙甘草 3 克，黄柏 6 克，煎服。

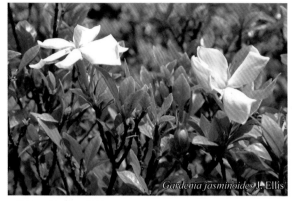

Gardenia jasminoides J. Ellis

【生境】生于低山温暖的疏林中、荒坡、沟旁、路边。

【分布】分布于江苏、浙江、安徽、江西、广东、广西、云南、贵州、四川、湖北、福建、台湾等地。

■ **形态特征**　常绿灌木。叶革质，两面无毛。花单生，白色，后奶黄色，芳香，花萼裂片长 1~3 厘米，花冠裂片旋转状排列，侧膜胎座肉质。蒴果有 5~9 翅状纵棱，顶端有宿萼裂片。花期 3~7 月，果期 5 月至次年 2 月。

■ **功效主治**　干燥成熟果实（栀子）：苦，寒；泻火除烦，清热利湿，凉血解毒；外用消肿止痛。

伞房花耳草

别名：水线草

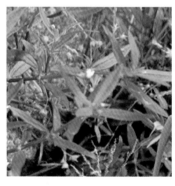

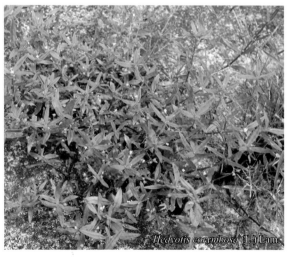

Hedyotis corymbosa (L.) Lam.

【生境】生于旷野或田边路旁。

【分布】分布于东南至西南等地。

■ **形态特征**　一年生柔弱披散草本。叶对生，近无柄，膜质，线形，托叶膜质，鞘状，顶端有数条短刺。伞房花序腋生，花 1~4 朵，总花梗纤细，花 4 数，花药内藏。蒴果膜质，球形，顶部室背开裂。花、果期几乎全年。

■ **功效主治**　全草（伞房花耳草）：甘，平；清热解毒，活血，利尿，抗癌。

白花蛇舌草

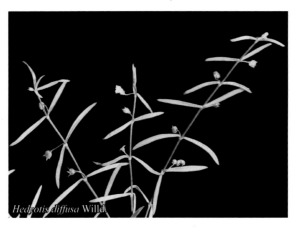

Hedyotis diffusa Willd.

实用验方

（1）肺痈，肺炎：本品、芦根、鱼腥草各30克，煎服。

（2）咽喉肿痛，结膜炎：本品鲜品30~60克，煎服。

（3）泌尿系统感染：本品、野菊花、金银花各30克，石韦15克，煎服。

【生境】　生于潮湿的田边、沟边、路旁、草地。

【分布】分布于西南至东南部各地。

■ **形态特征**　一年生无毛纤细披散草本。叶对生，无柄，膜质，线形，托叶基部合生，顶部芒尖。花4数，单生或双生于叶腋，萼管球形，花冠白色，管形，花药突出。蒴果膜质，扁球形，顶部室背开裂。花期春季。

■ **功效主治**　全草（白花蛇舌草）：苦、甘，寒；清热解毒，利湿。

牛白藤

别名：有毛鸡屎藤、接骨丹

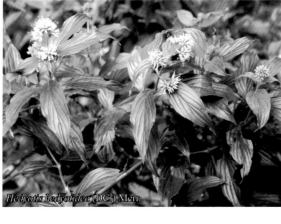

Hedyotis hedyotidea (DC.) Merr.

实用验方

（1）中暑，感冒咳嗽：本品叶，制凉茶饮。

（2）痈疖肿毒，乳腺炎：本品鲜叶捣烂外敷。

（3）腰腿痛：本品根15~30克，煎服。

【生境】生于山谷、坡地、林下、灌木丛中。

【分布】分布于广东、广西、云南等地。

■ **形态特征**　多年生藤状灌木。枝叶粗糙。幼枝四棱形，被粉状柔毛。单叶对生，托叶顶端截平，具4~6条刺毛。伞形花序，花4数，白色，具短梗。蒴果近球形，顶端隆起，宿存萼裂片外反。种子具棱。花期4~7月。

■ **功效主治**　茎叶：甘、淡，凉；清热解毒。根：甘、淡，凉；凉血解毒，祛瘀消肿。

別名：鸡肠风、兔子肠

实用验方

（1）阳痿：本品、补骨脂各6克，煎服。

（2）单侧睾丸肿大：本品（去心）、川楝（炒）、茴香（炒）等量，为末，每服8克，温酒调下。

【生境】生于山谷、溪边、山林下，亦有栽培。

【分布】分布于广东、广西、福建等地。

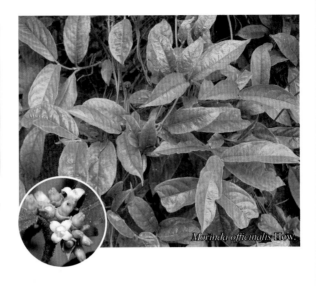

Morinda officinalis How.

■ **形态特征** 藤本。肉质根不定位肠状缢缩。嫩枝被毛。叶长圆形、卵状长圆形或倒卵状长圆形，上面初时被毛，中脉线状隆起，被刺毛。头状花序呈伞形顶生，花(2~)3(~4)基数，花萼外侧具1特大萼齿。聚花核果。花期5~7月，果期10~11月。

■ **功效主治** 根（巴戟天）：辛、甘，微温；补肾助阳，强筋壮骨，祛风除湿。

别名：白纸扇、凉藤子

实用验方

（1）感冒，预防中暑：山甘草60~90克，黄荆叶30~45克，水煎，分次服。

（2）咽喉肿痛：本品鲜品和食盐少许捣烂绞汁，频频咽下。

【生境】生于海拔400~500米的山坡、路旁、灌丛中。

【分布】分布于长江以南各地。

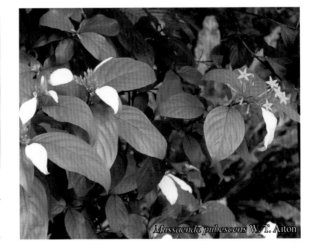

Mussaenda pubescens W. T. Aiton

■ **形态特征** 攀援灌木。嫩枝被毛。叶卵状长圆形或卵状披针形，具柄，托叶三角形，深2裂。聚伞花序顶生，花萼管陀螺形，萼裂片线形，比萼管长2倍以上，花叶白色，阔椭圆形，花冠黄色。浆果近球形。花期6~7月。

■ **功效主治** 茎叶（山甘草）：甘、微苦，凉；清热利湿，解毒消肿。根（白常山）：苦，寒，有毒；解热抗疟。

鸡矢藤

别名：鸡屎藤、牛皮冻

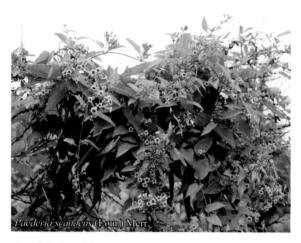

Paederia scandens (Lour.) Merr.

实用验方

（1）风湿关节痛：本品、络石藤各30克，煎服。

（2）慢性支气管炎：本品30克，百部15克，枇杷叶10克，水煎，加盐少许内服。

【生境】生于海拔200~2000米的山坡、林中、林缘、沟谷边灌丛中，或缠绕在灌木上。

【分布】广布于长江流域及其以南各地。

■**形态特征** 藤本，无毛或近无毛。单叶对生，卵形、卵状长圆形至披针形，托叶无毛。圆锥花序式的聚伞花序腋生和顶生，扩展，末次分枝蝎尾状，萼管陀螺形，花冠浅紫色。果球形，小坚果无翅。花期5~7月。

■**功效主治** 全草或根（鸡屎藤）：甘、微苦，平；祛风除湿，消食化积。

九节

别名：山大颜、山打大刀、刀伤木

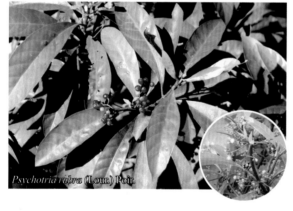

Psychotria rubra (Lour.) Poir.

实用验方

（1）下肢溃疡：本品嫩叶用沸水烫过再贴溃疡面。如溃疡面腐肉多，用叶背向溃疡面贴；如溃疡面干净，用叶面向溃疡面贴，每日早晚各换药1次。

（2）骨折：山大刀根、叶研粉，酒醋调敷患处。

【生境】生于山坡林缘、沟谷疏林下、水边。

【分布】分布于我国西南部至南部各地。

■**形态特征** 灌木或小乔木。叶对生，基部楔形，全缘，脉腋内常有束毛，侧脉近叶缘处不明显联结，托叶膜质，短鞘状，不裂，脱落。伞房状或圆锥状聚伞花序常顶生。核果球形或宽椭圆形。花、果期全年。

■**功效主治** 嫩枝及叶（山大刀）：苦，寒；清热解毒，祛风除湿，活血止痛。根（山大刀根）：苦、涩，凉；祛风除湿，清热解毒，消肿。

实用验方

（1）衄血不止，心神烦闷：本品、黄芩、阿胶炒珠、侧柏叶、生地黄各6克，炙甘草3克，煎服。

（2）咯血，尿血：本品9克，白茅根30克，煎服。

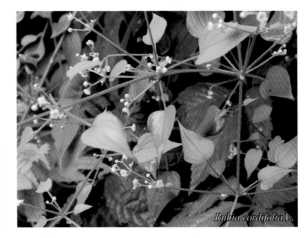

Rubia cordifolia L.

【生境】生于山坡岩石旁或沟边草丛中。

【分布】分布于东北、华北、西北、以及四川（北部）、西藏（昌都地区）等地。

■ **形态特征** 多年生攀援草本，无毛，具小皮刺。根茎及须根红色。茎4棱。4叶轮生，纸质，顶端渐尖或钝尖，基出3脉，叶柄长。聚伞花序，花冠裂片镊合状排列，长约1.5毫米。果肉质，熟时橘黄色。花、果期9~11月。

■ **功效主治** 干燥根和根茎（茜草）：苦，寒；凉血，祛瘀，止血，通经。

实用验方

（1）感冒伤风：本品15克，煎服。

（2）肝炎：本品15克，茵陈30克，山栀子、大黄各10克，煎服。

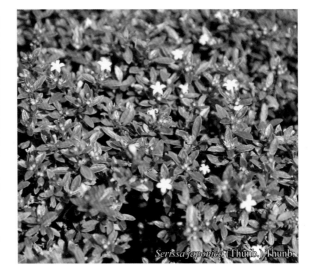

Serissa japonica (Thunb.) Thunb.

【生境】生于山坡、路边、溪边、灌木丛中。

【分布】分布于江苏、安徽、江西、浙江、福建、广东、香港、广西、四川、云南等地。

■ **形态特征** 小灌木，有臭气。叶革质，卵形至椭圆形，全缘，无毛，托叶与叶柄合生成一短鞘，有刺齿。花单生或数朵丛生，花冠粉红色或白色，花冠管比萼裂片长2倍，花柱长突出。核果球形。花期5~7月。

■ **功效主治** 全草：淡、苦、微辛，凉；祛风利湿，清热解毒。

毛钩藤

别名：倒吊风藤、钩藤

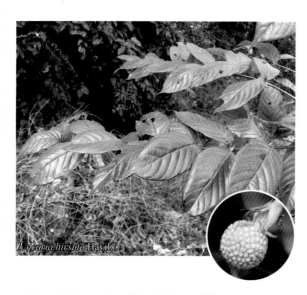

Uncaria hirsuta Havil.

实用验方

（1）高血压，头晕目眩，神经性头痛：本品6~15克，煎服。

（2）风热目赤头痛：本品12克，赤芍、桑叶、菊花各10克，煎服。

【生境】生于湿润林下或灌丛。

【分布】分布于广东、广西、贵州、福建、台湾等地。

■ **形态特征** 藤本。茎枝具钩刺，嫩枝被硬毛。叶对生，革质，上面被疏硬毛，下面被糙伏毛，脉腋腺窝有黏液毛，托叶2深裂，裂片卵形。头状花序球形，花近无梗，花冠裂片长圆形。蒴果纺锤形，种子具长翅。花、果期1~12月。

■ **功效主治** 带钩枝条（钩藤）：甘，凉；息风定惊，清热平肝；后下。

钩藤

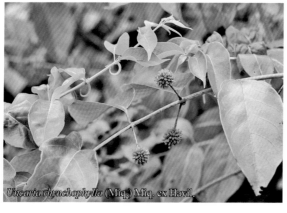

Uncaria rhynchophylla (Miq.) Miq. ex Havil.

实用验方

（1）高血压，头晕目眩，神经性头痛：本品6~15克，煎服。

（2）风热目赤头痛：本品12克，赤芍、桑叶、菊花各10克，煎服。

【生境】生于山谷溪边的疏林或灌丛中。

【分布】分布于陕西、安徽、浙江、江西、福建、湖南、湖北、广东、广西、四川、贵州、云南等地。

■ **形态特征** 藤本。嫩枝方形，无毛。叶纸质，椭圆形或椭圆状长圆形，无毛，托叶深2裂，裂片线形至三角状披针形。头状花序不计花冠直径5~8毫米，单生叶腋，总花梗长5厘米，花近无梗。小蒴果被短柔毛。花、果期5~12月。

■ **功效主治** 带钩枝条（钩藤）：甘，凉；息风定惊，清热平肝；后下。

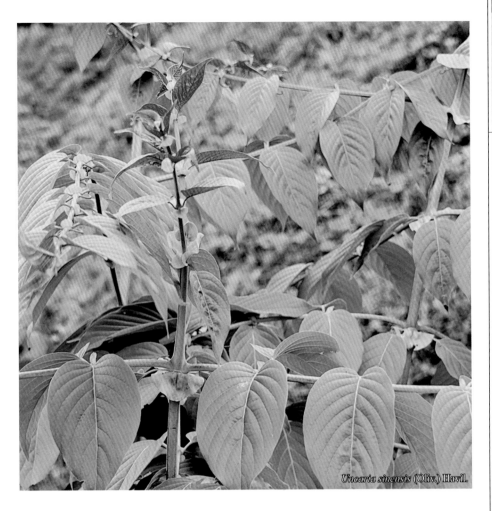

Uncaria sinensis (Oliv.) Havil.

■ **形态特征** 木质藤本。嫩枝方形，无毛，具钩状刺。单叶对生，薄纸质，椭圆形，无毛，脉腋窝陷有黏液毛，托叶阔三角形至半圆形，全缘或微缺。头状花序单生或聚伞状排列，花近无梗。小蒴果被短柔毛。花、果期6~10月。

■ **功效主治** 带钩枝条（钩藤）：甘，凉；息风定惊，清热平肝；后下。

【生境】生于山谷疏林中。
【分布】分布于湖南、湖北、广西、四川、贵州、云南等地。

| 实用验方 |

（1）高血压，头晕目眩，神经性头痛：本品6~15克，煎服。
（2）风热目赤头痛：本品12克，赤芍、桑叶、菊花各10克，煎服。

华南忍冬

别名：山银花、大金银花、土忍冬

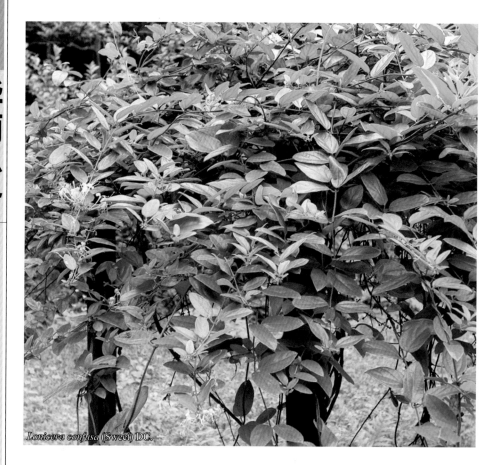

Lonicera confusa (Sweet) DC.

■ **形态特征** 半常绿缠绕藤本。幼枝、叶柄、总花梗、苞片、小苞片、萼筒均被灰黄色卷曲短柔毛，并疏生微腺毛。叶纸质，卵形至卵状矩圆形。双花腋生或顶生短总状花序，花冠唇形。浆果。花期4~5月和9~10月，果期10月。

■ **功效主治** 花蕾或带初开的花（山银花）：甘，寒；清热解毒，疏散风热。茎枝（忍冬藤）：甘，寒；清热解毒，疏风通络。果实：苦、涩、微甘，凉；清肠化湿。

【生境】生于丘陵、山坡、杂木灌丛、平原旷野、路旁、河岸边。
【分布】分布于广东、河南、广西等地。

实用验方

（1）咽喉不利疼痛：连翘30克，牛蒡子18克，本品花蕾15克，射干9克，马勃6克，捣成粗末，取18克，水煎片刻，至药香溢出，即可服用。

（2）乳腺炎：本品花蕾、当归、炙黄芪、甘草各7.5克，水煎，兑米酒适量，饭后趁热服。

| 实用验方 |

（1）预防儿童上呼吸道感染：本品花蕾、贯众各60克，甘草20克，水煎浓缩至200毫升，每日以1.2毫升滴或喷咽喉部1次。

（2）预防细菌性痢疾：本品茎枝500克，樗白皮250克，水煎煮成1500毫升，每服100毫升，每日2次。

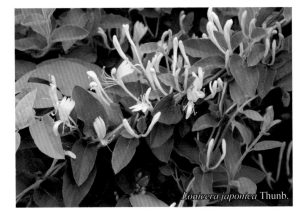

Lonicera japonica Thunb.

别名：金银花、金银藤、双花

【生境】生于山坡疏林中、灌木丛中、村寨旁、路边等处，亦有栽培。

【分布】分布于华东、中南、西南，以及辽宁、河北、山西、陕西、甘肃等地。

■ **形态特征** 多年生半常绿缠绕木质藤本，各部常被短柔毛或糙毛。幼枝暗红褐色。单叶对生。花成对腋生，苞片叶状，花冠唇形，白色，后变金黄色。浆果。花期4~6月和8~9月，果期10~11月。

■ **功效主治** 花蕾或带初开的花（山银花）：甘，寒；清热解毒，疏散风热。茎枝（忍冬藤）：甘，寒；清热解毒，疏风通络。果实：苦、涩、微甘，凉；清肠化湿。

| 实用验方 |

风湿性关节炎：本品茎枝15~30克，煎服。

【生境】生于林下、沟边、山坡草丛，也有栽种。

【分布】分布于河北、陕西、甘肃、青海、江苏、安徽、浙江、江西、福建、台湾、湖北、湖南、广东、广西、四川、贵州、云南等地。

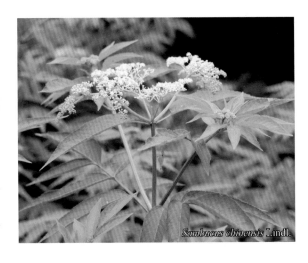

Sambucus chinensis Lindl.

接骨草

别名：陆英、蒴藋

■ **形态特征** 多年生高大草本。茎有纵棱。奇数羽状复叶对生，小叶3~9，披针形，具细锯齿，中下部具1~2对腺齿。复伞房花序大型，疏散，具杯状不孕花，花药外向。浆果红色。花期4~5月，果期8~9月。

■ **功效主治** 根：甘，平；祛风利湿，活血散瘀，止血。茎叶：甘、微苦，平；祛风利湿，舒筋活血。果实：磨碎外用蚀疣。

接骨木

别名：续骨木、九节风

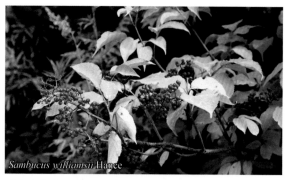

Sambucus williamsii Hance

| 实用验方 |

（1）风湿性关节炎，痛风：接骨木、虎杖、白牛胆各30克，水煎服。

（2）跌打损伤，骨折：接骨木、当归、川芎各25克，乳香5克，研细末，每次10克，用酒化贴患处。

【生境】生于林下、灌丛、平原路旁。

【分布】分布于黑龙江、吉林、辽宁、河北、山西、陕西、甘肃、山东、江苏、安徽、浙江、福建、河南、湖北、湖南、广东、广西、四川、贵州、云南等地。

■ **形态特征** 灌木或小乔木。老枝有皮孔，髓心淡黄棕色。奇数羽状复叶对生，侧生小叶卵圆形、狭椭圆形至倒长圆状披针形，揉碎后有臭气。花与叶同出，圆锥聚伞花序顶生，花序分枝多成直角开展；花小而密；花冠蕾时带粉红色，开后白色或淡黄色，子房3室。浆果状核果近球形，直径3~5毫米，黑紫色或红色。花期4~5月，果期9~10月。

■ **功效主治** 根（接骨木根）：甘、苦，平；祛风除湿，活血舒筋，利尿消肿。茎枝（接骨木）：甘、苦，平；祛风利湿，活血，止血。叶（接骨木叶）：辛、苦，平；活血，舒筋，止痛，利湿。花（接骨木花）：辛，温；发汗利尿。

珊瑚树

别名：极香荚蒾、早禾树、沙糖木

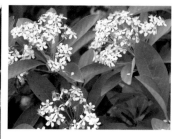

Viburnum odoratissimum Ker Gawl.

【生境】生于海拔600~1900米的山谷密林或山坡灌丛中。

【分布】分布于江西、湖北、湖南、广东、广西、海南、云南、四川、贵州等地。

■ **形态特征** 常绿灌木或小乔木。冬芽有1~2对鳞片。叶革质，上面深绿色有光泽，下面有时散生暗红色微腺点。圆锥花序顶生，花芳香，花冠辐状，花药黄色。果核浑圆，具1深腹沟。花期4~5月或不定期，果期7~9月。

■ **功效主治** 叶、树皮、根（早禾树）：辛，温；祛风除湿，通筋活络。

实用验方

（1）神经性胃痛：本品、沉香各3克，香附6克，共研细粉，温水送服，每次服1~2克，每日3次。

（2）肾虚齿痛：本品、硫黄等量研末，泡温水含漱。

【生境】生于海拔2600~5000米的高山灌丛、草地。

【分布】分布于四川、云南、西藏等地。

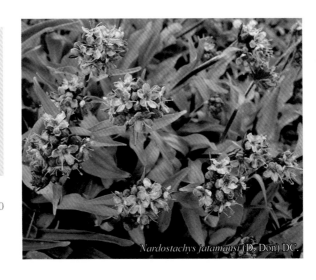

Nardostachys jatamansi (D. Don) DC.

匙叶甘松

别名：宽叶甘松、甘松、甘松香

■ **形态特征**　多年生草本。根状茎密被叶鞘纤维，有松香味。基出叶丛生，长匙形或线状倒披针形，茎生叶1~2对，对生。聚伞花序头状，顶生，花后主轴及侧轴常不明显伸长，花萼5齿裂，花冠紫红色，钟形，5裂，雄蕊4。瘦果被毛。花期6~8月。

■ **功效主治**　根和根茎（甘松）：辛、甘、温；理气止痛，开郁醒脾；外用祛湿消肿。

实用验方

（1）赤痢：本品15克，马齿苋30克，煎服。

（2）痛经：本品、香附、延胡索各15克，黄酒30克，煎服。

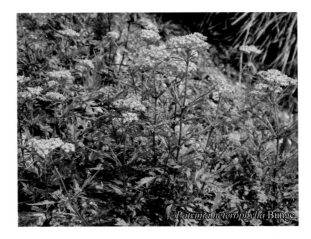

Patrinia heterophylla Bunge.

墓头回

别名：异叶败酱、追风箭

【生境】生于山地岩缝中、草丛中、路边、沙质、土坡上。

【分布】我国除西藏、青海、新疆外，大部地区均有分布。

■ **形态特征**　多年生草本。根状茎有陈腐味。茎被倒生微糙伏毛。基生叶不裂或羽状裂，茎生叶对生，羽状裂。伞房状聚伞花序顶生，被短糙毛或微糙毛，花黄色，萼齿5，常不明显，花冠钟形，二强雄蕊。瘦果顶端平截，翅状果苞常具2主脉。花期7~9月，果期8~10月。

■ **功效主治**　根入药。辛、苦、微寒；燥湿止带，收敛止血，清热解毒。

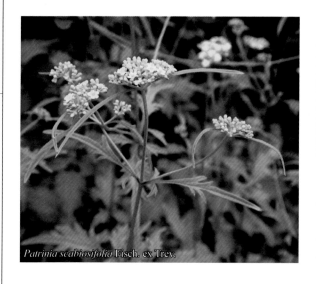

败酱

别名：黄花龙牙、黄花苦菜

实用验方

（1）产后腹痛如锥刺者：本品150克，煎服，每次120毫升，每日3次。
（2）肋间神经痛：本品60克，煎服。

【生境】生于山坡沟谷灌丛边、林缘草地、半湿草地。
【分布】分布于东北、华北、华东、华南，以及四川、贵州等地。

Patrinia scabiosifolia Fisch. ex Trev.

■**形态特征** 多年生直立草本。基生叶丛生，花时枯落，茎生叶对生，宽卵形至披针形，羽状深裂或全裂。聚伞花序组成大型伞房花序，顶生，花序梗上方一侧被开展白色粗糙毛，花冠钟形，黄色。瘦果具3棱。花期7~9月。

■**功效主治** 全草（黄花败酱）：辛、苦、微寒；清热解毒，活血排脓。

白花败酱

别名：攀倒甑、苦斋菜

实用验方

（1）无名肿毒：本品鲜全草30~60克，酒、水各半煎服，渣捣烂敷患处。
（2）赤白痢：本品鲜品60克，冰糖50克，开水炖服。

Patrinia villosa (Thunb.) Juss.

【生境】生于荒山草地、林缘灌丛。
【分布】分布于全国各省。

■**形态特征** 多年生草本。根茎长而横走，有特臭味，茎枝具倒生白粗毛，后毛渐脱落。茎生叶对生，常不裂。聚伞状圆锥花序顶生，花白色，雄蕊4，伸出。瘦果与宿存苞片贴生。花期8~10月，果期9~11月。

■**功效主治** 根和根茎：辛、苦、微寒；清热解毒，活血排脓。

实用验方

（1）感冒：本品 15 克，生姜 3 克，煨水服。

（2）风湿痹痛：本品、豨莶草、五加皮、香樟根各 12 克，煎服。

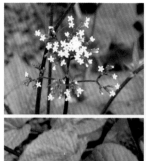
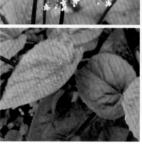
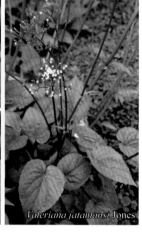

Valeriana jatamansi Jones

【生境】生于海拔 2500 米以下山顶草地、林中、溪边。

【分布】分布于陕西、河南、湖北、湖南、四川、贵州、云南、西藏等地。

■ **形态特征** 多年生草本。根茎块状，有浓香。基生叶发达，心状圆形至卵状心形，具长柄，茎生叶不发达，无柄。聚伞花序顶生，苞片和小苞片长钻形，花白色或微红色，杂性。瘦果被毛。花期 5~7 月，果期 6~9 月。

■ **功效主治** 根茎和根（蜘蛛香）：微苦、辛，温；理气止痛，消食止泻，祛风除湿，镇惊安神。

实用验方

（1）腰痛，腿痛，腹痛，跌打损伤，心悸，神经衰弱：本品 4 克，研为细末，开水冲服。

（2）神经症：本品 30 克，五味子 10 克，合欢皮 15 克，酒 250 克，浸泡 7 日，每次服 10 毫升，每日 3 次。

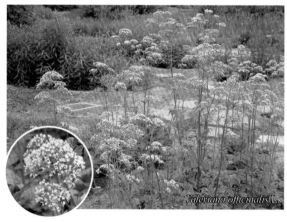

Valeriana officinalis L.

【生境】生于阴坡林下、灌丛、林下湿地、草甸。

【分布】 分布于陕西、甘肃、四川、河北、河南、山东、山西、台湾、湖北、青海、新疆等地。

■ **形态特征** 多年生高大草本。根状茎粗短呈头状，茎中空，有纵棱，被粗毛。茎生叶卵形至宽卵形，羽状深裂。伞房状三出聚伞圆锥花序顶生，花冠淡紫红色或白色。瘦果长卵形。花期 5~7 月，果期 6~10 月。

■ **功效主治** 根及根茎（缬草）：辛、苦，温；养阴清肺，祛痰止咳；体弱阴虚者慎用。

川续断

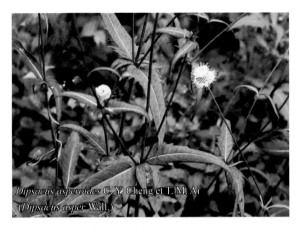

Dipsacus asperoides C. Y. Cheng et T. M. Ai
(*Dipsacus asper* Wall.)

【生境】生于土壤肥沃、潮湿的山坡、草地。

【分布】分布于江西、湖北、湖南、广西、四川、贵州、云南、西藏等地。

■ **形态特征**　多年生草本。茎中空，棱上疏生下弯粗短刺。基生叶琴状羽裂，叶面被白色刺毛或乳头状刺毛，背面沿脉密被刺毛。头状花序球形，花冠淡黄色或白色。瘦果包于小总苞内。花期7~9月，果期9~11月。

■ **功效主治**　根（续断）：苦、辛，微温；补肝肾，强筋骨，续折伤，止崩漏。

日本续断

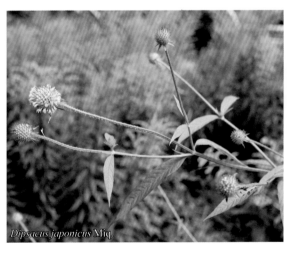

Dipsacus japonicus Miq.

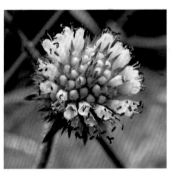

【生境】生于山坡、路旁、草坡。

【分布】分布于我国南北各省。

■ **形态特征**　多年生草本。茎中空，棱上具钩刺。茎生叶对生，常为3~5裂，上面被白色短毛，叶柄和叶背脉上均具疏钩刺和刺毛。头状花序球形，花萼盘状，4裂，花冠漏斗状，小总苞具4棱。瘦果。花期8~9月，果期9~11月。

■ **功效主治**　果实（北巨胜子）：补肝肾，利关节，止崩漏。

冬瓜

别名：毛瓜

实用验方

（1）肾炎，小便不利，全身浮肿：本品、西瓜皮、白茅根各18克，玉米须12克，赤豆90克，煎服，日3次。

（2）损伤腰痛：本品烧后研粉，酒服3克。

【生境】生于亚洲热带、亚热带地区，有栽种。

【分布】分布我国中部以南各省。

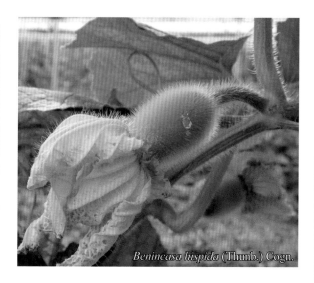

Benincasa hispida (Thunb.) Cogn.

■ **形态特征** 一年生蔓生或架生草本。茎密被黄褐色毛，具棱，卷须2~3叉。叶片掌状5~7浅裂。雌雄同株，花单生叶腋，雄蕊3，药室多回折曲。瓠果大型，肉质，有硬毛和白霜。花期5~6月，果期6~8月。

■ **功效主治** 外层果皮（冬瓜皮）：甘，凉；利尿消肿。

假贝母

别名：土贝母

实用验方

（1）急性化脓性乳腺炎初起：本品、白芷、等量，研为细末，每服9克，热酒冲服，注意保暖发汗，重者可服2次。

（2）淋巴结结核未破者：本品9克，煎服，同时取本品粉末，醋调外敷。

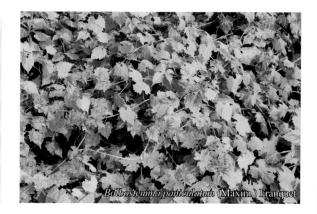

Bolbostemma paniculatum (Maxim.) Franquet

【生境】生于山坡或平地。

【分布】分布于辽宁、河北、山西、山东、河南、湖北、四川、陕西、甘肃等地。

■ **形态特征** 多年生蔓生草本。块茎肥厚，肉质，白色。单叶互生，叶片卵状近圆形，掌状5深裂，每裂片3~5浅裂，基部小裂片顶端各有1突出腺体。腋生疏圆锥花序，花单性，雌雄异株，雄花具雄蕊5枚。蒴果圆筒状，平滑无刺，成熟后顶端盖裂。种子顶端有膜质翅。花期6~8月，果期8~9月。

■ **功效主治** 块茎（土贝母）：苦，微寒；解毒，散结，消肿。

南瓜

别名：倭瓜、番瓜

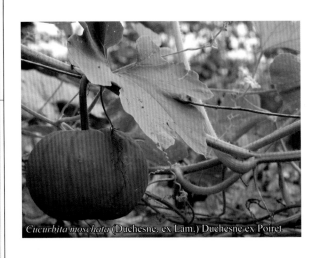

Cucurbita moschata (Duchesne. ex Lam.) Duchesne ex Poiret

| 实用验方 |

（1）肿疡：本品晒干，研末，黄醋调敷患处。

（2）外伤出血：本品适量，捣烂敷伤口。

【生境】栽培。

【分布】分布于全国各地。

■ **形态特征**　一年生蔓生草本。卷须3~5歧。叶5角形或5浅裂，两面被微硬毛。花单生，雌雄同株，花萼裂片条形，顶端扩大成叶状，花冠黄色，钟状，5中裂，雄蕊3，药室折曲。瓠果，瓜蒂扩大成喇叭状。花、果期夏秋季。

■ **功效主治**　果实：甘，平；解毒消肿。

绞股蓝

别名：七叶胆、甘茶蔓

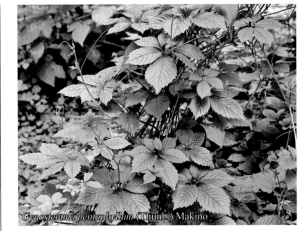

Gynostemma pentaphyllum (Thunb.) Makino

| 实用验方 |

（1）慢性支气管炎：本品晒干研粉，每次3~6克，每日3次。

（2）劳伤虚损，遗精：本品15~30克，煎服，每日1剂。

【生境】生于山谷密林、山坡疏林、灌丛中、路旁草丛中。

【分布】分布于西南部和长江以南各省区。

■ **形态特征**　草质攀援植物。茎细弱，卷须2歧。鸟足状复叶。雌雄异株，圆锥花序，花冠白色或淡绿色，5深裂，雄蕊5，花丝短，结合成柱。瓠果球形，含倒垂种子2粒。花期3~11月，果期4~12月。

■ **功效主治**　全草：苦、微甘，凉；清热解毒，补虚。

别名：水瓜

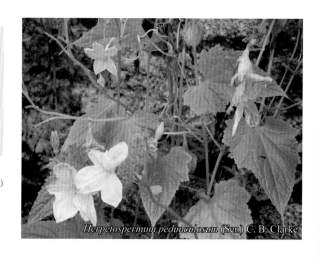

实用验方

胆囊炎：本品1克，獐牙菜根2克，嫩松针3克，共研细粉，每次服1克，每日3次。

【生境】生于海拔2300~3500米的山坡灌丛、林缘、路旁。

【分布】分布于西藏、云南、四川等地。

Herpetospermum pedunculosum (Ser.) C. B. Clarke

■ **形态特征**　一年生攀援草本。茎枝纤细，有棱沟，卷须2歧。单叶互生，膜质，卵状心形或心状阔卵形，掌状浅裂，先端尾状渐尖。花大，雌雄异株，雄花通常单生或与同一总状花序并生，萼筒较伸长，花冠黄色，钟状，具雄蕊3枚，药室折曲，雌花单生，萼筒、花冠同雄花，柱头3。果实阔长圆形，三棱状。花、果期6~10月。

■ **功效主治**　果实：苦，寒；泻肝火，清胆热。种子：苦，寒；清肝利胆，健脾助运。

实用验方

（1）痛经：本品、紫石英、全当归、桑寄生、炒杜仲、麦冬各9克，肉桂1.5克，吴茱萸、川椒各2.4克，乌药3克，橘叶4.5克，橘核12克，白芍6克，煎服，每日1剂，日服3次。
（2）水肿，腹水：本品60克，煎服。

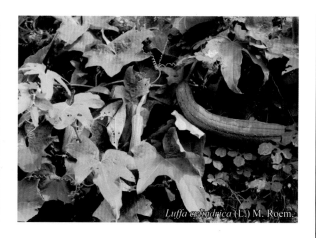

Luffa cylindrica (L.) M. Roem.

【生境】生于温、热带地区，有栽种。
【分布】分布于全国各地。

■ **形态特征**　一年生攀援草本。卷须2~4叉。叶片掌状5~7深裂。雌雄同株，雄花组成总状花序，雌花单生，雄蕊5，药室多回折曲。瓠果长圆柱形，具浅纵槽或条纹，无棱，嫩时肉质，老熟时干燥，顶端盖裂。花、果期8~10月。

■ **功效主治**　成熟果实的维管束（丝瓜络）：甘，平；祛风，通络，活血，下乳。

苦瓜

别名：凉瓜、癞葡萄

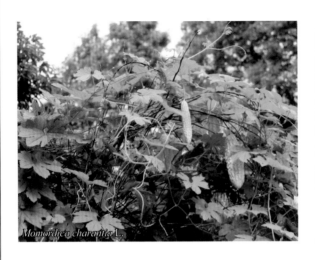

Momordica charantia L.

实用验方

（1）烦热，消渴：本品绞汁调蜜冷服。

（2）痢疾：本品鲜品捣烂绞汁1小杯泡蜂蜜服。

（3）痈肿：本品鲜品捣烂敷患处。

【生境】栽培于热带到温带地区。

【分布】分布于我国各地。

■ **形态特征**　一年生攀援草本。卷须不分歧。叶掌状5~7深裂。雌雄同株，花小，单生叶腋，花冠黄色，雄蕊3，离生，药室2回折曲。瓠果纺锤形，多瘤皱。种子具红色假种皮。花果期5~10月。

■ **功效主治**　果实：苦，寒；祛暑涤热，明目，解毒。

木鳖子

别名：番木鳖

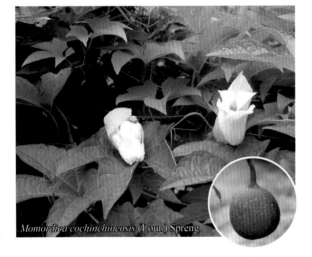

Momordica cochinchinensis (Lour.) Spreng.

实用验方

（1）痔疮：本品、荆芥、朴硝等量，水煎液熏洗。

（2）小儿血管瘤：本品去壳，研如泥，醋调敷，每日3~5次。

【生境】　生于山坡、林缘、土层较深厚的地方。

【分布】分布于四川、湖北、河南、安徽、浙江、福建、广东、贵州、云南等地。

■ **形态特征**　多年生粗壮草质大藤本。卷须不分枝。叶柄具腺体，叶片阔卵状心形，3~5中裂。雌雄异株，花单生叶腋，花冠5深裂，雄蕊3，药室1回折曲。瓠果密生刺状突起。种子两面具雕纹。花期6~8月，果期8~10月。

■ **功效主治**　成熟种子（木鳖子）：苦、微甘，凉，有毒；散结消肿，攻毒疗疮；用量0.9~1.2克；孕妇慎用。块根：苦、微甘，寒；解毒消肿，止痛。

┃ 实用验方 ┃

小儿血瘀腹痛：本品新鲜果实100克，桃仁15克，砂仁5克，加水适量熬浓取汁，去渣，加入粳米50克煮成稀粥，食盐少许调味，温后食用。

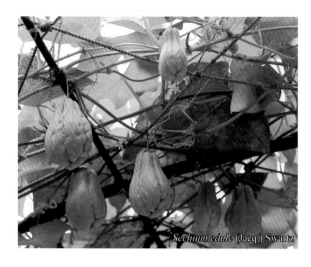

Sechium edule (Jacq.) Swartz

【生境】栽培。

【分布】分布于云南、广西、广东等地。

■ **形态特征**　多年生攀援草质藤本，具块根。叶互生，心形，常3~5裂，表面粗糙。花小，单性，雌雄同株，腋生，雄花成总状花序，萼筒半球形，花冠辐状，淡黄色，具雄蕊3枚，药室折曲，雌花常单生，萼筒、花冠同雄花，柱头5裂。果实肉质，梨形，表面具纵沟。花期7~9月，果期8~10月。

■ **功效主治**　叶：凉，甘；清热消肿。果实：凉，甘；健脾消食，行气止痛。

┃ 实用验方 ┃

（1）百日咳：本品1个，柿饼15克，煎服。

（2）喉痛失音：本品1个，切片，水煎，待冷，当茶饮。

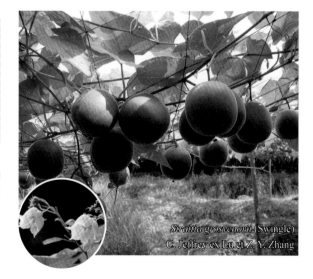

Siraitia grosvenorii (Swingle) C. Jeffrey ex Lu et Z. Y. Zhang

【生境】生于海拔400~1400米的山坡林下、河边湿地、灌丛。

【分布】分布于江西、广东、广西、湖南、贵州等地。

■ **形态特征**　多年生草质藤本，具卷须。叶膜质，边缘微波状。雌雄异株，雄花序总状，雄蕊5，药室S形折曲，雌花单生或簇生。瓠果不开裂。种子两面中央稍凹入而具放射性沟纹。花期6~8月，果期7~10月。

■ **功效主治**　果实（罗汉果）：甘，凉；清热润肺，利咽开音，润肠通便。

赤瓟

别名：赤電、赤包

Thladiantha dubia Bunge

实用验方

（1）反胃吐酸，吐食：本品果实3~9克，研末冲服。

（2）咳嗽咯血：本品果实、贝母、沙参、紫菀各9克，煎服。

（3）气滞胁痛，腰扭伤疼痛：本品果实7个，煎服。

【生境】生于海拔1300~1800米的山坡、河谷、林缘湿处。

【分布】分布于黑龙江、吉林、甘肃、宁夏等地。

■ **形态特征** 攀援草本，全株被黄白色硬毛。根块状。卷须不分叉。叶宽卵状心形。雄花单生或呈假总状花序，雄蕊5，花药卵形，药室通直，花冠黄色，钟状，5深裂。浆果长圆形，具10纵纹。花期6~8月，果期8~10月。

■ **功效主治** 根：苦，寒；通乳，解毒，活血。果实：酸、苦，平；理气，活血，祛痰，利湿。孕妇均禁服。

栝楼

别名：瓜蒌、药瓜、天花粉

Trichosanthes kirilowii Maxim.

实用验方

（1）虚热咳嗽：天花粉30克，人参9克，研末，每次米汤冲服3克。

（2）急性化脓性乳腺炎：瓜蒌30克，乳香3克，研为细末，每次温酒冲服3克。

【生境】生于山坡林下、灌丛中、草地、村旁田边。

【分布】分布于我国北部至长江流域各地，广为栽培。

■ **形态特征** 攀援草本。块根肥大。卷须3~7歧。叶近圆形，常3~5（~7）浅裂至中裂，裂片再浅裂。雌雄异株，雄花成总状花序，雌花单生，花冠白色，裂片流苏状。瓠果近球形。种子近边缘具棱线。花期5~8月，果期8~10月。

■ **功效主治** 果实（瓜蒌）：甘、微苦，寒；清热涤痰，宽胸散结，润燥滑肠。种子（瓜蒌子）：甘，寒；润肺化痰，滑肠通便。果皮（瓜蒌皮）：甘，寒；清热化痰，利气宽胸。根（天花粉）：甘、微苦，微寒；清热泻火，生津止渴，消肿排脓。孕妇慎用。均忌与乌头类药材同用。

别名：双边瓜蒌、瓜蒌

▎实用验方 ▎

（1）咳嗽痰喘：本品 15 克，半夏、陈皮、杏仁各 9 克，煎服。

（2）急性乳腺炎：本品 15 克，蒲公英 60 克，煎服。

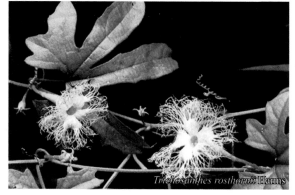

Trichosanthes rosthornii Harms

【生境】生于山谷密林、山坡灌丛及草丛中。

【分布】分布于四川、重庆、贵州、湖北、甘肃、陕西、云南、湖南、江西、福建、广东、广西、安徽、河南等地。

■ **形态特征** 攀援草质藤本。块根条状，肥厚，淡灰黄色，具横瘤状突起。叶片纸质，3~7 深裂，通常 5 深裂。花雌雄异株，雄花或单生，或为总状花序，或两者并生，萼筒窄喇叭形，花冠白色，裂片顶端具丝状长流苏，雄蕊 3 枚，雌花单生，花冠同雄花，柱头 3。果实球形或椭圆形，光滑无毛，成熟时果皮及果瓢均橙黄色。种子棱线远离边缘。花期 6~8 月，果期 8~10 月。

■ **功效主治** 果实、果皮、种子、根入药。功效、禁忌同"栝楼"条。

别名：老鼠拉冬瓜

▎实用验方 ▎

（1）痈疽疔疮，冻疮：本品干根研末，调茶油敷。

（2）淋巴结结核：本品 15 克，夏枯草 9 克，煎服。

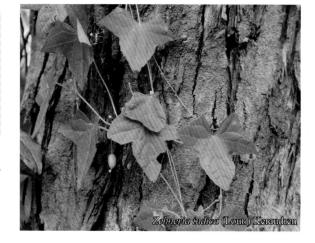

Zehneria indica (Lour.) Keraudren

【生境】生于林中阴湿处及路旁、田边及灌丛中。

【分布】分布于广东、广西、浙江、湖北、福建等地。

■ **形态特征** 柔弱草质藤本。卷须不分枝。叶膜质，三角状卵形，不裂或 3~5 浅裂。雌雄同株，花白色或黄色，单生或 2~3 朵生于短的总状花序上，药室稍弓曲。瓠果长 0.8~2 厘米，无毛，果柄丝状。花、果期几乎全年。

■ **功效主治** 块根或全草：甘、苦，凉；清热解毒，消肿散结，化痰利尿。

葫芦科

杏叶沙参

别名：宽裂沙参、南沙参、沙参

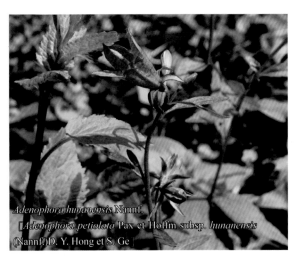

Adenophora hunanensis Nannf.
[*Adenophora petiolata* Pax et Hoffm subsp. *hunanensis* (Nannf.) D. Y. Hong et S. Ge]

（1）虚火牙痛：南沙参 15~60克，煮鸡蛋服。
（2）产后无乳：南沙参 12 克，煮猪肉食。

【生境】生于山地草丛中。
【分布】分布于河北、陕西、江西、河南、湖北、湖南、广东、广西、四川、贵州等地。

■ **形态特征** 多年生草本，不分枝。茎生叶大多具柄，卵形至卵状披针形。花序分枝几乎平展或弓曲向上，花梗极短而粗壮，花萼裂片全缘，基部常重叠，花冠钟状，裂片三角状卵形，花盘短筒状。蒴果。花期7~9月。

■ **功效主治** 根（南沙参）：甘，微寒；养阴清肺，益胃生津，化痰，益气；忌与藜芦同用。

沙参

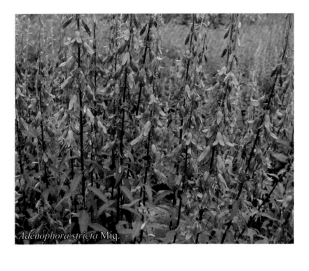

Adenophora stricta Miq.

实用验方

（1）虚火牙痛：南沙参 15~60克，煮鸡蛋服。
（2）产后无乳：南沙参 12 克，煮猪肉食。

【生境】生于低山草丛中或岩石缝中。
【分布】分布于江苏西南部、安徽、浙江、福建西部、江西北部、湖南等地。

■ **形态特征** 多年生草本，不分枝。茎生叶互生，无柄，椭圆形或狭卵形。花序假总状或狭圆锥花序，花梗极短，花萼裂片钻形，全缘，花冠宽钟状，裂片三角状卵形；花盘短筒状，无毛。蒴果椭圆状球形。花期8~10月。

■ **功效主治** 根：甘，微寒；养阴清肺，益胃生津，化痰，益气；忌与藜芦同用。

实用验方

（1）虚火牙痛：南沙参15~60克，煮鸡蛋服。

（2）产后无乳：南沙参12克，煮猪肉食。

【生境】生于草地或灌丛中。

【分布】分布于黑龙江、吉林、辽宁、内蒙古东部、河北、山西、山东、江苏、安徽、浙江、福建、江西、广东、香港、广西、云南东南部、贵州、四川等地。

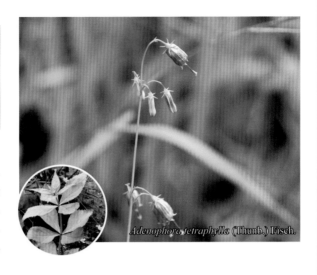

Adenophora tetraphylla (Thunb.) Fisch.

■ **形态特征** 多年生草本，不分枝。茎生叶 3~6 枚轮生，卵圆形至条状披针形，叶柄无或不明显。花序狭圆锥状，花萼裂片钻状，全缘，花冠筒状细钟形，口部稍缢缩，裂片三角形，花盘细管状。蒴果。花期 7~9 月。

■ **功效主治** 根：甘，微寒；养阴清肺，益胃生津，化痰，益气；忌与藜芦同用。

实用验方

急慢性支气管炎：本品鲜根（刮去外表粗皮）30克（干品9克），枇杷叶（去毛）15克，煎服。

【生境】生于山坡草地或林缘。

【分布】分布于辽宁、河北、山东、江苏、安徽、浙江等地。

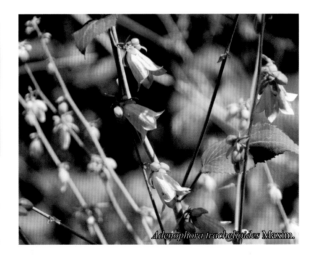

Adenophora trachelioides Maxim.

■ **形态特征** 多年生草本。茎生叶具长柄，叶基心形或近平截。大圆锥或狭圆锥花序，花萼筒部倒三角状圆锥形，裂片长椭圆形或披针形，花冠钟状，裂片宽三角状半圆形，花盘筒状。蒴果卵状圆锥形。花期 7~9 月。

■ **功效主治** 根（荠苨）：甘，寒；润燥化痰，清热解毒。

金钱豹

别名：土党参、野党参

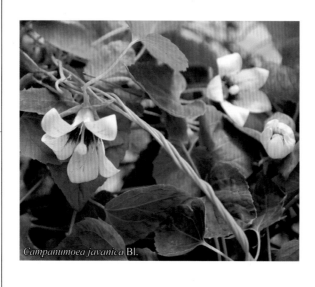

Campanumoea javanica Bl.

实用验方

（1）多汗，心悸：本品15克，煎服。

（2）脾胃虚弱，倦怠：土党参15~60克，煎服。

【生境】生于海拔400~1800米的向阳草坡或丛林中。

【分布】分布于安徽、浙江、江西、福建、台湾、湖北、湖南、广东、广西、四川、贵州等地。

■ **形态特征**　多年生缠绕草本，无毛，具乳汁。叶对生，卵状心形，边缘浅锯齿，掌状脉7条。花单朵腋生，花萼裂片披针形，花冠钟状，淡绿色，内面紫色。浆果紫红色。花期8~9月，果期9~10月。

■ **功效主治**　根（土党参）：甘，平；健脾益气，补肺止咳，下乳。

党参

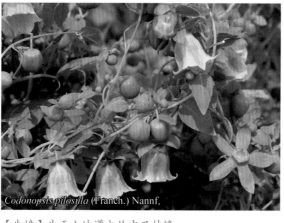

Codonopsis pilosula (Franch.) Nannf.

实用验方

（1）小儿自汗：每日用本品30克，黄芪20克，水煎成50毫升，分次服，1岁以内减半。

（2）小儿口疮：本品30克，黄柏15克，共为细末，吹撒患处。

（3）脱肛：本品30克，升麻9克，甘草6克，水煎2次，早晚各1次。

【生境】生于山地灌木丛中及林缘。

【分布】分布于黑龙江、吉林、辽宁、内蒙古、河北、河南、山西、陕西南部、甘肃东部、宁夏、青海东部、西藏东部、云南东北部、四川、湖北、湖南等地。

■ **形态特征**　多年生缠绕草本，无毛，有乳汁。茎基具多数瘤状茎痕。叶互生或近对生，卵形或狭卵形。花单朵顶生，花萼筒部半球状，花冠阔钟状，黄绿色，内面具紫斑，浅裂。蒴果。花、果期7~10月。

■ **功效主治**　根（党参、东党、潞党）：甘，平；健脾益肺，养血生津；忌与藜芦同用。

别名：山海螺、轮叶党参、四叶参

实用验方

（1）病后气血虚弱：本品、熟地黄各 15 克，煎服。

（2）咳嗽吐痰：本品 60 克，桔梗、木贼草各 9 克，煎服。

（3）通乳：本品 60 克，通草、木通各 9 克，煮肉食。

【生境】生于山野沟洼潮湿处及灌木丛中。

【分布】分布于东北、华北、华东、中南各省区。

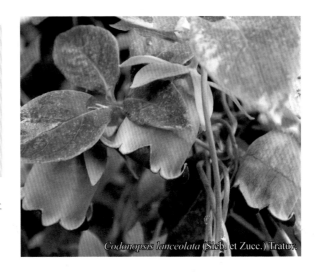

Codonopsis lanceolata (Sieb. et Zucc.) Tratuv.

■ **形态特征** 多年生缠绕草本，无毛，具乳汁，有腥臭味。根纺锤形。主茎上的叶互生，细小，短侧枝顶端的叶 2~4 枚簇生。花单生或对生于枝顶端，花冠宽钟形，5 浅裂。蒴果扁圆锥形。种子有翅。花、果期 7~8 月。

■ **功效主治** 根（山海螺）：甘、辛，平；益气养阴，解毒消肿，排脓，通乳。

半边莲

别名：急解索

实用验方

（1）毒蛇伤：本品鲜品捣烂，绞汁服用，剩余物敷伤口周围。

（2）小儿多发性疖肿：本品 30 克，紫花地丁 15 克，野菊花 9 克，金银花 6 克，煎服，取第 3 次煎汁洗患处。

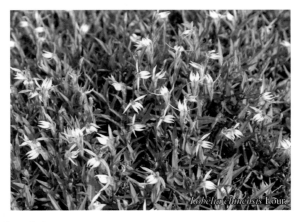

Lobelia chinensis Lour.

【生境】生于水田边、沟边或、潮湿草地。

【分布】分布于江苏、安徽、浙江、江西、福建、台湾、湖北、湖南、广东、广西、四川、贵州、云南等地。

■ **形态特征** 多年生矮小草本，具乳汁，无毛。茎匍匐，分枝直立。叶互生，线形至披针形。花单生叶腋，花冠两侧对称，裂片全部平展于下方，呈一个平面，雄蕊合生。蒴果倒锥状。花、果期 5~10 月。

■ **功效主治** 全草（半边莲）：辛，平；清热解毒，利尿消肿。

桔梗

别名：铃铛花

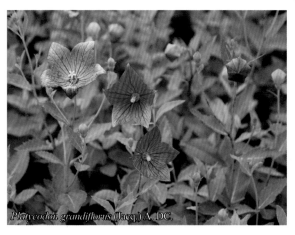

Platycodon grandiflorus (Jacq.) A. DC.

实用验方

（1）咽喉肿痛：本品、甘草各9克，桑叶15克，菊花12克，杏仁6克，煎服。

（2）女性气阴两虚，潮热，倦怠，月经量多：本品（炒）、甘草（炒）、黄芪（炒）、人参、麦冬各3克，青皮0.9克，煎服。

（3）牙结石，牙龈溃烂：本品、茴香等量，烧研敷之。

【生境】生于山地草坡、林缘，有栽培。

【分布】分布于全国各地区。

■ **形态特征** 多年生直立草本，有白色乳汁。叶轮生至互生，边缘具细锯齿。花单朵顶生或数朵成假总状花序，花冠宽漏斗状钟形，子房半下位，柱头5裂，裂片条形。蒴果顶端5裂，裂瓣与宿萼裂片对生。花期7~9月。

■ **功效主治** 根（桔梗）：苦、辛，平；宣肺，利咽，祛痰，排脓。

铜锤玉带草

别名：地茄子草、扣子草

实用验方

（1）风湿痹痛，跌打损伤：本品全草120克，泡酒2~5日，每服10~15毫升，每日3次。

（2）热咳脓痰：本品全草15~30克，水煎兑蜂蜜服。

Pratia nummularia (Lam.) A. Braun. et Asch.

【生境】生于田边、路旁、丘陵、低山草坡或疏林中的潮湿地。

【分布】分布于西南、华南、华东，以及湖南、湖北、台湾等地。

■ **形态特征** 多年生匍匐草本，具乳汁。叶互生，2列，心形或卵形，边缘有牙齿，掌状脉。花单生叶腋，花冠裂片二唇形；雄蕊在花丝中部以上连合。浆果紫红色。在热带地区花、果期全年。

■ **功效主治** 全草：辛、苦，平；祛风除湿，活血，解毒。

蓍

别名：千叶蓍、欧蓍

实用验方

（1）跌打损伤，疔疮肿毒：本品15克，土当归9克，煎服，并取本品适量，煎水熏洗患处。

（2）风湿疼痛：本品、骆驼蓬等量，煎水熏洗患处。

（3）痔疮出血，痛经，外伤出血：本品9克，紫参6克，煎服。

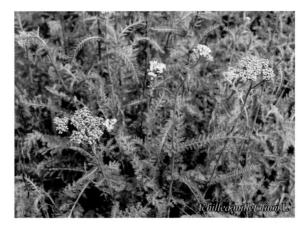

Achillea millefolium L.

【生境】 生于湿草地、荒地、铁路沿线一带。

【分布】 分布于东北，以及内蒙古、新疆等地，各地庭园多有栽培。

■ **形态特征** 多年生直立草本。根茎匍匐。叶无柄，多为三回羽状全裂。头状花序密集成复伞房状，总苞矩圆形或近卵形，边花5朵，舌片白色、粉红色或淡紫红色，盘花管状，黄色。瘦果无冠状冠毛。花、果期7~9月。

■ **功效主治** 全草（洋蓍草）：辛、微苦，凉，有毒；祛风活血，解毒止痛；用量5~10克。

藿香蓟

别名：胜红蓟、白花臭草

实用验方

（1）感冒发热：本品60克，煎服。

（2）鼻出血：本品鲜叶搓烂塞鼻。

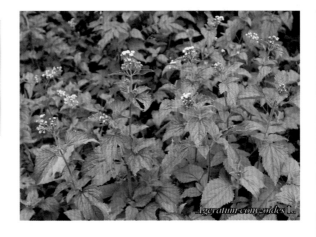

Ageratum conyzoides L.

【生境】生于山坡、山谷、林下、林边，草地荒坡也有生长。

【分布】分布于广东、广西、福建、云南、贵州等地。

■ **形态特征** 一年生草本，全株被白色柔毛或绒毛。茎枝绿色或紫红色，枝叶揉碎有香气。单叶对生，或上部互生，叶片卵形或长圆形，基部钝或宽楔形，边缘具钝圆宽锯齿，基出3脉。头状花序排成伞房状，总苞片外面无毛无腺点，边缘撕裂，小花全部为管状花，花冠白色或淡紫色，花药基部钝，顶端有附片，柱头裂片细长，与花冠同色。瘦果具5纵棱，成熟时黑色，冠毛5枚，膜片状。花、果期全年。

■ **功效主治** 全草：辛、微苦，凉；清热解毒，止血，止痛。

牛蒡

别名：恶实、大力子

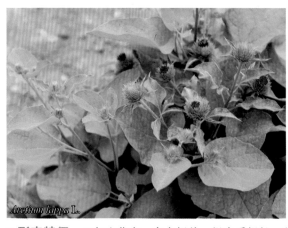

Arctium lappa L.

实用验方

（1）风肿斑毒作痒：牛蒡子、玄参、僵蚕及薄荷各15克，研粉，每次服9克。

（2）急性乳腺炎：本品叶9克（本品鲜品30克），水煎当茶。

【生境】生于沟边、山路旁、荒地、山坡向阳草地、林边。

【分布】分布于除西藏、海南、台湾外的各省区，全国地区都有栽培。

■ **形态特征**　二年生草本，高大粗壮。根肉质粗长。茎枝、叶柄被灰白色长蛛丝毛并棕黄色小腺点，亦有乳突状短毛。单叶大型，互生，叶片宽卵形，基部心形，边缘常波状皱，有细小齿尖，两面被毛和腺点。头状花序排成伞房状，总苞片顶端有倒钩刺，小花全为管状花，花冠外面无腺点，紫红色，花药亦紫红色，基部钝。瘦果具多数细脉纹，冠毛糙刚毛状，极易分散脱落。花期6~8月，果期8~10月。

■ **功效主治**　果实（牛蒡子）：辛、苦，寒；疏散风热，宣肺透疹，解毒利咽。根：苦、微甘，凉；散风热，消肿毒。

黄花蒿

别名：青蒿

Artemisia annua L.

实用验方

（1）中暑：将本品嫩叶捣烂，手捻成黄豆大小的丸状，水送服。

（2）虚劳，盗汗，烦热，口干：本品鲜品300克，取汁熬膏，加入人参、麦冬粉末各30克，制成直径6~8毫米的药丸，每餐后米汤送服20丸。

【生境】生于旷野、山坡、河岸、路边等处。

【分布】分布于我国南北各地。

■ **形态特征**　一年生草本，香气浓烈。叶多回羽状深裂，两面具细小脱落性白色腺点及凹点。头状花序直径1.5~2.5毫米，排成圆锥状，总苞片3~4层，近等长，花深黄色，均管状。瘦果椭圆状卵形。花、果期8~11月。

■ **功效主治**　地上部分（青蒿）：苦、辛，寒；清虚热，除骨蒸，解暑热，截疟，退黄；后下。果实：甘，凉；清热明目，杀虫。根：清血中湿热，除骨蒸。

别名：刘寄奴、南刘寄奴、六月霜

实用验方

（1）血气胀满：本品研粉，每次服9克，煎酒服。
（2）金疮刀伤：本品研粉裹敷创口。
（3）霍乱痢疾：本品全草9克，煎服。

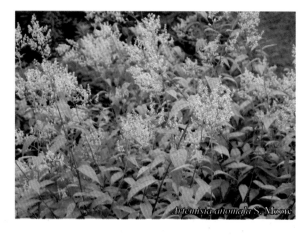

Artemisia anomala S. Moore

【生境】生于低海拔的林缘、路旁、沟边、河岸、灌丛、荒地。

【分布】广泛分布于我国中部及南部各地。

■ **形态特征** 多年生草本。中、下部叶卵形或长卵形，具柄，边缘有细锯齿，上部叶无柄。头状花序直径2~2.5毫米，几无梗，总苞片3~4层，膜质或半膜质，无毛，均为管状花。瘦果。花、果期6~11月。

■ **功效主治** 带花全草（刘寄奴）：辛、微苦，温；破瘀痛经，止血消肿，消食化积。

别名：茵陈、绵茵陈

实用验方

（1）胆囊感染：本品、忍冬藤各30克，蒲公英12克，大黄10克，煎服。
（2）热病发斑：本品60克，大黄（锉碎、微炒）、玄参各30克，栀子仁0.3克，生甘草15克，捣筛为散，每次服12克，开水1杯冲泡，去滓，随时服。

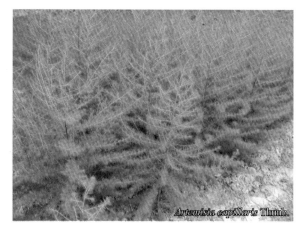

Artemisia capillaris Thunb.

【生境】生于低海拔的湿润沙地、路旁。

【分布】分布于华东、中南，以及辽宁、河北、陕西、四川、台湾等地。

■ **形态特征** 半灌木状草本，香气浓烈。茎红褐色或褐色。中部叶一到二回羽状全裂，小裂片细直。头状花序多数，直径1.5~2毫米，总苞片3~4层，外层草质，均为管状花，两性花不育。瘦果。花、果期7~10月。

■ **功效主治** 地上部分（茵陈）：苦、辛，微寒；清热利湿，利胆退黄。

菊科

艾蒿

别名：艾、艾草、蕲艾

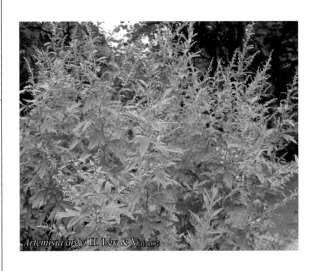

Artemisia argyi H. Lév & Vaniot

实用验方

（1）产后泻血不止：艾叶（炙熟）、老生姜各 15 克，煎汤服。

（2）转筋吐泻：艾叶、木瓜各 15 克，盐 6 克，煎服。

【生境】生于路旁、林缘、坡地、灌丛中。

【分布】分布于全国大部分地区。

■ **形态特征** 半灌木状多年生草本，香气浓烈。单叶互生，一或二回羽状分裂或大头羽状深裂，背面被灰白色蛛丝状绒毛。头状花序直径 2~2.5 毫米，排成圆锥状，总苞片 3~4 层，均为管状花。瘦果。花、果期 8~10 月。

■ **功效主治** 叶（艾叶）：辛，苦，温，小毒；温经止血，散寒止痛；用量 3~9 克；外用祛湿止痒，供灸治或熏洗用；醋艾炭温经止血。果实：苦，辛，温；温肾壮阳。

牡蒿

别名：齐头蒿、白花蒿

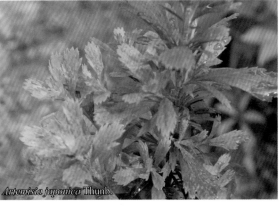

Artemisia japonica Thunb.

实用验方

（1）夏季感冒头痛：本品全草 30 克，煎服。

（2）血崩：本品全草 30 克，母鸡 1 只，炖熟后去渣，食鸡肉与汁。

（3）产后伤风发热：本品根 15 克，鸡蛋 1 个，共煮，服汤吃蛋。

【生境】生于林缘、林下、旷野、山坡、丘陵、路旁、灌木丛下。

【分布】广泛分布于我国南北各地。

■ **形态特征** 多年生直立草本，有香气。根状茎稍粗短。中部叶匙形，上端 3~5 裂，基生叶和下部叶宽匙形或倒卵形，上部浅裂或具齿。头状花序排成总状花序状，总苞片 3~4 层。瘦果倒卵形。花、果期 7~10 月。

■ **功效主治** 全草：苦，微甘，凉；清热，凉血，解毒。根：苦、微甘，平；祛风，补虚，杀虫截疟。

别名：白花蒿、广东刘寄奴、鸭脚艾

（1）闭经，经前腹痛：本品60克，酒、水煎，调红糖服。

（2）产后血瘀腹痛，或伴有寒热、肢节酸痛：本品30克，水煎调红糖服。

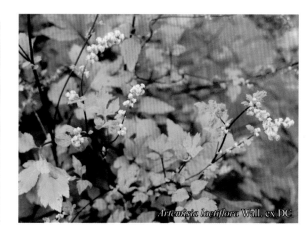

Artemisia lactiflora Wall. ex DC.

【生境】林下、林缘、灌木丛边缘、山谷等，温润或略为干燥的环境。

【分布】分布于华东、中南、西南各省区。

■ **形态特征** 多年生直立草本。基生叶和下部叶花期凋落，中部叶有柄和假托叶，上部叶无柄，叶片羽状深裂至全裂。头状花序无梗，直径1.5~2.5 (~3) 毫米，总苞片3~4层，外层稍短，均为管状花。瘦果。花、果期8~11月。

■ **功效主治** 全草或根：辛、微苦，微温；活血散瘀，理气化湿。

蒌蒿

别名：闾蒿、柳叶蒿、狭叶艾

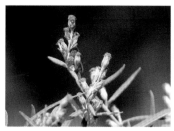

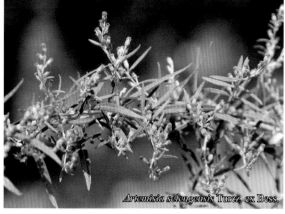

Artemisia selengensis Turcz. ex Bess.

【生境】生于低海拔的山地草坡、路边荒野、河岸等处。

【分布】分布于东北、华北、华东、华中等地。

■ **形态特征** 多年生清香草本。茎无毛，具纵棱。叶纸质或薄纸质，上面无毛或近无毛，下面密被灰白色蛛丝状平贴绵毛；中部叶近成掌状，5深裂或指状3深裂，叶缘或裂片边缘有锯齿。部叶与苞片叶不裂或指状2~3深裂，裂片或不裂叶线状披针形。头状花序多数，长圆形或宽卵形，组成圆锥花序，总苞片背面初时疏被蛛丝状绵毛，后渐脱落。瘦果卵形。花、果期7~10月。

■ **功效主治** 全草（蒌蒿）：苦、辛，温；利膈开胃。

紫菀

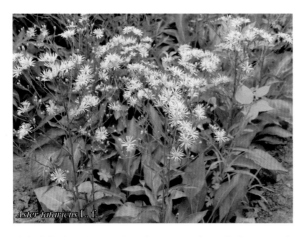

Aster tataricus L. f.

实用验方

（1）小儿咳嗽气急：本品72克，贝母、款冬花各36克，锉为细末，每次服0.1克，煮沸，过滤，饭前温服。

（2）小儿咳嗽，声不出者：本品末、杏仁泥等量，入蜜同研，丸芡实大，每服1丸，五味子汤下。

【生境】生于低山阴坡湿地、山顶、低山草地、沼泽地。

【分布】分布于东北、华北，以及陕西、甘肃南部、安徽北部、河南西部等地。

■ **形态特征** 多年生直立草本。茎基部有纤维状枯叶残片。叶有6~10对羽状脉。头状花序多数，排成复伞房状，总苞半球形，总苞片3层，全部或上部草质，花柱附片披针形。瘦果冠毛污白色或带红色。花期7~9月，果期8~10月。

■ **功效主治** 根和根茎（紫菀）：苦、辛，温；润肺下气，化痰止咳。

北苍术

别名：苍术

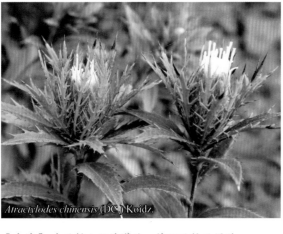

Atractylodes chinensis (DC.) Koidz.

实用验方

（1）湿气身痛：本品泔浸、切、水煎，取浓汁熬膏，白汤点服。

（2）筋骨疼痛因湿热者：本品（米泔浸炒）、黄柏（炒），切为末，煮沸加入姜汁服，实证明显者，加少许酒。

【生境】生于低山阴坡灌丛、林下及较干燥处。

【分布】分布于东北、华北，以及陕西、宁夏、甘肃、山东、河南等地。

■ **形态特征** 多年生草本。根状茎疙瘩状。茎直立。叶互生，硬纸质，叶片卵形或狭卵形，一般羽状5深裂，茎上部叶3~5羽状浅裂或不裂。头状花序单生枝端，小花白色。瘦果密被毛，冠毛羽毛状。花、果期6~10月。

■ **功效主治** 根茎（苍术）：辛、苦，温；燥湿健脾，祛风散寒，明目。

实用验方

（1）湿气身痛：本品泔浸、切、水煎，取浓汁熬膏，白汤点服。

（2）筋骨疼痛因湿热者：本品（米泔浸炒）、黄柏（炒），切为末，煮沸加入姜汁服，实证明显者，加少许酒。

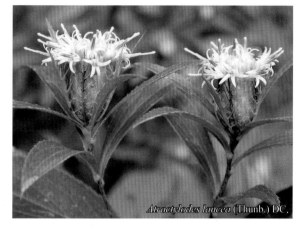

Atractylodes lancea (Thunb.) DC.

【生境】生于山坡灌丛、草丛中。

【分布】分布于山东、江苏、安徽、浙江、江西、河南、湖北、四川等地，各地多有栽培。

■ **形态特征**　多年生草本。根状茎疙瘩状。茎直立。叶互生，硬纸质，3~5羽状分裂或不裂，两面绿色，无毛。头状花序单生茎枝顶端，小花白色。瘦果密被毛，冠毛刚毛褐色或污白色，羽毛状。花、果期6~10月。

■ **功效主治**　根茎（苍术）：辛、苦，温；燥湿健脾，祛风散寒，明目。

实用验方

（1）小儿湿性腹泻，小便不利：本品（土炒）、车前子（炒）各20克，黄连6克，共研细粉，口服，1~3岁，每次0.5~1克；3~5岁，每次1~1.5克，每日3次。

（2）妊娠后期两脚浮肿：本品、白茯苓各30克，防己、木瓜各45克，研末，饭前热水调下，每次3克，每日3次。

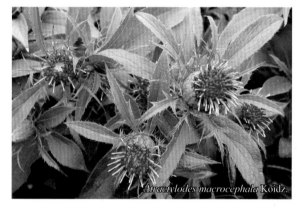

Atractylodes macrocephala Koidz.

【生境】原野生于山区、丘陵地带，野生种在原产地已绝迹。

【分布】现各地多有栽培，以浙江栽培的数量最大。

■ **形态特征**　多年生直立草本，无毛。根状茎结节状。叶3~5羽状全裂。头状花序单生枝顶，苞叶绿色，针刺状羽状全裂，总苞宽钟状，小花紫红色。瘦果，冠毛刚毛羽毛状，污白色，基部结合成环状。花、果期8~10月。

■ **功效主治**　根茎（白术）：苦、甘，温；健脾益气，燥湿利水，止汗，安胎。

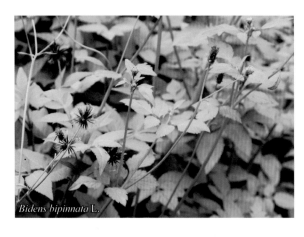

Bidens bipinnata L.

婆婆针

别名：鬼针草、鬼黄花、针包草、刺针草

【生境】生于路边、荒野、住宅附近。

【分布】全国分布。

■ **形态特征** 一年生草本。茎中部叶和下部叶对生，二回羽状深裂，两面略有短毛，上部叶互生，羽状分裂。头状花序，总苞片条状椭圆形，被细短毛，舌状花黄色，筒状花黄色，裂片5。瘦果条形，具棱，顶端芒刺3~4枚。

■ **功效主治** 全草（鬼针草）：苦，微寒；清热解毒，祛风除湿，活血消肿。

白花鬼针草

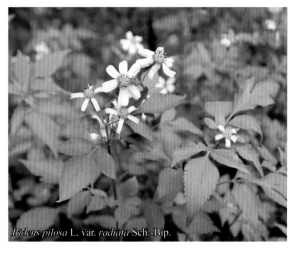

Bidens pilosa L. var. radiata Sch.-Bip.

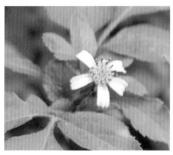

【生境】生于村旁、路边、旷野。

【分布】分布于华东、中南、西南等地。

■ **形态特征** 一年生直立草本。茎中部叶常为三出复叶。头状花序，苞片条状匙形，边缘具舌状花5~7枚，舌片椭圆状倒卵形，白色，先端钝或有缺刻，盘花筒状，5齿裂。瘦果条形，具棱，顶端芒刺3~4枚。

■ **功效主治** 全草（白花鬼针草）：甘、微苦，平；清热解毒，利湿退黄。

实用验方

（1）肿胀，风湿性关节炎：本品全草、蓖麻叶、石菖蒲，煮水洗。

（2）跌打损伤，疮疖痈肿，皮肤瘙痒：本品鲜叶捣烂外敷或煎水洗患处。

【生境】 生于林下、林缘、河床谷地或草地上。

【分布】分布于广西、广东、贵州等地。

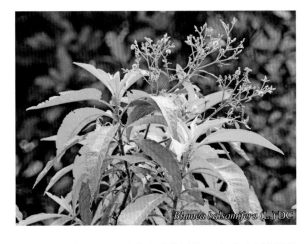

Blumea balsamifera (L.) DC

别名：大风艾、冰片艾

■ **形态特征** 多年生草本或亚灌木。叶柄两侧具1~5对狭线形附属物，叶下面密被绢状棉毛。头状花序多数，直径5~8毫米，排成圆锥状，总苞钟形，外层总苞片长圆形，花托无毛。瘦果具5棱，冠毛红褐色。花期全年。

■ **功效主治** 全草：辛、微苦，温；祛风除湿，温中止泻，活血解毒。根：辛，温；祛风活血，利水消肿。新鲜叶经提取加工制成的结晶（艾片）：辛、苦，微寒；开窍醒神，清热止痛；孕妇慎用。

实用验方

（1）中耳炎：本品鲜叶取汁滴入耳内。

（2）月经不调：本品全草9克，煎服。

（3）肠风便血：本品鲜花序10个，酌加冰糖，煎服。

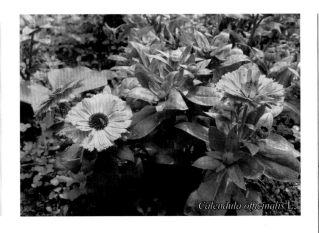

Calendula officinalis L.

别名：金盏菊

【生境】栽培。

【分布】分布于广东、广西、福建、四川、云南、贵州等地。

■ **形态特征** 一年生直立草本，全株有腺状柔毛。基生叶具柄，全缘或具疏齿，茎生叶无柄，波状缘，基部稍抱茎。头状花序单生枝端，总苞片1~2层，外层稍长。瘦果弯曲，具翅，无冠毛。花期4~7月。

■ **功效主治** 根：微苦，平；活血散瘀，行气止痛。花序：淡，平；凉血止血，清热泻火。

飞廉

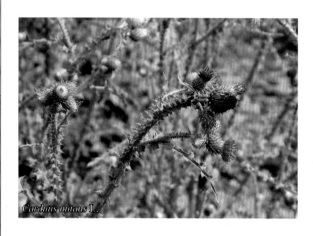

Carduus nutans L.

实用验方

（1）感冒，流行性感冒：本品干花9克或根15克，金银花9克，板蓝根15克，煎服。

（2）月经过多：飞廉、茜草各31克，煎服。

【生境】生于田野、路边、山地草丛中。

【分布】我国大部分省区有分布。

■ **形态特征**　二年生或多年生草本。叶羽裂至不裂，裂片顶端具针刺，叶基下延成具刺齿裂的茎翼。头状花序单生，总苞钟状，中外层苞片中上部曲膝状弯曲，小花紫色，5深裂。瘦果冠毛刚毛锯齿状。花、果期6~10月。

■ **功效主治**　全草或根（飞廉）：苦，平；祛风，清热，利湿，凉血止血，活血消肿。

天名精

别名：鹤虱

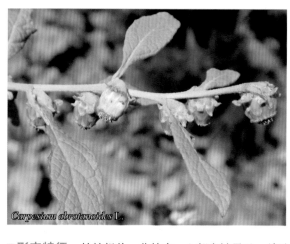

Carpesium abrotanoides L.

实用验方

（1）疔疮肿毒：本品叶、浮（米）酒糟，同捣烂敷。

（2）恶疮：本品全草捣汁服，每日2~3次。

（3）大肠寄生虫：鹤虱为末15克，水冲服。

【生境】生于山坡、路旁、草坪上。

【分布】分布于我国各地。

■ **形态特征**　植株粗壮，分枝多，上部密被柔毛。单叶互生，下部叶广椭圆形或长圆形，下面密被柔毛。头状花序较小，多数，沿茎枝腋生，近无梗，总苞坛状球形，下具小型苞叶少数，总苞片不呈叶状，3层，外层者短，向内渐长。花冠黄色。花期6~8月，果期9~10月。

■ **功效主治**　果实（鹤虱）：苦、辛，平，小毒；杀虫消积；用量3~9克。全草：苦、辛，寒；清热，化痰，解毒，杀虫，破瘀，止血。

別名：杓儿菜、烟袋草

（1）腮腺炎：本品叶15克，大葱头4个，合酒糟捣烂，炒热外敷。

（2）痢疾，牙痛：挖耳草根9克，煎服。

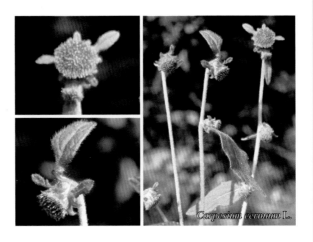

Carpesium cernuum L.

【生境】生于路边荒地、山坡、沟边等处。

【分布】遍布全国各地。

■ **形态特征** 多年生草本。茎下部密被白色长柔毛及卷曲柔毛，基部及叶腋成棉毛状。基生叶常于开花前凋萎，茎下部叶片基部长渐窄下延，上部叶渐小，背面被白色长柔毛，两面有腺点。头状花序较金挖耳稍大，总苞片近等长，外层叶状，多草质，密被长柔毛，先端钝，中、内层干膜质。花冠绿白色，无毛。花期秋季。

■ **功效主治** 根（挖耳草根）：苦，凉；清热解毒。全草（杓儿菜）：苦、辛，寒；清热解毒，消肿止痛；脾胃虚弱者慎服。

金挖耳

別名：除州鹤虱、倒盖菊

（1）咽喉肿痛：本品鲜全草捣烂绞汁，调蜜服。

（2）水泄腹痛：金挖耳根9~15克，煎服。

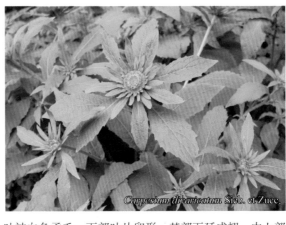

Carpesium divaricatum Sieb. et Zucc.

【生境】生于路边及山坡灌丛中。

【分布】分布于东北、华中、长江中下游至东南沿海，以及贵州、云南部分地区。

■ **形态特征** 多年生草本，茎、叶被白色柔毛。下部叶片卵形，基部下延成翅，中上部叶卵状披针形，叶柄渐短至无。头状花序较小，单生枝顶或叶腋，花序梗明显，顶端近直角折曲而使花序下垂，花序下具苞叶3~5，密被柔毛和腺点，总苞半球形，总苞片由外向内逐层增长，小花全为管状花，外围为雌花，中央为两性花，均可育，花各部黄色瘦果无冠毛，先端喙状。花期秋季。

■ **功效主治** 根（金挖耳根）：微苦、辛，平；止痛，解毒。全草（金挖耳）：苦、辛，寒；清热解毒，消肿止痛。

菊科

红花

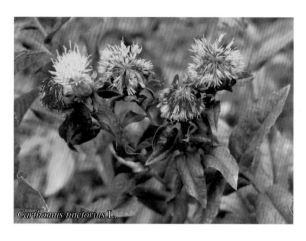

Carthamus tinctorius L.

【生境】喜温暖干燥气候，耐寒、耐旱、耐盐碱、耐瘠薄。

【分布】分布于东北、华北、西北，以及山东、浙江、贵州、四川、西藏等地。

■ **形态特征**　一年生直立草本，全体无毛。叶革质，叶缘锯齿顶端具针刺，基部半抱茎。头状花序多数，排成顶生伞房花序，为苞叶所围绕，总苞卵形，小花两性，红色、橘红色。瘦果无冠毛。花、果期5~8月。

■ **功效主治**　不带子房的筒状花（红花）：辛，温；活血通经，散瘀止痛；孕妇慎用。

石胡荽

别名：鹅不食草、球子草

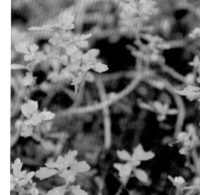

Centipeda minima (L.) A. Br. et Aschers.

【生境】生于路旁荒野、田野、阴湿草地上。

【分布】分布于东北、华北、华中、华东、华南、西南等地。

■ **形态特征**　一年生匍匐小草本。叶互生，无柄，楔状倒披针形。头状花序扁球形，直径约3毫米，单生叶腋，无总梗或极短，总苞片2层，外层较大，花杂性，全为筒状。瘦果具4棱，无冠毛。花期9~11月。

■ **功效主治**　全草（鹅不食草）：辛，温；发散风寒，通鼻窍，止咳。

实用验方

（1）风热感冒：本品、积雪草各15克，地胆草9克，煎服。

（2）急性乳腺炎：本品15克，蒲公英30克，煎服；另用野菊叶捣烂敷患处。

（3）泌尿系统感染：本品、海金沙各30克，煎服，每日2剂。

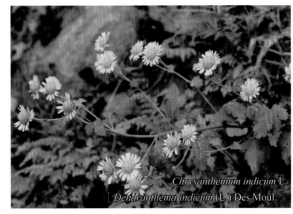

Chrysanthemum indicum L.
[*Dendranthema indicum* (L.) Des Moul.]

【生境】 生于山坡草地、灌丛、河边水湿地、滨海盐渍地、田边、路旁。

【分布】分布于全国大部分地区。

■ **形态特征** 多年生草本。叶互生，羽状半裂、浅裂或为浅锯齿。头状花序直径1.5~2.5厘米，排成伞房状圆锥花序或伞房花序，总苞片草质，边缘白色或褐色宽膜质，雌花舌状，黄色，两性花管状。瘦果无冠毛。花期6~11月。

■ **功效主治** 花序（野菊花）：苦、辛，微寒；清热解毒，泻火平肝。全草或根：苦、辛，寒；清热解毒。

实用验方

（1）黄疸性肝炎：本品9克，煎服，并用适量煎水洗身。

（2）急性肾炎：本品、索索葡萄、车前草各9克，煎服。

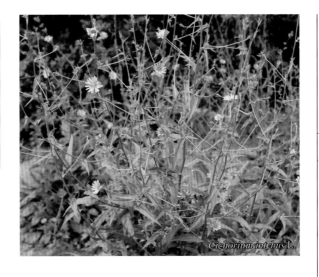

Cichorium intybus L.

【生境】 生于山坡丛林下、草丛中，或为栽培。

【分布】分布于贵州、云南、西藏等地。

■ **形态特征** 多年生直立草本，有乳汁。基生叶莲座状，花期生存。头状花序多数，单生、集生或排成穗状花序，总苞圆柱状，总苞片2层，小花舌状，蓝色，有色斑。瘦果3~5棱，冠毛2~3层，膜片状。花、果期5~10月。

■ **功效主治** 地上部分或根（菊苣）：微苦、咸，凉；清肝利胆，健胃消食，利尿消肿。

蓟

别名：大蓟、山萝卜

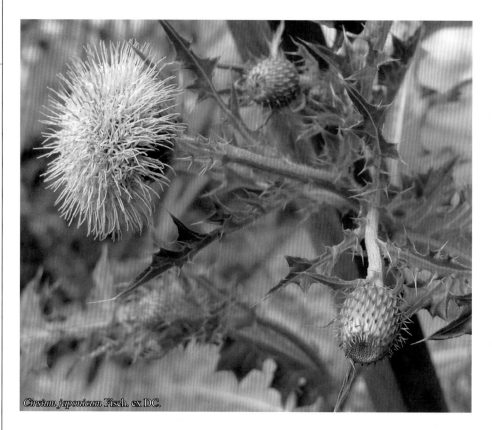

Cirsium japonicum Fisch. ex DC.

■**形态特征**　多年生直立草本。块根纺锤状。基生叶羽状深裂或几全裂。头状花序生茎端，总苞钟状，总苞片覆瓦状排列，外面有微糙毛并沿中肋有黏腺，小花红色或紫色。瘦果压扁，冠毛浅褐色，刚毛长羽毛状。花、果期4~11月。

■**功效主治**　地上部分（大蓟）：甘、苦，凉；凉血止血，散瘀解毒消痈。地上部分的炒制加工品（大蓟炭）：苦、涩，凉；凉血止血。

【生境】生于山坡、草地、路边。

【分布】分布于陕西、河北、山东、江苏、浙江、江西、福建、湖北、湖南、台湾、广东、广西、四川、贵州、云南等地。

实用验方

（1）外伤出血：本品根，研末，外敷患处。

（2）乳腺炎：本品根、夏枯草根、白茅根（均为鲜品）等量，捣烂如泥，外敷患处，每日换药1~2次。

（3）牙痛，口腔糜烂：本品根30克，频频含漱。

实用验方

（1）吐血：本品、大蓟、侧柏叶各9克，仙鹤草、焦栀子各12克，煎服。

（2）高血压：本品、夏枯草各15克，煎水代茶饮。

（3）急性肾炎，泌尿系统感染：本品15克，生地黄9克，茅根60克，煎服。

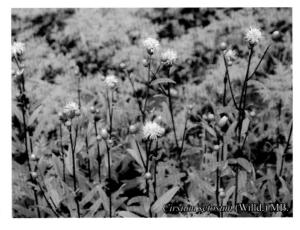

Cirsium setosum (Willd.) MB.

【生境】生于山坡、河旁、荒地、田间。

【分布】分布于除广东、广西、云南、西藏外的全国各地。

■ **形态特征**　多年生直立草本。叶无毛，不裂或羽状浅裂或半裂，叶缘有细密针刺或刺齿或粗大圆锯齿。头状花序单生或排成伞房状，总苞片覆瓦状排列，小花紫红色或白色。瘦果压扁，冠毛污白色，刚毛长羽毛状。花、果期5~9月。

■ **功效主治**　地上部分（小蓟）：甘、苦，凉；凉血止血，散瘀解毒消痈。

实用验方

（1）高血压：本品15克，红枣3枚，煎服。

（2）目赤肿痛：本品、白蒺藜、木贼各15克，蝉蜕6克，煎服。

（3）疔疮：本品鲜品连茎捣汁，和酒热服，药渣外敷。

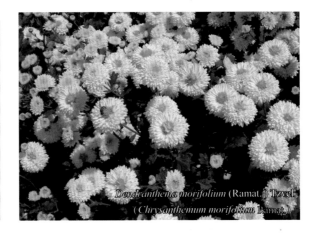

Dendranthema morifolium (Ramat.) Tzvel.
(*Chrysanthemum morifolium* Ramat.)

【生境】生于温暖湿润气候、阳光充足之地。

【分布】全国各地均有栽培。药用菊花以河南、安徽、浙江等地栽培最多。

■ **形态特征**　多年生直立草本。茎被柔毛。叶卵形至披针形，羽状浅裂或半裂，有短柄，下面被白色短柔毛。头状花序直径2.5~20厘米，大小不一，总苞片多层，外层外面被柔毛，舌状花颜色各种，管状花黄色。

■ **功效主治**　头状花序（菊花）：甘、苦，微寒；疏风清热，平肝明目，清热解毒。

地胆草

别名：苦地胆、地胆头

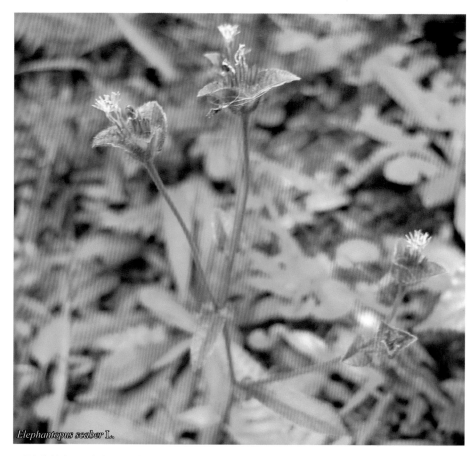

Elephantopus scaber L.

■ **形态特征** 多年生草本。茎坚硬，贴生白色长硬毛。单叶，大部基生，成莲座状，花期生存，叶片匙形，边缘疏具浅钝锯齿，中脉常带紫红色，茎生叶少数且小，均两面被长糙毛，下面有腺点。多数小头状花序组成复头状花序，下具3枚三角形叶状苞片，总梗长，排成伞房状，小头状花序总苞片2层，每层4枚，外层4枚稍短，内具管状花数朵，花冠淡紫色或淡红色，5深裂，裂片偏向一侧，花药基部短箭形，柱头裂片钻形。瘦果具10纵肋，冠毛为5条刚毛，灰白色。花期7~11月，果期11月至次年2月。

■ **功效主治** 全草：苦、辛，寒；清热凉血，解毒利湿。根：苦，寒；清热，除湿，解毒。

【生境】生于山坡、路旁、山谷疏林中。

【分布】分布于江西、福建、台湾、广东、广西、贵州、云南等地。

实用验方

（1）黄疸，阳黄：本品鲜品120~180克，连根叶洗净，煮猪肉食，连服4~5日。

（2）痢疾：本品全草60克，煨水服。

别名：墨旱莲、旱莲草

实用验方

（1）各种出血：本品30克，檵木花12克，煎服。

（2）咯血，便血：本品、白及各10克，研粉，开水冲服。

（3）刀伤出血：本品鲜品捣烂，敷患处，干者研粉，撒伤处。

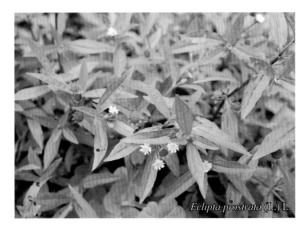

Eclipta prostrata (L.) L.

【生境】生于路边、湿地、沟边、田间。

【分布】分布于全国各地。

■ **形态特征**　一年生草本。全株被白色糙毛，汁液流出后变黑色。茎直立或平卧。单叶对生，线状椭圆形至披针形。头状花序腋生或顶生，外层舌状花雌性，中央管状花两性。瘦果无冠毛。花期7~9月，果期9~10月。

■ **功效主治**　地上部分（墨旱莲）：甘、酸，寒；滋补肝肾，凉血止血。

白花地胆草

别名：牛舌草、白毛地胆头、地胆草

实用验方

（1）黄疸，阳黄：本品鲜品120~180克，连根叶洗净，煮猪肉食，连服4~5日。

（2）痢疾：本品全草60克，煨水服。

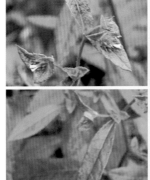
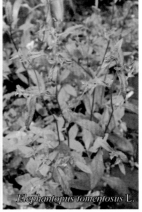

Elephantopus tomentosus L.

【生境】生于山坡旷野、路边、灌丛中。

【分布】分布于福建、台湾、广东、海南等沿海地区，以及广西及贵州东南部。

■ **形态特征**　与地胆草的区别主要在于：茎多分枝，被开展的白色长柔毛，具腺点。基部叶花期常凋萎，茎上叶较多，散生，往上渐小，叶片长圆状倒卵形。花冠白色。花期8月至次年5月。

■ **功效主治**　全草：苦、辛，寒；清热凉血，解毒利湿。根：苦，寒；清热，除湿，解毒。

菊科 一

一点红

别名：羊蹄草、紫背叶

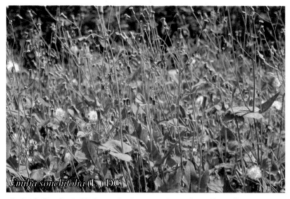

Emilia sonchifolia (L.) DC.

实用验方

（1）慢性胃肠炎 本品60克，桂皮6克，煎服，每日1剂。

（2）水肿：本品、灯心草各60克，水煎，饭前服，每日2次。

（3）跌打损伤，瘀血肿痛：本品、酢浆草鲜品各适量，捣烂加酒少许，热敷患处。

【生境】生于村旁、路边、田园、旷野草丛中。

【分布】分布于长江中下游及以南地区。

■ **形态特征** 一年生草本，常矮小纤弱，分枝少。下部叶密集，大头状羽裂，上面深绿色，中脉处及下面常紫红色，两面被卷毛，上部叶疏而小，无柄，基部箭状抱茎。头状花序近锥形，在枝端排成疏伞房花序，总苞基部无小苞片，总苞片1层，线形，约与小花等长，小花全为管状两性花，花冠紫红色，花药基部钝，顶端有窄附片，柱头裂片顶端具短锥形附器，被短毛。瘦果具5棱，冠毛白色。花期7~11月，果期9~12月。

■ **功效主治** 全草：苦，凉；清热解毒，散瘀消肿。

佩兰

别名：兰草

实用验方

（1）急性胃肠炎：本品、藿香、苍术、茯苓、三颗针各9克，煎服。

（2）中暑头痛：本品、青蒿、菊花各9克，绿豆衣12克，煎服。

Eupatorium fortunei Turcz.

【生境】生于路边灌丛或溪边。

【分布】分布于河北、陕西、山东、江苏、安徽、浙江、江西、湖北、湖南、广东、广西、四川、贵州、云南等地。

■ **形态特征** 多年生草本。根茎横走，淡红褐色。叶三全裂或三深裂或不裂，无毛无腺点，羽状脉。头状花序排成顶生复伞房花序，总苞片2~3层，覆瓦状排列，顶端钝，花白色或带微红色。瘦果5棱，冠毛白色。花、果期7~11月。

■ **功效主治** 地上部分（佩兰）：辛，平；芳香化湿，醒脾开胃，发表解暑。

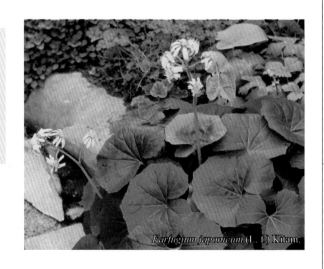

【生境】生于低海拔的山谷、林下、草丛，有栽培。

【分布】全国均有分布。

Farfugium japonicum (L. f.) Kitam.

大吴风草

别名：活血莲、大马蹄香

■ **形态特征**　多年生草本。根茎粗壮。基生叶莲座状，肾形，全缘或掌状浅裂，叶柄基部具鞘，茎生叶1~3，苞叶状。头状花序2~7，排成伞房状，雌花舌状，黄色，两性花管状。瘦果有纵肋，花、果期8月至次年3月。

■ **功效主治**　全草：辛、甘、微苦，凉；清热解毒，凉血止血，消肿散结。

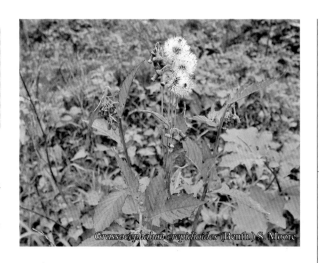

【生境】生于海拔400~900米的山坡或沟边。

【分布】分布于我国南方各地。

Crassocephalum crepidioides (Benth.) S. Moore

野茼蒿

别名：山茼蒿、满天飞、革命菜

■ **形态特征**　一年生直立草本。茎无毛。单叶互生，长圆状椭圆形，两面近无毛。头状花序排成圆锥状聚伞花序，总苞片2层，等长，全为筒状两性花，粉红色。瘦果狭圆柱形，冠毛白色。花、果期9~11月。

■ **功效主治**　全草：苦、辛，平；清热解毒，调和脾胃。

菊科 一

菊三七

别名：三七草、土三七

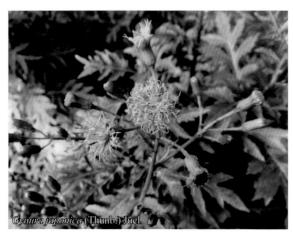

Gynura japonica (Thunb.) Juel

【生境】生于沟边及屋舍旁边肥厚湿润的土壤中。

【分布】分布于陕西、河北、安徽、浙江、江西、台湾等地。

■**形态特征**　多年生高大草本，多分枝。根粗大成块状。茎叶多数大头羽状至羽状深裂；叶柄基部有圆形、具齿或羽裂的叶耳。头状花序多数，排成伞房状圆锥花序；总苞片1层。花冠黄色或橙黄色。花、果期8~10月。

■**功效主治**　根或全草：辛、微苦，温；止血，散瘀，消肿止痛，清热解毒。

向日葵

别名：朝阳花、葵花、丈菊

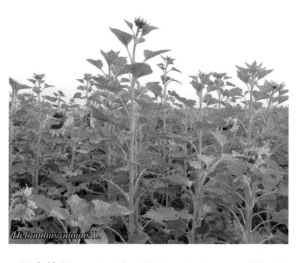

Helianthus annuus L.

【生境】栽培。

【分布】分布于我国各地。

■**形态特征**　一年生高大草本。叶互生，两面被短糙毛，边缘有粗锯齿，具长柄。头状花序极大，单生茎端，总苞片多层，叶质，外围为舌状雌花，金黄色，不结实，中央为管状两性花，棕色或紫色，结实。花期6~7月。

■**功效主治**　根：甘、淡，微寒；清热利湿，行气止痛。茎髓：甘，平；清热，利尿，止咳。叶：苦，凉；降压，截疟，解毒。花盘：甘，寒；清热，平肝，止痛，止血。

实用验方

（1）跌打损伤：本品鲜茎叶适量，捣敷。

（2）热病，唇焦舌绛，肠热泻下：本品鲜块茎1只，生嚼服。

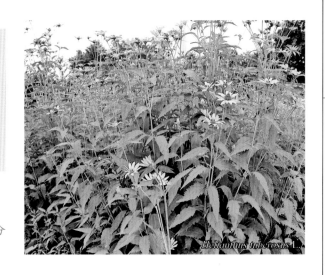

Helianthus tuberosus L.

【生境】栽培。

【分布】分布于我国大部分地区。

■ **形态特征**　多年生草本，具块茎。基部叶对生，上部叶互生，叶片上面被短粗毛，下面被柔毛。头状花序较大，单生枝端，小花黄色，外围为舌状中性花，中央为管状两性花。花期8~10月。

■ **功效主治**　块茎或茎叶：甘、微苦，凉；清热凉血，消肿。

实用验方

（1）感冒头痛：本品全草、一枝黄花各15克，金银花9克，煎服。

（2）风寒咳嗽：本品根9~12克，煎服。

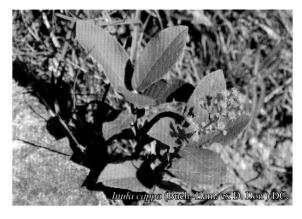

Inula cappa (Buch.-Ham. ex D. Don) DC.

【生境】生于海拔500~3200米的丘陵地、荒地、灌木丛、草地。

【分布】分布于浙江、江西、湖南、四川、贵州、广东、广西、云南等地。

■ **形态特征**　亚灌木。叶基部圆形或近楔形，上面被密糙毛，下面被厚茸毛。头状花序排成聚伞圆锥形，总苞片外层比内层短，小花黄色，外围雌花舌片短小或无舌片，中央为管状两性花。瘦果被白色长绢毛。花期6~10月，果期8~12月。

■ **功效主治**　全草：辛、甘、微苦，温；祛风散寒，行气利湿，解毒消肿。根：辛、甘、温；祛风散寒，止咳定喘，行气止痛。

土木香

别名：青木香

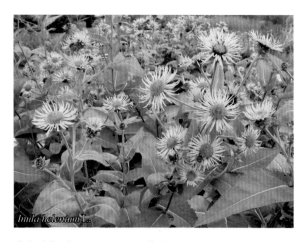

Inula helenium L.

实用验方

（1）胃痛：本品3克，延胡索15克，研末水冲服，每日2次。

（2）腹泻肠鸣：本品、雄黄连等量，研粉，每次2~3克，开水吞服。

【生境】 生于河边、田边等潮湿处。

【分布】分布于东北、华北、西北等地，在河北、山西、浙江、河南、湖北、四川等地有栽培。

■ **形态特征** 多年生直立草本。根状茎块状。叶下面被黄绿色密茸毛。头状花序少数，排成伞房状，总苞片外层草质，宽卵圆形，舌状花黄色，舌片线形。瘦果四或五面形，无毛，冠毛污白色。花期6~9月。

■ **功效主治** 根（土木香）：辛、苦，温；健脾和胃，行气止痛，安胎。

旋覆花

别名：日本旋覆花、金佛花

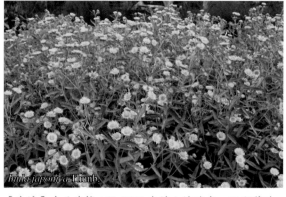

Inula japonica Thunb.

实用验方

（1）咳嗽气逆：本品花序、苏子、生姜各9克，半夏、前胡各6克，煎服。

（2）唾黏稠，咽喉不利：本品花序研末，每次6~9克，水煎，时时呷服。

【生境】生于海拔150~2400米的山坡路旁、湿润草地、河岸、田埂上。

【分布】广布于东北、华北、华东、华中、以及广西等地。

■ **形态特征** 多年生直立草本。叶基部常有圆形半抱茎的小耳，下面有疏伏毛和腺点。头状花序径3~4厘米，总苞片近等长，舌状花黄色。瘦果具10沟，被疏短毛，冠毛白色，与管状花近等长。花期6~10月，果期9~11月。

■ **功效主治** 地上部分（金沸草）：苦、辛、咸，温；降气，消痰，行水。花序（旋覆花）：苦、辛、咸，微温；消痰行水，降气止呕。根（旋覆花根）：咸，温；祛风湿，平咳喘，解毒生肌。

别名：马兰头、路边菊、竹节草

┃ 实用验方 ┃

（1）跌打伤出血：本品、旱莲草、松香、皂子叶，为末，擦入创口。

（2）咽喉肿痛：本品根、水芹菜根各30克，加白糖少许，捣烂取汁服，连服3~4次。

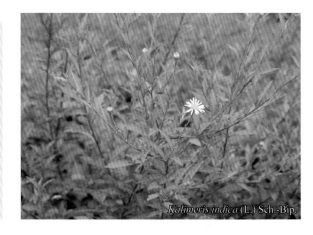

Kalimeris indica (L.) Sch.-Bip.

【生境】生于路边、山野、山坡上。

【分布】分布于全国各地。

■ **形态特征**　多年生直立草本。叶倒披针形或倒卵状矩圆形，边缘具齿或羽裂，上部叶全缘。头状花序排成疏伞房状，总苞片上部草质，舌状花浅紫色。瘦果具厚肋，上部被腺及短毛，冠毛不等长。花期5~9月，果期8~10月。

■ **功效主治**　全草或根（马兰）：辛，凉；凉血止血，清热利湿，解毒消肿。

┃ 实用验方 ┃

（1）一切气不和，走注痛：本品3克，温水磨浓，热酒调下。

（2）内钓腹痛：本品、乳香、没药1.5克，煎服。

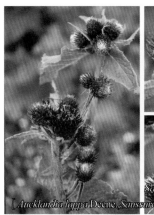
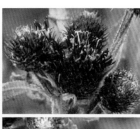
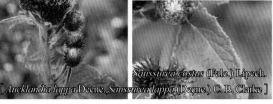

Saussurea costus (Falc.) Lipech.
[*Aucklandia lappa* Decne.,*Saussurea lappa* (Decne.) C. B. Clarke]

云木香

别名：广木香、青木香

【生境】栽培于海拔2500~4000米的高山地区，在凉爽的平原和丘陵地区也可生长。

【分布】陕西、甘肃、湖北、湖南、广东、广西、四川、云南、西藏等地有引种栽培，以云南西北部种植较多，产量较大。原产印度。

■ **形态特征**　多年生高大直立草本。基生叶心形或戟状三角形，翼柄圆齿状浅裂。头状花序单生或集成伞房花序，总苞半球形，黑色，总苞片7层，直立，小花暗紫色。瘦果顶端有具齿小冠，冠毛1层，羽毛状。花、果期7月。

■ **功效主治**　根（木香）：辛、苦，温；行气止痛，健脾消食；煨木香实肠止泻。

雪莲花

别名：天山雪莲

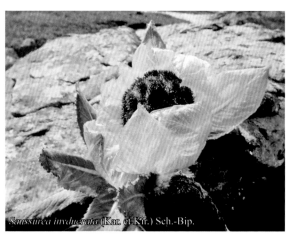

Saussurea involucrata (Kar. et Kir.) Sch.-Bip.

实用验方

刀伤出血：本品碾为细粉，外敷。

【生境】生于海拔 2400~3470 米的山坡、山谷、石缝、水边、草甸。

【分布】分布于新疆（乌鲁木齐、博克达山、和硕）。

■ **形态特征**　多年生草本。根状茎和茎粗壮，无毛。叶密集，无柄，叶片边缘有尖齿，两面无毛，最上部叶苞叶状，膜质，淡黄色，包围总花序。头状花序 10~20 个，在茎顶密集成球形的总花序，总苞半球形，总苞片边缘或全部紫褐色，小花紫色。瘦果长圆形，冠毛污白色。花、果期 7~9 月。

■ **功效主治**　地上部分（天山雪莲）：微苦，温；温肾助阳，祛风胜湿，通经活血；孕妇忌用。

水母雪兔子

别名：水母雪莲花

Saussurea medusa Maxim.

实用验方

（1）雪盲，牙痛：本品 6~12 克，生吃或煎服。

（2）外伤出血：本品适量，敷患处。

（3）体虚头晕，耳鸣眼花：本品全草 9~15 克，每日 2~3 次，煎服。

【生境】生于海拔 4100~4800 米的高山多砾山坡和流石滩上。

【分布】分布于甘肃、青海、四川、云南、西藏等地。

■ **形态特征**　多年生草本，被白色棉毛。根茎细长，上部发出莲座状叶丛。头状花序多数，密集成球状，总苞片外层紫色，被白色或褐色绵毛。瘦果纺锤形，冠毛白色，外层糙毛状，内层羽毛状。花、果期 7~9 月。

■ **功效主治**　带根全草：甘、微苦，温；温肾壮阳，调经止血。

┃ 实用验方 ┃

（1）风热感冒：本品、爵床、野菊鲜全草各30克，水煎，分3次服，每日1剂。

（2）疮痈溃烂：本品、半边莲、犁头草各适量，共捣烂，敷患处。

（3）目赤肿痛：本品60克，路边菊30克，水煎，先熏后洗患处。

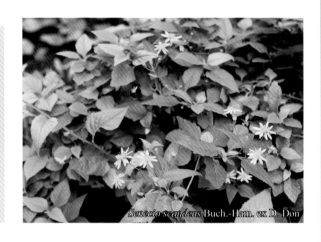

Senecio scandens Buch.-Ham. ex D. Don

【生境】生于路旁及旷野间。

【分布】分布于华东、中南、西南，以及陕西、甘肃、广西等地。

■ **形态特征** 多年生攀援草本。单叶互生，卵状披针形至长三角形，具短柄。头状花序有舌状花，花序分枝和花序梗宽分叉，总苞具外层苞片。瘦果被柔毛，冠毛白色。花期10月到次年3月，果期2~5月。

■ **功效主治** 地上部分（千里光）：苦，寒；清热解毒，明目，利湿。

┃ 实用验方 ┃

（1）慢性肾炎：豨莶草30克，地耳草（田基黄）15克，水煎冲红糖服。

（2）神经衰弱：豨莶草、丹参各15克，煎服。

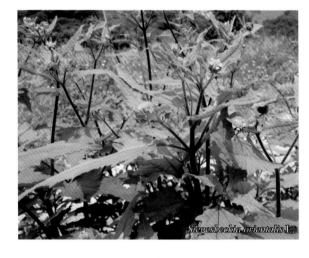

Siegesbeckia orientalis L.

【生境】生于海拔100~2700米的山野、荒草地、灌丛、林下。

【分布】分布于陕西、甘肃、江苏、安徽、浙江、江西、福建、湖南、广东、海南、广西、四川、贵州、云南等地。

■ **形态特征** 一年生直立草本。上部分枝复二歧状。叶对生，中部叶三角状卵圆形。头状花序集成顶生圆锥花序，总苞片2层，背面被紫褐色头状具柄的腺毛，管状花冠黄色。瘦果具4棱。花期4~9月，果期6~11月。

■ **功效主治** 地上部分（豨莶草）：辛、苦，寒；祛风湿，利关节，解毒。根：祛风，除湿，生肌。果实：驱蛔虫。

水飞蓟

别名：水飞雉、奶蓟、老鼠筋

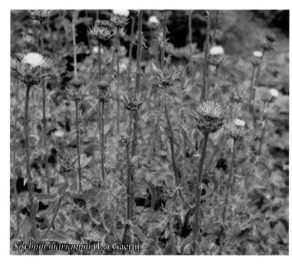

Silybum marianum (L.) Gaertn.

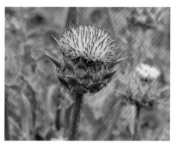

【生境】生于通风、凉爽、干燥和阳光充足的荒滩地、盐碱地等处。

【分布】原产南欧至北非，现华北、西北地区有引种栽培。

■ **形态特征**　一年生或二年生直立草本。叶具白色花斑，无毛，边缘及顶端有黄色硬刺。头状花序同型，小花两性，红紫色，花丝上部分离，下部被黏质柔毛而黏合。瘦果褐色，冠毛刚毛锯齿状，白色。花、果期5~10月。

■ **功效主治**　果实（水飞蓟）：苦，凉；清热解毒，疏肝利胆。

一枝黄花

别名：蛇头王、见血飞

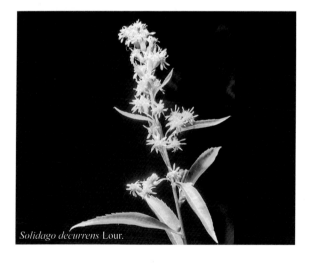

Solidago decurrens Lour.

实用验方

（1）预防感冒：本品、忍冬藤、一点红各适量，煎服。
（2）急性扁桃体炎：本品15克，一点红、蟛蜞菊、土牛膝各9克，煎服。

【生境】生于海拔200~2850米的山坡草地、林下、灌丛中。

【分布】分布于华东、中南、西南，以及陕西、台湾等地。

■ **形态特征**　多年生直立草本。叶质地较厚，具翅柄。头状花序较小，多数排成总状花序或伞房圆锥花序，偶为复头状花序，总苞片顶端急尖或渐尖，舌状花黄色。瘦果无毛，极少在顶端被稀疏柔毛。花、果期4~11月。

■ **功效主治**　全草（一枝黄花）：辛、苦，凉；清热解毒，疏散风热；脾胃虚寒、大便溏薄者慎用。

别名：匍茎苦菜、长裂苣荬菜

实用验方

（1）疮毒痈肿：本品、紫花地丁各25克，煎服。

（2）急性咽炎：本品鲜品30克，灯心草3克，煎服。

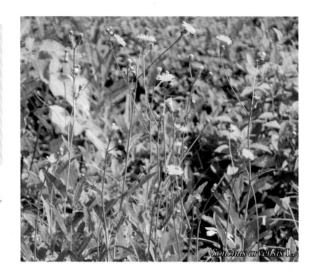

Sonchus arvensis L.

【生境】生于山坡、河边、路旁、庭园等地。

【分布】分布于东北、华北、西北地区。

■ **形态特征** 多年生草本，具乳汁。叶互生，羽裂，无毛。头状花序少数，在枝顶排成伞房状，舌状花多数，黄色。瘦果稍压扁，每面有5细肋，有横皱纹，冠毛白色，单毛状，彼此纠缠。花、果期1~9月。

■ **功效主治** 全草：苦，寒；清热解毒，利湿排脓，凉血止血。

别名：滇苦苣菜、苦菜

实用验方

（1）高热黄疸，大便闭塞：本品煮汁服。

（2）肝硬化：本品、酢浆草各30克，用猪肉炖服。

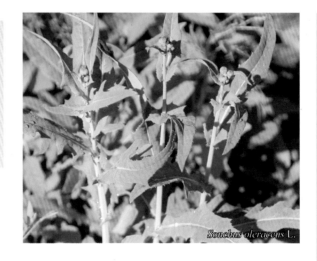

Sonchus oleraceus L.

【生境】生于田边、山野、路边。

【分布】分布于全国各地。

■ **形态特征** 一年生或二年生草本，具乳汁。茎中空。叶羽裂。头状花序顶生，排成伞房或总状，舌状花黄色。瘦果压扁，每面有3条细纵肋，有横皱纹，冠毛白色，单毛状，彼此纠缠。花期4~6月。

■ **功效主治** 全草：苦，寒；清热解毒，凉血止血。

漏芦

别名：祁州漏芦

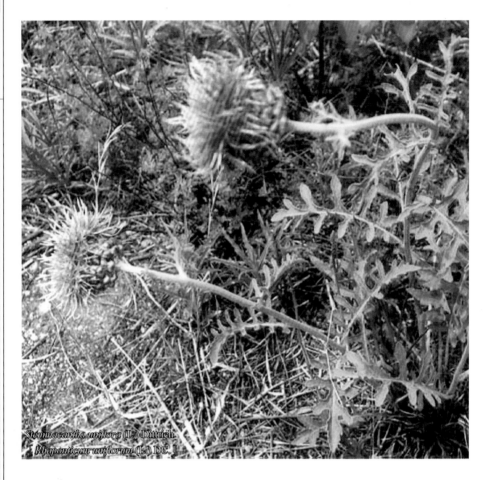

Stemmacantha uniflora (L.) Dittrich
[*Rhaponticum uniflorum* (L.) DC.]

■ **形态特征** 多年生直立草本。茎灰白色，被棉毛。叶羽状深裂或几全裂，两面灰白色，被毛和黄色小腺点。头状花序单生茎顶，总苞片顶端有浅褐色膜质附属物，小花两性，管状，紫红色。瘦果冠毛刚毛糙毛状，褐色。花、果期 4~9 月。

■ **功效主治** 根（漏芦）：苦，寒；清热解毒，消痈，下乳，舒筋通脉；孕妇慎服。

【生境】生于海拔 390~2700 米的山坡丘陵地、松林下、桦木林下。

【分布】分布于东北，以及内蒙古、河北、山西、陕西、甘肃、青海、山东、江西、四川等地。

实用验方

（1）痈肿疮毒：本品 15 克，连翘 9 克，黄柏 12 克，大黄、甘草各 3 克，煎服。

（2）急性化脓性乳腺炎红肿：本品、蒲公英、金银花各 15 克，土贝母 9 克，甘草 6 克，煎服。

（3）流行性腮腺炎：本品 4.5 克，板蓝根 3 克，牛蒡子 1.2 克，甘草 1.5 克，煎服。

别名：天文草、散血草

实用验方

（1）蛇咬伤，疮疖：本品鲜品捣烂敷。

（2）牙痛：本品鲜品捣烂，塞龈洞内。

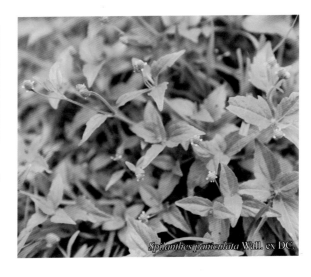

Spilanthes paniculata Wall. ex DC.

【生境】生于海拔 800~1900 米的田野沟旁、路边草丛湿处。

【分布】分布于福建、台湾、广东、广西、四川、云南、西藏等地。

■ **形态特征**　一年生草本。茎紫红色，疏被柔毛。单叶对生。头状花序单生或圆锥状排列，花序梗较短，花托锥形，小花黄色，外围舌状花雌性，中央管状花两性。瘦果顶端具 1~2 细芒。花、果期 4~11 月。

■ **功效主治**　全草：辛、苦，微温，小毒；止咳平喘，解毒利湿，消肿止痛；用量 6~15 克。

甜叶菊

别名：甜菊

实用验方

高血压：本品为末，每次 0.5 克，每日 3 次口服，30 日为 1 疗程。或本品叶 10 克，浸泡于家用暖水瓶内，代茶饮，1 日内饮完（每晚睡前服最后 1 杯），连服 1 个月。

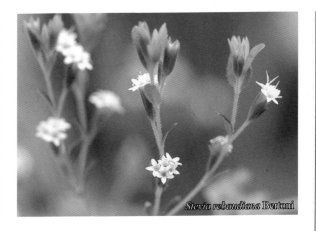

Stevia rebaudiana Bertoni

【生境】原产于南美巴拉圭和巴西交界的高山草地。

【分布】北京、河北、陕西、江苏、福建、湖南、云南等地均有引种。

■ **形态特征**　多年生直立草本。叶对生，无柄；叶片倒卵形至宽披针形，上半部叶缘具粗锯齿。头状花序在枝端排成伞房状，每花序具 5 朵管状花；总苞片 5~6，近等长。瘦果长纺锤形，冠毛多条，灰白色。花、果期 8~10 月。

■ **功效主治**　叶：甘，平；生津止渴，降血压。

兔儿伞

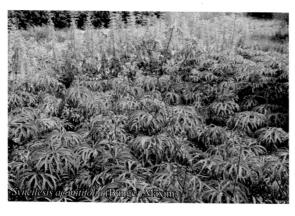

Syneilesis aconitifolia (Bunge) Maxim.

实用验方

（1）风湿麻木，全身骨痛：本品、刺五加根各12克，白龙须、小血藤、木瓜根各9克，泡酒1千克，每日服2次，每次30~45克。

（2）痔疮：本品适量，水煎熏洗患处，另用根茎磨汁或捣烂涂患处。

【生境】生于山坡荒地、林缘、路旁。

【分布】分布于全国各地。

■ **形态特征** 多年生直立草本。茎紫褐色。叶常2，盾状圆形，掌状深裂，裂片再2~3浅裂，初时闭伞状，后开展成伞状。头状花序密集成复伞房状，总苞片1层，小花两性，淡粉白色。瘦果无毛，冠毛糙毛状。花期6~7月，果期8~10月。

■ **功效主治** 根或全草（兔儿伞或七里麻）：辛、苦，微温，有毒；祛风除湿，解毒活血，消肿止痛；孕妇禁服；用量10~15克。

蒲公英

别名：婆婆丁

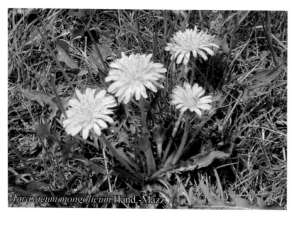

Taraxacum mongolicum Hand.-Mazz.

实用验方

（1）急性化脓性乳腺炎初起：本品30克，忍冬藤60克，生甘草6克，水煎，饭前服。

（2）慢性胃炎，胃溃疡：本品干根、地榆根等量，研粉，每日3次，生姜汤送服。

【生境】生于山坡草地、路旁、河岸、沙地及田间。

【分布】分布于东北、华北、华东、华中、西南，以及陕西、甘肃、青海等地。

■ **形态特征** 多年生草本，被毛，具白色乳汁。叶莲座状，边缘浅裂或不规则羽状裂。头状花序单一顶生，全为两性舌状花，总苞片先端具小角状突起，花冠黄色。瘦果具喙和小刺瘤，冠毛白色。花期4~5月，果期6~7月。

■ **功效主治** 全草（蒲公英）：苦、甘，寒；清热解毒，消痈散结，利尿通淋。

实用验方

（1）**肺虚咳嗽**：本品（去梗）、人参、白术、炙甘草、川姜（炮）、钟乳粉各15克研细末，炼蜜丸，每丸3克，每次1丸，饭前用米汤服。

（2）**久嗽不止**：本品、紫菀各120克。上药粗捣筛为散，每次服12克，以水300毫升，入生姜1片，煎至180毫升，去渣温服，日3、4服。

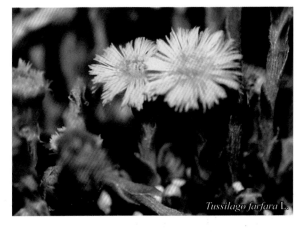

Tussilago farfara L.

【生境】生于向阳较暖的水沟两旁。

【分布】分布于华北、西北，以及江西、湖北、湖南等地。

■ **形态特征**　多年生草本。根状茎横生地下，褐色。叶前开花。基生叶阔心形，边缘波状，掌状网脉，下面密被白色茸毛。花葶密被白色茸毛，有鳞片状淡紫色苞叶。头状花序单生顶端，总苞片1~2层。瘦果圆柱形，冠毛白色。

■ **功效主治**　花蕾（款冬花）：辛，微苦，温；润肺下气，化痰止咳。

实用验方

（1）**阴囊湿疹**：苍耳子、蛇床子、甘草各10克，水煎洗。

（2）**接触性皮炎**：本品全草15克，龙芽草、土茯苓各30克，煎服。

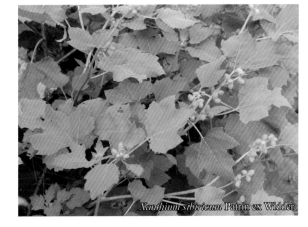

Xanthium sibiricum Patrin ex Widder

【生境】生于平原、丘陵、低山、荒野、路边、沟旁、田边、草地、村旁等处。

【分布】分布于全国各地。

■ **形态特征**　一年生直立草本。茎被灰白色糙伏毛。单叶互生，三角状卵形或心形，近全缘。单性同株。成熟的具瘦果的总苞卵形或椭圆形，连同喙部长12~15毫米，外被细直钩刺。花期7~8月，果期9~10月。

■ **功效主治**　带总苞的果实（苍耳子）：辛，苦，温，有毒；散风寒，通鼻窍，祛风湿；用量3~10克。全草：苦、辛，微寒，小毒；祛风散热，除湿解毒；用量6~15克。根：微苦，平，小毒；清热解毒，利湿；用量6~12克。

水烛香蒲

别名：水烛、狭叶香蒲、蒲黄

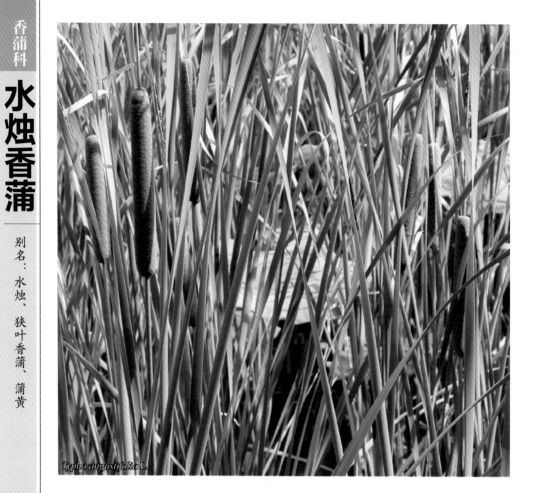

Typha angustifolia L.

■ **形态特征** 多年生，水生或沼生草本。叶片上部扁平，中部以下腹面微凹，背面隆起。雌雄穗状花序远离，雄花序轴具褐色扁柔毛，雌花具小苞片，柱头窄条形或披针形。小坚果长椭圆形，具褐色斑点，纵裂。花、果期6~9月。

■ **功效主治** 花粉（蒲黄）：甘，平；止血，化瘀，通淋；孕妇慎用。

【生境】生于浅水中、水边。

【分布】分布于全国大部分地区。

┃ 实用验方 ┃

（1）瘀血阻滞，胸脘疼痛，产后腹痛，痛经：本品（炒）、本品各25克，五灵脂（醋炒）50克，布包煎服，一次6~9克，每日1~2次。

（2）痔疮：本品每次1克，每日3次，常服。

实用验方

（1）水肿，小便不利：泽泻、白术各12克，车前子9克，茯苓皮15克，西瓜皮24克，煎服。

（2）一般肿毒：本品鲜叶60克，捣烂敷患处，每日换2次。

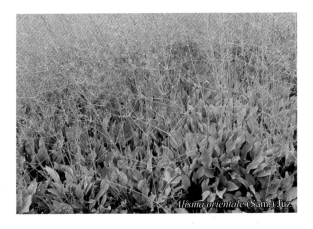

Alisma orientale (Sam.) Juz.

【生境】生于沼泽边缘或栽培。

【分布】分布于东北、华东、西南，以及河北、新疆、河南等地。

■ **形态特征** 多年生水生或沼生植物。块茎球形，挺水叶宽披针形、椭圆形，先端渐尖，圆锥状复伞形花序，花两性，花瓣边缘波状，雄蕊6，雌蕊离生，花柱长约0.5毫米，瘦果背部具1~2浅沟。花、果期5~9月。

■ **功效主治** 块茎（泽泻）：甘、淡，寒；利水渗湿，泄热，化浊降脂。叶：微咸，平；益肾，止咳，通脉，下乳。果实：甘，平；祛风湿，益肾气。

实用验方

（1）产后胞衣不下：本品60~120克，洗净捣烂绞汁温服。

（2）黄疸：本品、倒融伞各30克，煨水服。

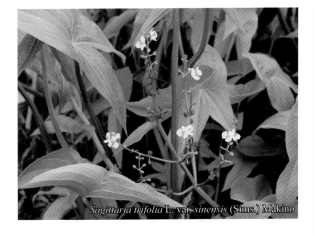

Sagittaria trifolia L. var. *sinensis* (Sims.) Makino

【生境】生于沼泽、水塘，常栽培于水田。

【分布】分布于南方各地，全国大部分地区有产。

■ **形态特征** 多年生水生或沼生草本。匍匐茎末端膨大呈球茎。叶片宽大，肥厚，顶裂片先端钝圆，卵形至宽卵形。圆锥花序高大，分枝常为2，花单性。果期花托扁球形。瘦果两侧压扁，具翅。花、果期5~10月。

■ **功效主治** 球茎（慈姑）：甘、苦、辛，寒；活血凉血，止咳通淋，散结解毒。地上部分（慈姑叶）：苦、辛，寒；清热解毒，凉血化瘀，利水消肿。花（慈姑花）：苦，寒；清热解毒，利湿。

青竿竹

别名：青秆竹

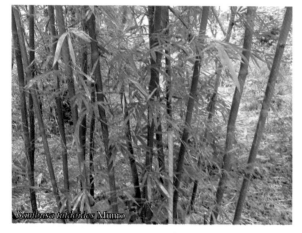

Bambusa tuldoides Munro

实用验方

（1）肺热痰咳：本品、枇杷叶、杏仁各9克，黄芩4.5克，桑白皮12克，煎服。

（2）百日咳：本品9克，煎水，兑入蜂蜜100克中，再煮沸服，每日1剂，连服3剂。

【生境】生于山坡、路旁，或栽培。

【分布】分布于广东、广西、福建、云南等地。

■ **形态特征** 秆丛生，高而直立，节间壁厚，节稍隆起。秆箨早落，箨鞘背面无毛，先端呈不对称的宽弧拱形，箨片直，基部与箨耳相连接部分3~7毫米。叶片披针形至狭披针形，背面密生短柔毛。

■ **功效主治** 茎秆的干燥中间层（竹茹）：甘，微寒；清热化痰，除烦，止呕。

薏苡

别名：薏米

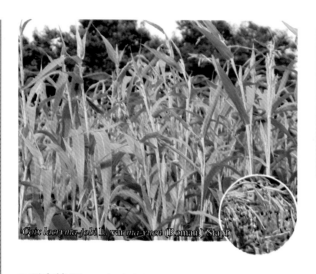

Coix lacryma-jobi L. var. *ma-yuen* (Roman.) Stapf

实用验方

（1）水肿喘急：郁李仁60克，研磨，加水过滤，加入本品煮粥，每日服2次。

（2）鼻中生疮：用本品、冬瓜煎汤当茶饮。

【生境】生于肥沃潮湿土壤。

【分布】分布于我国南北各地。

■ **形态特征** 一年或多年生草本。秆直立，丛生，分枝多。叶片扁平宽大，先端尖，基部阔心形。总状花序，雌雄同株，雄小穗覆瓦状排列，雌小穗位于雄小穗下方，包被于卵形硬总苞中。花期7~8月，果期9~10月。

■ **功效主治** 干燥成熟种仁（薏苡仁）：甘、淡、凉；利水渗湿，健脾止泻，除痹，排脓，解毒散结；孕妇慎用。

别名：蟋蟀草

实用验方

（1）高热，神昏抽筋：本品鲜品120克，水3碗，炖1碗，食盐少许，12小时内服尽。

（2）流行性乙型脑炎：本品30克，大青叶9克，鲜芦根15克，煎水取汁，日服1次，连服3~5日为1疗程。

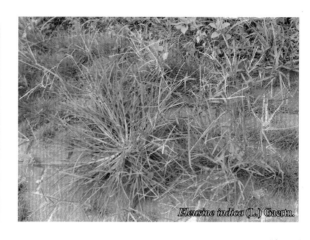

Eleusine indica (L.) Gaertn.

【生境】生于荒芜之地及道路旁。

【分布】分布于全国。

■ **形态特征**　一年生草本。秆丛生，基部倾斜。叶片平展，线形，叶鞘两侧压扁而具脊。穗状花序2~7个顶生，小穗含3~6小花，颖披针形，第一外稃和内稃具脊，脊上具狭翼。颖果具波状皱纹。花、果期6~10月。

■ **功效主治**　根或全草（牛筋草）：甘、淡，凉；清热利湿，凉血解毒。

实用验方

（1）吐血不止：本品1握，水煎服。

（2）泌尿系统结石：本品60克，海金沙藤、金钱草各30克，水煎，分多次服。

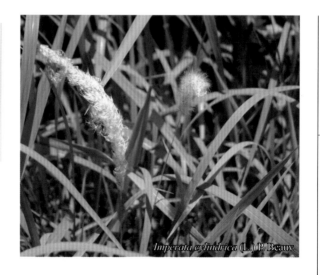

Imperata cylindrica (L.) P. Beauv.

白茅

【生境】生于低山带平原河岸草地、沙质草甸、荒漠与海滨。

【分布】分布于辽宁、河北、山东、陕西、新疆等北方地区。

■ **形态特征**　多年生草本。根茎粗长。秆丛生，直立，节无毛，常为叶鞘所包。叶窄线形。圆锥花序稠密，小穗基部的柔毛长于小穗3倍以上，雄蕊2，柱头紫黑色。颖果椭圆形，胚长为颖果之半。花、果期4~6月。

■ **功效主治**　根茎（白茅根）：甘、寒；凉血止血，清热利尿。

禾本科

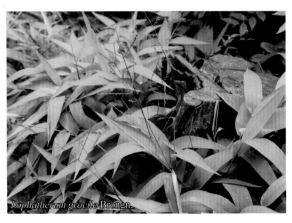

淡竹叶

别名：长竹叶、竹叶麦冬

Lophatherum gracile Brongn.

实用验方

（1）热病烦渴：本品鲜品30克（干品15克），麦冬15克，煎服。

（2）口舌糜烂：本品鲜品30克，木通、生地各9克，煎服。

（3）预防流行性乙型脑炎：本品、荷叶、冬瓜皮、白茅根各9克，煎服，每周1~2次。

【生境】生于山坡林下及阴湿处。

【分布】分布于江苏、安徽、浙江、江西、福建、台湾、湖南、广东、广西、四川、云南等地。

■ **形态特征** 多年生草本。根茎短缩木化。须根中部膨大为纺锤形。秆直立。叶片广披针形，脉平行并有小横脉，叶鞘平滑或边缘具纤毛。圆锥花序顶生，小穗狭披针形，雄蕊2。颖果深褐色。花期7~9月，果期10月。

■ **功效主治** 茎叶（淡竹叶）：甘、淡，寒；清热泻火，除烦止渴，利尿通淋。

稻

别名：水稻

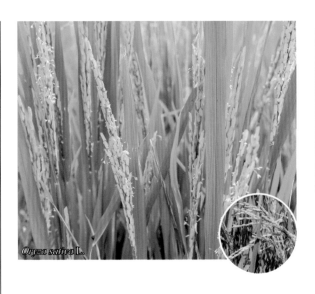

Oryza sativa L.

实用验方

（1）小孩消化不良，面黄肌瘦：本品9克，甘草、砂仁各3克，白术6克，煎服。

（2）饮食停滞，胸闷：本品12克，山楂、红曲各6克，陈皮9克，煎服。

【生境】生于水田或旱田中。

【分布】分布于我国各地。

■ **形态特征** 一年生水生草本。秆丛生，直立。叶鞘无毛，叶耳新月形，叶舌披针形，叶片线状披针形，无毛。圆锥花序疏展，成熟时下垂，小穗两性，两侧压扁，颖退化，外稃5脉，内稃3脉，雄蕊6。颖果长圆形。

■ **功效主治** 成熟果实经发芽干燥的炮制加工品（稻芽）：甘，温；消食和中，健脾开胃。

实用验方

（1）肺热，咽干：芦根、梨、荸荠、麦冬、藕，均鲜品，不拘多少，榨汁饮。

（2）心膈气滞，烦闷吐逆：芦根150克，切碎，水煎温服。

（3）肺痈胸痛，咳吐脓痰：本品茎、鱼腥草各60克，黄菊花15克，甘草9克，煎服。

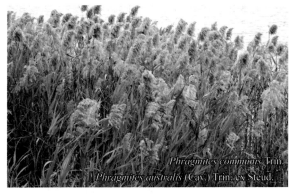

Phragmites communis Trin.
Phragmites australis (Cav.) Trin. ex Steud.

【生境】生长于河流、池沼岸边浅水中。

【分布】广布于全国温带地区。

■ **形态特征** 多年生草本。根状茎发达。秆直立，节下被腊粉。叶片披针状线形，无毛，叶鞘长于其节间，叶舌边缘密生短纤毛。圆锥花序分枝多数，小穗稠密下垂，含4花；颖具3脉，雄蕊3。颖果。

■ **功效主治** 根茎（芦根）：甘、寒；清热泻火，生津止渴，除烦，止呕，利尿。嫩茎（芦茎）：甘、寒；清肺解毒，止咳排脓。嫩苗（芦笋）：甘、寒；清热泻火，生津止渴，利水通淋。叶：甘、寒；清热辟秽，止血，解毒。花：甘、寒；止泻，止血，解毒。

实用验方

（1）肺热痰咳：本品、枇杷叶、杏仁各9克，黄芩4.5克，桑白皮12克，煎服。

（2）妊娠烦躁口干，胎不安：本品40克，水煎，随时服。

（3）小便出血：本品一大块，煎服。

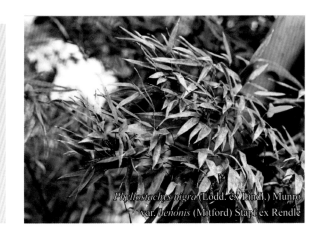

Phyllostachys nigra (Lodd. ex Lindl.) Munro
var. *henonis* (Mitford) Stapf ex Rendle

别名：毛金竹

【生境】生于林中。

【分布】分布于黄河流域以南地区。

■ **形态特征** 乔木状。幼秆绿色，被白粉和毛，老时灰绿色，秆环和箨环隆起。秆箨密被淡褐色毛，无斑点，箨耳和箨舌发达，箨叶长披针形。穗状花序小枝排列成覆瓦状圆锥花序，柱头3，帚刷状。

■ **功效主治** 茎秆去外皮刮出的中间层（竹茹）：甘、微寒；清热化痰，除烦止呕。

金丝草

别名：金丝茅、笔子草

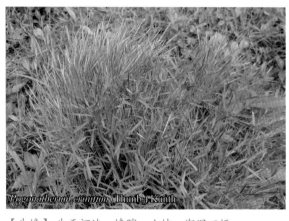

Pogonatherum crinitum (Thunb.) Kunth

【生境】 生于河边、墙隙、山坡、潮湿田埂。

【分布】分布于安徽、浙江、江西、福建、台湾、湖南、湖北、广东、海南、广西、四川、贵州、云南等地。

■ **形态特征** 多年生丛生草本。秆直立，纤细。叶线形，两面和边缘多少被毛，叶鞘壳净，鞘口有毛。穗形总状花序单生于秆顶，乳黄色，小穗成对，一具柄，一无柄，雄蕊1。花、果期5~9月。

■ **功效主治** 全草：苦，寒；清热解毒，凉血止血，利湿。

狗尾草

别名：谷莠子

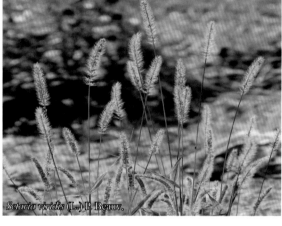

Setaria viridis (L.) P. Beauv.

【生境】生于荒野、道旁。
【分布】分布于全国各地。

■ **形态特征** 一年生草本。秆直立或基部膝曲。叶鞘松弛，叶舌极短，叶片无毛或疏被疣毛。圆锥花序紧密呈圆柱状或基部稍疏离，刚毛粗糙或微粗糙，第一颖长约为小穗的1/3，先端钝或稍尖。颖果灰白色。花、果期5~10月。

■ **功效主治** 全草（狗尾草）：甘、淡、凉；清热利湿，祛风明目，解毒，杀虫。种子（狗尾草子）：解毒，止泻，截疟。

实用验方

（1）更年期综合征，常悲伤欲哭：本品、白石英各30克，炙甘草10克，大枣10枚，山茱萸、白芍各15克，煎服，每日2次。

（2）消渴口干：本品做饭及煮粥食之。

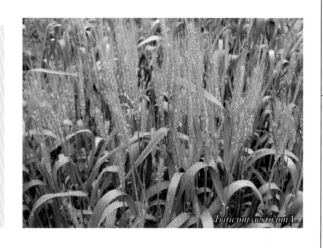

Triticum aestivum L.

【生境】栽培。

【分布】分布于全国南北各地。

■ **形态特征**　一年生草本。秆直立，丛生。叶鞘松弛，叶舌膜质，叶片长披针形。穗状花序直立，小穗含3~9小花，颖卵圆形，背部具脊，于顶端延伸为齿，外稃顶端具芒或无芒，内稃与外稃几等长。

■ **功效主治**　种子（小麦）：甘，凉；养心，益肾，除烦，止渴。

实用验方

（1）小便不利，水肿：本品磨粉90克，山药60克，加水煮粥。

（2）胃痛吐酸：本品鲜根60克，黄酒适量，水炖服。

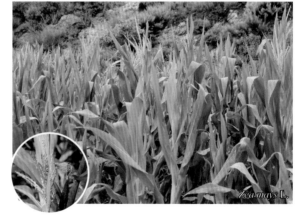

Zea mays L.

【生境】栽培。

【分布】分布于全国各地。

■ **形态特征**　一年生高大直立草本。基部具支柱根。叶鞘具横脉，叶片线状披针形，中脉粗壮。雄性圆锥花序顶生，雌花序腋生，被鞘状苞片包藏，雌小穗16~30纵行排列于粗壮序轴上，线形花柱长而细弱。花、果期秋季。

■ **功效主治**　种子（玉蜀黍）：甘，平；调中开胃，利尿消肿。花柱和柱头（玉米须）：甘、淡，平；利尿消肿，清肝利胆。穗轴（玉米轴）：甘，平；健脾利湿；外用适量。叶（玉蜀黍叶）：微甘，凉；利尿通淋。种子经榨取而得的脂肪油、雄花穗、鞘状苞片、根（玉米油、玉米花、玉蜀黍苞片、玉蜀黍根）也有入药。

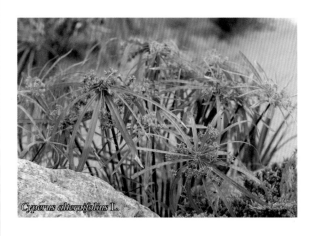

Cyperus alternifolius L.

（1）产后下血腹痛：本品鲜品60克，放锅内洒酒炒制，以微焦为度，合大米一把，煎服。

（2）蛇虫咬伤：本品全草120克，浸酒600克，2星期后可以使用，使用时除外涂伤口，还要服1小杯药酒。

【生境】生于森林、草原地区河流沿岸的沼泽地及积水处，或栽培于水池中。

【分布】全国各地庭园有栽培，多作为观赏植物。原产于非洲。

■ **形态特征** 多年生草本。根状茎短。秆基部包裹以无叶的鞘。苞片平展，长侧枝聚伞花序多次复出，小穗密集于第二次辐射枝上端，压扁，鳞片紧密的复瓦状排列，雄蕊3，花柱短，柱头3。小坚果椭圆形。

■ **功效主治** 茎叶（伞莎草）：酸、甘、微苦，凉；行气活血，解毒。

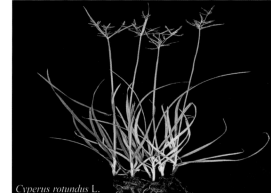

Cyperus rotundus L.

（1）经漏：香附（炙）150克，当归45克，五灵脂(炒)30克，研末，每次7.5克，醋调，饭前半小时服，每日3次。

（2）皮肤瘙痒：莎草1握，水煎洗浴。

【生境】生于山坡草地、耕地、路旁水边潮湿处。

【分布】分布于华北、中南、西南，以及辽宁、河北、山西、陕西、甘肃、台湾等地。

■ **形态特征** 多年生草本。具长的匍匐根状茎和椭圆形块茎。秆锐三棱形，平滑。叶平张。长侧枝聚伞花序简单或复出，穗状花序陀螺形，小穗轴具翅，鳞片卵形或长圆状卵形，雄蕊3，花柱长，柱头3。小坚果三棱形。花、果期5~11月。

■ **功效主治** 根茎（香附）：辛、微苦、微甘，平；疏肝解郁，理气宽中，调经止痛。
茎叶（莎草）：苦、辛，凉；行气开郁，祛风止痒，宽胸利痰。

椰子

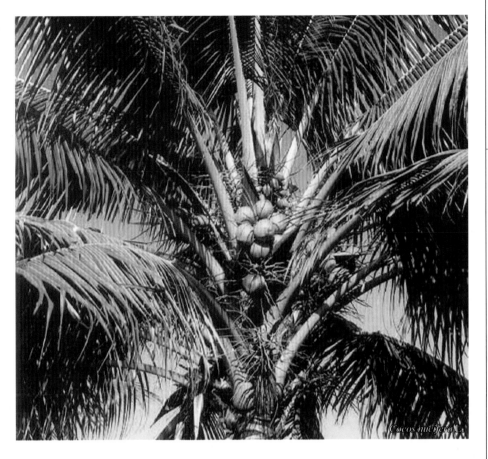

Cocos nucifera L.

■ **形态特征** 大乔木。茎单生，直立，乔木状，有环状叶痕，基部增粗。叶羽状全裂。花序多分枝，佛焰苞纺锤形，厚木质，雄蕊6。果卵球状或近球形，中果皮厚纤维质，内果皮木质坚硬，基部有3孔，果腔有汁液。

■ **功效主治** 根：苦，平；止血，止痛。固体胚乳：甘，平；益气健脾，杀虫，消疳。种子：甘、辛，平；补脾益肾，催乳。果壳：苦，平；祛风，止痛，利湿，止痒。胚乳的浆液：甘，凉；生津，利尿，止血。油：辛，微温；杀虫止痒，敛疮。

【生境】生长于热带地区海岸。

【分布】分布于台湾、广东南部诸岛及雷州半岛、海南、广西、云南等地。

┃ **实用验方** ┃

（1）突然发作的心痛：本品根皮烧存性，研末，取3克水冲服。

（2）皮肤真菌感染：椰子油20毫升，加乙醇64毫升溶解，再加水稀释至100毫升，外擦患处。

槟榔

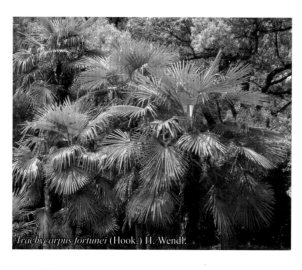

Areca catechu L.

实用验方

（1）绦虫病，蛔虫病：槟榔60~120克，水煎，清晨空腹服；如未泻出绦虫头部，须再服。

（2）阴虱：槟榔煎水洗。

（3）漏疮恶秽：大腹皮煎汤洗。

【生境】生于高温地区。

【分布】分布于福建、台湾、广东、海南、广西、云南等地。

■ **形态特征** 常绿乔木。树干单生。叶羽状全裂，裂片狭长披针形。雌雄同株，肉穗花序多回分枝，雄花生于分枝上部，雄蕊6，雌花生于总轴或分枝基部。核果卵形至长椭圆形。花期3~6月，果期次年3~6月。

■ **功效主治** 种子（槟榔）：苦、辛，温；杀虫，消积，行气，利水，截疟。果皮（大腹皮）：辛，微温；行气宽中，行水消肿。

棕榈

别名：棕树

Trachycarpus fortunei (Hook.) H. Wendl.

实用验方

（1）崩漏：棕榈（烧灰）、侧柏叶（焙）各30克，研末，取6克，米酒送服。

（2）高血压：鲜品叶柄18克，鲜向日葵花盘60克，煎服，日1剂。

【生境】生于潮湿土壤。

【分布】分布于云南、海南、台湾等热带地区。

■ **形态特征** 乔木。树干单生，被覆宿存枯叶。叶片圆扇形，掌状深裂，叶柄边缘具细圆齿，顶端具戟突，叶鞘纤维网状包茎。雌雄异株，花序腋生，多次分枝。核果肾状球形，具脐。花期4月，果期9~12月。

■ **功效主治** 叶柄（棕榈）：苦、涩，平；收敛止血。叶：功效与叶柄类似，尚能降血压。心材：苦、涩，平；养心安神，收敛止血。

菖蒲

别名：水菖蒲

实用验方

（1）癫痫：本品 30~60 克，捣烂取汁内服。

（2）健忘，惊悸，神志不清：本品、远志、龙骨、茯苓各 9 克，龟板 15 克，共研细末，每次 4.5 克，每日 3 次。

（3）中风不语，口眼歪斜：本品鲜品、冰糖各 15 克，开水炖服。

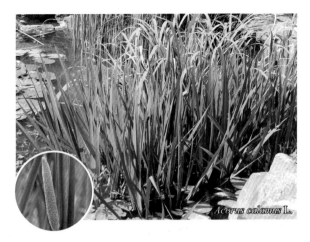

Acorus calamus L.

【生境】常生于池塘、河流、湖泊岸边的浅水处。

【分布】分布于全国各地。

■ **形态特征**　多年生草本植物，有特殊香气。根状茎横走，稍扁。叶基生，剑状线形，较宽，中肋明显，两侧隆起。花序柄三棱形，佛焰苞叶状，肉穗花序圆柱形，花两性，花被黄绿色。浆果红色。花期 2~9 月。

■ **功效主治**　根茎：辛、苦，温；开窍化痰，除湿健胃，杀虫止痒。

石菖蒲

实用验方

（1）痰迷心窍：本品、生姜，共捣汁灌下。

（2）健忘，抑郁：本品 30 克，远志、人参各 3 克，茯苓 60 克，研末，口服 1 克，每日 3 次。

（3）大腿内侧及阴部湿痒：本品、蛇床子等量，研末，每日擦 2~3 次。

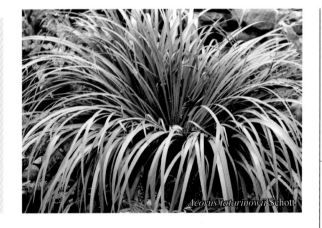

Acorus tatarinowii Schott.

【生境】生于山沟、溪涧潮湿流水的岩石间，或泉水附近。

【分布】分布于黄河以南各省区。

■ **形态特征**　多年生草本，有香气。叶片薄，线形，无中肋，基部对折，中上部平展。佛焰苞叶状；肉穗花序圆柱形；花两性，花被片淡白色。浆果倒卵形，熟时黄绿或黄白色。花期 5~7 月，果期 8 月。

■ **功效主治**　根茎（石菖蒲）：辛、苦，温；开窍豁痰，醒神益智，化湿开胃。

一把伞南星

别名：天南星

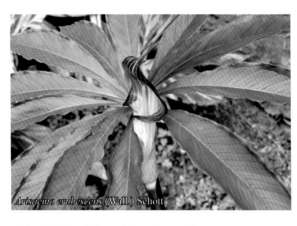
Arisaema erubescens (Wall.) Schott

实用验方

（1）跌打损伤，经络疼痛：本品、草乌、白附子、川乌，均生品，各20克，研末，用醋或酒调敷患处。

（2）睑腺炎（麦粒肿）：本品、地黄，均生品，各20克，研末，用凡士林120克调匀，取绿豆大贴两侧太阳穴，每日1次。

【生境】生于荒地、草坡、灌丛、林下。

【分布】分布于除东北，以及内蒙古、新疆以外的大部分省区。

■ **形态特征** 多年生草本。块茎扁球形。叶1，放射状分裂，裂片无定数。肉穗花序单性，佛焰苞绿色或紫色，具白色条纹或否，喉部边缘截形或稍外卷，附属器直立，先端光滑，基部渐狭。浆果红色。花期5~7月，果期9月。

■ **功效主治** 块茎（天南星）：苦、辛，温，有毒；散结消肿；外用生品适量，研末以醋或酒调敷患处；孕妇慎服；生品内服宜慎。

海芋

别名：广东狼毒、野芋头

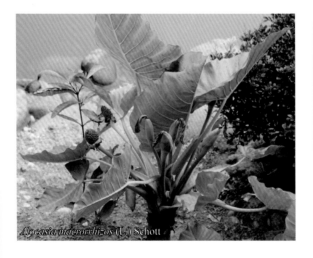
Alocasia macrorrhizos (L.) Schott

实用验方

风湿骨痛：本品切厚片，先将樟脑少许置于芋片中央，用火烤樟脑，趁火未熄，速敷患处。

【生境】生于海拔1700米以下的山野间。

【分布】分布于华南、西南，以及福建、台湾、湖南等地。

■ **形态特征** 大型常绿草本。叶片亚革质，箭状卵形，边缘波状。肉穗花序具圆锥状附属器，花单性，无花被，雄蕊合生，胚珠少数，基底胎座。浆果红色，种子1~2。花期全年。

■ **功效主治** 根茎或茎：辛，寒，有毒；清热解毒，行气止痛，散结消肿；用量3~9克，鲜品15~30克。需切片与大米同炒至米焦后水煮至米烂，去渣用，或久煎2小时后用；外用（不可敷健康皮肤）。

魔芋

别名：磨芋、蒟蒻

实用验方

（1）间日疟：本品切取 7 粒（直径 6~8 毫米），发疟前 2 小时，用冷水吞服。

（2）流行性腮腺炎：本品 1 块，用醋磨浓汁涂患处，日涂 4~5 次。

（3）腹中痞块：本品 60 克，放入猪肚子炖吃。

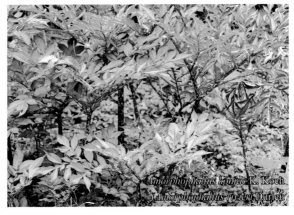

Amorphophallus konjac K. Koch
(*Amorphophallus rivieri* Durieu)

【生境】生于疏林下、林缘或溪谷两旁湿润地，或栽培。

【分布】分布于陕西、宁夏、甘肃至长江流域以南各地。

■ **形态特征** 多年生草本。块茎扁球形。叶柄、花序柄、佛焰苞具异色斑块。叶枯后，次年出花序。肉穗花序比佛焰苞长 1 倍，附属器圆锥形，无毛，花柱与子房近等长，柱头边缘 3 裂。花期 4~6 月，果期 8~9 月。

■ **功效主治** 块茎：辛、苦，寒，有毒；化痰消积，解毒散结，行瘀止痛；用量 9~15 克；需久煎 2 小时以上。

天南星

别名：异叶天南星

实用验方

（1）陈年头痛：本品、川乌等量为末，葱汁调涂太阳穴。

（2）面瘫：本品研细末，生姜汁 1 杯，调匀放在纸上，左歪贴右，右歪贴左。

（3）毒蛇咬伤：本品鲜品捣敷患处。

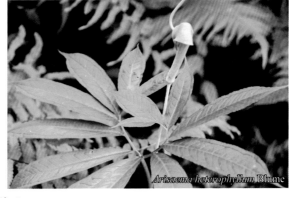

Arisaema heterophyllum Blume

【生境】生于山沟边及较阴湿的林下。

【分布】分布于东北，以及河北、山东、河南、四川等地，药材主产于东北，以及河北、山东、河南、四川。

■ **形态特征** 多年生草本。块茎扁球形。叶 1，鸟足状分裂，裂片 13~19，中裂片无柄或具短柄。肉穗花序两性和雄花序单性，佛焰苞喉部截形，外缘稍外卷，附属器呈之字形上升，向上细狭。浆果。花期 4~5 月，果期 7~9 月。

■ **功效主治** 块茎（天南星）：苦、辛，温，有毒；散结消肿；外用生品适量，研末以醋或酒调敷患处；孕妇慎服；生品内服宜慎。

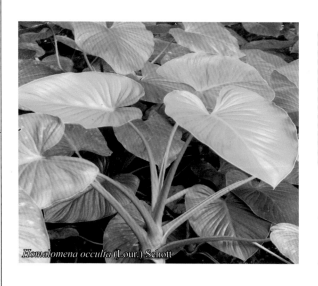

Homalomena occulta (Lour.) Schott

风寒筋骨疼痛，拘挛麻木：本品、钻地风各30克，老鹤草90克，共研细粉，每服3克。

【生境】生于山谷溪边或密林下、阴湿地。

【分布】分布于广东、海南、广西西南部至东南部等地。

■ **形态特征**　多年生草本。叶片纸质，箭状心形至心形。肉穗花序1~3，生于鳞叶叶腋，佛焰苞檐部展开呈舟状，先端内卷呈纺锤形，花单性同序，无花被，雄蕊分离，胚珠多数。花期5~6月，果期8~10月。

■ **功效主治**　根茎（千年健）：苦、辛，温；祛风湿，壮筋骨。

别名：掌叶半夏

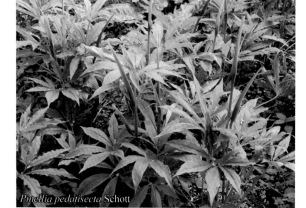

Pinellia pedatisecta Schott

（1）陈年头痛：本品、川乌等量为末，葱汁调涂太阳穴。

（2）面瘫：本品研细末，生姜汁1杯，调匀放在纸上，左歪贴右，右歪贴左。

（3）毒蛇咬伤：本品鲜品捣敷患处。

【生境】生于山谷、河岸、草地、草丛、竹林下。

【分布】分布于华北、华东、中南、西南，以及陕西等地。

■ **形态特征**　多年生草本。块茎近圆球形，四旁常生若干小球茎。叶1~多数，鸟足状分裂，裂片6~11。佛焰苞檐部长披针形，锐尖，附属器细线形，直立或略呈"S"形弯曲。浆果绿色至黄白色。花期6~7月，果期9~11月。

■ **功效主治**　块茎（天南星）：苦、辛，温，有毒；散结消肿；外用生品适量，研末以醋或酒调敷患处；孕妇慎服；生品内服宜慎。

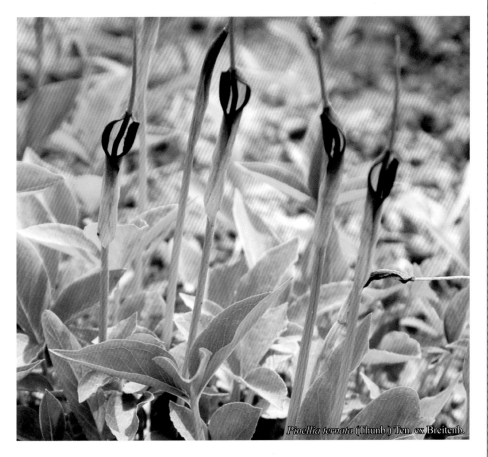

Pinellia ternata (Thunb.) Ten. ex Breitenb.

■ **形态特征** 多年生草本。块茎圆球形。叶1~5枚，3全裂，叶鞘内、鞘部以上或叶片基部有珠芽。佛焰苞檐部钝或锐尖，雌花序与雄花序间隔3毫米，附属器直立，有时"S"形弯曲。浆果黄绿色。花期5~7月，果期8月。

■ **功效主治** 块茎（半夏）：辛，温，有毒；燥湿化痰，降逆止呕，消痞散结；用量3~9克；内服一般炮制后使用；忌与乌头类药材同用。

【生境】生于田野、溪边、阴湿山坡、林下。
【分布】分布于四川、湖北、河南、贵州、安徽等地。

┃ **实用验方** ┃

（1）咳嗽痰多，胸脘胀闷，恶心呕吐：本品（制）、陈皮各250克，茯苓150克，甘草75克，研末，生姜汁泛丸，每次9~15克，每日2次。

（2）老年阳虚便秘：本品（姜制）90克，硫黄（用豆腐煮）60克，研末，鲜生姜汁泛丸，口服，每次1.5~3克。

（3）通乳：本品（炮）3粒，研末，酒调服。

大藻

别名：大浮萍、水浮萍

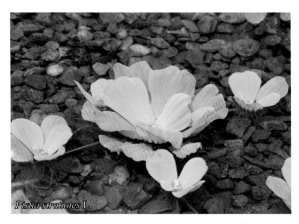

Pistia stratiotes L.

实用验方

（1）荨麻疹：本品全草、亚麻仁、皂角刺、白蒺藜、海桐皮各12克，煎服。

（2）汗斑：本品新鲜全草捣烂取汁，调硫黄粉外涂。

【生境】生于高温多雨地带的平静的淡水池塘、沟渠中。

【分布】福建、台湾、广东、广西、云南各地野生，湖南、湖北、江苏、浙江、安徽、山东、四川等地有栽培。

■**形态特征**　水生飘浮草本。有多数长而悬垂的根，须根羽状，密集。叶簇生成莲座状，两面被毛，叶脉扇状伸展，背面隆起成折皱状。肉穗花序短于佛焰苞，花单性同序。浆果卵圆形。花期5~11月。

■**功效主治**　全草：辛，寒；疏风透疹，利尿除湿，凉血活血。

犁头尖

别名：土半夏、犁头草、犁头七

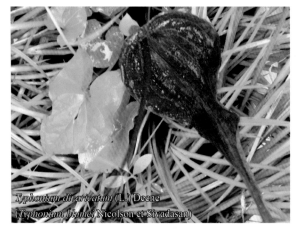

Typhonium divaricatum (L.) Decne
(Typhonium blumei Nicolson et Sivadasan)

实用验方

（1）淋巴结结核：本品鲜全草适量，配醋、糯米饭各少许，共捣烂敷患处，日换2次。

（2）血管瘤：本品鲜块茎用米酒磨汁，外涂，每日3~4次。

【生境】生于田边、草坡、石缝中。

【分布】分布于浙江、江西、福建、湖南、广东、广西、四川、云南等地。

■**形态特征**　多年生草本。块茎近球形。叶戟状三角形，叶脉绿色。佛焰苞檐部展开，后仰，先端旋曲成鞭状，肉穗花序具深紫色鼠尾状附属器，花单性同株，雄蕊分离，中性花线形，两头黄色，腰部红色。浆果。花期5~7月。

■**功效主治**　块茎及全草：苦、辛，温，有毒；解毒消肿，散瘀，止血；一般不作内服。

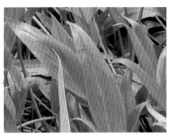

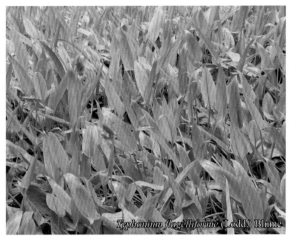

【生境】生于山溪浅水中、水田、田边，以及其他湿地。

【分布】分布于广东、广西、云南等地。

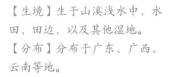

Typhonium flagelliforme (Lodd.) Blume.

■ **形态特征** 多年生草本。块茎近圆形。叶和花序同时抽出。叶戟状长圆形。佛焰苞檐部伸长为长鞭状，附属器长达16~17厘米，花单性，无花被，中性花二型，中部以下的为棒状，上部的为锥形。花期4~5月，果期6~8月。

■ **功效主治** 块茎：辛，温，有毒；燥湿化痰，解毒消肿，止血；用量3~9克。

| 实用验方 |

（1）口眼歪斜：制白附子12克，僵蚕、全蝎各9克，共为细末，分9包；每次1包，每日3次，黄酒送下。

（2）腰腿痛，关节痛：白附子6克，鸡血藤、五加皮各12克，牛膝、独活各9克，煎服。

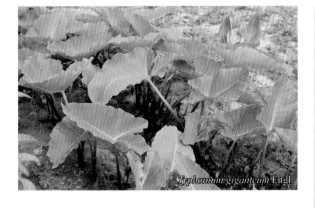

Typhonium giganteum Engl.

【生境】生于山野阴湿处。

【分布】分布于河北、山东、吉林、辽宁、河南、湖北、陕西、甘肃、四川至西藏南部等地，辽宁、吉林、广东、广西有栽培。

■ **形态特征** 多年生草本。块茎外被黑褐色小鳞片。叶与花序同时抽出。叶箭形，叶柄、花序梗肉质，具紫色斑点。佛焰苞紫色，檐部卵形，肉穗花序顶端具紫色棒状附属物，花单性，无花被。花期6~8月，果期7~9月。

■ **功效主治** 块茎（白附子）：辛，温，有毒；祛风痰，定惊搐，解毒散结，止痛；用量3~6克；内服一般炮制后用；孕妇慎用。

浮萍

别名：青萍

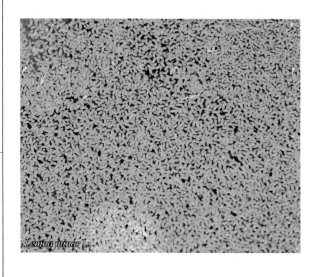

Lemna minor L.

（1）风热感冒：本品、防风各9克，牛蒡子、薄荷、紫苏叶各6克，煎服。

（2）急性肾炎：本品9~12克，为末，白糖调服。

【生境】生于池沼、水田、湖泊、静水中，常与紫萍混生。

【分布】分布于全国南北各地。

■ **形态特征**　水生飘浮草本。叶状体无柄，对称，倒卵形或倒卵状椭圆形，基部具囊，囊内生营养芽和花芽。雌雄同株，佛焰苞膜质，每花序有雄花2，雌花1，弯生胚珠1。果实无翅，近陀螺状。

■ **功效主治**　全草（浮萍）：辛，寒；宣散风热，透疹，利尿；表虚自汗者禁服。

紫萍

别名：水萍

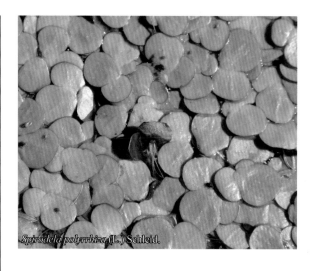

Spirodela polyrhiza (L.) Schleid.

| 实用验方 |

（1）风热感冒：本品、防风各9克，牛蒡子、薄荷、紫苏叶各6克，煎服。

（2）急性肾炎：本品9~12克，为末，白糖调服。

【生境】生于池沼、水田、湖湾、静水中。

【分布】广布于我国南北各地。

■ **形态特征**　水生飘浮草本。叶状体扁平，阔倒卵形，表面绿色，背面紫色，具掌状脉5~11条，背面中央生5~11条根，具薄的根冠和1维管束。根基附近的一侧囊内形成圆形新芽。花少见。

■ **功效主治**　全草（浮萍）：辛，寒；宣散风热，透疹，利尿；表虚自汗者禁服。

谷精草

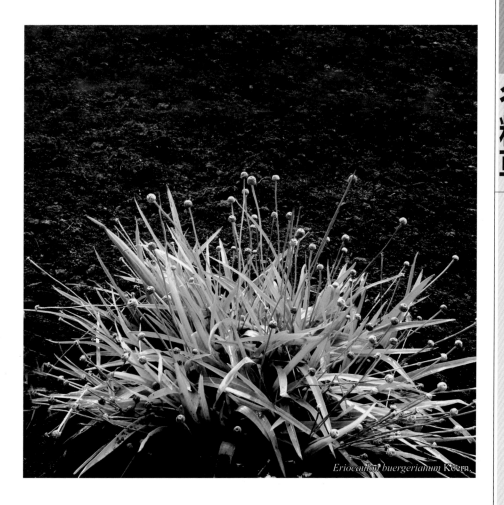

Eriocaulon buergerianum Koern.

■ **形态特征**　多年生草本。叶线形，<u>丛生</u>，半透明，具横格。花葶扭转，花序近球形，苞片背面上部生白短毛，花萼佛焰苞状，顶端3浅裂，雄花花瓣合生，3裂，雄蕊6，雌花花瓣3，离生，子房3室。花、果期7~12月。

■ **功效主治**　带花茎的头状花序（谷精草）：辛、甘、平；疏风散热，明目退翳。

【生境】生于沼泽地、溪沟边阴湿处。

【分布】分布于华东、西南，以及湖南、台湾等地。

实用验方

（1）偏正头痛：本品36克，为末，白面调和，贴痛处。

（2）脑痛连眉：本品8克，地龙12克，乳香4克，为末，每次取4克，点燃后熏鼻。

鸭跖草

别名：竹叶草、兰花草

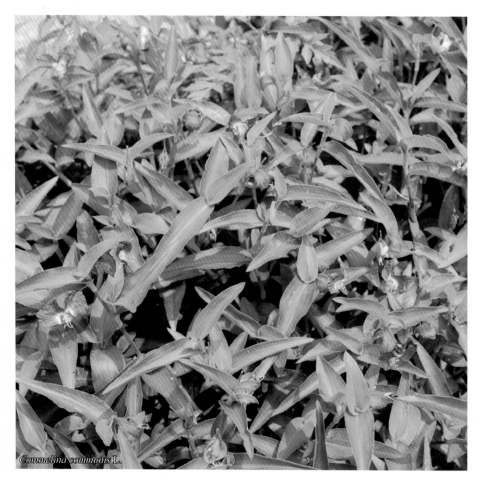

Commelina communis L.

■ **形态特征** 一年生披散草本。叶披针形至卵状披针形，叶鞘膜质抱茎。总苞片佛焰苞状，心形。聚伞花序，花瓣3，深蓝色，能育雄蕊3。蒴果2室，每室种子2颗。花期7~9月，果期9~10月。

■ **功效主治** 干燥地上部分（鸭跖草）：甘、淡，寒；清热泻火，解毒，利水消肿。

【生境】生于海拔100~2400米的湿润阴处，在沟边、路边、田埂、荒地、宅旁墙角、山坡及林缘草丛中均常见。

【分布】分布于云南、四川、甘肃以东的南北各省区。

实用验方

（1）流行性感冒：本品30克，紫苏、马兰根、竹叶、麦冬各9克，豆豉15克，煎服。

（2）外感发热，咽喉肿痛：本品30克，柴胡、黄芩各12克，忍冬藤、千里光各25克，甘草6克，煎服。

实用验方

（1）带状疱疹：本品叶适量，煎汤外洗。
（2）痈疽肿毒：本品、仙人掌，鲜品捣敷。

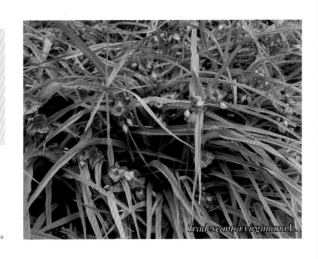

Tradescantia virginiana L.

【生境】栽培。
【分布】分布于东北、华北、华中、华东地区。原产于北美。

■ **形态特征**　多年生披散草本。茎稍肉质，紫红色。叶互生，无柄，叶片披针形或条形，两面紫红色。聚伞花序顶生或腋生，具花梗，苞片线状披针形，花瓣蓝紫色，能育雄蕊2。蒴果。花期6~9月。

■ **功效主治**　全草：淡、甘，凉；解毒，散结，利尿，活血。

实用验方

（1）泌尿系统感染：本品鲜品12克，十大功劳根15克，煎服。
（2）急性结膜炎：本品鲜品30~60克，鲜一点红30克，共捣烂，外敷患眼。

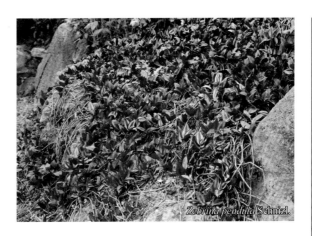

Zebrina pendula Schnizl.

【生境】生于山边、村边、沟旁，以及路边较阴湿的草地上。
【分布】分布于福建、浙江、广东、海南、广西等地。

■ **形态特征**　多年生草本。茎半肉质，分枝披散。叶互生，无柄，基部鞘状抱茎，上面紫绿色，杂以银白色，具紫色条纹，下面紫色，常无毛，全缘。花聚生于1对叶状苞内，柱头头状，3圆裂。蒴果。花期6~8月。

■ **功效主治**　全草：甘、寒，淡；清热利湿，凉血解毒；孕妇禁服。

灯心草

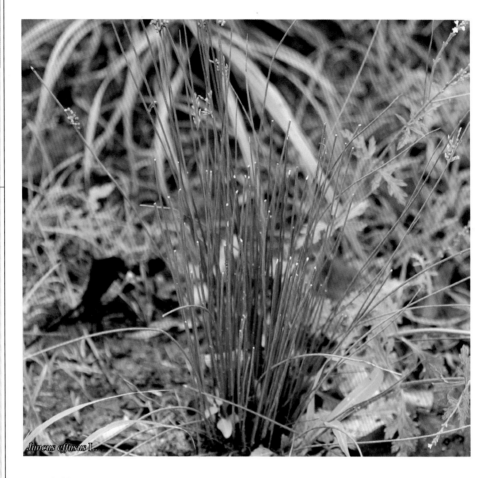

Juncus effusus L.

■ **形态特征**　多年生草本。根状茎粗壮横走。茎丛生，直立，髓发达。叶全部低出，呈鞘状或鳞片状，叶片刺芒状。聚伞花序假侧生，含多花，总苞片圆柱形，生于顶端，小苞片2，子房3室。蒴果。花期4~7月，果期6~9月。

■ **功效主治**　茎髓（灯心草）：甘，淡，微寒；清心火，利尿。

【生境】生于水旁、田边等潮湿处。

【分布】分布于长江下游，以及陕西、福建、四川、贵州等地。

实用验方

（1）小便涩痛，小便不通：本品36克，麦冬、甘草各18克，浓煎饮。

（2）热淋：本品、凤尾草、牛膝根、淡竹叶各15克，用第二遍米泔水煎服。

（3）膀胱炎，尿道炎，肾炎水肿：本品鲜品30~60克，鲜车前草60克，薏苡仁、鲜海金沙各30克，煎服。

百部

别名：蔓生百部

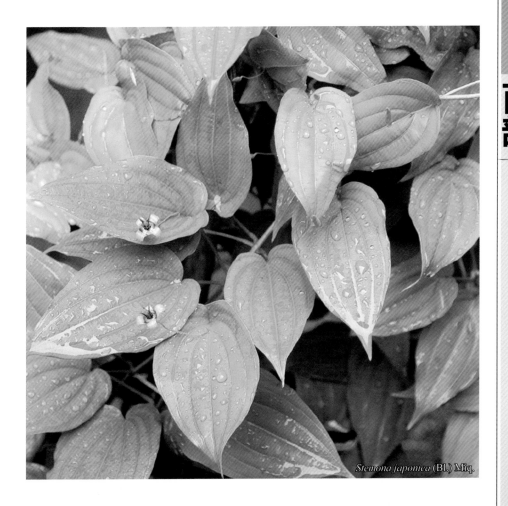

Stemona japonica (Bl.) Miq.

■ **形态特征**　攀援草本。块根肉质，成簇。茎常有少数分枝。叶对生或轮生，卵形，卵状披针形或卵状长圆形，横脉细密平行。花单生或数朵排成聚伞花序，花序柄贴生于叶片中脉上。蒴果 2 片开裂。花期 5~7 月，果期 7~10 月。

■ **功效主治**　块根（百部）：甘、苦，微温；润肺下气止咳，杀虫灭虱。

【生境】生于海拔 300~400 米的山坡草丛、路旁、林下。

【分布】分布于浙江、江苏、安徽、江西等地。

实用验方

（1）小儿百日咳：本品（蜜炙）、夏枯草各 9 克，煎服。
（2）体虱，头虱：本品研粉，浸于 5 倍 75% 乙醇溶液中 12 小时，取浸出液涂患处。

直立百部

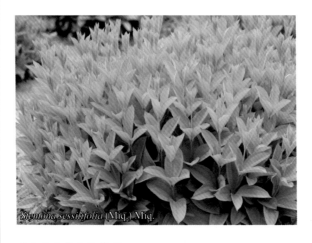

Stemona sessilifolia (Miq.) Miq.

【生境】常生于林下。

【分布】分布于浙江、江苏、安徽、江西、山东、河南等地。

■ **形态特征**　直立半灌木。块根纺锤状。茎直立，不分枝，具细纵棱。叶薄革质，常3~4枚轮生，卵状椭圆形或卵状披针形。花单生，通常出自茎下部鳞片腋内，花被片淡绿色；雄蕊紫红色。蒴果。花期3~5月，果期6~7月。

■ **功效主治**　块根（百部）：甘、苦，微温；润肺下气止咳，杀虫灭虱。

对叶百部

别名：大百部

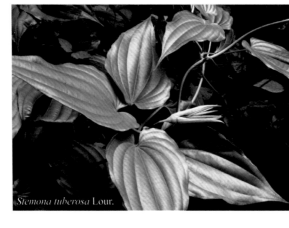

Stemona tuberosa Lour.

【生境】生于海拔370~2240米的山坡丛林下、溪边、路旁，以及山谷和阴湿岩石中。

【分布】分布于浙江、福建、台湾、湖北、湖南、广东、广西、四川、贵州、云南等地。

■ **形态特征**　草质藤本。块根纺锤状。叶常对生，卵状披针形、卵形或宽卵形，有长柄。花单生或2~3朵排成总状花序，生于叶腋或偶贴生于叶柄上，花被片黄绿色带紫色脉纹。蒴果光滑。花期4~7月，果期7~8月。

■ **功效主治**　块根（百部）：甘、苦，微温；润肺下气止咳，杀虫灭虱。

薤白

实用验方

（1）胸痹难卧，心痛彻背：本品90克，瓜蒌（捣）46克，半夏65克，黄酒2000毫升，同煮，每次温服200毫升，每日3次。

（2）肺虚喘急：本品适量榨汁饮。

（3）咽喉肿痛：本品加醋捣烂，热敷肿处，冷即更换。

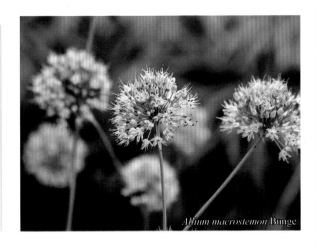

Allium macrostemon Bunge

【生境】生于山地阴湿处。

【分布】全国大部分地区有分布。主产于东北，以及河北、江苏、湖北等地。

■ **形态特征** 多年生草本。鳞茎近球状，常单生，外皮不破裂。叶半圆柱状或三棱状半圆柱形，中空，上面具沟槽。伞形花序全为花，或间具珠芽，或全为珠芽，小花梗和珠芽基部具小苞片。花、果期5~7月。

■ **功效主治** 鳞茎（薤白）：辛、苦，温；通阳散结，行气导滞；阴虚及发热者慎服。

大蒜

实用验方

（1）小儿百日咳：本品15克，红糖6克，生姜少许，煎服，每日数次。

（2）感冒：本品、茶叶各9克，开水泡服。

（3）痢疾：本品若干瓣，炭火烧烤，熟后食用。

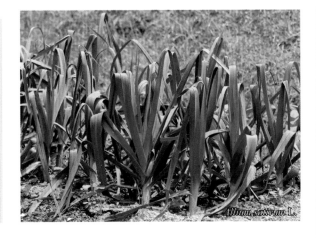

Allium sativium L.

【生境】栽培。

【分布】分布于亚洲中部，我国各地均有栽培。

■ **形态特征** 越年生草本，具特殊臭味。鳞茎球形至扁球形，由数个瓣状小鳞茎轮生排列而成。叶基生，条形。伞形花序密集珠芽，间有数花，内轮花丝基部扩大，每侧各具1齿，齿端长丝状。子房每室2胚珠。花期7月。

■ **功效主治** 鳞茎（大蒜）：辛，温；解毒消肿，杀虫，止痢。

芦荟

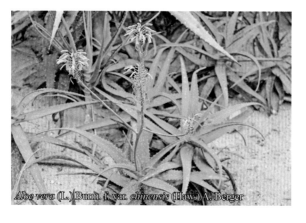

Aloe vera (L.) Burm. f. var. *chinensis* (Haw.) A. Berger

实用验方

（1）慢性肝炎活动期，肝源性低热：本品、胡黄连各1.5克，黄柏3克，制成药丸，每日吞服3克，每日2次。

（2）老人或久病后便秘：本品42克，朱砂30克，研末，烧酒和面粉制丸，每次1.5克，每日1~2次。

（3）癣疮：用本品、大黄为末敷之。

【生境】栽培。

【分布】分布于福建、台湾、广东、广西、四川、云南等地。

■ **形态特征**　多年生草本。茎较短。叶肉质，近簇生，条状披针形，具白色斑纹，边缘疏生刺齿。花葶从叶丛中抽出，总状花序，苞片近披针形，花被筒状，淡黄色而有红斑，雄蕊与花被近等长或略长，花柱细长。蒴果具多数种子。

■ **功效主治**　叶汁经浓缩的干燥品（芦荟）：苦，寒；泻下通便，清肝泻火，杀虫疗疳；孕妇慎用。

知母

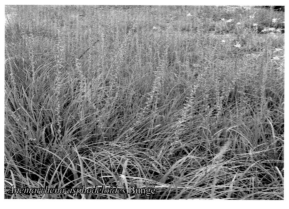

Anemarrhena asphodeloides Bunge

实用验方

（1）身大热，汗大出，口大渴，脉洪大：本品18克，碎石膏50克，炙甘草6克，粳米9克，加水煮米熟，温服，每日3次。

（2）肺热咳嗽：本品（炒）、贝母（炒）等量，研末，每次1.5~3克，温服。

【生境】生于山地阴湿处。

【分布】分布于黑龙江、吉林、辽宁、内蒙古、河北、河南、山东、陕西、甘肃等地。

■ **形态特征**　多年生草本。根状茎横走，为残存叶鞘覆盖。叶向先端渐尖而成近丝状，基部渐宽而成鞘状。花葶比叶长得多；总状花序，花粉红色、淡紫色至白色，花被片条形，宿存。蒴果具短喙。花、果期6~9月。

■ **功效主治**　根茎（知母）：苦、甘，寒；清热泻火，滋阴润燥；脾胃虚寒、大便溏泄者忌服。

实用验方

（1）肺结核：本品、百部、地骨皮各15克，麦冬9克，鱼腥草根30克，煨水或炖肉吃。

（2）扁桃体炎，咽喉肿痛：本品、麦冬、板蓝根、桔梗、山豆根各9克，甘草6克，煎服。

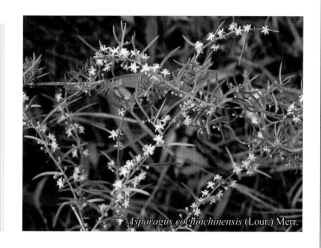

Asparagus cochinchinensis (Lour.) Merr.

【生境】生于山地阴湿处。

【分布】分布于河北、山西、陕西、甘肃等省的南部至华东、中南、西南各地。

■ **形态特征** 多年生攀援草本，无毛，具刺。块根肉质。叶状枝常3枚成簇，扁平，略三棱形，镰状弯曲。叶退化成鳞片。雌雄异株，花常2朵簇生叶状枝腋。浆果球形，红色，种子1。花期5~6月，果期8~10月。

■ **功效主治** 块根（天冬）：甘、苦，寒；养阴润燥，清肺生津。

实用验方

乳腺小叶增生，急性化脓性乳腺炎：本品磨粉制成糖衣片，每片含0.16克或0.32克，口服，每次1.6~2.4克，每日2次。

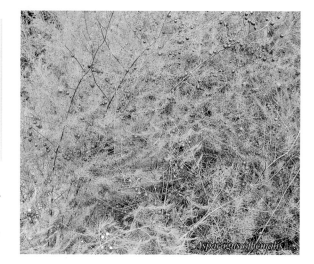

Asparagus officinalis L.

【生境】生于沙质河滩、河岸、草坡、林下。

【分布】我国南方各地有栽培，新疆西北部有野生。

■ **形态特征** 多年生直立草本。根细长。茎平滑，柔弱，叶状枝每3~6枚成簇，扁圆柱形，纤细，鳞叶基部有或无刺距。雌雄异株，花每1~4朵腋生，花梗长约1厘米，雄花花被长5~6毫米。浆果红色。花期5~6月，果期9~10月。

■ **功效主治** 嫩茎（石刁柏）：微甘，平；清热利湿，活血散结。

吊兰

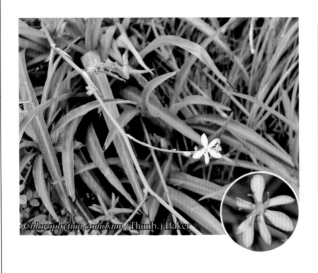

Chlorophytum comosum (Thunb.) Baker

实用验方

（1）咳嗽：本品鲜品
15~30 克，枇杷叶 9~15 克，
煎服。
（2）疔疮肿毒：本品鲜叶
1 握，调冬蜜捣烂外敷。
（3）烧伤：鲜品根适量，
捣烂敷患处。

【生境】栽培。

【分布】分布于全国各地。

■ **形态特征**　多年生草本。根状茎短。叶簇生，剑形，绿色或有黄色条纹。花葶常为俯枝，近顶部具叶簇或幼株，总状或圆锥花序。花被片 3 脉，花药短于花丝，开裂后常卷曲。蒴果三棱状。花期 5 月，果期 8 月。

■ **功效主治**　根或全草（吊兰）：甘、微苦，凉；化痰止咳，散瘀消肿，清热解毒。

铃兰

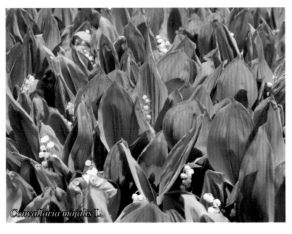

Convallaria majalis L.

实用验方

（1）紫癜：本品适量，烧
灰研粉，菜油调涂。
（2）跌打损伤：本品 12 克，
红三七 8 克，红白二丸 2 克，
四块瓦 20 克，煎服，黄酒
为引。
（3）崩漏带下：本品、益
母草各 12 克，红白鸡冠花、
红毛七各 8 克，红花 6 克，
石泽兰 4 克，煎服，黄酒为引。

【生境】生于山地阴湿地带之林下或灌丛。

【分布】分布于东北，以及河北、山东、河南、陕西、山西等地。

■ **形态特征**　多年生草本，无毛。根状茎粗短，常发出 1~2 条细长匍匐茎。叶常 2 枚，椭圆形或卵状披针形，弧形脉。花葶稍外弯，苞片披针形，花梗近顶端有关节，花白色，裂片卵状三角形。浆果。花期 5~6 月，果期 7~9 月。

■ **功效主治**　全草（铃兰）：甘、苦，温，有毒；温阳利水，活血祛风；用量 3~9 克。

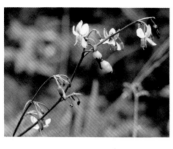

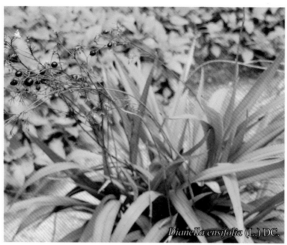

Dianella ensifolia (L.) DC.

【生境】生于海拔 1700 米的林下、山坡、草丛中。

【分布】分布于西南，以及浙江、江西、福建、广东、广西、海南等地。

■ **形态特征** 多年生草本。根状茎横走。叶 2 列，狭条状披针形，基部鞘状套叠或抱茎，边缘和背面中脉具锯齿。圆锥花序顶生，苞片小，花被片 5 脉，雄蕊 6，花丝上部膨大。浆果深蓝色。花、果期 3~8 月。

■ **功效主治** 根茎或全草（山猫儿）：辛，温，有毒；拔毒消肿，散瘀止痛；一般不内服。

实用验方

（1）**伤损筋骨，疼痛不可忍**：本品、没药、当归（微炒）、赤芍、桂心各 36 克，白芷 72 克，捣散，取 8 克温酒调服，每日 3~4 次。

（2）**鼻出血**：本品、蒲黄等量，为末，吹入鼻腔。

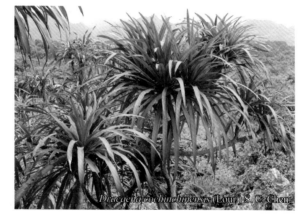

Dracaena cochinchinensis (Lour.) S. C. Chen.

【生境】生于海拔 950~1700 米的石灰岩上。

【分布】分布于广西、云南等地。

■ **形态特征** 乔木状。分枝多。叶聚生枝顶，剑形，薄革质，向基部略变窄而后扩大，抱茎，无柄。圆锥花序，花序轴密生乳突状短柔毛，花乳白色，花丝扁平，上部有红棕色疣点。浆果橘黄色。花期 3 月，果期 7~8 月。

■ **功效主治** 茎干的树脂（血竭）：甘、咸，平，小毒；散瘀定痛，止血，生肌敛疮；用量 1~1.5 克。

川贝母

别名：卷叶贝母

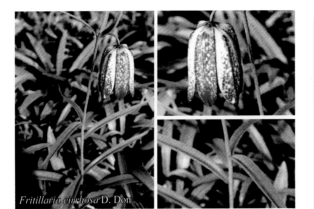

Fritillaria cirrhosa D. Don

| 实用验方 |

（1）小儿肺热咳嗽：本品10克，天花粉20克，石膏、甘草各5克，研末冲服，1岁以内每次0.5克、2~3岁1克、4岁以上2克，每日2次。

（2）吐血，衄血：本品（炮至黄色）研末，随时温服6克。

【生境】生于林中、灌丛下、草地、河滩、山谷等湿地或岩缝中。

【分布】主产于西藏、四川、云南等地。

■ **形态特征**　多年生草本。鳞茎有2枚鳞片。叶对生，少数兼有散生或轮生。花通常单朵，紫色至黄绿色，具斑点或条纹，通常有小方格，叶状苞片3，花被片背面蜜腺窝凸出。蒴果棱上具狭翅。花期5~7月，果期8~10月。

■ **功效主治**　鳞茎（川贝母）：甘、苦，微寒；清热润肺，化痰止咳，散结消痈；忌与乌头类药材同用。

浙贝母

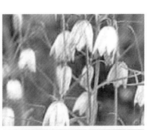
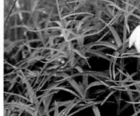

Fritillaria thunbergii Miq.

| 实用验方 |

（1）感冒咳嗽：本品、知母、桑叶、杏仁各12克，紫苏8克，煎服。

（2）痈毒肿痛：本品、连翘各12克，金银花24克，蒲公英32克，煎服。

【生境】生于湿润的山脊、山坡、沟边、村边草丛中。

【分布】分布于浙江、江苏、安徽、湖南等地。

■ **形态特征**　多年生草本。鳞茎有2（~3）枚鳞片。叶兼有散生、对生和轮生。花1~6朵，淡黄色，有时稍带淡紫色，叶状苞片2~4枚，花被片蜜腺窝不很明显。蒴果棱上翅宽6~8毫米。花期3~4月，果期5月。

■ **功效主治**　鳞茎（浙贝母）：苦，寒；清热化痰止咳，解毒散结消痈；忌与乌头类药材同用。

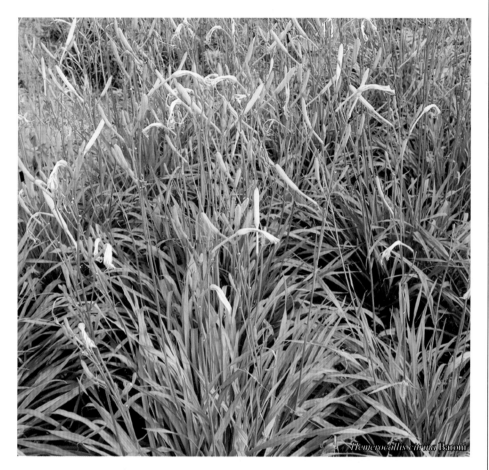

Hemerocallis citrina Baroni

■ **形态特征** 多年生草本。根近肉质。叶基生，线形。花葶一般稍长于叶，有分枝，苞片披针形，自下向上渐短，花梗较短，花多枚，淡黄色，花被管长3~5厘米。蒴果钝三棱状椭圆形。花、果期5~9月。

■ **功效主治** 花蕾（金针菜）：甘，凉；清热利湿，宽胸解郁，凉血解毒。根（萱草根）：甘，凉，有毒；清热利湿，凉血止血，解毒消肿；用量6~9克。嫩苗（萱草嫩苗）：甘，凉；清热利湿。

【生境】生于海拔2000米以下的山坡、山谷、荒地、林缘。

【分布】分布于河北、陕西、甘肃、山东、河南、湖北、湖南、四川等地。

| 实用验方 |

（1）**痔疮出血**：金针菜30克，红糖适量，煮熟，早饭前1小时服，连服34日。

（2）**忧愁太过**：金针菜30克，郁金、合欢花、贝母、茯神、柏子仁各6克，白芍4.5克，广皮、半夏各3克，桂枝、甘草各1.5克，煎服。

（3）**心痛**：萱草根2~3厘米，用醋120毫升磨粉，温服。

萱草

别名：忘萱草、忘忧草

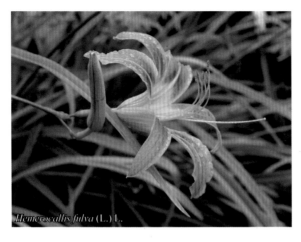

Hemerocallis fulva (L.) L.

实用验方

心痛：萱草根 2~3 厘米，用醋 120 毫升磨粉，温服。

【生境】生于山坡、山谷、阴湿草地或林下。

【分布】分布于河北、山西、陕西、山东、湖北、四川、云南、贵州、广东、广西、湖南等地。

■ 形态特征　多年生丛生草本。根近肉质，下部纺锤状膨大。叶基生，宽线形。花葶高于叶，蝎尾状聚伞花序具花 6~12 朵，苞片披针形，花无香味，橘红色至橘黄色，具 ∧ 形彩斑。蒴果椭圆形。花、果期 5~7 月。

■ 功效主治　花蕾（金针菜）：甘，凉；清热利湿，宽胸解郁，凉血解毒。根（萱草根）：甘，凉，有毒；清热利湿，凉血止血，解毒消肿；用量 6~9 克。嫩苗（萱草嫩苗）：甘，凉；清热利湿。

百合

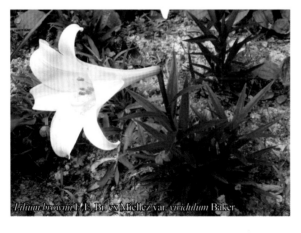

Lilium brownii F. E. Br. ex Miellez var. *viridulum* Baker

实用验方

（1）神经衰弱，心烦失眠：本品、酸枣仁各 15 克，远志 9 克，煎服。

（2）耳聋，耳痛：本品研末，温水服 6 克，每日 2 次。

【生境】生于土壤深肥的林边或草丛中。

【分布】分布于全国，大部地区有栽培。

■ 形态特征　多年生草本。鳞茎球形。叶散生，倒披针形至倒卵形，全缘，无毛。花单生或几朵排成近伞形；花喇叭形，乳白色，无斑点，蜜腺两边具乳头状突起，雄蕊向上弯。蒴果矩圆形。花期 5~6 月，果期 9~10 月。

■ 功效主治　肉质鳞茎（百合）：甘，寒；养阴润肺，清心安神。

别名：百合

实用验方

（1）**神经衰弱，心烦失眠：**本品、酸枣仁各15克，远志9克，煎服。

（2）**耳聋，耳痛：**本品研末，温水服6克，每日2次。

【生境】生于海拔2500米以下的林缘路旁及山坡草地。

【分布】分布于河北、陕西、甘肃、山东、江苏、安徽、浙江、江西、河南、湖北、湖南、广东、四川、贵州、云南、西藏等地，现全国各地均有栽培。

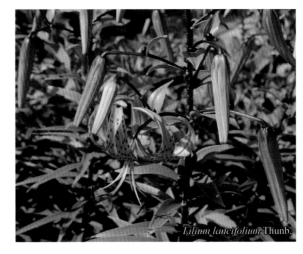

Lilium lancifolium Thunb.

■ **形态特征** 多年生草本。鳞茎近宽球形。茎带紫色条纹，具白色绵毛。叶散生，茎上部的叶腋间具珠芽。花下垂，橙红色，有紫黑色斑点，蜜腺两边有乳头状和流苏状突起，雄蕊四面张开。蒴果。花期7~8月，果期9~10月。

■ **功效主治** 肉质鳞叶（百合）：甘，寒；养阴润肺，清心安神。

别名：细叶卷丹、百合

实用验方

（1）**神经衰弱，心烦失眠：**本品、酸枣仁各15克，远志9克，煎服。

（2）**耳聋，耳痛：**本品研末，温水服6克，每日2次。

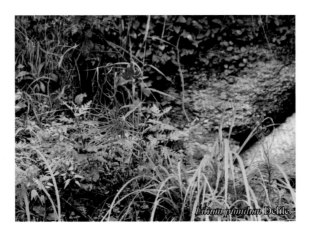

Lilium pumilum Delile.

【生境】生于海拔400~2600米的山坡、林下、山地岩石间。

【分布】分布于东北、华北、西北，以及山东、河南等地。

■ **形态特征** 多年生草本。鳞茎卵形或圆锥形。茎、叶缘、蜜腺两边有乳头状突起。叶散生于茎中部，条形。花单生或数朵排成总状花序，鲜红色，通常无斑点，下垂；花被片反卷。蒴果矩圆形。花期7~8月，果期9~10月。

■ **功效主治** 肉质鳞叶（百合）：甘，寒；养阴润肺，清心安神。

山麦冬

别名：湖北麦冬、土麦冬

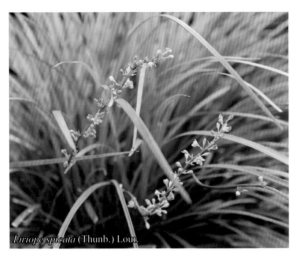

Liriope spicata (Thunb.) Lour.

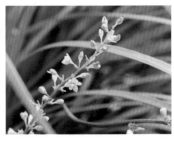

【生境】生于山野间。

【分布】除东北、内蒙古、青海、新疆、西藏外，其他地区广泛分布和栽培。

■ **形态特征** 多年生草本。具地下横走根状茎和小块根。叶基生，条形，宽4~8厘米。花葶直立，总状花序顶生；花药狭矩圆形，约等长于花丝；子房上位。浆果未成熟即开裂。种子黑色。花期5~7月，果期8~10月。

■ **功效主治** 块根（山麦冬）：甘、微苦，微寒；养阴生津，润肺清心。

麦冬

别名：麦门冬、沿阶草

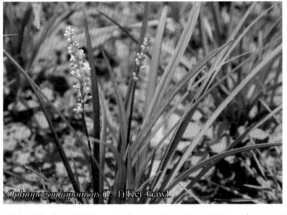

Ophiopogon japonicus (L. f.) Ker-Gawl.

实用验方

（1）燥伤肺胃，津液亏损：本品、沙参各9克，玉竹6克，生甘草3克，冬桑叶、扁豆、天花粉各4.5克，水煎，分2次服。

（2）肺燥咳嗽：本品、桑白皮各15克，煎服。

【生境】生于海拔2000米以下的山坡阴湿处、林下、溪旁，或栽培。

【分布】分布于华东、中南，以及河北、陕西、四川、贵州、云南等地，浙江、四川、广西有大量栽培。

■ **形态特征** 多年生丛生草本。小块根纺锤形。具细长匍匐茎。叶基生成丛，狭线形，边缘具细锯齿。花葶比叶短，总状花序，花被片线状披针形，下反，白色或淡紫色，花柱钻形。花期6~7月，果期10~11月。

■ **功效主治** 块根（麦冬）：甘、微苦，微寒；养阴生津，润肺清心。

实用验方

（1）急性化脓性乳腺炎，乳腺癌：本品9克，生姜3克，水煎兑白酒少许为引服，另用芹菜适量捣烂敷患处。

（2）扭伤瘀肿：本品用酒磨浓汁，外涂伤处，每日数次。

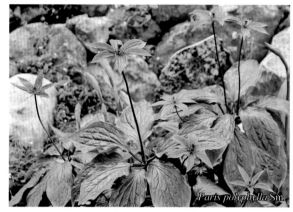

Paris polyphylla Sm.

【生境】生于山坡林下荫处或沟边的草丛阴湿处。

【分布】分布于西藏（东南部）、云南、四川、贵州等地。

■ **形态特征** 多年生直立草本，无毛。根茎密生环节。叶（5~）7~10片轮生于茎顶，叶基圆形或宽楔形。花梗顶生1花，花药药隔突出，子房具棱，顶端具一盘状花柱基。蒴果开裂。外种皮红色多汁。花期4~7月，果期8~11月。

■ **功效主治** 干燥根茎（重楼）：苦，微寒，小毒；清热解毒，消肿止痛，凉肝定惊；用量3~9克。

实用验方

（1）乳结不通，局部红肿疼痛：本品12克，煎服，加一点米酒为药引。

（2）蛇咬中毒：本品25克，续随子7个（去皮），研末，用酒冲服1克，用唾液调敷咬处。

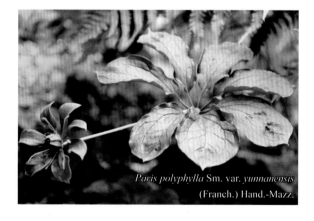

Paris polyphylla Sm. var. *yunnanensis*
(Franch.) Hand.-Mazz.

【生境】生于林下阴湿处。

【分布】分布于四川、广西等地。

■ **形态特征** 多年生草本。叶厚纸质，披针形、卵状矩圆形或倒卵状披针形。外轮花被片披针形或狭披针形，内轮花被片条形，长为外轮的1/2或近等长；雄蕊药隔突出部分长1~2毫米。花期6~7月，果期9~10月。

■ **功效主治** 干燥根茎（重楼）：苦，微寒，小毒；清热解毒，消肿止痛，凉肝定惊；用量3~9克。

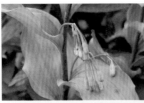

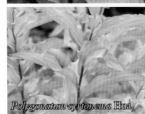

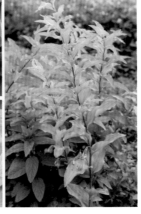

多花黄精

别名：长叶黄精、白发黄精、黄精

Polygonatum cyrtonema Hua

【生境】生于山林、灌丛、沟谷旁的阴湿肥沃土壤中，或栽培。

【分布】分布于中南，以及江苏、安徽、浙江、江西、福建、四川、贵州等地。

■ **形态特征** 多年生草本。根状茎连珠状。叶互生，10~15枚，下面无毛。伞形花序常具2~7花，总花梗粗短，苞片微小或无，花丝两侧扁，具乳头状突起至短绵毛，顶端囊状。浆果黑色。花期5~6月，果期8~10月。

■ **功效主治** 根茎（黄精）：甘，平；补气养阴，健脾，润肺，益肾；中寒泄泻、痰湿痞满气滞者禁服。

黄精

别名：鸡头黄精

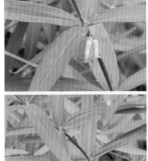

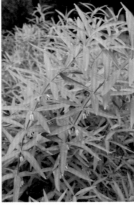

Polygonatum sibiricum Red.

【生境】生于荒山坡及山地杂木林或灌木丛的边缘。

【分布】分布于黑龙江、吉林、辽宁、河北、山东、江苏、河南、山西、陕西、内蒙古等地。

■ **形态特征** 多年生草本。根状茎圆柱状，结节膨大。叶轮生，条状披针形，先端拳卷或弯曲成钩。花序具2~4朵花，近伞形状，花梗俯垂，花被乳白色至淡黄色，花被筒中部稍缢缩。浆果黑色。花期5~6月，果期8~9月。

■ **功效主治** 根茎（黄精）：甘，平；补气养阴，健脾，润肺，益肾；中寒泄泻、痰湿痞满气滞者禁服。

实用验方

（1）肺热咳嗽：本品12克，杏仁、麦冬、石膏各9克，甘草6克，煎服。

（2）虚咳：本品12克，百合9克，煎服。

【生境】生于山野林下或石隙间，喜阴湿处。

【分布】全国大部分地区有分布，并有栽培。

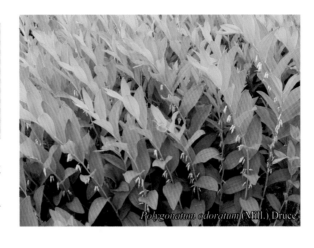

Polygonatum odoratum (Mill.) Druce

■ **形态特征** 多年生草本。根状茎圆柱形。叶互生，椭圆形至卵状矩圆形，下面脉上平滑至呈乳头状粗糙。花序具1~4花，苞片条状披针形或无，花被黄绿色至白色，花丝近平滑至具乳头状突起。浆果蓝黑色。花期5~6月，果期7~9月。

■ **功效主治** 根茎（玉竹）：甘，微寒；养阴润燥，生津止渴；痰湿气滞者禁服；脾虚便溏者慎服。

实用验方

（1）缠喉风：本品根头捣汁，灌下，吐出痰涎即好。

（2）痔疮：本品鲜根15克，猪瘦肉250克，炖烂一起吃，每日1次。

【生境】生于海拔750~1700米的林下、山谷阴湿草地。

【分布】分布于山东、江苏、浙江、江西、湖北、湖南、广西、四川、贵州等地，各地常有盆栽。

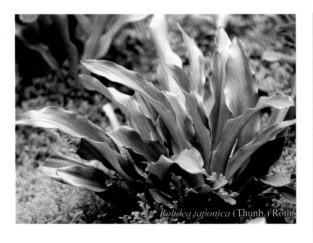

Rohdea japonica (Thunb.) Roth

■ **形态特征** 多年生草本。根状茎粗短。叶基生，厚纸质，矩圆形、披针形或倒披针形，基部抱茎。花葶短于叶，肉穗花序，花密集，花冠球状钟形，淡黄色，裂片厚。浆果红色。花期5~6月，果期9~11月。

■ **功效主治** 根及根茎（万年青）：苦、微甘，寒，小毒；清热解毒，强心利尿，凉血止血；用量3~9克，鲜品30克。叶：苦、涩，微寒，小毒；清热解毒，强心利尿，凉血止血；用量3~9克，鲜品9~15克。花：祛瘀止痛，补肾。

菝葜

别名：金刚藤

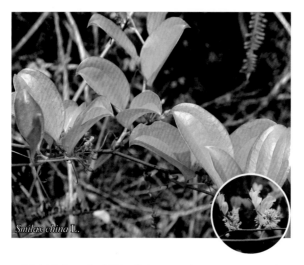

Smilax china L.

实用验方

（1）关节酸痛：菝葜60克，或加中华常春藤9克，黄酒、水各半，煎服。
（2）小便涩痛，淋漓不尽：菝葜（盐水炒）15克，金银花9克，萹蓄6克，煎服。

【生境】生于山坡、灌木丛林。
【分布】分布于山东、江苏、浙江、福建、台湾、江西、安徽、河南、湖北、四川、云南、贵州、广西、广东等地。

■ **形态特征**　落叶攀援灌木，疏生刺。根茎块状。叶柄具狭鞘和2卷须，叶片圆形或卵形，下面淡绿色或苍白色。伞形花序单生，总花梗长1~2厘米，花序托近球形，花被片6，离生，雄蕊6。浆果红色。花期2~5月，果期9~11月。

■ **功效主治**　根茎（菝葜）：甘、微苦、涩，平；利湿去浊，祛风除痹，解毒散瘀。叶：甘，平；祛风，利湿，解毒。

土茯苓

别名：光叶菝葜

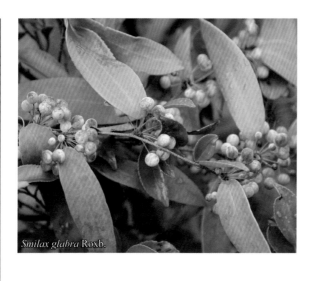

Smilax glabra Roxb.

实用验方

（1）梅毒，软下疳，小儿肾疳：本品120克，黄柏、生黄芪各60克，生甘草30克，煎服。
（2）皮炎：本品60~90克，水煎，代茶饮。

【生境】生于山坡、荒山、林边的半阴地。
【分布】分布于安徽、江苏、浙江、福建、广东、广西、江西、湖南、湖北、四川、贵州等地。

■ **形态特征**　攀援灌木，无刺。根状茎块状。叶柄具狭鞘和2卷须，叶片下面淡绿色或苍白色，叶脱落点位于叶柄近顶端。伞形花序单生，花序托莲座状，花六棱状球形。浆果紫黑色。花期5~11月，果期11月至次年4月。

■ **功效主治**　根茎（土茯苓）：甘、淡，平；解毒，除湿，通利关节。

文殊兰

别名：文殊兰、十八学士

实用验方

（1）蛇咬伤：本品鲜叶捣烂敷患处。

（2）无名肿毒：罗裙带根捣汁涂揉患处。

【生境】生于海滨地区或河旁沙地，亦栽植于庭园。

【分布】分布于福建、台湾、湖南、广东、海南、广西、四川、贵州、云南等地。

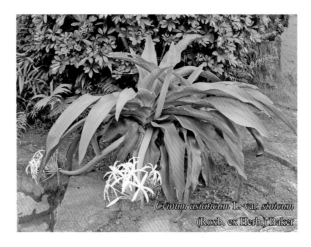

Crinum asiaticum L. var. sinicum
(Roxb. ex Herb.) Baker

■ **形态特征**　多年生粗壮草本。鳞茎长柱形。叶基生，带状披针形，顶端渐尖，具1急尖的尖头。伞形花序具佛焰苞状总苞片；花高脚碟状，花被管伸直，花被裂片线形，向顶端渐狭。蒴果近球形。花期夏季。

■ **功效主治**　叶（罗裙带）：辛、苦、凉，有毒；清热解毒，祛瘀止痛；用量3~10克。果实（文殊兰果）：辛、苦、凉，有毒；活血消肿；一般不内服。鳞茎（罗裙带根）：辛、苦、凉，有毒；清热解毒，散瘀止痛；用量3~9克。

大叶仙茅

别名：野棕、假槟榔树

实用验方

（1）肾虚阳痿，遗精：本品、覆盆子、莲子各15克，金樱子、芡实各12克，煎服。

（2）腰膝酸软，四肢无力：本品18克，杜仲15克，菟丝子、石斛各12克，粉子头9克，煎服。

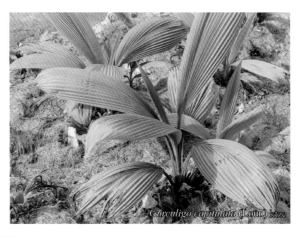

Curculigo capitulata (Lour.) kize

【生境】生于海拔850~2200米的林下或阴湿处。

【分布】分布于华南、西南，以及江西、福建、台湾等地。

■ **形态特征**　粗壮草本。根状茎块状。叶4~7枚，长圆状披针形或近长圆形，背面脉上被短柔毛或无毛。花茎长(10~)15~30厘米，总状花序缩短成头状，花黄色，花丝几不可见。浆果近球形，直径4~5毫米。花期5~6月，果期8~9月。

■ **功效主治**　根茎（大地棕根）：苦、涩、平；补肾壮阳，祛风除湿，活血调经。

仙茅

别名：独茅

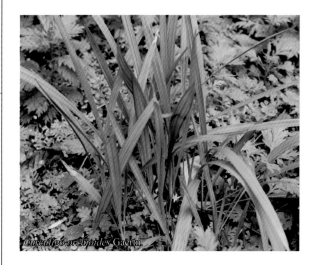

Curculigo orchioides Gaertn.

| 实用验方 |

（1）阳痿，耳鸣：本品、金樱子根及果实各 15 克，炖肉服用。
（2）老年遗尿：本品 30 克，泡酒服。

【生境】生于向阳的林中、山坡或荒山草丛中。

【分布】分布于江西、福建、浙江、广东、广西、云南、四川、贵州等地。

■ **形态特征**　多年生草本。根状茎圆柱形，粗壮，直生。叶基生，线形至披针形，平行脉明显。花茎甚短，伞房状总状花序，花黄色，花被管延伸呈喙状，雄蕊 6，柱头 3 裂。子房和浆果顶端具长喙。花、果期 4~9 月。

■ **功效主治**　根茎（仙茅）：辛，热，有毒；补肾阳，强筋骨，祛寒湿；阴虚火旺者禁服；用量 3~10 克。

朱顶红

别名：朱顶兰、红花莲

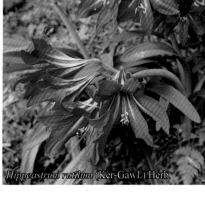

Hippeastrum rutilum (Ker-Gawl.) Herb.

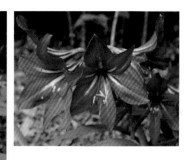

【生境】生于温暖和半阴环境，中性或稍碱性土壤。适于种植于沙土混合腐叶土及纤维较多的壤土。

【分布】分布于我国南北各地。

■ **形态特征**　多年生草本。鳞茎近球形，有匍匐枝。叶花后抽出，带形。花茎中空，具白粉，伞形花序，佛焰苞状总苞片披针形，花被裂片洋红色带绿色，喉部有小鳞片；雄蕊 6，花丝红色。蒴果。花期夏季。

■ **功效主治**　鳞茎（朱顶红）：辛，温，有毒；解毒消肿；一般不内服。

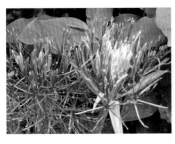

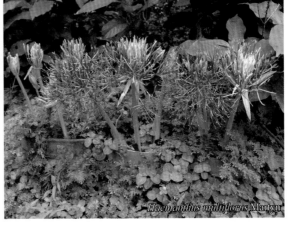

Haemanthus multiflorus Martyn

【生境】生于温暖湿润环境，不耐寒。

【分布】我国引种栽培。原产于非洲热带地区。

■ **形态特征** 多年生草本。鳞茎球形。叶3~4枚，长圆形。花茎直立，实心，稍扁平，先叶抽出，淡绿色或有红斑，伞形花序球形，花红色，花被裂片长约为花被管的2倍，花丝伸出花被之外。浆果鲜红色。花期夏季。

■ **功效主治** 鳞茎（虎耳兰）：解毒消肿。

实用验方

（1）风湿关节痛：本品鲜叶和面粉捣烂外敷。

（2）跌打肿痛：本品鲜叶捣烂，加酒少许，炒热敷患处，或取鲜水鬼蕉叶，用针刺数小孔，放热米汤内烫软，缠裹患处。

（3）痈疽初期：本品鲜叶捣烂，调红糖炒热敷患处。

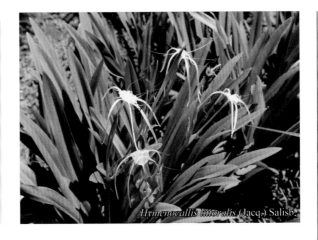

Hymenocallis littoralis (Jacq.) Salisb.

【生境】栽培。

【分布】分布于福建、广东、广西、云南等地。原产于美洲热带地区。

■ **形态特征** 多年生草本。鳞茎球形。叶带形，中脉凹陷呈龙骨状，无柄。花茎扁平，佛焰苞状总苞片基部极阔，伞形花序，花白色，花被裂片线形，花丝基部合生呈杯状体，有齿。蒴果稍肉质。花期夏末秋初。

■ **功效主治** 叶（水鬼蕉）：辛，温；舒筋活血，消肿止痛。

别名：黄花石蒜、铁色箭

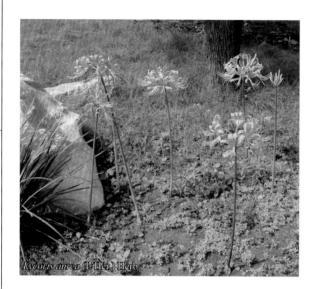

Lycoris aurea (L'Hér.) Herb.

实用验方

（1）疮疖：本品 15~30 克，凤仙花叶 15 克。捣烂敷患处，亦可单用。

（2）虫疮作痒：本品捣绒取汁涂患处。

【生境】生于阴湿山坡、岩石上、石崖下土壤肥沃地方。

【分布】分布于西南，以及江苏、安徽、浙江、江西、福建、台湾、湖北、湖南、广东、广西等地。

■ **形态特征** 多年生草本。鳞茎近球形。秋季生叶，叶剑形，中间具淡色带。伞形花序，总苞片 2 枚，花黄色，花被裂片具淡绿色中肋，强度反卷和皱缩，雄蕊比花被长 1/6 左右。蒴果具三棱。花期 8~9 月，果期 10 月。

■ **功效主治** 鳞茎（忽地笑）：辛、甘、微寒，有毒；润肺止咳，解毒消肿；一般不内服。

别名：红花石蒜

Lycoris radiata (L'Hér.) Herb.

实用验方

（1）风湿关节痛：本品、生姜、葱各适量，共捣烂敷患处。

（2）痰火气急：本品根，洗，焙干为末，糖调，取 3 克，用酒冲服。

（3）扁桃体化脓：本品鲜品捣汁，生白酒调服，催吐，吐后症状缓解。

【生境】生于山地阴湿处、路边、林缘。

【分布】分布于河南、陕西，以及华东、华南、西南各地。

■ **形态特征** 多年生草本。鳞茎近球形。秋季出叶，叶狭带形，中间有粉绿色带。伞形花序，总苞片 2 枚，花鲜红色，花被裂片狭倒披针形，强度皱缩和反卷，雄蕊比花被裂片长 1 倍左右。蒴果。花期 7~10 月，果期 10~11 月。

■ **功效主治** 鳞茎（石蒜）：辛、甘，温，有毒；祛痰，散结，解毒，催吐；孕妇及体虚无实邪者禁服；皮肤破损者禁敷；用量 1.5~3 克。

实用验方

小儿惊风：本品鲜品3~4株，水煎调冰糖服，另用鲜全草3~4株，食盐3~6克，同捣烂，分为2丸，贴于左右额角（太阳穴），外用纱布覆盖固定。

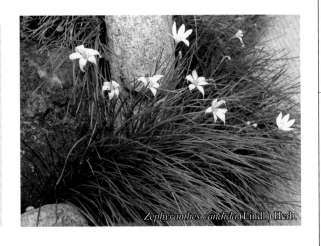

Zephyranthes candida (Lindl.) Herb.

【生境】栽培。

【分布】分布于我国南方地区。原产南美洲。

■ **形态特征**　多年生草本。鳞茎卵形，具有明显的颈部。叶狭线形，肥厚，亮绿色。花茎中空；花单生，具带褐红色的佛焰苞状总苞，花白色，外面常带淡红色，几无花被管，雄蕊6。蒴果3瓣裂。花期秋季。

■ **功效主治**　全草（葱莲）：甘，平；平肝息风。

实用验方

（1）痈疮红肿，跌伤肿痛：本品根适量，捣绒包裹患处。

（2）吐血，血崩：本品30~60克，煨水服。

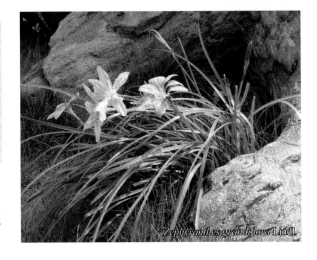

Zephyranthes grandiflora Lindl.

【生境】栽培。

【分布】分布于我国各地。原产于南美。

■ **形态特征**　多年生草本。鳞茎卵球形。叶基生，线形，扁平。花茎中空，直立，花单生，下有带淡紫红色的佛焰苞状总苞，花玫瑰红色或粉红色；花被裂片6，雄蕊6。蒴果近球形。花期夏秋。

■ **功效主治**　全草（赛番红花）：苦，寒；凉血止血，解毒消肿。

裂果薯

别名：水田七、田螺七

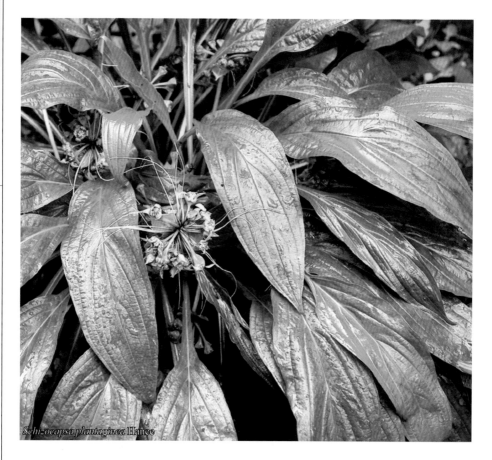

Schizocapsa plantaginea Hance

■ **形态特征** 多年生草本。根状茎粗短。叶基生，狭椭圆形或狭椭圆状披针形，基部下延成狭翅。伞形花序顶生，内轮花被裂片较外轮短而宽，雄蕊6，花丝顶端兜状，两侧向下突出呈耳状。蒴果3瓣裂至基部。花、果期4~11月。

■ **功效主治** 块茎（水田七）：苦、微甘，凉，小毒；清热解毒，止咳祛痰，理气止痛，散瘀止血；孕妇禁服；本品有毒，用量9~15克，不可过量。叶（水田七叶）：苦，寒；清热解毒。

【生境】生于溪边、田地等潮湿地。
【分布】分布于江西、湖南、广东、广西、贵州、云南等地。

实用验方

（1）百日咳：水田七9~15克，煎水加蜂蜜或冰糖冲服，每日3次，连服数日。
（2）胃及十二指肠溃疡：水田七9克，两面针2克，独角莲3克，白及1克，共研末，冲服，每次15克，每日3次。
（3）风湿性关节炎：本品鲜块茎，加甜酒糟少许，捣烂敷。

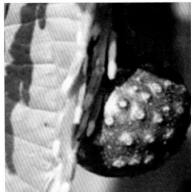
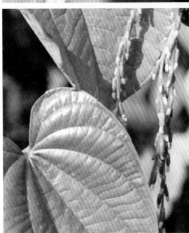
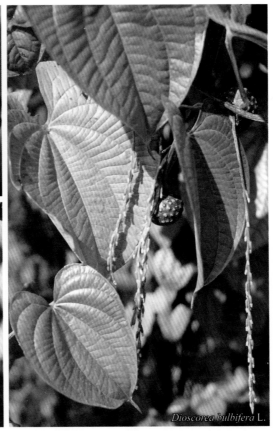

Dioscorea bulbifera L.

■ **形态特征**　缠绕草质藤本，无毛。一年生块茎单生。茎左旋。单叶互生，叶腋内有珠芽。雌雄异株，花被片离生。蒴果三棱状长圆形。种子着生于中轴顶端，种翅向基部延伸。花期7~10月，果期8~11月。

■ **功效主治**　块茎（黄药子）：苦、寒，小毒；散结消瘿，清热解毒，凉血止血；用量3~9克。叶腋内生长的紫褐色珠芽（黄独珠芽）：苦、辛，寒，有小毒；清热化痰，止咳平喘，散结解毒；用量6~15克。

【生境】生于河谷边、山谷阴沟或杂木林林缘。
【分布】分布于华东、中南、西南，以及陕西、甘肃、台湾等地。

| 实用验方 |

（1）腹泻：黄药子研末，每次3克，开水吞服。
（2）小儿疝气：黄药子30克，三叶木通果实、荔枝核各15克，车前子9克，煎服。
（3）百日咳：黄独珠芽9~15克，水煎，加冰糖服。

穿龙薯蓣

别名：穿山龙、山常山

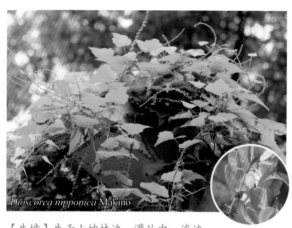

Dioscorea nipponica Makino

实用验方

（1）腰腿酸痛，筋骨麻木：穿山龙72克，煎服，加红糖效力更佳。

（2）劳损：本品18克，水煎冲红糖、黄酒，每日早、晚各服1次。

【生境】生于山坡林边、灌丛中、海边。

【分布】分布于内蒙古、黑龙江、吉林、辽宁、河北、河南、山西、陕西、甘肃、四川、贵州、湖北、湖南、山东、安徽、江苏、浙江、江西等地。

■**形态特征** 草质缠绕藤本。根状茎横生，圆柱形，多分枝，木栓层显著剥离。茎左旋，近无毛。单叶互生，掌状心形。雌雄异株，穗状花序。蒴果三棱形，具翅。种子生于中轴基部，具翅。花期6~8月，果期8~10月。

■**功效主治** 根茎（穿山龙）：甘、苦，温；祛风除湿，舒筋通络，活血止痛，止咳平喘。

薯蓣

别名：山药

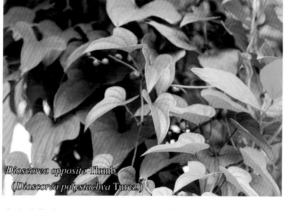

Dioscorea opposita Thunb.
(Dioscorea polystachya Turcz.)

实用验方

（1）脾胃阴亏，不思饮食，虚热劳嗽，阴虚：山药、薏苡仁各60克，捣渣煮烂，加入柿霜饼（切碎）24克，煮化开，随意服。

（2）湿热虚泻：山药、苍术等量，米粥冲服。

（3）湿疹，丹毒：本品茎叶90~120克，水煎熏洗，或鲜品捣烂外敷。

【生境】生于山野向阳处，亦有栽培。

【分布】分布于全国各地。

■**形态特征** 草质缠绕藤本。块茎长圆柱形，垂直生长。茎右旋，无毛。单叶互生和对生，偶轮生，卵状三角形至宽卵形或戟形。雌雄异株，穗状花序。蒴果三棱状扁圆形或三棱状圆形。种子生于中轴中部。花期6~9月，果期7~11月。

■**功效主治** 根茎（山药）：甘，平；补脾养胃，生津益肺，补肾涩精。珠芽（零余子）：甘，平；补虚益肾强腰。茎叶：微苦、微甘，凉；清热利湿，凉血解毒。

实用验方

（1）腮腺炎：本品鲜品 10~15 克，水煎，饭后服，日服 2 次，或本品、小血藤叶，捣烂敷患处。

（2）白喉：本品、山豆根各 3 克，金银花 15 克，甘草 6 克，煎服。

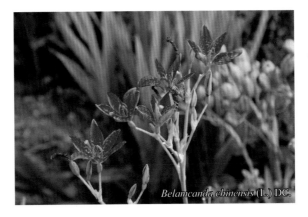

Belamcanda chinensis (L.) DC.

【生境】生于山坡、草原、田野旷地，或为栽培。

【分布】分布于吉林、辽宁、河北、山西、山东、河南、安徽、江苏、浙江、福建、台湾、湖南、湖北、江西、广东、广西、陕西、甘肃、四川、贵州、云南、西藏等地。

■ **形态特征**　多年生草本。根茎为不规则块状。茎直立，实心。叶剑形，嵌叠状 2 列。二歧状聚伞花序顶生，花橙红色，具紫褐色斑点，柱头 3 裂。蒴果倒卵形。种子球形，生于果轴上。花期 6~8 月，果期 7~9 月。

■ **功效主治**　根茎（射干）：苦，寒；清热解毒，消痰，利咽。

实用验方

（1）闭经，痛经，产后腰痛：本品 2 克，丹参 15 克，益母草 30 克，香附 12 克，煎服。

（2）产后瘀血：本品 2 克，丹皮、当归、干荷叶各 6 克，大黄 4.5 克，研末，调服，每日 3 次，每次 6 克，开水送下。

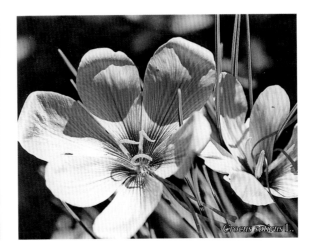

Crocus sativus L.

【生境】生于温带山地和高山。

【分布】分布于西南、西北等地。

■ **形态特征**　多年生草本。球茎扁球形。叶基生，条形，边缘反卷。花茎甚短，花 1~2 朵，淡蓝色、红紫色或白色，有香味，花被裂片 6，2 轮，雄蕊 3，花柱橙红色，分枝 3，弯曲下垂。蒴果椭圆形，具 3 钝棱。

■ **功效主治**　柱头（西红花）：甘，平；活血化瘀，凉血解毒，解郁安神；孕妇慎用。

马蔺

别名：蠡实、马莲

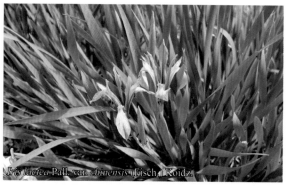

Iris lactea Pall. var. *chinensis* (Fisch.) Koidz.

实用验方

（1）喉痹咽塞，喘息不通：马蔺120克，切碎，水煎去渣，慢慢咽下。
（2）黄疸性肝炎，尿少而黄：马蔺子9克，内服煎汤，3~6克，或入丸、散；或绞汁。

【生境】生于荒地、山坡草地或灌丛中。

【分布】分布于东北、华北、西北，以及山东、江苏、安徽、浙江、河南、湖北、湖南、四川、西藏等地。

■ **形态特征** 多年生密丛草本。根状茎外包红紫色残留叶鞘。叶基生，条形或狭剑形，无明显中脉。花茎光滑，花浅蓝色、蓝色或蓝紫色，具深色条纹。蒴果长椭圆状柱形，6肋，具短喙。花期5~6月，果期6~9月。

■ **功效主治** 全草（马蔺）：苦、微甘、微寒；清热解毒，利尿通淋，活血消肿。种子（马蔺子）：甘、平；清热利湿，解毒杀虫，止血定痛。花（马蔺花）：微苦、辛、微甘、寒；清热解毒，凉血止血，利尿通淋。

鸢尾

别名：屋顶鸢尾

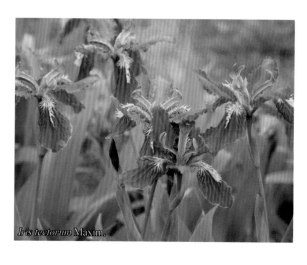

Iris tectorum Maxim.

实用验方

（1）食积饱胀：川射干3克，研末，水或酒冲服。
（2）牙龈红肿疼痛：川射干捣汁内服或切片贴痛牙处。

【生境】生于林下、山脚、溪边的潮湿地。

【分布】分布于我国大部分地区。

■ **形态特征** 多年生草本。根状茎粗壮，二歧分枝。叶基生，黄绿色，宽剑形。花茎光滑，具短侧枝，花蓝紫色，外花被裂片中脉上有不规则的鸡冠状附属物。蒴果具6肋，3瓣裂。花期4~5月，果期6~8月。

■ **功效主治** 根茎（川射干）：苦、寒；清热解毒，祛痰，利咽。叶或全草（鸢尾）：辛、苦、凉，有毒；清热解毒，祛风利湿，消肿止痛；用量6~15克；体虚便溏及孕妇禁服。

华山姜

别名：廉姜、小良姜

实用验方

（1）胃气痛：本品30克，煨水服。

（2）肺结核咳嗽：本品、干姜、桃仁各15克，蒸蜂蜜30克服用。

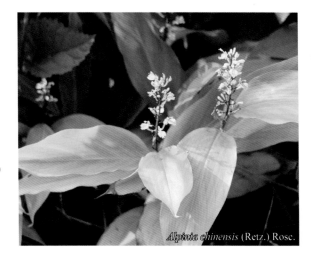

Alpinia chinensis (Retz.) Rosc.

【生境】生于海拔100~2500米的山谷、溪边、疏林下等潮湿的地方。

【分布】分布于安徽、江西、福建、湖北、湖南、广东、广西、四川、贵州、云南等地。

■ **形态特征** 直立草本。叶2列，披针形或卵状披针形，无毛。圆锥花序狭窄，花的唇瓣卵形，长6~7毫米，白色，基部两侧各具1红色纵条纹，侧生退化雄蕊2，钻状。蒴果球形，无毛。花期5~7月，果期6~12月。

■ **功效主治** 根茎：辛，温；温中消食，散寒止痛，活血，止咳平喘。

大高良姜

别名：红豆蔻

实用验方

（1）胃脘疼痛（包括慢性胃炎、神经性胃痛）：本品3克，研成粉末，每次服1克，用红糖水送服，每日3次。

（2）胃及十二指肠溃疡：红豆蔻、连翘、鸡内金各9克，黄连4.5克，煎服。

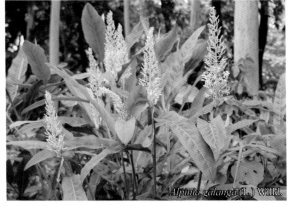

Alpinia galanga (L.) Willd.

【生境】生于海拔100~1300米沟谷阴湿林下、灌丛、草丛中。

【分布】分布于台湾、广东、香港、海南、广西及云南等地。亚洲热带地区广布。

■ **形态特征** 多年生丛生草本。根茎块状。叶2列，两面无毛或下面被长柔毛。圆锥花序开展，苞片与小苞片宿存，花绿白色。蒴果长圆形，中部稍收缩，熟时棕色或枣红色。花期5~8月，果期9~11月。

■ **功效主治** 果实（红豆蔻）：辛，温；散寒燥湿，醒脾消食。根茎（大高良姜）：辛，温；温胃散寒，行气止痛。

草豆蔻

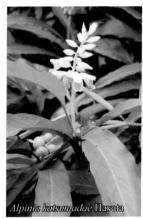
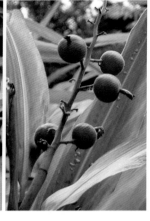

Alpinia katsumadae Hayata

┤ 实用验方 ├

（1）虚寒泄泻，腹痛无度：厚朴（姜制）60克，本品（煨）、肉豆蔻（煨）各10枚，研粉，每服6克，水煎。

（2）小儿霍乱吐泻：本品、槟榔、甘草等量为末，取3克，姜汤煎，空腹服。

【生境】生于山地林、疏林、沟谷、河边、林缘湿处。

【分布】分布于福建、广东、海南、香港、广西及云南等地。

■ **形态特征**　多年生丛生草本。叶线状披针形，边缘被毛，两面无毛或下面略被粗毛。总状花序顶生，直立，小苞片包花蕾，无侧生退化雄蕊，唇瓣具放射状彩纹。蒴果球形，直径约3毫米。花期4~6月，果期5~8月。

■ **功效主治**　近成熟种子团（草豆蔻）：辛，温；燥湿行气，温中止呕；宜后下。

高良姜

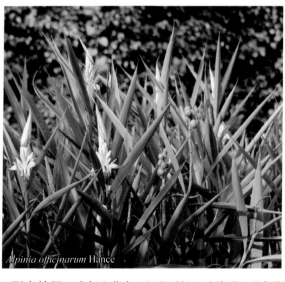

Alpinia officinarum Hance

┤ 实用验方 ├

（1）胃寒，饮食不化，呕吐翻胃：本品、陈皮等量为末，炼蜜为丸，空腹服。

（2）霍乱吐痢腹痛：本品（火炙令焦香），每次用15克，打碎用酒适量煮三四沸，一次性服完。

【生境】生于荒坡灌丛或疏林中。

【分布】分布于台湾、海南、广东（雷州半岛）、广西、云南等地。

■ **形态特征**　多年生草本。根茎延长。叶线形，基部渐窄，两面无毛，无柄，叶舌全缘。总状花序顶生，直立，小苞片极小，唇瓣白色，有红色条纹，侧生退化雄蕊锥状。蒴果球形。花期4~9月，果期5~11月。

■ **功效主治**　根茎（高良姜）：辛，热；温胃止呕，散寒止痛。

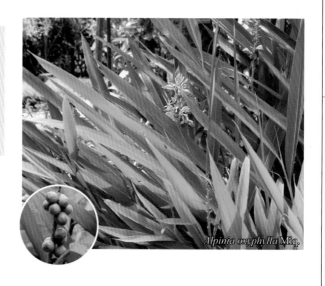

Alpinia oxyphylla Miq.

实用验方

（1）屡泻不止：本品60克，浓煎服用。

（2）崩漏下血：本品15克，砂仁30克，研粉，空腹冲服，每次9克，每日2次。

【生境】生于林下阴湿处。

【分布】分布于广东、香港、海南、广西等地。

■ **形态特征**　多年生丛生草本。根茎短。叶披针形，基部近圆，边缘具脱落性小刚毛，叶舌长1~2厘米，2裂。总状花序，侧生退化雄蕊钻状，唇瓣粉白色，具红色脉纹。蒴果球形，干后纺锤形。花期3~5月，果期4~9月。

■ **功效主治**　果实（益智）：辛，温；暖肾固精缩尿，温脾止泻摄唾。

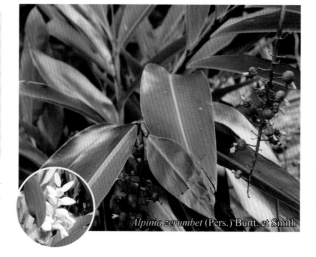

Alpinia zerumbet (Pers.) Burtt. et Smith

实用验方

（1）胃痛：本品、五灵脂各6克，共研末，每次3克，温开水送服。

（2）肌肉内疮肿：本品根茎60克，生姜2片，江南香0.3克，共捣烂敷患处。

【生境】生于田头、地边、路旁、沟草丛中，常栽培于房前屋后及庭园供观赏。

【分布】分布于我国东南部至西南部各地。

■ **形态特征**　多年生草本。株高2~3米。叶披针形，顶端具旋卷小尖头。圆锥花序下垂，花序轴紫红色，被绒毛，小苞片壳状，侧生退化雄蕊钻状，唇瓣黄色而有紫红色纹彩。蒴果卵圆形。花期4~6月；果期7~10月。

■ **功效主治**　根茎和果实（艳山姜）：辛、涩，温；温中燥湿，行气止痛，截疟。

爪哇白豆蔻

别名：白豆蔻

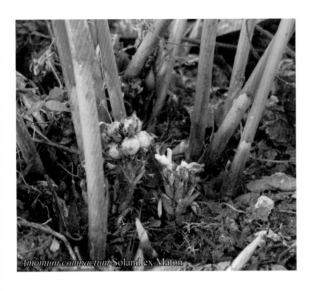

Amomum compactum Soland ex Maton

【生境】生于排水及保肥性能良好的热带林下。

【分布】分布于海南、云南等地。

■ 形态特征　多年生草本。株高1~1.5米。叶片披针形，两面无毛，揉之有松节油味，无柄，叶鞘口无毛。穗状花序，苞片卵状长圆形，小苞片管状，唇瓣椭圆形，无侧生退化雄蕊。蒴果被疏长毛。花期2~5月，果期6~8月。

■ 功效主治　果实（豆蔻）：辛，温；化湿行气，温中止呕，开胃消食。

草果

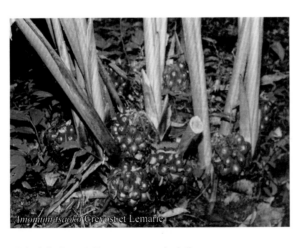

Amomum tsaoko Crevost et Lemarie

【生境】生于海拔1100~1800米疏林下。

【分布】分布于广西、贵州西南部、云南等地。

■ 形态特征　多年生辛香草本。茎丛生。叶片长椭圆形或长圆形，无毛，叶舌全缘。穗状花序，总花梗密被鳞片，苞片披针形，小苞片管状，花冠红色，唇瓣椭圆形，药隔附属体3裂。蒴果不开裂。花期4~6月，果期9~12月。

■ 功效主治　果实（草果）：辛，温；燥湿温中，祛痰截疟。

别名：砂仁、春砂仁

实用验方

（1）安胎：本品120克（和壳炒至六七分焦，去壳用仁），香附子15克，研粉，取适量，饭后开水冲泡服用，如果胎动出血，用阿胶艾叶汤冲服。

（2）消食和中：本品炒后研碎，浸酒，加热后饮用。

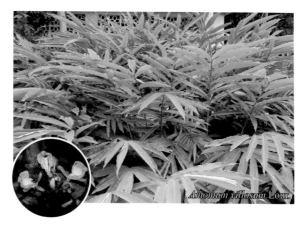

Amomum villosum Lour.

【生境】生于气候温暖、潮湿、富含腐殖质的山沟林下阴湿处。

【分布】分布于福建、广东、海南、广西等地。

■ **形态特征** 多年生直立草本。根茎匍匐地面。叶披针形，两面无毛，叶舌长3~5毫米。穗状花序由根茎发出，生于地面，小苞片管状，药隔附属体3裂。蒴果椭圆形，被不分枝柔刺。花期5~6月，果期8~9月。

■ **功效主治** 果实（砂仁）：辛，温；化湿开胃，温脾止泻，理气安胎；后下。

别名：广商陆、水蕉花

实用验方

（1）中耳炎：本品鲜品适量，捣烂取汁，拭净耳内污物，每日滴2~3次。

（2）阳痿：棒柳头30~60克，猪肾1个，炖服，服汤食肉。

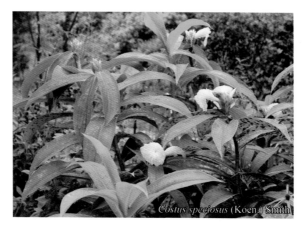

Costus speciosus (Koen.) Smith

【生境】生于海拔45~1700米的疏林下、山谷阴湿地、路边草丛、荒坡、水沟边。

【分布】分布于台湾、广东、广西、海南、云南等地。

■ **形态特征** 多年生草本。根茎块状。茎顶部分枝旋卷。叶长圆形或披针形，叶背密被绢毛。穗状花序顶生，苞片被短柔毛，顶端具短硬尖头。唇瓣宽喇叭形，纯白色，顶端具裂齿及皱波状。蒴果稍木质。花期7~9月，果期9~11月。

■ **功效主治** 根茎（棒柳头）：辛，寒，有毒；利水消肿，清热解毒；用量3~6克。

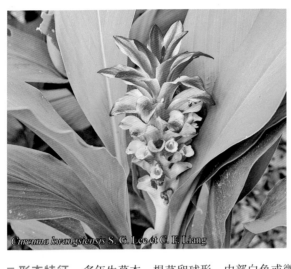

Curcuma kwangsiensis S. G. Lee et C. F. Liang

| 实用验方 |

（1）寒证所致心绞痛：莪术（醋久煮）60克，木香（煨）30克，研粉，每次服1.5克，用淡醋水送服。

（2）漆疮：以莪术、贯众煎汤洗。

【生境】生于山坡草地或灌木丛中，也有栽培。

【分布】分布于广东、广西及云南等地。

■ **形态特征**　多年生草本。根茎卵球形，内部白色或微带淡乳黄色，块根近纺锤形，内部乳白色。春季抽叶，叶基生，两面被柔毛。穗状花序从根茎抽出，侧生退化雄蕊长圆形，花药基部有距。花期5~7月。

■ **功效主治**　根茎（莪术）：辛、苦，温；行气破血，消积止痛；孕妇禁服。块根（郁金）：辛、苦，寒；活血止痛，行气解郁，清心凉血，利胆退黄；忌与丁香、母丁香同用。

姜黄

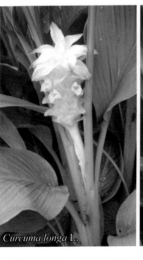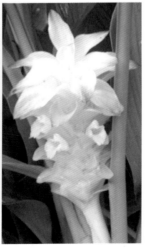

Curcuma longa L.

| 实用验方 |

（1）心痛：姜黄30克，肉桂（去粗皮）90克，捣成细粉，每次服6克，用醋水送服。

（2）小便艰涩不通：姜黄、滑石各20克，木通10克，煎服。

【生境】生于向阳地方。

【分布】分布于福建、广东、海南、广西西部、贵州西南部、云南、西藏等地。

■ **形态特征**　多年生草本。根茎成丛，内部橙黄色。叶基生，绿色，两面无毛。穗状花序由顶部叶鞘内抽出，花萼白色，花冠淡黄色，侧生退化雄蕊与花丝及唇瓣基部连成管状，药室基部有2角状距。花期8月。

■ **功效主治**　根茎（姜黄）：辛、苦，温；破血行气，通经止痛。块根（郁金）：辛、苦，寒；活血止痛，行气解郁，清心凉血，利胆退黄；忌与丁香、母丁香同用。

实用验方

（1）寒证所致心绞痛：莪术（醋久煮）60克，木香（煨）30克，研粉，每次服1.5克，用淡醋水送服。

（2）漆疮：以莪术、贯众煎汤洗。

【生境】生于山野、村旁半阴湿的肥沃土壤上，亦见于林下。

【分布】分布于广东、广西、四川、云南等地。

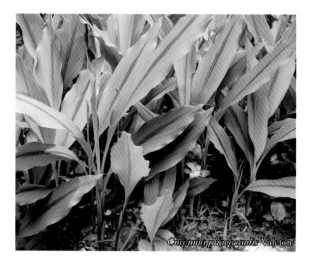

Curcuma phaeocaulis Valeton

■ **形态特征** 多年生草本。根茎肉质，内部黄绿色至绿色，有时灰蓝色，块根纺锤形，内部绿或近白色。叶基生，两面无毛，上面中央有紫色晕。穗状花序从根茎单独抽出，花冠和唇瓣黄色。花期4~6月。

■ **功效主治** 根茎（莪术）：辛、苦，温；行气破血，消积止痛；孕妇禁服。块根（郁金）：辛、苦，寒；活血止痛，行气解郁，清心凉血，利胆退黄；忌与丁香、母丁香同用。

实用验方

（1）上肢风湿痹证：本品根茎6克，羌活、防风、当归、赤芍、黄芪各9克，炙甘草3克，生姜3片，大枣3枚，煎服。

（2）衄血，吐血：本品块根研粉，用水送服6克，严重者再服。

【生境】生于土质肥沃、湿润的向阳山坡或田地，多为栽培。

【分布】分布于四川。片姜黄药材产于浙江瑞安。

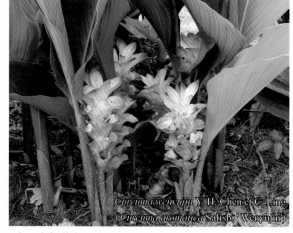

Curcuma wenyujin Y. H. Chen et C. Ling
(*Curcuma aromatica* Salisb. 'Wenyujin')

■ **形态特征** 多年生草本。根茎肥大，内部黄色。块根纺锤形，内部白色。叶基生，2列，椭圆形，下面无毛。穗状花序先叶于根茎抽出，花冠白色，侧生退化雄蕊和唇瓣黄色，花药基部有距。花期4~6月。

■ **功效主治** 鲜根茎切厚片晒干（片姜黄）：辛、苦，温；破血行气，通经止痛；孕妇慎用。块根（郁金）：辛、苦，寒；活血止痛，行气解郁，清心凉血，利胆退黄；忌与丁香、母丁香同用。

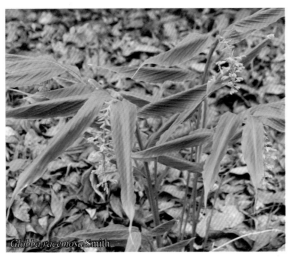

Globba racemosa Smith

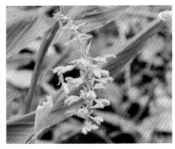

舞花姜

【生境】 生于海拔400~1300米的林下阴湿处。

【分布】分布于我国南部至西南部各地。

■ **形态特征** 多年生草本。茎基膨大。叶片长圆形或卵状披针形。圆锥花序顶生，苞片早落，花黄色，各部均具橙色腺点，侧生退化雄蕊披针形，唇瓣基部与花丝合生，顶端2裂，反折。蒴果椭圆形。花期6~9月。

■ **功效主治** 果实（云南小草蔻）：辛，温；健胃消食。

姜花

别名：蝴蝶花、白草果

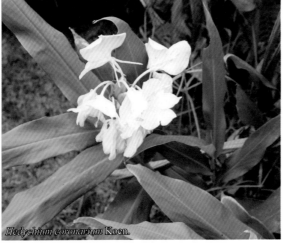

Hedychium coronarium Koen.

┃ **实用验方** ┃

（1）感冒风寒，鼻塞头痛：姜花15克，紫苏、水蜈蚣各9克，煎服。

（2）风湿痹痛：姜花15克，水蜈蚣、连钱草各12克，川芎、防风各6克，甘草3克，煎服。

【生境】生于林下阴湿处。庭园常有栽培。

【分布】分布于台湾、湖南、广东、广西、四川、云南等地。

■ **形态特征** 多年生草本。叶片长圆状披针形或披针形，无柄。穗状花序顶生，椭圆形，苞片呈覆瓦状排列，每一苞片内有花2~3朵，花白色，侧生退化雄蕊花瓣状，唇瓣长和宽约6厘米，白色，基部稍黄。花期8~12月。

■ **功效主治** 根茎（姜花）：辛，温；祛风散寒，温经止痛。果实（姜花果实）：辛，温；温中散寒，止痛。

实用验方

（1）感冒食滞，胸腹胀满，腹痛泄泻：本品15克，山苍子根6克，南五味子9克，乌药4.5克，陈茶叶3克，研粉，每次服15克，开水泡或煎数沸后取汁服。

（2）骨鲠喉：本品6~15克，水煎含服。

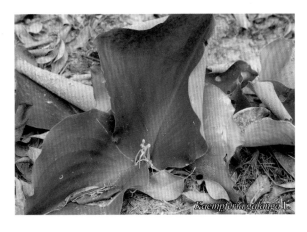

Kaempferia galanga L.

【生境】 生于山坡、林下、草丛中，现多为栽培。

【分布】分布于福建、台湾、广东、海南、广西、云南等地。

■ **形态特征** 多年生草本。根茎块状。叶常2片贴地，近圆形。穗状花序顶生，半包于叶鞘中，花后叶开放，侧生退化雄蕊倒卵状楔形，唇瓣2深裂，白色，基部有紫斑，雄蕊无花丝，药隔附属体正方形，2裂。蒴果。花期8~9月。

■ **功效主治** 根茎（山奈）：辛，温；行气温中，消食，止痛。

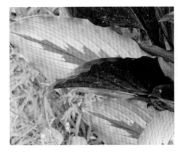

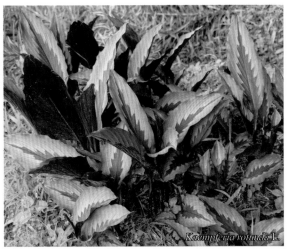

Kaempferia rotunda L.

【生境】生于草地阳处，或栽培。

【分布】分布于广东、广西、台湾、云南、海南等地。

■ **形态特征** 多年生低矮草本。根茎块状。叶长椭圆形，叶面中脉两侧深绿色，叶背紫色。头状花序，花4~6，先叶开放，苞片紫褐色，花萼管一侧开裂，花冠管约与萼管等长，唇瓣蓝紫色，深2裂，药隔附属体鱼尾状。花期4月。

■ **功效主治** 根茎（海南三七）：辛，温，小毒；活血止痛；用量3~6克。

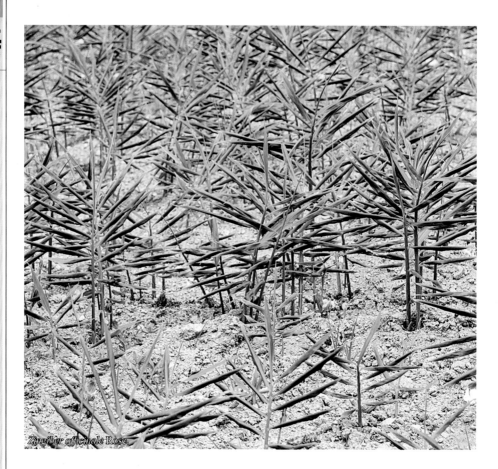

Zingiber officinale Rosc.

■ **形态特征** 多年生草本。根茎芳香，辛辣。叶片披针形或线状披针形，无毛，无柄，叶舌长 2~4 毫米。穗状花序球形，直立，苞片卵形，先端有小尖头，唇瓣具紫色条纹及淡黄色斑点，药隔附属体钻状。蒴果。花期 8 月。

■ **功效主治** 干燥根茎（干姜）：辛，热；温中散寒，回阳通脉，温肺化饮。新鲜根茎（生姜）：辛，微温；解表散寒，温中止呕，化痰止咳，解鱼蟹毒。炮制根茎（炮姜）：辛，热；温经止血，温中止痛。叶：辛，温；活血散结。

【生境】各地均有栽培。

【分布】分布于中部、东南至西南各地。

实用验方

（1）妊娠呕吐不止：生姜、人参各 30 克，半夏 60 克，研末，拌以生姜汁，做成直径约 8 毫米的小丸，每次 10 丸，每日 3 次。

（2）感冒风寒：生姜 5 片，紫苏叶 30 克，煎服。

（1）跌打损伤：本品3~9克，煎服或浸酒内服；外用酒炒热敷患处。

（2）吐血衄血，月经过多：本品晒干，煅存性，用3~9克，煎服。

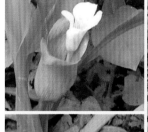
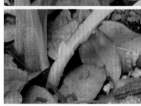
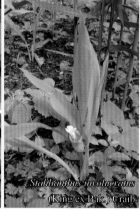

Stahlianthus involucratus
(King ex Bak.) Craib

【生境】野生于林下、荒坡，或栽培。

【分布】分布于海南、云南、广东、广西、福建等地。

■ **形态特征**　多年生草本。根茎块状，具块根。叶基生，少数，倒卵状长圆形或披针形。花10~15朵聚生于钟状总苞中，总苞及花各部常有棕色透明小腺点，唇瓣白色，中央有杏黄色斑，药隔附属体半圆形。花期5~6月。

■ **功效主治**　块根和根茎（土田七）：辛、微苦，温；散瘀，止血，止痛。

红球姜

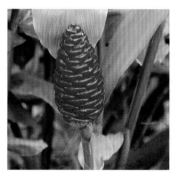
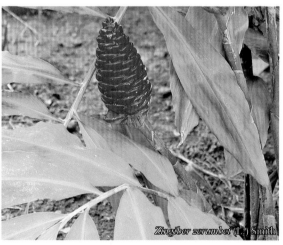

Zingiber zerumbet (L.) Smith

【生境】生于林下阴湿处。

【分布】分布于广西、广东和云南等地。

■ **形态特征**　多年生草本。根茎块状，内部淡黄色。叶片披针形至长圆状披针形，叶舌长1.5~2厘米。穗状花序球果状，苞片近圆形，唇瓣淡黄色，药隔附属体喙状。蒴果椭圆形。花期7~9月，果期10月。

■ **功效主治**　根茎（红球姜）：辛，温；活血祛瘀，行气止痛，温中止泻，消积导滞。

白及

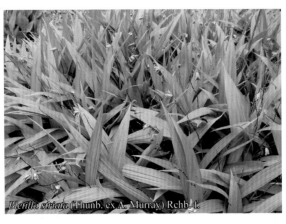

Bletilla striata (Thunb. ex A. Murray) Rchb. f.

实用验方

（1）鼻出血不止：本品为末，与唾液混合，涂鼻根处，可迅速止血。

（2）肠胃出血：本品、地榆等量，炒焦，研末，每次3克，温开水送服，每日2~3次。

（3）肺结核：本品、百合各60克，红糖30克，药先煎，加入红糖熬成膏状，每日服1茶匙。

【生境】生于山野、山谷较潮湿处。

【分布】分布于华东、中南、西南，以及河北、山西、陕西、甘肃、台湾等地。

■**形态特征**　地生植物。假鳞茎扁球形。叶4~6枚，狭长圆形或披针形。总状花序顶生，萼片和花瓣近等长，唇瓣3裂，中裂片先端微凹，唇盘上面具5条纵褶片，仅在中裂片上面为波状。花期4~5月。

■**功效主治**　块茎（白及）：苦、甘、涩，微寒；收敛止血，消肿生肌；忌与乌头类药材同用。

杜鹃兰

实用验方

（1）肺结核咳嗽：本品鲜假鳞茎21~24克，切成薄片，水煎加白糖服。

（2）皮肤皲裂：本品鲜假鳞茎捣烂敷，或切开成两半擦患处。

别名：山慈姑、毛慈姑

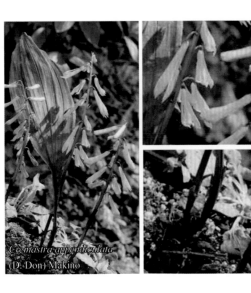

Cremastra appendiculata (D. Don) Makino

【生境】生于山坡及林下阴湿处。

【分布】分布于长江流域以南地区，以及山西、陕西、甘肃等地。

■**形态特征**　地生草本。假鳞茎密接，有关节。叶通常1枚，生于假鳞茎顶端。总状花序，花常偏一侧，狭钟形，淡紫褐色，唇瓣线形，上部1/4处3裂。蒴果近椭圆形，下垂。花期5~6月，果期9~12月。

■**功效主治**　假鳞茎（山慈姑）：甘、微辛，凉；清热解毒，化痰散结；用量3~9克。

实用验方

（1）热病伤津，舌苔变黑：本品鲜品、连翘各9克，天花粉6克，鲜生地、麦冬各12克，煎服。

（2）阴虚火旺，筋骨痿软：本品30克，玄参6克，煎服。

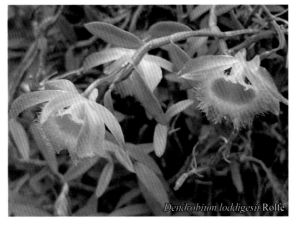

Dendrobium loddigesii Rolfe

【生境】附生于树上或林下岩石上。

【分布】分布于广东、广西、贵州、云南等地。

■ **形态特征** 附生草本。茎柔弱，常下垂，细圆柱形。叶2列，互生，叶鞘抱茎。花白色或紫红色，1~2朵发自具叶老茎上部，萼囊近球形，花瓣全缘，唇瓣上面中央金黄色，周边淡紫红色，边缘流苏状。花期4~5月。

■ **功效主治** 茎（石斛）：甘，微寒；益胃生津，滋阴清热。

实用验方

（1）热病伤津，舌苔变黑：本品鲜品、连翘各9克，天花粉6克，鲜生地、麦冬各12克，煎服。

（2）阴虚火旺，筋骨痿软：本品30克，玄参6克，煎服。

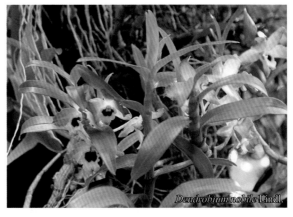

Dendrobium nobile Lindl.

【生境】生于海拔480~1700米山地疏林中树干和沟谷岩石上。

【分布】分布于台湾、湖北西部、广东西北部、香港、海南、广西、贵州、云南、四川、西藏东南部等地。

■ **形态特征** 多年生附生草本。茎直立，肉质，基部收狭，不分枝，多节。叶互生，革质，长圆形，先端钝，不等2裂，基部具抱茎鞘。总状花序发自茎中上部，萼囊倒圆锥形，唇瓣宽倒卵形。蒴果开裂。花期4~5月。

■ **功效主治** 茎（石斛）：甘，微寒；益胃生津，滋阴清热。

别名：黑节草、云南铁皮

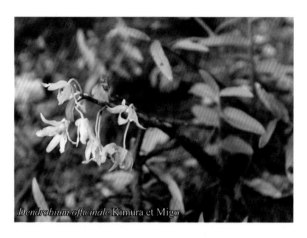

Dendrobium officinale Kimura et Migo

■ 实用验方 ■

（1）病后虚热口渴：本品、麦冬、五味子各9克，水煎代茶饮。

（2）肺热干咳：本品、枇杷叶、瓜蒌皮各9克，生甘草、桔梗各3克，煎服。

【生境】生于海拔达1600米的山地半阴湿的岩石上。

【分布】分布于安徽西南部、浙江东部、福建西部、广西西北部、四川、云南东南部等地。

■ **形态特征** 附生草本。叶长圆状披针形。总状花序，花2~3，花序轴回折状弯曲，萼片和花瓣黄绿色，长圆状披针形，唇瓣不明显3裂，基部两侧具紫红色条纹，唇盘密布短毛，中部具1紫红色斑块。花期3~6月。

■ **功效主治** 茎（铁皮石斛）：甘，微寒；益胃生津，滋阴清热。

天麻

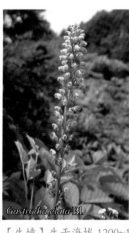
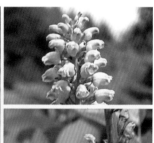
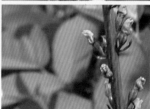

Gastrodia elata Bl.

■ 实用验方 ■

（1）脑卒中：本品、天竺黄、天南星、干蝎（并生用）等量，捣散，每次1.5克，温酒冲服，小儿0.5克。

（2）高血压：本品5克，杜仲、野菊花各10克，川芎9克，煎服。

【生境】生于海拔1200~1800米的林下阴湿、腐殖质较厚的地方。

【分布】分布于吉林、辽宁、河北、陕西、甘肃、安徽、河南、湖北、四川、贵州、云南、西藏等地，现有人工栽培。

■ **形态特征** 腐生草本。根状茎块茎状。茎直立，无绿叶。总状花序，花梗和子房略短于花苞片，花扭转，萼片和花瓣合生，顶端5裂，唇瓣长圆状卵圆形3裂，上面具乳突，边缘有不规则短流苏。蒴果。花、果期5~7月。

■ **功效主治** 块茎（天麻）：甘，平；息风止痉，平抑肝阳，祛风通络；气血甚虚者慎服。

兰科

实用验方

（1）肺结核咯血：本品、一枝黄花各30克，山芝麻15克，白及9克，煎服。

（2）神经衰弱：本品、夜交藤各30克，煎服。

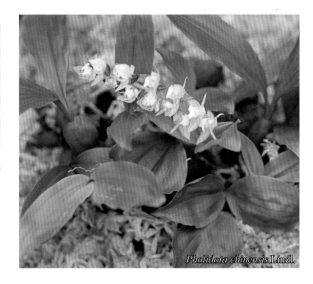

Pholidota chinensis Lindl.

【生境】生于海拔1500~2500米以下林中或林缘树上、岩壁或岩石上。

【分布】分布于浙江南部、福建、广东、香港、海南、广西、贵州、云南、西藏东南部等地。

■ **形态特征**　多年生附生草本。根茎匍匐，假鳞茎狭卵状长圆形，基部收狭成柄状，顶生2叶。总状花序发自幼嫩假鳞茎顶端，苞片宿存，唇瓣下半部呈半球形囊。蒴果具6棱，3棱有窄翅。花期4~5月，果期9月至次年1月。

■ **功效主治**　全草或假鳞茎：甘、微苦，凉；养阴润肺，清热解毒，利湿，消瘀。

实用验方

（1）病后体虚：本品、当归各9克，黄芪15克，煎服。

（2）头晕虚弱：本品研末3克，油汤吞服。

（3）肺结核虚热咯血：本品10克，贝母9克，煎服。

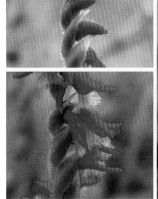
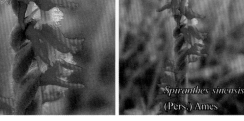

Spiranthes sinensis (Pers.) Ames

【生境】生于海拔400~3500米的山坡林下、灌丛下、草地、路边或沟边草丛中。

【分布】几乎遍布全国。

■ **形态特征**　地生草本。根肉质，指状。叶2~5，近基生。总状花序螺旋状扭转，花多数密生，侧萼片披针形，花瓣斜菱状长圆形，先端钝，唇瓣前半部上面具长硬毛且边缘具皱波状啮齿，基部凹陷，内具2枚胼胝体。花期7~8月。

■ **功效主治**　根或全草（盘龙参）：甘、苦，平；益气养阴，清热解毒。

附 录 一

药用植物中文名索引

四 画

六画

七画

八画

九 画

十三画

附 录 二

药用植物拉丁名索引

 A

B

附
录
二

483

附录二

S